Ärztliches Ethos

Europäische Hochschulschriften
Publications Universitaires Européennes
European University Studies

Reihe XXIII
Theologie

Série XXIII   Series XXIII
Théologie
Theology

Bd./Vol. 837

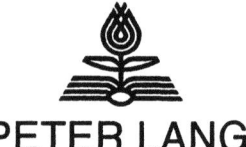

PETER LANG
Frankfurt am Main · Berlin · Bern · Bruxelles · New York · Oxford · Wien

Karl Hunstorfer

Ärztliches Ethos

Technikbewältigung in
der modernen Medizin?

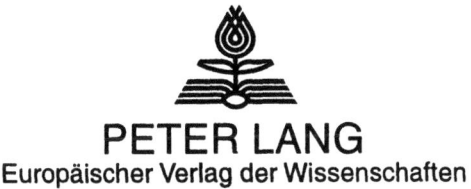

PETER LANG
Europäischer Verlag der Wissenschaften

Bibliografische Information der Deutschen Nationalbibliothek
Die Deutsche Nationalbibliothek verzeichnet diese Publikation
in der Deutschen Nationalbibliografie; detaillierte bibliografische
Daten sind im Internet über <http://www.d-nb.de> abrufbar.

ISSN 0721-3409
ISBN 3-631-55960-7

© Peter Lang GmbH
Europäischer Verlag der Wissenschaften
Frankfurt am Main 2007
Alle Rechte vorbehalten.

Das Werk einschließlich aller seiner Teile ist urheberrechtlich
geschützt. Jede Verwertung außerhalb der engen Grenzen des
Urheberrechtsgesetzes ist ohne Zustimmung des Verlages
unzulässig und strafbar. Das gilt insbesondere für
Vervielfältigungen, Übersetzungen, Mikroverfilmungen und die
Einspeicherung und Verarbeitung in elektronischen Systemen.

www.peterlang.de

VORWORT

Bei diesem Buch handelt es sich um meine Dissertation, die 2005 der theologischen Fakultät der Päpstlichen Universität Gregoriana in Rom vorgelegt wurde. Sie entstand auf dem Hintergrund meiner philosophischen und medizinisch-ärztlichen Vorstudien.

Mein besonderer Dank gilt meinem akademischen Lehrer Prof. Dr. Philipp Schmitz SJ, der mir bei dieser Arbeit von Anfang an mit großem Interesse und mit vielen wertvollen Hinweisen zur Seite gestanden hat und das Vorankommen der Dissertation durch seine freundschaftliche Begleitung gefördert hat.

Die Jahre des Studiums durfte ich in der Gemeinschaft des Collegium S. Maria dell'Anima in Rom verbringen und wurde dort menschlich und geistlich sehr bereichert. Dem Kolleg, den Mitstudenten und allen Freunden in Rom danke ich für ihre Freundschaft und Unterstützung.

Dieses Buch stellt den Versuch dem ärztlichen Ethos im Rahmen eines interdisziplinären Gesprächs nachzugehen dar. Meine philosophische wie medizinische Ausbildung dienten mir dazu wesentlich. Mein Dank für das Gelingen dieser Arbeit gilt vielen. Nennen möchte ich die Professoren der Medizinischen Fakultät der Römischen Universität „La Sapienza" – u.a. Prof. Vittorio Faraglia, bei dem ich meine medizinische Dissertation verfaßt habe –, die mir teilweise im Gespräch wie als Vorbilder in ärztlicher Praxis wertvolle Anregungen gaben Ein großer Dank gilt auch den Ärzten des Herz-Jesu-Krankenhauses in Wien, wo ich die Ausbildung zum Facharzt der Allgemeinmedizin begonnen und durch ihre ärztliche Erfahrung wichtige Hinweise und die nötige Zeit erhalten habe die Dissertation fertigzustellen. Nicht unerwähnt lassen möchte ich Prof. Klaus Demmer, der in unserem Kolleg in Rom wohnte und dem ich so manche Anregungen zu verdanken habe. Zu danken habe ich auch Dr. N. Willenpart, dem Repräsentanten des Peter Lang Verlages in Wien, der mich verlegerisch hervorragend betreut hat.

Mein besonderer Dank gilt all jenen, die mein Studium ermöglicht, unterstützt und den langen Weg mit mir gegangen sind. Namentlich möchte ich die Diözese Linz nennen, mit Altbischof Dr. Maximilian Aichern OSB und Bischof Dr. Ludwig Schwarz SDB, die mir auch einen Druckkostenbeitrag für die Veröffentlichung dieser Arbeit gewährt hat. In diesem Sinne danke ich ebenso der OÖ. Landesregierung, an deren Spitze LH Dr. Josef Pühringer, die ebenfalls einen Druckkostenbeitrag geleistet hat. Der letzte aber doch wichtigste Dank gilt meinen Eltern, die mir den Weg des Studiums eröffnet und den damit verbundenen Lebenserfahrungen beschenkt haben.

Karl Hunstorfer   Grein a./D., 15.8.2006

INHALTVERZEICHNIS

Vorwort	5
Einleitung	11
Kapitel I: *Der Dialog zwischen Theologie, Philosophie und Medizin*	13

1. Zum Begriff und Verständnis von Ethos ... 14
   1.1 Der Begriff Ethos ... 14
   1.2 Ethos und Ethik ... 20
2. Ärztliches Ethos in Krise? ... 23
   2.1 Eine Bestandaufnahme ... 23
   2.2 „Salus aegroti et voluntas aegroti" ... 28
   2.3 Ärztliches Ethos oder Standesethik ... 32
   2.4 Ärztliches Ethos und Technik ... 35
3. Der Dialog von (Moral-)Theologie und Medizin ... 37
   3.1 Gibt es eine Notwendigkeit des Dialoges? ... 37
      3.1.1 Medizin und Philosophie ... 37
      3.1.2 Leben gemäß der Natur? — Wer bestimmt
         die „Natur des Menschen"? ... 41
   3.2 Wissenschaft und Rationalität versus
      deutende Lebenssinngebung ... 57
      3.2.1 Moraltheologie und Wissenschaft ... 58
      3.2.2 Zur Sprachfähigkeit der Technik ... 65
      3.2.3 Die anthropologische Schnittfläche ... 69
      3.2.4 Ansätze eines Dialoges ... 70
4. Zur Grundlegungsproblematik eines ärztlichen Ethos ... 73

Kapitel II: *Konstitutive Elemente des ärztlichen Berufsethos
— Der Hippokratische Eid* ... 77

1. Der geschichtliche Kontext ... 78
   1.1. Götterglaube, Arzt und Heilkunde in vorhippokratischer Zeit ... 78
      1.1.1 Mesopotamien ... 78
      1.1.2 Ägypten ... 79
      1.1.3 Ein Zeugnis indischer Heilkunde ... 80
      1.1.4 Das AT und die ärztliche Heilkunde ... 80
      1.1.5 Arzt und ärztliche Tätigkeit in der griechischen Antike ... 83
   1.2. Hippokrates und die hippokratische Medizin ... 84
      1.2.1. Hippokrates von Kos (ca. 460-375 v.Chr.) ... 84
      1.2.2. Bemerkungen zur hippokratischen Medizin ... 88

2. Der Hippokratische Eid 89
   2.1. Geschichtliche Aspekte 91
   2.2. Werte und Ziele des hippokratischen Arztes 93
      2.2.1. Kult und Mythos 95
      2.2.2. Philosophie und Ethos 97
         a) Die pythagoreische Weisheits- und Seelenlehre 97
         b) Kosmos und Lebenswelt 99
         c) Der sittliche Wertbegriff bei Sokrates 101
      2.2.3. Zielvorstellungen in Beruf und persönlichem Leben 104
         a) Diätetik — Der Arzt als Mittler von Gesundheit und Lebenskunde 105
         b) Gesundheit und Krankheit
            — Natur und Kosmos 106
         c) Diätetik als Lebensform des Arztes 108
      2.2.4. Die Frage nach der Normbegründung 110
      2.2.5. Gesellschaft und Kulturgemeinschaft 112
3. Arztbilder in der Medizingeschichte 114
   3.1. Die Antike und die ersten christlichen Jahrhunderte 114
      3.1.1. Die nachhippokratische Zeit bis Galen von Pergamon (129-ca.210 n.Chr.) 114
      3.1.2. Das Bild des ΧΡΙΣΤΟΣ–ΙΑΤΡΟΣ 121
      3.1.3. "Salus, salvus, salvare" 133
   3.2. Das Mittelalter 138
      3.2.1. Das frühe Mittelalter und Benedikt v. Nursia (ca. 480-547) 138
      3.2.2. Zur arabisch-islamischen Medizin 141
      3.2.3. Der Arzt im Hochmittelalter 142
      3.2.4. Das Ende des Mittelalters
         — Paracelsus (ca.1493-1541) 145
4. Ergänzende Erklärungen zum ärztlichen Berufsethos nach 1945 147
   4.1. Die Postulate des Nürnberger-Kodex 148
   4.2. Die Erklärung von Helsinki und ihre Modifikationen 150
   4.3. Erklärungen einiger europäischer Staaten 153
   4.4. Die Bedeutung von Ethik-Kodizes 154

KAPITEL III: *Das Selbstverständnis der modernen Medizin und ihr gesellschaftlicher Kontext* 157

1. Gesundheit und Krankheit 158
   1.1. *Krankheit* und *Gesundheit* als Begründungsbegriffe der Medizin 158
   1.2. Gesundheit und Krankheit im christliche Mittelalter 159
   1.3. Aufbruch und Wende — Die Neuzeit 161
   1.4. Vom 19. zum 20. Jahrhundert 164
2. Zum Selbstverständnis der modernen Medizin 169

2.1 Medizin und Naturwissenschaft 169
   2.1.1 Der methodische Ansatz der Naturwissenschaften
       und seine Grenzen 169
   2.1.2 Das mechanistische Weltbild und der menschliche
       Organismus 179
   2.1.3 Zum Verständnis des Naturbegriffes 187
   2.1.4 Zur Anthropologie innerhalb der Medizin 194
2.2 Der gesellschaftliche Kontext 198
   2.2.1 Freiheit und Selbstbestimmung des Individuums 200
   2.2.2 Werte und Normen 201
   2.2.3 Der Begriff des Lebens 203
   2.2.4 Die ökonomische und juristische Gebundenheit 207
3. Medizin zwischen allen Stühlen? — Medizin als Wissenschaft 209
3.1 Medizin zwischen Natur- und Geisteswissenschaften 209
3.2 Medizin als praktische Wissenschaft 213
4. Zusammenfassung 215

KAPITEL IV: *Ethikkonzeptionen in der modernen Medizin*
   — Versuch der Reduzierung eines Defizits? 217

1. Die Problemstellung der medizinischen Ethik 218
   1.1 Der Standort der medizinischen Ethik in der Medizin 218
   1.2 Zur Kompetenz medizinischer Ethik 220
   1.3 Ansätze von Ethiktheorien innerhalb der medizinischen Ethik 222
      1.3.1 Der Ansatz im Begriff der *Verantwortung* 223
      1.3.2 Principles of Biomedical Ethics — Ein Vermitt-
          lungsversuch 225
      1.3.3 Erfahrung und Sorge — W.T. Reich 228
      1.3.4 Die Tugendethik 229
      1.3.5 Zum Dialog in der medizinischen Ethik 231
      1.3.6 Medizinische Ethik auf der Grundlage
          der Würde des Menschen 232
2. Utilitaristische Ethikentwürfe und ärztliches Handeln 237
   2.1 Geschichtliche Aspekte 237
   2.2 H.-M. Sass — Utilitaristische Güterabwägung in ärztlichen
      Konfliktsituationen 241
      2.2.1 Die Problematik konsensfähiger Wertvorstellungen 241
      2.2.2 Der differentialethische Diskurs 245
   2.3 H. Viefhues — Der Minimal-Konsens 251
   2.4 N. Hoerster — Das Interessensargument 253
3. Zusammenfassung 259

KAPITEL V: *Die Frage nach dem Sinn und der Bedeutung eines ärztlichen Ethos* 263

1. Grundgehalte des ärztlichen Ethos 265
   1.1 Die philosophisch-ethische Grundlegung 266
      1.1.1 Zur Methodenfrage 266
      1.1.2 Die normative Reflexion der Praxis 269
      1.1.3 Ärztliches Ethos als Projektentwurf gelingenden Handelns 272
   1.2 Personalität und Sozialität im ärztlichen Beruf 273
   1.3 Die Materialität im ärztlichen Beruf 275
2. "Die Geister, die ich rief..." 276
   2.1 Ärztliches Ethos und medizinische Ethik 277
      2.1.1 Die Aufgabe der medizinischen Ethik 277
      2.1.2 Das ärztliche Ethos 282
   2.2 Der Begriff τεχνη und Technik in der Medizin 286
      2.2.1 τεχνη als Kunstfertigkeit 286
      2.2.2 τεχνη als Weltanschauung 290
3. Ärztliches Ethos als Sinnorientierung im Beruf 294
   3.1 Technikbewältigung durch die Tugendlehre? 295
   3.2 Der Sinn der Tugendlehre 297
   3.3 Grundhaltungen eines ärztlichen Ethos 302
      3.3.1 Die Tugend der *Klugheit* — der Mensch als Maß 304
      3.3.2 Die Tugend der *Gerechtigkeit* — Zweiklassen-Medizin? 307
      3.3.3 Die Tugend der *Zucht* und des *Maßes* — das Schadensverbot 309
      3.3.4 Die Tugend der *Tapferkeit* — die Autonomie und das Wohl des Patienten 311
   3.4 «Sachlichkeit»: Erkenntnishaltung und ethische Wesenshaltung? — Ein Prinzip ärztlicher Grundhaltung? 313
   3.5 Die theologischen Tugenden — Glaube, Hoffnung und Liebe — der «Heilungsauftrag» des Arztes/der Ärztin 317
      3.5.1 Glaube — «Sinnziel» menschlichen Lebens 319
      3.5.2 Hoffnung — Das Wohl und Heil des Patienten 321
      3.5.3 Liebe — Das «Sinnhafte» ärztlichen Handelns 322

KAPITEL VI: *Rückblick und Ergebnis* 325

ABKÜRZUNGSVERZEICHNIS 335
LITERATURVERZEICHNIS 337
AUTORENVERZEICHNIS 359

EINLEITUNG

Der Titel der vorliegenden Arbeit «Ärztliches Ethos — Technikbewältigung in der modernen Medizin?» greift ein altbekanntes Thema auf. Die entsprechende medizinethische Diskussion basiert auf der Technik- und Technologiefrage innerhalb der modernen Schulmedizin. Technischer und technologischer Fortschritt sind ohne die Entwicklung der Naturwissenschaften nicht zu denken. Nach und nach betreten sie den Raum der Medizin, erobern den Bereich der Diagnostik, der Prognostik und der Therapie. Einen markanten Abschnitt in dieser Entwicklung bildet das ausgehende 19. Jahrhundert, gegen dessen Ende der Straßburger Internist Naunyn den Satz formulierte: «Die Medizin wird eine Wissenschaft sein oder sie wird nicht sein»[1]. In diesem Satz ist die weitere Entwicklung der Schulmedizin zusammengefasst. In der Erforschung der Ursachen von Krankheit und Behinderung, zum Ziel der Heilung und Genesung, Behebung von genetisch bedingten Behinderungen und Leiden, wird die naturwissenschaftliche Methodik angelegt.

Dass diese Entwicklung mit ihren imposanten Erfolgen und Erkenntnisfortschritten nicht ohne kritischen Widerspruch geblieben ist, hat unterschiedliche Gründe. Einen dieser Gründe sehen wir in der uns zutreffend erscheinenden Feststellung von T.v. Uexküll und W. Wesiack zur Theoriebildung in der Medizin: «Die traditionelle Auffassung, nach der die Entwicklung von Theorien in der Medizin Aufgabe von Grundlagenwissenschaften sei, die sich nur vor einer ethisch neutralen wissenschaftlichen Wahrheit verantworten müssten, ist bereits das Produkt einer Theorie, die den Menschen aus der Realität eliminiert hat; sie mutet dem Arzt die unmögliche Aufgabe zu, aufgrund »unmenschlicher« Theorien menschlich zu verantwortende Entscheidungen zu treffen»[2]. Dieser Aussage nachzugehen eröffnet ein weites Feld an Fragen. Bei näherem Zusehen schält sich als eine der im Zentrum stehenden Fragen das Verhältnis von naturwissenschaftlicher Theoriebildung und philosophischer wie theologischer Anthropologie heraus. Der Weg der heutigen Schulmedizin, über Genetik und Biologie immer stärker zu einer präventiven Medizin in Form einer Molekularmedizin zu werden, verstärkt diese Schnittflächenthematik zunehmend. Die Fragen, was ist Leben, was ist der Mensch, was heißt Personsein, was ist Bewusstsein, was bedeuten Leiden und Schmerz, wie sind Gesundheit und Krankheit zu definieren usw., nähren sich aus dem genannten Spannungsverhältnis, das sich in der all-

---

[1] Vgl. B. NAUNYN, *Ärzte und Laien*, 1348.
[2] T. v. UEXKÜLL – W. WESIACK, *Theorie einer Humanmedizin*, VII.

täglichen ärztlichen Praxis wiederholt in Form der Frage nach «menschlichen» Entscheidungen aktualisiert.

Die medizinische Ethik versucht auf diese Fragen Antworten zu geben, insofern sie Normen, Regeln, in Form von Kodizes, oder Beiträge zu den bestehenden Standesvorschriften der Ärzteschaft liefert. Die Frage ist allerdings, ob diese Bemühungen um Normen und Regeln ausreichen, den zahlreichen Problemen der Praxis zu begegnen. Nicht selten führen im Rahmen dieser Frage bereits die unterschiedlichen Ethiktheorien zu einer Diskussion über die erkenntnistheoretischen Voraussetzungen, die das Anstreben von Antworten nicht erleichtern.

Auf diesem Hintergrund basiert die vorliegende moraltheologische Arbeit, die sich als ein Beitrag zur Technikproblematik in der modernen Medizin im Hinblick auf das ärztliche Ethos versteht. Im Focus steht die oben genannte Schnittfläche von naturwissenschaftlicher Theoriebildung in der Medizin und dem Anspruch philosophischer wie theologischer Anthropologie. Die leitende Frage lautet, inwieweit eine auf Tugenden oder, wie in der philosophisch-theologischen Tradition genannt, Kardinalstugenden aufbauende Ethik einen entsprechenden Beitrag zu dieser Thematik leisten kann. Damit wird nicht eine im Sinne einer Handlungsethik geführte Auseinandersetzung, die konkrete Handlungskriterien anzugeben sucht, vorgelegt, sondern es werden Grundhaltungen, Motivationen und Dispositionen des ärztlichen Berufes hinterfragt. Als Stichwort dafür steht der Begriff des «Ethos», der als allgemeiner Begriff den Horizont eines Handlungsfeldes auslotet. In dieser Hinsicht hat er eine orientierende Funktion und nicht eine konkret handlungsanweisende. Ethos zielt in seiner genuinen Bedeutung auf Grundhaltungen, Dispositionen und Motivationen, welche sittlich zu rechtfertigenden und zu verantwortenden Urteilen, Entscheidungen und Handlungen vorausgehen. Die Kardinalstugenden, die nach der Theologie in den göttlichen Tugenden gründen, stehen in einem inhaltlichen Zusammenhang mit der Frage nach dem Verständnis von Ethos.

Im Bewusstsein, dass ärztliches Handeln nicht nur ein unter Normen, Regeln und Gesetzen stehendes Berufshandeln ist, sondern den Umgang mit dem konkreten Patienten zum Ziel hat, erhält die Frage nach den Tugenden ihre Berechtigung. In welcher Weise das verstanden werden kann, wird in den folgenden Abschnitten zu zeigen sein.

KAPITEL I

Der Dialog zwischen Theologie, Philosophie und Medizin

Die medizinethischen Diskussionen rund um den Lebensbeginn und das Lebensende des Menschen, um Resourcenverteilung im Gesundheitssystem und technische Innovationen mit ihren noch nie dagewesenen Handlungsmöglichkeiten werfen immer wieder Fragen nach dem *Sinnvollen* und *Verantwortlichen*, dem *Gerechten*, den *Zielen* und *Grenzen* der modernen Schulmedizin auf. Ärzte wie Pflegepersonal, die tagtäglich ihrem «Heilungsauftrag» nachkommen, sehen sich oft mit diesen Fragen konfrontiert. Die Dringlichkeit ihrer Beantwortung kann in den verschiedenen Arbeitsfeldern, in der Gemeindepraxis, in der Klinik oder im Forschungssektor unterschiedlich gefordert sein. Gemeinsam ist die Frage nach Orientierungskriterien, die dem *Gelingen* als Ziel der Arbeit dienen.

Das *Gelingen* des Arbeitszieles in der medizinisch-ärztlichen Tätigkeit ist seit alters nicht nur durch die Beherrschung des medizinischen Sachwissens charakterisiert, wie etwa im heutigen «technischen» Verständnis. Vielmehr schließt in eigener Weise ärztliches Handeln sittlich-ethische Kriterien mitein. Diese innere Verschränkung von Sachwissen und moralisch-sittlichem Wissen nimmt im Abendland seit der griechischen Antike Anleihe an der philosophischen Reflexion, die im Hippokratischen Eid ihren bekanntesten Ausdruck findet. Provozierenden Anlass zu dieser philosophischen Reflexion gibt die Tatsache, daß ärztliche Berufsausübung ein Handeln am Menschen ist. Daher fordert diese Tatsache Sensibilität im Umgang mit dem Patienten und Wahrnehmen des Patienten als Menschen, womit viele Fragen nach dem Verständnis und der Stellung des Menschen in der modernen Schulmedizin ins Rollen gebracht werden.

Die Auseinandersetzung mit diesen Fragen, insbesondere unter der Leitthematik des ärztlichen Ethos hinsichtlich der wissenschaftlich-technologischen Innovationen in der modernen Medizin, im Rahmen einer (moral-) theologischen Arbeit, läßt unmittelbar zu Beginn danach fragen, weshalb gerade die (Moral-)Theologie mit der Medizin in einen Dialog eintreten soll und wie dieser geführt werden kann?

Die technologischen Innovationen in der Medizin haben einen Katalog vieler Problemstellungen aufschlagen lassen, der sich nicht nur in der Frage nach der Realisierbarkeit des technisch Machbaren erschöpft. Technikanwendung in Diagnose, Prognose und Therapie als ein Handeln am Menschen verlangt nach Kriterien, die eine sinnvolle und vernünftige Orietierung ermöglichen. In dieser Orientierungssuche ist die Medizin auf den Dialog mit anderen Disziplinen angewiesen. Ihre Plattform besteht in der anthropologischen Frage: Wer oder was ist der Mensch? Unter dieser Rücksicht stellt sich die Frage, wie die (Moral-) Theologie an einem solchen Dialog mitwirken und darin ernst genommen werden kann.

Diese Fragen sollen am Beginn der vorliegenden Arbeit behandelt werden. Geschichtliche wie systematische Aspekte haben Berücksichtigung zu finden, um auf diese Weise den Boden für die Auseinandersetzung mit dem ärztlichen Ethos vorzubereiten. Dies soll in einer ersten Sichtung des Verständnisses des Begriffes «Ethos» angegangen werden, welcher als zu behandelnder Gegenstand die gesamte Arbeit wie ein roter Faden durchzieht.

1. Zum Begriff und Verständnis von Ethos

1.1 Der Begriff Ethos

Der Begriff oder das Wort *Ethos* stammt aus der griechischen Antike und wurde im Fortschreiten ihrer philosophischen Geschichte unterschiedlich interpretiert. Ursprünglich gab es im Griechischen zwei Schreibweisen von Ethos, ηθος und εθος — mit einem langen und einem kurzen «e» —, die in ihrer Bedeutung zu unterscheiden waren. Das Erstere bezog sich auf *Wohnstatt, gewohnter Aufenthalt*, das persönliche Lebensumfeld des Menschen. Das andere Wort meinte *Verhalten* und *Gewohnheit*, mit einem deutlicheren Bezug auf den Einzelnen, einerseits «was» er in seiner Lebensgemeinschaft und Lebenswelt vorfindet und andererseits «wie» er sich in dieser zu verhalten hat. Beides blieb nicht nebeneinander stehen, sondern verband sich schließlich im Wort ηθος in einer umfassenderen Bedeutung von *Rolle, Charakter* und *sittlicher Gesinnung*.[1]

Eine offenbar erste weiter ausgreifende Deutung des Wortes ηθος, als es *Homer* noch gebrauchte[2], findet sich bei *Hesiod*, der ηθος als die gewohnte Art zu handeln, zu reden, sich zu benehmen, sich auszudrücken beschrieb. Damit suchte er den Sinn, die Sinnesart, den Charakter, die edle Gesinnung des Menschen wiederzugeben.[3] Einen Schritt weiter ging *Heraklit*, der ηθος mit dem griechischen Schicksalsglauben verband. Dieser lenkt nach Heraklit als Sinnesart den Menschen: ηθος ανθρωπω δαιμων[4]. Von diesem Sinnverständnis von Ethos ausgehend werden später die Stoiker Ethos als Charakter des Menschen verstehen, der sein Geschick bestimmt. Als wichtiger für die weiterführende Deutung des Begriffes Ethos sind Platon und Aristoteles anzusehen, deren Ergebnisse in

---

[1] W. KLUXEN, *Ethik und Ethos*, 519*f*.
[2] ODYSSEE 14, 141; ILIAS 6, 511; zit. nach H. REINER, *Ethos*, 814.
[3] HESIOD, *Theogumenon*, 67; vgl. H. REINER, 814.
[4] "Des Menschen Verhalten [oder: Charakter] ist sein Schicksal"; Vgl. HERAKLIT, *Fragment* 119.

der Reflexion auf Ethos bis zum heutigen Tag nachwirken und in der Diskussion präsent sind.

Platon verbindet die beiden Verstehensweisen von Charakter und Lebensgewohnheit, die er an den Eigenschaften, der Tauglichkeit, der Tugendhaftigkeit und Sittlichkeit des Menschen festmacht. Seiner Ansicht nach sind diese von der natürlichen Veranlagung, der angenommenen Gewohnheit und der vernünftigen Einsicht abhängig. So verlangte er z.B., in der Wahl geeigneter Athener für das Wächteramt nur solche auszuwählen, die sich aufgrund von Charakter und Lebensgewohnheiten dafür eignen[5]. Wie nun der Einzelne Gewohnheit, Charakter und Art annimmt und in sich ausformt, ist von einer richtigen Gewöhnung abhängig: «jedes Ethos bildet sich durch Ethos»[6]. So entstehen für Platon die für die Polis wichtigen Grundhaltungen, wie etwa die politische Tugend, die nach ihm «nur aus Gewöhnung und Übung entsteht ohne Philosophie und Vernunft»[7]. Eine besondere Bedeutung innerhalb dieses Gewöhnungsprozesses kommt der «vernünftigen Einsicht» zu. Nach Platon ist diese vom Erwachen des λογος abhängig, und bevor der Mensch beginnt diesem zu folgen, folgt er der Sinnesart (ηθος), die aus der Natur (διαθεσις) und der Gewohnheit (εθος) gebildet ist.[8] Diejenigen, die schließlich zur Einsicht fähig sind, bezeichnet er die *goldenen Naturen*, da sie Meinungen und Gewohnheiten, Gehorsam und Gesetz nicht mehr nötig haben.[9] Das setzt voraus, dass ein solcher Mensch zum Wissenden geworden ist: denn nur der Wissende besitzt die wahre Grundhaltung.[10] Ohne näher auf dieses innere Verhältnis von Wissen und Sittlichkeit einzugehen, worauf wir ohnehin später wieder zurückkommen werden, hält Platon in der *Politeia* fest, dass im Wissen die vollkommene Sittlichkeit erreicht und durch diese die Tugenden der Besonnenheit, der Tapferkeit, der Weisheit und vor allem der Gerechtigkeit gelebt wird.[11]

Nach *Aristoteles* ist die Reflexion auf das Ethos nicht theoretischer, sondern praktischer Natur, wie er am Beginn der Nikomachischen Ethik feststellt.[12] Anlass zum Überdenken der Gewohnheiten und des sittlichen Verhaltens gibt der offenkundig sittliche Verfall der griechischen Polis. In dieser Auseinandersetz-

---

[5] PLATON, *Nomoi* XII, 968d.
[6] PLATON, *Nomoi* 792e 2.
[7] PLATON, *Phaidon*, 82 b.
[8] PLATON, *Nomoi* II, 653c/d ff.
[9] PLATON, *Nomoi* II, 663e *f.*
[10] Diese Gedanken werden im später folgenden Neuplatonismus von Plotin wieder aufgenommen. Voraussetzung für die wahre Sittlichkeit ist die Abkehr vom Sinnlichen durch die Hingabe an die geistige, intellektuelle Schau. Durch diese macht sich der Mensch frei von den Meinungen und Gewohnheiten. Wer sich ganz im reinen Denken, d.h. in der intellektuellen Schau bewegt, der eignet sich nicht nur igendeinen Charakter an, sondern einen *wertvollen* Charakter. — Vgl. PLOTIN, *Enneaden* II, 9, 14, 39; III, 1, 2, 8; zit nach H. REINER, 814.
[11] PLATON, *Politeia*, 427 c. 433 b-e.
[12] ARISTOTELES, *Nikomachische Ethik*, I, 1.

zung entwickelt er die Lehre von den Tugenden, durch die der Mensch das Glück erreichen kann. Sein Ausgangspunkt der Überlegungen ist das *Gute*, zu dem alles strebt. Alles Können, Handeln und Wählen ist auf das Gute ausgerichtet, was sich darin zeigt, dass die vielen unterschiedlichen Ziele um höherer Ziele willen verfolgt werden. Das Endziel ist das höchste Gute (αριστον), das sich in der ευδαιμονια (Glück) vollendet[13]. Die gelebten Tugenden (αρετη), die Aristoteles in dianoetische und ethische Tugenden unterteilt[14], sind ihm das Rezept zum Erfolg. Im Unterschied zu Sokrates, der die Tugend für lehrbar hielt, besitzt der Mensch nach Aristoteles die Tugenden nicht von Natur aus. Vielmehr schreibt er dem Einfluss einer guten Erziehung sowie der Übung und Gewöhnung (απο του ηθους) einen großen Stellenwert zu. Die Unterscheidung in dianoethische und ethische Tugenden ist insofern von Bedeutung, als durch die dianoethischen Tugenden, wie die Einsicht und Klugheit, der richtige Weg zum Ziel erkannt werden und so der Mensch durch die Tugenden das Ziel des Strebens im Auge behalten kann.

Ohne hier im Detail die weitere Geschichte der Entwicklung des Ethosbegriffes zu verfolgen, was durchaus interessant wäre, aber unseren Arbeitsrahmen sprengen würde, genügt es zunächst die ersten Etappen eingesehen zu haben. Deutlich zeigt sich hier in der Beschreibung von Ethos die Doppelbewegung von der Gemeinschaft auf den einzelnen Menschen hin und vom Einzelnen auf die Gemeinschaft zurück. Wobei sich offensichtlich eine Verschiebung in Richtung des Einzelnen vollzogen hat, die im Fortgang der Geschichte in das Ringen um den «Freiheitsgedanken» einmündete.[15] In dieser einfachen Skizzierung zeigt sich Ethos unverbrüchlich verbunden mit dem Selbstverständnis des Menschen in seiner Lebenswelt. Es geht um ihn selbst und die Lebensgemeinschaft, in die er hineingeboren wird. Denkweise und Denkart, Verstehensweise und Interpretationsmodelle des Gemeinschaftslebens, des Lebens des Einzelnen und des Welthorizontes, festgeschriebene Normen und Regeln, vorgelebte Grundhaltungen und Werte prägen ihn. Die Annahme selbst vollzieht sich aber nicht nur in einem bloßen Hinnehmen und Erlernen. Vielmehr wird diese Annahme auch begleitet von einer *kritischen Distanziertheit*, deren Ursachen nicht immer un-

---

[13] Im Unterschied zu Platon entwickelt Aristoteles seine ethische Reflexion auf der Grundlage des teleologischen Argumentes. Das höchste Gute ist als τελος (Ziel), das der Mensch anstreben soll, vorgegeben. Das Ergebnis des Strebens nach diesem Ziel ist die ευδαιμονια, das höchste Glück.

[14] Unter den *dianoetischen Tugenden* versteht Aristoteles die Vollkommenheiten des reinen Intellektes: die Weisheit, die Vernunft, das Wissen, das Können, die Einsicht und die Klugheit. Die *ethischen* oder *sittlichen Tugenden* sind die Tapferkeit, die Selbstbeherrschung, Freigebigkeit, Hochherzigkeit, Seelengröße, Ehrliebe, Sanftmut, Wahrhaftigkeit, Urbanität, Gerechtigkeit und Freundschaft. — Vgl. ARISTOTELES, *Nikomachische Ethik*; im besonderen Bücher II-V. VIII-X.

[15] Vgl. zur Entwicklung des Freiheitsgedankens E. CORETH, *Vom Sinn der Freiheit*.

mittelbar benennbar sind, Unbehagen bereiten oder den Dissens provozieren. Sie ist Wegbegleiterin des «Einsichtsprozesses» und der persönlichen Selbstentfaltung. Diese am Menschen beobachtbare Art des Hineinwachsens in eine Gemeinschaft ist Grundlage dafür, dass der Begriff Ethos in seiner Ausdeutung und seinen Inhalten kein monologer, unbeweglicher eratischer Block ist. Davon zeugen nicht nur u.a. die verschiedenen Kulturgeschichten, sondern auch die abendländische Philosophiege-schichte als solche. Umbrüche und Wandlungen sind eng mit der selbstkritischen Reflexion des Menschen auf sein Leben und seine Welt verbunden. Neu Erkanntes vertieft Überkommenes, überlieferte Traditionen, verdrängt aber auch das nicht mehr Verstehbare und Einsehbare, das sich als unzureichend oder falsch erwiesen hat. Nicht selten kündigen sich solche Umbrüche schon lange Zeit vorher, im Stillen unbewusst vorbereitet, an. Entzünden können sie sich an neuen Gedanken, Ideen, Einsichten oder aus unrichtigen oder falschen Verhaltensweisen und -regeln, die eine Zeit lang geduldet und erduldet werden, aber schließlich zum Widerstand führen. Damit deutet sich im Ethosbegriff eine innere Verbundenheit mit und Abhängigkeit von der Art der erkennend verstehenden, bewertenden und sinngebenden Gesamtauffassung der Welt und des eigenen Lebens im Ganzen der Wirklichkeit an.

Damit ist aber der Begriff des Ethos noch nicht hinreichend charakterisiert. Als allgemein gefasster Begriff kennt er unterschiedliche Formen, wenn wir allgemein z.B. vom Ethos der griechischen und römischen Antike, vom christlichen Ethos, vom Ethos der Aufklärung, vom Weltethos, vom Ethos der Freiheit, der Technik, der Wirtschaft, des Journalismus oder vom Ethos des Islam, des Buddhismus oder anderer Religionen usw. sprechen. Weiters kennen wir Ethosentwürfe, die für eine bestimmte Berufsgruppe oder Institution (z.B. Internationales Rotes Kreuz, Green Peace, Ärzte ohne Grenzen) Geltung haben. Selbst wenn wir das nähere Umfeld dieser unterschiedlichen Bereiche nicht kennen, wissen wir doch, was durch den Begriff Ethos zum Ausdruck gebracht werden möchte: Einsatz für ein bestimmtes Anliegen, bestimmte Grundauffassungen und Ansichten, Verhaltensweisen, Regeln, Normen und Gesetze, die unter einem konkreten sittlichen Anspruch stehen. In dieser Vielfalt an Ethosformen zeigt sich deren Unterschiedlichkeit in der inhaltlichen Ausformung und Festlegung. Je konkreter der spezifische Lebensbereich wird, desto konkreter werden die Inhalte formuliert. So spricht man z. B. innerhalb von Berufsgruppen von Kodex, wie etwa den Helsinki-Deklarationen, die die Vorgangsweise klinischer Experimente regeln, oder dem vom Gesetzgeber formulierten Verhaltenskodex für Ärzte. Ein anderes Beispiel sind die in der Medizinethik entwickelten Ärzte- und Patientenspiegel oder die neuerdings ins Gespräch gekommenen «attitudes»[16] als Verhaltensweisen des Arztes im klinischen Alltag aus dem angloamerikanischen Sprachraum.

Aus diesen Beispielen folgt, dass Ethos nicht nur unterschiedlich aufgefasst werden kann, sondern innerhalb eines allgemein formulierten Ethos untergeordnete situations- und bereichsspezifische Formen von Ethos sich ausbilden, die sich ihrerseits auf die allgemeinere Form rückbeziehen. Ohne hier in das Detail vorzustoßen, soll der Hinweis darauf genügen, dass Ethos, insofern es sich auf eine Gruppe oder Kultur bezieht, in dergleichen Pluralität und Differenziertheit auftritt wie das soziale und kulturelle Leben.[17] Die Kulturanthropologie spricht unter dieser Rücksicht von einem geschlossenen Ethos, worin die Gesamtheit der Auffassungen weltanschaulicher und sittlicher Art, die von der Mehrheit einer ethnisch abgrenzbaren Gruppe vertreten wird, zum Ausdruck kommt. Damit grenzt sich ein geschlossenes Ethos zuweilen bewusst von anderen Kulturkreisen oder auch Interessensgemeinschaften ab.[18] Angesichts eines geschlossenen Ethos werden wir heute, in der abendländischen Tradition stehend, von einem *offenen* Gesellschaftsethos sprechen, obgleich es in unserer langen Tradition nicht erst- und einmalig ist, wenn man z.B. an das römische Reich denkt[19] oder an die demokratische Staatsform in der griechischen Antike. Damit ist ein Stichwort gefallen, das heute zu einem Allgemeingut geworden ist und von der Mehrheit als die angemessenere Grundlage für das Zusammenleben in

---

[16] Diese beziehen sich auf die unterschiedlichsten Situationen des klinischen Alltags, beginnend mit der Diagnoseerstellung über geeignete Behandlungsverfahren bis zum Umgang mit der Kosten-Nutzen-Abwägung, Kommunikation, usw. Vielfach untersucht im Rahmen der evidence-based medicine. — Vgl. zur vielfältigen Literatur z.B. C.S. TRACY – G.C. DANTAS – R.E. UPSHUR, *Evidence-based medicine in primary care: qualitative study of familiar physicians.*; M.E. GINSBURG – R.L. KRAVITZ – W.A. SANDBERG, *A survey of physician attitudes and practices concerning cost-effectiveness in patient care.*; D.J. DOUKAS – D.W. GORENFLO – B. SUPANICH, *Primary care physician attitudes and values toward end-of-life care and physician-assisted death.*; S.Z. PANTILAT – al., *Primary care physician attitudes regarding communication with hospitalists*

[17] Vgl. W. KLUXEN, 520f.

[18] Vgl. H. REINER, *Ethos*, HWDP II, 812.

[19] «Auch im Römerreich blieben Juden, Griechen und Römer zunächst unterscheidbar. Sie fahren fort, aufgrund ihrer je eigenen Traditionen zu leben. Notwendig ist jedoch eine Art "Rahmenethos", auf das sich alle Reichsuntertanen gleichermaßen beziehen können. Die spätere Entwicklung zeigt wachsende Vereinheitlichung des gesamtgesellschaftlichen Ethos und eine unerwartete substantielle Vertiefung. Das Schwergewicht der einheitsstiftenden Institutionen macht sich geltend, des Staates, besonders nachdem er entromanisiert ist, und des Rechts, das für alle gleich wird, schließlich das der Reichsreligion, des Christentums, das einen für jede Daseinsgestaltung verbindlichen Sinnhorizont aufzeigt und alle mit ihm vereinbaren Traditionen umdeutend integriert. Das so entstandene "Gesamtethos" kann seine Einheit jedoch nicht mehr in der fraglosen Weise eines "geschlossenen Ethos" besitzen, denn es ist Resultat einer tiefgreifenden Veränderung, es enthält Elemente von Entscheidung und Freiheit, es bleibt offen für Veränderung, ja sogar für Übertragung.» So kann man nach dem Verständnis von Kluxen von einem «offenen Gesamtethos» sprechen. — Vgl. W. KLUXEN, 521.

Staat und Gesellschaft angesehen wird: die rechtsstaatliche Verfassung auf der Grundlage der «Demokratie». Ihre gesetzlichen Grundlagen, Inhalte und Wertmaßstäbe sind Ausdruck eines offenen und pluralistischen Ethos, das die Möglichkeit einer pluralistisch gestalteten Gesellschaft eröffnet, in der Religionen, Weltanschauungen, ethnische und soziale Gruppen gegen- und miteinander ihre Identität behaupten können und die zugleich offen bleibt für neue Entwürfe. Nun entwirft sich ein solches Gesellschaftsethos nicht von einem Tag zum anderen, sondern unterliegt einem zeitlichen Werdegang, der über Generationen geht und in der Dynamik der Rückblende in die Vergangenheit, der Auseinandersetzung mit dem Heute und dem Blick auf die Zukunft steht und somit nie wirklich zu einem voll ausgeschöpften Ende kommt. Vergangenes, Gegenwärtiges und Zukünftiges konzentrieren sich im Heute und wollen gedeutet, verarbeitet und systematisiert in den Orientierungsrahmen menschlichen Zusammenlebens eingebracht werden. Der Begriff Ethos steht schließlich für diesen handhabbar gemachten Rahmen, ohne den ein humanes und vernünftiges Zusammenleben in Sicherheit, Geborgenheit und Gewissheit nicht garantiert und vermittelt werden kann.[20] Ein gesellschaftliches Ethos, das für Freiheit, Toleranz und Offenheit steht, muss daher einerseits integrative Kraft besitzen, will es nicht in Bedeutungslosigkeit versinken. Andererseits, da es den Rahmen der Vielfältigkeit sehr weit hält und in der Beschreibung und Festlegung von Inhalten nur bedingt konkret sein kann, fällt den einzelnen Gruppen und dem Einzelnen die Aufgabe der Konkretisierung zu. Dabei muss — vernünftigerweise — die Entfaltung eines konkreten Ethos sowohl in einem gesellschaftlich relevanten Bereich — wir denken hier z.B. an das Berufsethos oder die soziale «Rolle» einer Institution — als auch im persönlichen Bereich eine positiv integrative Funktion im Hinblick auf die Gesellschaft oder Gemeinschaft besitzen, wie es im Prinzip der «Subsidiarität»[21] ausgedrückt wird. Die heutige Situation zeigt allemal, wie schwierig diese Aufgabe sein kann. Es genügt, sich die Vielfalt der diskutierten ethischen Themen und der darin vertretenen Ansichten und Meinungen in der Medizin vor Augen zu führen.

Das Gelingen wird aber nicht nur von der Bereitschaft des Einzelnen und dem Erarbeiten von konsensfähigen Gemeinsamkeiten abhängen, sondern wohl auch

---

[20] Auch wenn der Begriff Ethos, wie die Geschichte zeigt, in seinen Inhalten und Aussageintentionen mit den Veränderungen und dem Wandel einer Gesellschaft sich ändert, ist er für die jeweilige konkrete kulturelle Zeitepoche Spiegel und Identitätsbegriff.
[21] Subsidiarität meint, wie im Staatslexikon, herausgegeben von der Görres-Gesellschaft, zu lesen ist: "Wie dasjenige, was der Einzelmensch aus eigener Initiative und mit seinen eigenen Kräften leisten kann, ihm nicht entzogen und der Gesellschaftsfähigkeit zugewiesen werden darf, so verstößt es gegen die Gerechtigkeit, das, was die kleineren und untergeordneten Gemeinwesen leisten und zum guten Ende führen können, für die weitere und übergeordnete Gemeinschaft in Anspruch zu nehmen." — A. RAUSCHER – A. HOLLERBACH, *Subsidiarität*, Staatslexikon V, 386ff.

von der immer wieder neu zu stellenden philosophischen Frage: *Was* und *Wer* ist der Mensch? Treten nämlich unterschiedliche Ethosauffassungen in Konflikt, wird dieser nicht durch ein Abwägen zwischen den für besser oder richtiger gehaltenen Ethosformen gelöst werden können. Denn wer bestimmt die geeigneten Kriterien und worin sollen sie bestehen?

Die Wertung einer bestimmten Ethosform kann zwar auf der Grundlage von kulturanthropologisch, psychologisch oder soziologisch erhobenen Daten durchgeführt werden, aber die Bewertung und Begründung als solche kann nur eine philosophische Reflexion und Denkanstrengung leisten. Referenzpunkt ist letztendlich nur der Mensch selbst: sein Verständnis von sich selbst. Daher wird die philosophische Anthropologie zu einem unverzichtbaren Eckstein in der Auseinandersetzung um das Verständnis von Ethos.

Anhand dieser Vorbemerkungen wird deutlich, daß der Begriff Ethos der philosophischen Ethik zugeordnet werden kann. Ethos versinnbildlicht und fasst in einen perspektivischen Blick die Dimension sittlichen Verhaltens des Menschen und sein Verstehen von Welt, die dem Menschen schon immer irgendwie bewusst eigen sind. Der Mensch versteht zu unterscheiden zwischen dem Guten und dem Bösen oder Schlechten, ohne im voraus festgelegt und genau beschrieben zu haben, *was* und *worin* das Gute oder Böse oder dem Menschen Zuträgliche oder Widrige besteht. Das Ethos mit seinen Inhalten soll hierin eine Orientierung im Blick auf das Gute und ein gelungenes Leben geben. Was Ethos ist und wie die Inhalte aussehen, worin und wie sie begründet und in das Alltagsleben umgesetzt werden können, ist Aufgabe der philosophischen Ethik. In den Rahmen dieser philosophischen Reflexionsaufgabe fällt zugleich die normativethische Fragestellung nach Regeln, Normen, Gesetzen, Verhaltensweisen und -mustern, die als Inhalte eines Ethos mitgesetzt sind. Wie sich dieses Verhältnis von Reflexion auf Ethos und philosophisch-ethische Reflexion auf Regeln, Normen und Gesetze charakterisiert, leitet uns zum nächsten Punkt über.

1.2 Ethos und Ethik

Obwohl Ethos und Ethik aufeinander bezogen sind und in innerer Verbundenheit stehen, sind sie voneinander zu unterscheiden. Ethos bezieht sich auf das etablierte Verhalten und Ethik ist theoretische Reflexion und Grundlegung.

Nun stehen wir heute vor der Situation, dass Ethos nicht mehr als exklusive Quelle der ethischen Handlungsleitung dient. Damit ist aber nicht gesagt, dass Ethos keine Bedeutung und Funktion mehr haben kann und durch andere Quellen zu ersetzen ist. Das Gegenteil ist der Fall, wenn die Handlungsorientierungen in «Rollen», «Prinzipien» oder einem «Kodex» formuliert und festgeschrieben werden. Ihre «konkrete Ausfüllung geschieht durch die Haltungen, Einstellungen und Ideale, die sich die Beteiligten über diese ... hinaus zu eigen machen».[22] Darüber hinaus ist zu bemerken, dass in der Festlegung von Prinzipien, in der Abfassung eines Kodex oder einer Rollenbeschreibung sehr wohl unausgesprochen Gehalte einfließen, die der Bewertung und Reflexion auf den menschlichen Lebensvollzug in einem sinngebenden Gesamthorizont entspringen.

Die Entschlüsselung und Darlegung von tradiertem Ethos ist Aufgabe der allgemeinen Ethik. Zugleich fällt ihr das schwierige Unterfangen der Begründung der Sittlichkeit oder der Moral und deren Grundlagen zu. A. Schoppenhauer meinte dazu einmal: «Moral predigen ist leicht, Moral begründen schwer»[23]; darüber hinaus: «Moral verwirklichen, ist noch schwerer». Damit ist eine wesentliche Differenz von sittlicher Praxis und philo-sophischer Begründung angezeigt. Die philosophische Arbeit besteht in der «Klärung der Grundbegriffe, der Diskussion über die Möglichkeit sittlicher Erkenntnis und moralischer Urteile, der Suche nach Prinzipien, von denen die speziellen Disziplinen ausgehen können»[24].

Die Ethik sucht zu klären, was das Gute und das Richtige des Handelns ist. Es geht um unsere Entscheidungen, die wir tagtäglich treffen und die wir als richtig und gut verstanden wissen wollen. Die philosophische Klein- und Präzisionsarbeit beginnt bereits mit der Klärungsfrage: was heißt hier *gut* oder *richtig*? Diese Begriffe verwenden wir in unterschiedlichen Situationen und intendieren etwas Bestimmtes, das der jeweiligen Situation entspricht und von ihr vorgegeben ist. Es besteht ein Unterschied, wenn ich persönlich vor einer Berufswahlentscheidung stehe oder darüber entscheiden muss, welches Medikament ich zur Behebung der Herzrhythmusstörungen wähle. Jedesmal berufen wir uns in der Rechtfertigung der Entscheidung auf Regeln oder ein Ziel[25]. Damit ist aber die Rechtfertigung erst vorläufig und noch weiter zu präzisieren. Denn es ist durchaus fraglich, ob die Regeln, die ich in einer konkreten Situation befolge, richtig sind. Ebenso schließt die Beantwortung der Frage nach den richtigen Mitteln die Beantwortung der Frage nach der Rechtfertigung des Zieles nicht ein. Die Ethik bemüht sich dagegen, nach einer letzten, voraussetzungslosen Rechtfertigung zu suchen, ohne zunächst klarzustellen, wie eine solche Rechtfertigung möglich ist.

Der soeben eingeleitete Gedankengang beantwortet noch nicht die Ausgangsfrage der Ethik. Die Ethik als philosophische Disziplin muss ihre jeweilige Me-

---

[22] L. HONNEFELDER, *Ärztliches Urteilen und Handeln. Zur Grundlegung einer medizinischen Ethik*, 177.
[23] Zitiert nach D.v. ENGELHARDT, «Zur historischen Entwicklung der Ethik in der Medizin — Prinzipien, Theorien, Methoden», in R. WINAU – A. FREWER, ed., *Grundkurs Ethik in der Medizin*, 46.
[24] F. RICKEN, *Allgemeine Ethik*, 9.
[25] Mit diesen beiden Beispielen kommt die Bedeutung des «deontologischen» und des «teleologischen» Argumentes ins Spiel, die voneinander zu unterscheiden sind, aber in einem Entscheidungsprozess einer konkreten Situation auch miteinander verbunden sein können.

thode reflektieren, kritisch ausweisen und sich in der Sache selbst bewähren und fortbestimmen. Die Aufgabe der Philosophie kann daher beschrieben werden, wenn auch nicht vollends erschöpfend, mit dem Begriff des Begründens und der Frage nach den letzten Gründen. Begründen geschieht durch die Vernunft, weshalb als vernünftig gilt, was begründet werden kann. Nun werden die Begriffe Vernunft und Begründung nicht im univoken, sondern im analogen Sinn verstanden. D.h., dass wir sie in unterschiedlicher Weise verwenden. Mathematik und Physik bedienen sich einer anderen Begründungsmethode als die Philosophie[26]. Die praktische Philosophie, Ethik, im Unterschied zur theoretischen Philosophie — deren Unterschied an dieser Stelle nicht zu klären ist — hat daher, bevor sie sich der Begründung und dem Aufweis inhaltlicher Normen, Regeln zuwendet, ihre eigene Methode zu klären. Es muss gefragt werden nach dem praktisch Vernünftigen, nach der Möglichkeit und den Grenzen der praktischen Vernunft. Die Ethik sucht daher auch zu klären, ob die Frage nach dem schlechthin richtigen Handeln überhaupt eine sinnvolle Frage ist[27]. Die Beantwortung dieser Frage eröffnet hier ein weiteres Spektrum verschiedener Methoden, da es nicht ausschließlich um die Methode geht, sondern auch um die Tatsache, dass unterschiedliche Methoden zu verschiedenen inhaltlichen moralisch-sittlichen Forderungen führen. Diesen Umstand werden wir an anderer Stelle noch näher einsehen können, wenn wir zur Darstellung einiger wichtiger Ethikansätze in der «Medizinethik» kommen. Dort wird auch die Methodenfrage noch eingehender behandelt werden, sodass wir uns hier mit diesen Anmerkungen begnügen dürfen.

Diese einleitenden Ausführungen zu Ethos und Ethik bereiten uns den Boden für einen weiteren Schritt, der den Sinn der Auseinandersetzung mit dem ärztlichen Ethos verdeutlichen soll. Wir haben bereits angemerkt, dass ein Ethos kein statisches Konglomerat ist, das unveränderlich wäre. Vielmehr ist Ethos eingebunden in die zeitgeschichtlichen Veränderungen und Fortschritte des Menschen in der Erkenntnis seiner Welt und seines Daseins. Elemente und Momente, die früher noch nicht in das Blickfeld gerückt sind, können unerwartet auftreten, die bedacht und bewertet werden müssen, insofern sie die Kraft der Veränderung besitzen. Ähnlich liegt es mit dem ärztlichen Ethos, das in der Form des Hippokratischen Eides im Laufe der langen Medizingeschichte eine Ausprägung gefunden hat, die aber in der ursprünglichen und einmal geltenden Form nicht mehr Allgemeingültigkeit beanspruchen kann. Was aber nicht bedeutet, daß der Hippokratische Eid an Bedeutung verloren hätte. Es ist daher zunächst zu fragen, weshalb das ärztliche Ethos auf dem Hintergrund seiner Tradition in Frage gestellt wird und zu einer kritischen Reflexion provoziert. Befindet sich das ärztliche Ethos heute in einer Krise?

---

[26] O. MUCK, *Philosophische Gotteslehre*, 40f. 99.
[27] Vgl. F. RICKEN, 12.

2 Ärztliches Ethos in Krise?

2.1 Eine Bestandaufnahme

Medizin und Ethik sind sich keine fremd gegenüberstehenden Bereiche menschlicher Betätigungsfelder und Reflexionsbemühungen. Von alters her ist die ärztliche Praxis, (Natur-)Philosophie und Ethik in der ärztlichen Heilkunst, biomedizinischen Forschung und der Lehre integriert[28]. Zahlreiche Zeugnisse aus der Geschichte der Medizin unterschiedlichster Kulturen belegen diese Tatsache. In unserer abendländischen Tradition stehen für diese innere Einheit von medizinischer Praxis und Ethik der Name Hippokrates sowie die zahlreichen literarischen Fragmente von Praxis, Philosophie und Ethik in der Medizin, zusammengefaßt im «Corpus Hippocraticum». Grundhaltungen, Einstellungen, Normen und Regeln des ärztlichen Berufsstandes sind im *Hippokratischen Eid* zusammengetragen. Dieser bildet als solcher eine Art Berufskodex, der im Stande war, sich als Richtschnur ethisch-sittlicher Leitideen durch die Geschichte der abendländischen Medizinkultur[29] zu ziehen. Den unterschiedlichen Adaptionsvorgängen in der abendländisch-christlichen Kultur unterworfen[30], gewann er einerseits in seinen zeitlos gewordenen Prinzipien[31] eine allgemein gültige Verbindlichkeit, andererseits diente er immer wieder als Korrektiv für die Bewertung ärztlichen Fehlverhaltens. Zu den zeitgeschichtlich jüngsten Beispielen dieser Funktion des Eides gehört die Beurteilung der maßlosen Selbstüberschätzung von Ärzten des national-sozialistischen Regimes, die die Medizin in den Dienst weltanschaulich-politischer Wahnideen stellten und wegen Verbrechen gegen die Menschlichkeit im Nürberger Ärzteprozess angeklagt wurden. Mit dem aus diesem Prozess hervorgegangenen «Nürnberger Ärztekodex» setzte nun eine Entwicklung ein, die zunehmend mehr den verantwortlichen Umgang mit dem technologischen Fortschritt im Allgemeinen und in der Medizin im Besonderen forderte. Der Zuwachs an Wissen und technischem Können in seinem Doppelgesicht einer revolutionierenden Veränderung zum Besseren und gleichzeitig einer neue Problemfelder schaffenden Bewegung führte zur Grün-

---

[28] «Versteht man unter Ethik ganz allgemein das systematische Bemühen, über die Ziele und Mittel des Handelns Rechenschaft abzulegen, dann ist die Medizin-Ethik so alt wie das medizinische Handeln selbst. Denn dieses bewegt sich wie jedes andere Handeln in einer zweifach bestimmbaren Dimension, d.h. in einer fachlich-technischen und in einer sittlich-praktischen Dimension». — H. PÖLTNER, *Grundkurs Medizin-Ethik*, 11.
[29] In unserer Arbeit beziehen wir uns auf die abendländische Tradition. Ein kurzer Abschnitt im folgenden Kapitel wird einen geschichtlichen Blick auch auf die arabische Medizin werfen, insofern dort der Hippokratische Eid eine bedeutende Rolle spielte. Ausführliche Literatur dazu findet sich bei H. Schipperges, die in der Bibliographie angegeben wird.
[30] Vgl. z.B. H. SCHIPPERGES, *Zur Tradition des "Christus Medicus"*.
[31] Gedacht wird hier an das Schadensverbot, die Schweigepflicht, salus und voluntas aegroti, die sachliche Redlichkeit (mit bestem Wissen und Können), Charakterlichkeit (Respekt vor der Privatsphäre des Patienten), das heute heftig diskutierte Tötungsverbot.

dung der im englischen Sprachraum sobezeichneten «bioethics». Als deren Begründer gilt der Amerikaner *Van Rensselaer Potter*[32]. Eine weithin akzeptierte Definition von Bioethics stammt von *Warren T. Reich*, der sie folgendermaßen beschreibt: «die systematische Auseinandersetzung mit den moralisch-sittlichen Aspekten — moralisch-ethische Sichtweisen, Entscheidungen, Haltungen und Verfahrensweisen — der Lebenswissenschaften und Gesundheitsvorsorge, unter der Anwendung von verschiedenen ethischen Methoden in einem interdisziplinären Rahmen»[33].

Damit hat das wissenschaftliche Fach «bioethics», das im deutschsprachigen europäischen Raum mehrheitlich «medizinische Ethik» genannt wird, das Bemühen übernommen, handlungsorientierte Leitideen für die medizinische und ärztliche Praxis zu entwickeln. Die Bandbreite ethischer Ansätze reicht von der Tugendethik bis hin zu utilitaristischen Güterabwägungstheorien, die nicht selten von Philosophen, Theologen oder anderen Fachleuten ausgearbeitet wurden. Dies erregt in Ärztekreisen nicht selten Kritik und die Forderung, dass die Medizin aus sich selbst heraus das Selbstverständnis des Arztes und die ethischen Leitideen bestimmen soll[34].

Welche Gründe und Umstände zu den Veränderungen, die als ethisch-sittliche Herausforderungen empfunden werden, geführt haben, kann ein Blick in die Geschichte näher bringen.

Mit Beginn der Neuzeit und dem Entstehen der Naturwissenschaften, die sich langsam aus der Dominanz der theologischen und philosophischen Wissenschaft herauslösten, erhoben diese neuen Wissenschaftszweige den Anspruch, die Welt und das Leben in neuem Licht darstellen, erklären und deuten zu können. Es braucht keine Religion und Philosophie im Sinne der Metaphysik mehr, um das Weltengebäude auszuloten. Der Mensch versucht nun mit neuen Hilfsmitteln sein Schicksal in die Hand zu nehmen und mit dem ersehnten und erhofften Fortschritt im Sinne eines besseren Lebens die Natur verstehbar und damit manipulierbar und handhabbar zu machen. Im Gefolge von Physik, Mathematik, Technik, Chemie und Biologie fanden auch in der Medizin die neuen methodi-

---

[32] Potter benützte als Erster den Begriff «Bioethik», der ihm seinen eigenen Angaben nach gegen Ende der 60-iger Jahre in den Sinn kam, nachdem er im Jahr 1962 Studien zur Thematik des «Überlebens» begonnen hatte. — Zitiert nach G. RUSSO, *Bilancio di 25 anni di Bioetica*, 6.

[33] Vgl. WARREN T. REICH, *Encyclopedia of Bioethics*, XXI; im englischen Wortlaut: «the systematic study of the moral dimensions — including moral visions, decisions, conduct and policies — of the life sciences and health care, employing a variety of ethical methodologies in an interdisciplinary setting».

[34] In diesem Sinne forderte Prof. A. Encke, Präsident der Arbeitsgemeinschaft Wissenschaftlich Medizinischer Fachgesellschaften (AWMF) auf dem 105. Deutschen Ärztetag (28.-31. Mai 2002) in Rostock eine Standortbestimmung des ärztlichen Berufs-bildes. — Vgl. auch T.v. UEXKÜLL – W. WESIACK, *Theorie einer Humanmedizin*, VII.

schen Arbeitsweisen ihren Eingang. Es erschien gewissermaßen für manchen am Horizont ein hoffnungsvolles Licht den Traum ewiger Gesundheit und Jugendlichkeit verwirklichen zu können[35]. Der geschichtliche Werdegang zeigt die konfliktreichen Auseinandersetzungen innerhalb und außerhalb der Medizin zwischen den Befürwortern, die die Medizin auf den Grundlagen der Naturwissenschaften aufbauen wollten[36], und den kritisch-warnenden Stimmen[37]. Der Erfolg in der Anwendung der naturwissenschaftlichen Methode garantierte den Vorteil der Befürworter, was im Grunde bis zum heutigen Tag Realität geblieben ist und sich etwa in der demographischen Entwicklung des Durchschnittsalters in der Lebenserwartung niederschlägt. Wer möchte auf die Fortschritte der Forschung in Diagnose und Therapie verzichten, wenn es z.b. um die persönliche Wiedererlangung der Gesundheit oder der Vermeidung der Weitergabe einer genetisch bedingten Erbkrankheit geht? Wir werden nicht abstreiten können, dass technischer und biomedizinischer Fortschritt seine guten Seiten hat, andererseits wurden und werden damit Fragen der Sinnhaftigkeit und Verantwortlichkeit im Umgang mit den noch nie da gewesenen Möglichkeiten aufgeworfen.

Hinter diesen Fragen verbirgt sich eine alte – geistesgeschichtlich gesehen – grundlegende Spannung zwischen rational-mechanistischer und geistig-spiritualistischer Deutung von Natur und Leben. In diese Spannung fällt die Auseinandersetzung um das Verständnis und die Definition von Gesundheit und Krankheit, die die Grundlage für das medizinische Forschen und Handeln bilden. Das Selbstverständnis der Medizin hängt unmittelbar mit diesen Begriffen zusammen, diese geben ihr gewissermaßen den Sinn und das Ziel ihres Agierens vor. Wir werden an dieser Stelle vor allem im Blick auf die zeitgeschichtlich junge Molekularmedizin die Diskussion um die Stellung der Biologie mit ihrem Anspruch auf Natur- und Lebensdeutung nicht außer Acht lassen können[38].

---

[35] Vgl. D.v. ENGELHARDT, *Der Wandel der Vorstellungen von Gesundheit und Krankheit in der Geschichte der Medizin*.
[36] Erinnert sei hier an das dem großen Straßburger Internisten B. Naunyn (1839-1925) zugeschriebene Zitat: «Die Medizin wird Naturwissenschaft sein oder sie wird nicht sein».
[37] U. Wiesing, *Kunst oder Wissenschaft? Konzeptionen der Medizin in der deutschen Romantik*, zeigt sehr eindrucksvoll die unterschiedlichen Auffassungen und Ansätze der Medizin an der Wende zum 19. Jh. Es ist heute kaum noch bekannt, welche Einflüsse das philosophische Denken I. Kants und der «Deutschen Idealisten» (u.a. Fichte und Schelling) in der Auseinandersetzung mit der Naturphilosophie damals auf die Medizin hatte. — Vgl. U. WIESING, *Kunst oder Wissenschaft?*
[38] Dazu siehe weiter unten Kapitel III. In Fortsetzung aus der Diskussion um die sogenannte Soziobiologie nimmt heute die Gehirnforschung in der Neurophysiologie einen ähnlichen Faden in der Frage nach dem menschlichem «Bewusstsein», wie es zustande kommt und was wir darunter zu verstehen haben, wieder auf. Die damit provozierte Frage richtet sich auf die alte philosophische und theologische Diskussion der Bestimmung und Deutung des

Grundsätzlich haben jedenfalls die Fortschritte biomedizinischer Wissenschaft und Technik die Arbeitsbedingungen und die Leistungsfähigkeit der traditionellen Medizin in neue Dimensionen geführt. Die rasanten Entwicklungen in der Behandlung der Infektionskrankheiten durch Antibiotika, in der Anästhesie, auf dem Gebiet der technischen Instrumentarien in Chirurgie und Mikrochirurgie, in der Infertilitätsbehandlung, der genetischen Diagnose und der Gentherapie, der Organtransplantation, in den Kenntnissen um die Vorsorge und die Prognose — um nur einige Beispiele zu nennen — haben die Handlungsmöglichkeiten des Arztes wesentlich verändert.

Beinahe zeitgleich veränderten sich die organisatorischen und gesellschaftlichen Rahmenbedingungen ärztlichen Handelns, die aus der privaten Individualpraxis übergeführt wurden in die öffentlichen und privaten Hospitäler und das staatliche Gesundheitssystem. Für diese Veränderungen stehen Begriffe wie Schichtarbeit, Teamwork, Facharzt, Heilberufe, Tagesklinik, Ethikkommissionen und Krankenversicherung. Eine der dringendsten und große Sorgen bereitenden Fragen besteht in der Ressourcenverteilung und der Finanzierbarkeit des Gesundheitssystems. Es wundert nicht, dass heute ärztliche Fortbildungsseminare und Kongresse u.a. Themen behandeln wie z.B.: „Wieviel Ethik können wir uns leisten?", „Ethik oder/ und Ökonomie". Wir wehren uns verständlicherweise gegen eine sogenannte «Zwei-Klassen-Medizin», de facto haben wir sie aber bereits, wenn Entscheidungen anstehen über Organvergabe, intensiv-therapeutische Behandlungen usw. In diesem weiten Feld moderner Medizin hat sich die medizinische Praxis, die nicht nur ärztliche Praxis bedeutet, zu bewähren.

Der geschichtliche Strom der Veränderungen umfasst ebenso die gesellschaftlichen Veränderungen, die zu einer Pluralität von Wertvorstellungen und Wertprioritäten geführt haben, die nicht selten ohne Gemeinsamkeiten nebeneinander koexistieren und in gesellschaftsrelevanten Fragen über einen Minimalkonsens kaum hinauskommen. Unter diesen Bedingungen werden neue ethische Fragen an die Medizin herangetragen. Dazu gehören die Fragen zum Behandlungsabbruch am Lebensende, die Fragen nach den Grenzen der biomedizinischen Manipulation am Anfang des menschlichen Lebens, nach den Leistungen und Grenzen der Intensivmedizin, nach den Pflichten dem komatosen oder vegetabilen menschlichen Leben gegenüber, die Fragen rund um die Invitrofertilisation, Kryokonservierung menschlicher Embryonen, pränatale und präimplantative Diagnostik, die Legitimität genetischer Änderungen in Keimbahn- oder Körperzellen, die Fragen nach der Sinnhaftigkeit aggressiver Radio- oder Chemotherapien, invasiver Methoden der Differentialdiagnostik, die Fragen nach der Haltung gegenüber der medizinischen Sterbebegleitung, die Fragen nach der Spannung zwischen ärztlicher Verantwortung und Patientenautonomie.

Verhältnises von Geist-Seele-Leib. Kurz gesagt, es wird die Frage gestellt: Gibt es überhaupt eine Seele?

Neben dem umfangreichen Fortschritt gibt es aber immer noch eine große Zahl an Leiden und Krankheiten, die schwer zu behandeln sind oder denen wir hilflos gegenüberstehen. Ohne Zweifel bestätigt sich aber — wie bereits erwähnt — der Erfolg der an der naturwissenschaftlichen Methode orientierten Medizin im Anstieg der Lebenserwartung. Bei allem Fortschritt werden wir aber nicht vergessen, dass die mit dem höheren Alter verbundenen Erkrankungen, seien sie neurologischer, kardiologischer oder urologischer Art nicht weniger werden, wodurch wir in realistischer Sichtweise bei allem wünschenswerten Fortschritt die Schattenseiten desselben nicht übersehen. Aus diesen Gründen werden die ethischen Fragen ernst genommen, was durch die Fülle an Diskussionen und Literatur dokumentiert wird. Dennoch zeigt sich, dass wir trotz des Reichtums an ethischen und kulturellen Werten in unserer pluralistischen Gesellschaft nicht selten vor Situationen stehen, in denen uns die zur Bewältigung notwendigen Wertorientierungen fehlen. Ausdruck dafür sind die oftmals beklagte Flucht in die Apparatemedizin, die mehr an eine defensive Haltung erinnert, an einen Notstand an ethischer Verantwortungskompetenz und Entscheidungswillen beim Arzt und Patienten. Nicht zu entlasten sind ebenso die Institutionen der Krankenversorgung und des Gesundheitswesens, das öffentliche Gesundheitssystem. Krisenmanagement kann niemals Ersatz für eine profunde, zähe und ehrlich sachlich geführte ethische Grundlagenreflexion sein, auch wenn diese mehr Energie, Verständnis, Zeit und Denkanstrengung erfordert.

Wir haben zwar die Leistungsfähigkeit der modernen Medizin einer naturwissenschaftlich berechnenden aggressiven Erfahrungsmedizin und einer aggressiven biomedizinischen Forschung zu verdanken, sind aber damit auch in den Stand versetzt worden, uns zu fragen, ob wir ethisch verantwortet tun dürfen, was wir technisch können. Schon diese Frage verrät, dass die naturwissenschaftliche Methode den Betrachtungswinkel medizinischer Forschung und die damit verbundenen Handlungsoptionen einschränkt. Schmerz, Leid, Angst, Sorge z.B. sind nicht quantitativ bestimmbare Begriffe, gehören aber ebenso wesentlich und unzertrennbar zum kranken Menschen. Sie können zwar zum Motivationsgrund für intensive Forschung werden, rechtfertigen aber nicht die Wahl der Mittel um dieses Ziel zu erreichen. Hier deutet sich die Problematik der wissenschafts- und erkenntnistheoretischen Fragen an, denen sich die Medizin nicht entziehen kann. In diesen Rahmen fällt ebenso die Frage nach der Bedeutung der «ärztlichen Erfahrung», die nicht durch statistische Daten ersetzbar ist. Da die medizinisch-ärztliche Praxis immer menschliche Begegnung ist, kann sie sich nicht in Technik- und Wissensanwendung erschöpfen. Nimmt man den medizinisch-ärztlichen Alltag zur Grundlage der Überlegungen und Reflexion, gilt das Augenmerk nicht nur dem wissenschaftlichen Entschlüsseln der «Natur», sondern ebenso der Auseinandersetzung mit dem Menschen und den einzelnen Phasen des menschlichen Lebens. Der Anstieg der Lebenserwartung und die medizinische Betreuung von Kindern führt das deutlich vor Augen. Sorge in dieser Hinsicht muss der Drang nach reiner Rationalität und Rationalisierung, Kalkulierbarkeit, Technokratie bereiten, die den Anschein erwecken, menschliches Leben, vor allem der alten oder komatosen Menschen, in einer Kosten-Nutzen-Abwägung verrechnen zu wollen. Es ist kaum abstreitbar, dass rational-empirische Betrachtung, die ursprünglich auf die Natur angewendet wurde, alle Bereiche des Lebens zu beschlagnahmen versucht.

Unter dieser Diktion werden wir die Auseinandersetzung mit dem ärztlichen Ethos auch zu sehen haben, da rational-empirisches Denken viele wertvolle Erkenntnisse und Einsichten in die Natur und das Leben gewonnen und damit Tatsachen geschaffen, natürliche Gegebenheiten der idealistischen Spekulation entrissen hat; aber offenkundig gelingt es diesem Denken nicht, seine Erkenntnisse in einen ganzheitlichen Sinnhorizont menschlichen Lebens zu integrieren. Darum geht es letztendlich in einem ärztlichen Ethos wie auch in den Bemühungen der medizinischen Ethik. Integratives Denken und ebensolche Reflexion sind notwendig, die aber über sich hinaus auf Erkenntnisse stoßen, die ihren Ausdruck z.B. in den Forderungen nach konkreten Haltungen und Verhaltensweisen finden. Diese Gedanken sind an anderer Stelle zu vertiefen. Zunächst gilt es die eingangs gestellten Fragen weiter zu verfolgen.

2.2 „Salus aegroti et voluntas aegroti"

Das Wohl und der Wille des kranken Menschen sollen das höchste Gut und die prinzipielle Orientierung des Arztes in der Ausübung seines Berufes darstellen. Seit den Tagen des Hippokrates sind diese Forderungen gültig geblieben. Obwohl sie als Begriffspaar auftreten, besteht zwischen beiden ein nicht unwesentlicher Unterschied, der zu erheblichen Spannungen führt. Vernetzt mit der Anwendung von technischem Wissen und Können verweisen sie auf zwei verschiedene Aspekte, die im ärztlichen Handeln bereits immer miteinander verbunden waren: zum einen auf die im technischen Sinn richtige oder falsche Anwendung des Wissens und Könnens, zum anderen auf dessen Anwendung unter dem Anspruch des moralisch-sittlich Guten oder Bösen.

Seit der Antike sind die Frage nach dem ethisch Verantwortbaren und das Bestreben, das *Gute* zu verwirklichen, sittliche Leitidee für das Handeln der Medizin. Wie ein solches Handeln gemäß dem gegebenen Wissen und technisch-menschlichen Können, den finanziellen Gegebenheiten und dem Wertepluralismus heute zu realisieren ist, darüber scheiden sich die Geister. Daher ist es durchaus verständlich, wenn etwa in Fragen der Bestimmung des Todeszeitpunktes nach naturwissenschaftlich-empirischen Kriterien gesucht wurde, um diesen festzulegen. Die bleibende Frage ist, ob eine solche naturwissenschaftliche Kriteriensuche, im Sinne einer praktischen Lösung, in allen Bereichen der Medizin anwendbar ist. Offenbar nicht, denn sonst hätten wir besonders in den Problemfragen rund um den Lebensbeginn oder in der Behandlung von Komapatienten bereits konsensfähige Lösungen gefunden. Gutes und richtig-korrektes

Handeln scheinen, vereinfacht gesagt, nicht nur vom naturwissenschaftlichen Wissensstand abhängig zu sein. Vertröstungen auf den ständig zuwachsenden Erkenntnisgewinn und dessen mögliche Anwendung in ein paar Jahren oder Jahrzehnten sind in der konkreten Situation heute kaum hilfreich. In der Ursachenklärung von pathologischen Prozessen dominiert die Ungewissheit nicht selten die Gewißheit, was z.b. in unseren medizinischen Studien- und Lehrbüchern mit dem famosen Wort «multifaktoriell» ausgedrückt wird.

Ohne Zweifel ist der Erkenntnisfortschritt gewaltig und nicht vergleichbar mit früheren Zeiten. Dennoch zeigen die unterschiedlichsten Auffassungen von Gesundheit und Krankheit, die in der Geschichte der Medizin viele Veränderungen durchgemacht haben, und hier nicht angeführt werden können, die Schwierigkeiten der Definition. Soviel werden wir sagen können, dass die Präzision der medizinischen Terminologie auf den ersten Blick nur scheinbare Sicherheit der Fakten und Beschreibungen vermittelt. Das wird daraus ersichtlich, daß Begriffe von Syndromen und Risikofaktoren oder Datensätze und Prozentzahlen teils zu einer Differenzierung und Ent-Ontologisierung der Diagnostik geführt, teils neue Begriffs- oder Zahlengläubigkeiten hervorgebracht haben, die nicht in der Lage sind, kom-plexe Sachverhalte von Gesundheit, Krankheit, Schmerz, Wohlsein, Wohlfühlen, Unwohlsein auszudrücken. Krankheitsbegriffe können sehr oft eine verführerische Wirkung besitzen, da sie sowohl dem Patienten wie auch dem Arzt Interpretations- und Prognosesicherheiten nur vortäuschen.

Wenn sich die Medizin heute als patientenorientiert versteht, so ist unter den heilpraktisch Tätigen, den Wissenschaftern und den Angehörigen jener Berufe, die sich an generellen Regeln wie denen des Rechtes, der Verwaltung oder der Versicherung orientieren müssen, zu unterscheiden. Diese Berufsgruppen arbeiten mit den Ärzten, den Pflegern und Schwestern in den unterschiedlichsten Organisationsstrukturen des Gesundheitssystems zusammen. Diese Zusammenarbeit hält naturgemäß Spannungen bereit. Zu erwähnen wären die Spannungen, die sich zwischen den Interessen der Forschung, den Interessen des an einem Forschungsprojekt beteiligten Patienten und dem, der von der Forschung profitiert, ergeben können. Ebenso folgen nicht selten Spannungen aus den Vorschriften der Abrechnungsverordnungen und den Notwendigkeiten des Einzelfalls, aus der Verpflichtung des Arztes für das organisatorische und finanzielle System, das die Tätigkeit im Interesse des Patienten erlaubt und die Verpflichtung dem einzelnen Patienten gegenüber ermöglicht. Außerdem können sich Spannungen ergeben zwischen dem Willen des Patienten und den Notwendigkeiten der Behandlung, zwischen den akzeptierten Risikoabwägungen im Einzelfall und den nicht übersehbaren ethischen und medizinischen Risiken bei einer Verallgemeinerung einer einmal für den Einzelfall entwickelten Methode. Noch nicht sind unmittelbar in ihrer Tragweite die Spannungen absehbar, die aus der Genanalyse oder Gentherapie folgen werden.

Bei den aus der *salus* und *voluntas aegroti* sich entwickelnden Spannungen ist das Prinzip des *primum nihil nocere* — keinen Schaden zuzufügen — nicht zu vergessen. Mit der modernen Medizin sind auch die Dimensionen von Schaden- und Nutzenpotentialen angewachsen. Eine klare Beschreibung und Festlegung dessen, was nützt und was schadet, ist angesichts der Pluralität der Perspektiven von Schaden und Nutzen in einer offenen Gesellschaft schwer geworden. Das gilt im Besonderen in der Frage des Sterbebeistandes, der Gentechnologie am Menschen, der Verantwortung dem ungeborenen menschlichen Leben gegenüber. Wer bestimmt z.B. den Grad des diagnostizierten „Differenzierungsfehlers" nach erfolg-ter PID (präimplantive Diagnostik) oder pränataler Diagnose, der handlungsrelevant werden könnte, oder jenen Grad des Schadens von Intervention oder Unterlassung der Intervention bei schwerstbehinderten Neugeborenen oder Schwerstverletzten nach Unfällen jeglicher Art? Welche Rolle soll dem Patiententestament in der Situation der intensivmedizinischen oder palliativen Behandlung am Lebensende zukommen? Lässt sich die Unsicherheit der Prognose bei klinischer Prüfung konkret in das Nichtschadensgebot umsetzen?

Es steht außer Zweifel, dass der Arzt das «Gute» im Sinne der ärztlichen «Fürsorgepflicht» tun soll und will. Eine konkrete Bestimmung des Guten und Richtigen wird ein offenes Problem bleiben. Deshalb muss dieses Problem als eine beständige Aufgabe begriffen werden, die eine wertplurale Gesellschaft zu einer Bewährungs- und Definitionsprobe herausfordert. In der hippokratischen Medizin weiß der Arzt, was das Gute und Richtige für den Patienten ist. Die angelsächsische Medizinethik, die sich, wie heute bei uns, an der Autonomie des Patienten orientiert, hat den *informed consent*, die Einwilligung nach Aufklärung, zur unbedingt zu befolgenden Richtlinie des ärztlichen Handelns entwickelt.[39] So richtig und wichtig dieser ist, wird man die Frage stellen können: wenn der mündige Patient Schmerzen hat und zum ersten Mal mit Fragen und Fakten konfrontiert wird, die zu verstehen er nicht gelernt hat, wenn Einwilligungsformulare und Einwilligungsgespräche zu bewältigen sind, ist dieser Patient dann in der Lage, hier eine freie, mündige und für ihn vernünftig scheinende Entscheidung zu treffen? Kennt die Aufklärung Grenzen, oder ist alles auch in der Literatur Bekannte anzuführen und sind mögliche Defizite an Bildung und Urteilskompetenz nachzuholen? Genügen zur Infomation naturwissenschaftliche Daten und Fakten, statistische Tabellen und prozentuale Durchschnittswerte? Wie können wir mit brüchigen «Gewissheiten» umgehen? Wie soll also das Gute und Richtige beschrieben und gegen das weniger Gute oder Unrichtige, gegen die Unannehmlichkeiten und die Risiken abgewogen werden? Wie steht die Verantwortung des Arztes zu einer Patientenentscheidung, von der der Arzt überzeugt ist, dass sie falsch ist und er im gegebenen Einzelfall helfen kann? Kann und soll es ihm gleichgültig sein? Kann ein Gespräch mit dem Patienten zur Be-

---

[39] Vgl. H.T. ENGELHARDT, *The Foundations of Bioethics*, 250ff.

stimmung des Guten ins Endlose gehen oder muss nicht auch einmal gehandelt werden? Wie weit gehört die Eigenverantwortlichkeit des Patienten in Anbetracht der Zunahme an Erkrankungen, welche die lebensstilrelevanten Gesundheitsrisiken zugerechnet werden, in den Kontext der Realisierung des Guten im öffentlichen Gesundheitssystem?

Diese Fragen, die im Zusammenhang mit der Fürsorgepflicht stehen, kehren eine andere Problematik ans Tageslicht: das Verständnis von «Verantwortung». Der Ruf nach Verantwortung wird dort immer deutlicher vernehmbar, wo Handlungsfelder komplex und unüberschaubar geworden sind. Diese Verantwortung ist gefordert im Umgang mit der Natur, in der Politik, in der Wirtschaft und Technik.[40] Der Einsatz der Technik in der Medizin bezieht sich nicht nur auf den kostenbewussten Umgang mit der Technik, sondern zielt auf einen Wandel der ärztlichen Allgemeinverantwortung und Allgemeinkompetenz, die durch den hohen Spezialisierungsgrad auf sachliche Verantwortung und Spezialkompetenz reduziert wurden[41]. Das heißt, dass die ethisch-moralische Verantwortung sich auf die perfekte Durchführung von Sachleistungen zunehmend konzentriert hat. An dieser Perfektionierung messen sich heute die Kompetenz, die Autorität und das Ansehen des Arztes wie auch eines Krankenhauses, das nach Sachleistungen bemessen und finanziert wird. Dadurch entsteht der Eindruck, dass persönliche Autorität durch Fachkompetenz ersetzbar sei. Alltägliche Aussagen verdeutlichen das hinreichend, wenn z.B. die Überweisung eines Patienten an einen Facharzt fast immer mit der bangen Frage seitens des Patienten begleitet wird, ob dieser Arzt auch kompetent ist oder der überweisende Arzt im vorauseilenden Wohlwollen dem Patienten die Angst zu nehmen sucht mit dem Hinweis auf die Fachkompetenz seines Kollegen. Ähnliches gilt für die Wahl eines Krankenhauses. Ein anderes Beispiel bezieht sich auf den «in Not stets verfügbaren Helfer», der nach Bürozeitenmodus zur Verfügung steht. Dem gegenüber steht im traditionellen Verständnis des Arztes die selbstverständliche Verfügbarkeit, die als noble Pflicht angesehen wurde. Weiters anonymisierte die Einführung des allgemeinen Gesundheitssystems durch das Versicherungssystem die «Entgeltung» des Arztes. Somit erscheint das Verhältnis Arzt-Patient in das Licht des Güteraustausches gesetzt, das sich kaum von einem Dienstleistungsverhältnis

---

[40] «Im Zeichen der Technologie aber hat es die Ethik mit Handlungen zu tun ..., die eine beispiellose kausale Reichweite in die Zukunft haben, begleitet von einem Vorwissen, das ebenfalls, wie immer unvollständig, über alles ehemalige hinausgeht ... All dies rückt Verantwortung ins Zentrum der Ethik.» — Vgl. H. JONAS, *Das Prinzip Verantwortung*, 8*f.*

[41] Nicht zu unterschätzen ist hier auch der gesellschaftliche Wandel hinsichtlich der gesteigerten Ansprüche an die individuelle Lebensgestaltung, die von der Medizin technische Höchstleistungen erwartet und damit eine zwangsweise Aufteilung der Fächer in Spezial-Unterfächer und der Sachkompetenz mitfördert. Eine Gegenbewegung dazu scheint sich im neuen Fach der «Geriatrie» anzubahnen.

unterscheidet.[42] Dadurch lässt sich auch erklären, weshalb die Sachbezogenheit von Kompetenz und Verantwortung oftmals nicht mehr adäquat in die personalbegleitende Beziehung integriert werden kann. Aus diesem Grund müssen nach und nach mehr vertragliche Elemente in das Verantwortungsverhältnis von Arzt und Patient aufgenommen werden, wie z.b. der schon erwähnte informed consent[43]. Das verändert das Selbstverständnis und Verantwortungsbewusstsein des Arztes. Es wäre aber zu bedauern, wenn das Verständnis von Verantwortung im ärztlichen Handeln nur mehr von der Sachkompetenz und dem Gütertausch abgeleitet werden würde.

2.3 Ärztliches Ethos oder Standesethik

Die grundrisshafte Zeichnung der Problemfelder moderner Medizin, die die Veränderung des Berufsbildes und die Anforderungen an den Arzt deutlich werden lässt, findet ihren Ausdruck auch in der Sprachgewohnheit. Von Ethos als solchem wird selten gesprochen, obgleich ethische Grundwerte des Arztes, wie Wissenschaftlichkeit, Erfahrung, persönliche Haltung und menschliche Zuwendung einen unverändert hohen Stellenwert haben. Häufig wird im Zusammenhang der Debatte über die Notwendigkeit des Ethikunterrichtes im medizinischen Curriculum des Studiums von der Unerlässlichkeit des persönlichen Austausches zwischen dem Lehrenden und dem Studierenden und dem Kontakt am Krankenbett mit dem Patienten gesprochen. Ärztliche Verhaltensweisen und Grundhaltungen werden nur durch das Beispiel und Vorbild des Lehrenden vermittelt. Das ist sicher mehr als richtig, nicht nur weil die Antike bereits davon wusste und die Bedeutung davon und dessen Vorbildwirkung ausdrücklich betonte, sondern, weil der Sinn und die Wirkung von Grundhaltungen und Verhaltensweisen, Regeln und Normen grundsätzlich durch das gelebte Vorbild erfahren und einsichtig werden. Was nicht heißen muss, dass das Vorgelebte unumstößlich richtig ist.

Wenn von Ethos gesprochen wird, geht es nicht nur um die Befolgung von einem Kodex oder Prinzipien, vom Erfüllen einer Rolle oder Sich-Halten an eine Ordnung oder die korrekte Anwendung einer ethischen Handlungstheorie, die sehr hilfreich in einer Konfliktsituation ist, sondern es geht vielmehr um die Fragen, was ein Arzt oder eine Ärztin darüber hinaus aus persönlichem Eigensein zusätzlich einbringt. Wir meinen damit die Berufung, die Einstellung, das Engagement usw. Wie der reale Arbeitstag zeigt, fehlt es an diesen nicht, desavouiert werden diese Wesenshaltungen durch strukturelle Unzulänglichkeiten, Karriereinteressen, überfordernde Dienstpläne, Schwierigkeiten, Arbeit und Fa-

---

[42] Die vielfältigen Publikationen zum Thema des Arzt-Patienten-Verhältnisses ringen auf diesem Hintergrund um die "Personalisierung" dieses Verhältnisses.

[43] Ein erster Schritt war der "informed consent", dem nun z.B. das "Patienten-Testament" folgt.

milie in Einklang zu bringen, Einschränkungen in der Wahl der Mittel durch ökonomische Aspekte und nicht zuletzt Unzulänglichkeiten und allzu menschliches Verhalten im Umgang miteinander in der Alltagsarbeit. Es handelt sich um Gründe, die in Umfragen oder persönlichen Gesprächen angegeben werden, weshalb Ärzte/Ärztinnen nicht selten den Beruf wechseln oder worüber sie ihre Enttäuschung zum Ausdruck bringen. Wollen wir redlich über das Selbstverständnis des Arztes sprechen, so haben wir diese Seite auch wahrzunehmen, sollen theoretische Überlegungen letztendlich Frucht bringen, die nicht in einer zu gesteigerten idealisierten Sichtweise enden und ein unmöglich zu realisierendes Ziel vorgeben, das sich schließlich im Sand verläuft. Damit ist niemandem gedient.

Wie gesagt, es fällt auf, dass wir selten den Begriff Ethos der Ärzte gebrauchen[44]. An dessen Stelle sind Begriffe wie Standesethik, Berufsethik, Berufskodex, Berufsprinzipien, Berufsordnung, Berufsbild, «Rolle» des Arztes oder «Ärztespiegel» getreten[45]. Das Interesse an einer Standortbestimmung des ärztlichen Selbstverständnisses und den damit verbundenen persönlichen Grundhaltungen, denen man eher im Alltagshandeln folgt, ist dennoch nicht verklungen. Hier spielt die gesellschaftliche Situation eine nicht unbedeutende Rolle, in der es keine einheitliche, maßgebliche Überzeugung hinsichtlich der Lebenspraxis mehr gibt, die von allen gleicherweise anerkannt und für verbindlich angesehen wird. Somit schließt dieser Pluralismus von Welt- und Wertorientierungen eine Subsumierung unter ein einheitlich anerkanntes gesellschaftliches Gesamtethos aus[46]. Damit befreit die moderne Gesellschaft auf der einen Seite vom Zwang der Unterordnung unter ein einheitliches Ethos, auf der anderen Seite erhöht sie aber die Schwierigkeit der Orientierung und Identitätsfindung. Die anerkannte «Pluralität von Ethosformen»[47] bedeutet daher für das medizinische Handeln, das sich am Standesethos orientiert, den Verlust der Einbindung in ein einheitliches Gesamtethos. Das Abhandenkommen eines umgreifenden Gesamtrahmens oder Grundrahmens bedeutet gleichzeitig für die ethische Reflexion auf verantwortetes Handeln, das für die Gesellschaft und ihr Leben relevant ist, die Relativierung, wenn nicht auch den Verlust der Bedeutung von persönlicher Grundhaltung wie Grundhaltung einer Berufsgruppe. Obgleich wir im täglichen Leben eine andere Erfahrung machen. Für eine begriffliche Formulierung von Grundhaltungen wird nur mehr eine negativ-abgrenzende möglich, weil der positiven eine philosophisch allgemein einsichtige Kriteriologie fehlt. Das Sich-Berufen

---

[44] L. HONNEFELDER, *Ärztliches Urteilen und Handeln*, 177.

[45] Es genügt hier auf einschlägige Artikel in den neueren Lexika hinzuweisen: z.B. "Lexikon der Bioethik", "Lexikon für Ethik und Recht in der Medizin", "Encyclopedia of Bioethics", "Dizionario di Bioetica".

[46] Zur Bedeutung des gesellschaftlichen Wertepluralismus für das ärztliche Handeln und Ethos vgl. hier H. PÖLTNER, *Grundkurs Medizin-Ethik*, 13-15.

[47] W. KLUXEN, *Moral-Vernunft-Natur*, 202.

auf eine altehrwürdige Tradition, in der sich Prinzipien, Normen oder Gesetze als zeitlos geltend erwiesen haben, mag die zugrunde liegende Problematik mindern, löst sie aber keinesfalls. Bernhard Irrgang z.b. sieht den Grund für diese Entwicklung darin, dass sich die Ethik beginnend mit der Neuzeit an der wissenschaftlichen Erkenntnis und an der rationalen Beurteilung orientierte.

Dadurch wurde das Ethos als identitätsvermittelnde moralische Größe zunehmend abgelöst durch zwei Formen der Rationalisierung, nämlich durch Methoden der Verallgemeinerung im Anschluß an die Transzendentalphilosophie und der Folgenabschätzung im Fahrwasser des Utilitarismus. Beide Verfahren wenden den Blick von der konkreten Handlungswirklichkeit von einer Person zur Allgemeinheit, die zwar nicht die konkrete Entscheidungswirklichkeit beschreibt, aber die Handlung vor anderen zu rechtfertigen vermag. Die Form der Rationalisierung vermittelt uns einen anderen Zugang zu unserem eigenen Handeln als unser unmittelbares Selbsterleben, nämlich über ein Interpretationskonstrukt.[48]

Handlungsorientierend werden somit die aus ethischer Reflexion auf das Handeln gewonnene Strukturelemente des Handelns selbst. Da Standesethik im Unterschied zu Ethos nach der Zurechenbarkeit einer Handlung und eines Eingriffs im Zusammenhang mit Haftungsfragen sowie nach Rollenpflichten und -konflikten[49] fragt, bleibt zumeist das Wesen, die Person des Menschen unberücksichtigt, die aber gerade im täglichen Handeln Grundlage jeglichen Handelns ist. Man wird die Frage nach dem Wesen und der Person des Menschen mit dem Verweis auf die Subjektivität und unbedingte Freiheits- und Autonomieforderung nicht abtun können. Selbst und gerade der medizinische Alltag lebt oft mehr von der spontan persönlichen Entscheidung als von langer Hand in langwierigen Diskussionen vorbereiteten Entscheidungen. Das ist in einzelnen Fällen zwar auch der Fall, aber nicht die Regel. Aus diesem Grund wird nicht selten der neuzeitlichen Regel- und Prinzipienethik die Fähigkeit abgesprochen, die Ausbildung einer moralischen Persönlichkeit oder eines Gruppenethos herbeiführen zu können[50]. Moralisch-sittliche Anforderungen an den Arzt oder die Ärztin sind aber insofern immer gefordert, als das Arzt-Patienten-Verhältnis auf einer Vertrauenbasis ruht oder z.B. ein gerechter Umgang mit den vorhandenen Ressourcen erwartet wird. Die bekannte Gretchenfrage ist: Wie kann das erreicht werden? Wir werden nicht bei der lapidaren Bemerkung stehen bleiben können: «Ethos wird gelebt»[51]. Welches Ethos wird gelebt? Ethik, die sich mit dieser Frage auseinandersetzt, fragt demnach nicht nur nach der Handlung selbst, sondern auch nach dem Subjekt der Handlung. Die Gewichtung ethischer Fragestellung auf das Handeln in medizinischer und ärztlicher Tätigkeit lässt

---

[48] Vgl. B.IRRGANG, *Grundriß der medizinischen Ethik*, 15.
[49] ID., 16.
[50] ID., 15.
[51] So z.B. H.-M. SASS, *Hippokratisches Ethos und nachhippokratische Ethik*, 11.

sich u.a. auf das Verständnis von Technik und Technologie zurückführen, das in Verbindung mit dem Autonomieverständnis dazu neigt, das Subjekt aus dem Blickfeld zu verlieren. Dass die medizinische Ethik diese Tendenz wahrnimmt, zeigen die verschiedenen Ansätze ärztlichen Selbstverständnisses im Arzt-Patienten-Verhältnis[52].

2.4 Ärztliches Ethos und Technik

Bis zur Mitte des 19. Jh. war medizinisch-ärztliches Wissen und Können in ein Krankheitsverständnis eingebettet, in der Krankheit als eine Daseinsform des ganzen Menschen angesehen wurde. Diese Ansicht war solange möglich, als Technik noch in ihrem ursprünglichsten Sinn handwerkliche Technik (τεχνη) bedeutete. Bereits bei den Griechen und später im Mittelalter wurde dieses Verständnis von Technik zunehmend mehr durch eine mechanische Technik erweitert und schließlich am Beginn der Neuzeit durch die dynamische Mechanik von Leibniz und Newton ersetzt. Dadurch wurde einerseits die industrielle Revolution möglich, andererseits entstand in der Verbindung von Wissenschaft und Technik ein einheitliches Verfahren, Grundlage für die grandiosen Leistungen der Ingenieurswissenschaften[53].

Wie weiter oben bereits zur Entwicklung der Naturwissenschaften angemerkt, findet nahezu zeitgleich die Technologisierung der Medizin statt. Die Folgerungen Descartes aus seinem philosophischen Ansatz, der res cogitans und res extensa, den menschlichen Körper als Maschine zu begreifen, verdrängten nach und nach in der sich als Naturwissenschaft verstehenden Medizin ein ganzheitliches Verständnis von Krankheit. Das neue biomedizinische Krankheitsverständnis, dem das Verständnis vom Körper des Menschen als kausal-funktionale und materielle Einheit zugrundeliegt, eröffnete neue Dimensionen ärztlichen Handelns. Auf dieser Grundlage erwartet man heute für die nächste Zukunft entscheidende Durchbrüche in der Genetik und den Neurowissenschaften. Andererseits führte das zu der genannten organisatorischen Ausweitung der Medizin in Arbeitsteilung und Spezialisierung und zum öffentlichen Gesundheitssystem.

Mit der Arbeitsteilung wurde das hippokratische Ethos zum ersten Mal aufgesprengt, das man in der hierarchischen Strukturierung des Krankenhauses zu retten suchte[54]. Die Krankenhausorganisation bedurfte außerdem der Einführung und Ausbildung des Pflegepersonals, das heute einen qualitativ hohen Ausbildungsstand erreicht hat, was die Autorität vor allem junger Ärzte durchaus in Frage stellen kann[55]. Ähnliches gilt für den Umgang mit Patienten, da erfah-

---

[52] Vgl. z.B. K. DÖRNER, *Der gute Arzt*.
[53] Vgl. B. IRRGANG, 18.
[54] ID., 20.
[55] Das äußert sich in Bemerkungen und Ratschlägen wie z.B.: «Halte dich an die erfahrenen Stationsschwestern oder Diplompfleger, von denen kannst Du viel lernen, und die Ar-

rungsgemäß das Pflegepersonal länger und mehr Zeit mit dem einzelnen Patienten verbringt als der Arzt und deshalb diesen nicht selten besser kennt. Auf diesem Alltagshintergrund kann man den Eindruck gewinnen, dass Teile des hippokratischen Ethos, Arzt-Patient-Begegnung, vorwiegend mehr vom Pflegepersonal gelebt wird. So kann man erleben, daß Informationen über die Person eines Patienten bei der täglichen Visite in der Klinik, bevor der Arzt mit dem Patienten spricht, bei der verantwortlichen Schwester oder dem Pfleger eingeholt werden.

Diese Entwicklung der Technologisierung der Medizin und der damit verbundenen ökonomischen Frage bewirkte die tendenzielle Instrumentalisierung des Arztes, die sich in vielseitigen Abhängigkeiten und Spannungen äußert, wie wir oben angeführt haben. Die neuen «medizinischen Expertensysteme»[56] oder die «Evidence-based medicine» ändern kaum etwas an dieser Situation, wenn nicht die Letztverantwortung der Entscheidung beim Arzt und Patienten liegen und ärztliches Ethos weiterhin Geltung haben soll.

Rationalisierung und Technologisierung, die Hand in Hand gehen, scheinen heute, trotz ihrer Ambivalenz, Grundlage genereller Orientierung in einer komplex gewordenen Welt zu sein. Rationalität und Technik sind an sich nicht abzulehnen, da sie einen wesentlichen Beitrag zur Arbeitserleichterung leisten und höchste Leistungen hervorbringen. Die beschriebene Situation erneuert aber die alte Menschheitsfrage, ob sich der Mensch dem von ihm Geschaffenen, hier der Rationalität und Technik unterzuordnen hat oder ob es nicht vielmehr im umgekehrten Sinn zu sehen ist. «Technik macht nur ... Sinn, wenn sie dem Leben Raum gibt. Sie ist nur dann nicht zu beanstanden, wenn sie der Freiheit, der Solidarität und anderen Prioritäten ihre Kraft und ihre Stimme schenkt»[57]. In ihrer Ambivalenz von positivem Fortschritt und unabschätzbaren Risiken[58] kann

---

beit wird dir dann wesentlich leichter fallen». Ich spreche hier von eigenen sehr positiven Erfahrungen mit Schwestern und Pflegern, die in der Medikation und der Pflege einem angehenden Arzt an Erfahrung überlegen sind. Z.B. einen Verband anzulegen, oder wie man einen bettlägrigen Patienten richtig wendet usw., oder welche Formulare auszufüllen sind und wie man sie richtig ausfüllt usw., lernt und übt man zumeist nur mit ihnen.

[56] Medizinische Expertensysteme stellen komplexes Wissen als Basis für die ärztlichen Entscheidungen dar. Durch sie können schnellere Therapieentscheidungen und Arzneimittelverordnungen erreicht werden, zudem würden sie durch einen besseren Datenaustausch Doppeluntersuchungen vermeiden helfen. «Doch bereits bei den ersten Anwendungsfällen zeigt sich, daß der maschinenbearbeitete Vorschlag eine erhebliche Vorentscheidung bedeutet, die gerade bei unerfahrenen Ärzten zur Delegierung von Verantwortung an das System führen kann». Vgl. B. IRRGANG, *Grundriß*, 22; ID., *Künstliche Intelligenz und Expertensysteme*.

[57] PH. SCHMITZ, *Fortschritt ohne Grenzen?*, 14.

[58] «Die glühendsten Verfechter der neuen medizinischen Techniken, der Gentechnik oder der Informations- und Kommunikationstechniken, sehen neue Horizonte der Zukunft, leugnen aber auch nicht, daß die Hoffnung bisweilen von der Skepsis überschattet wird.» — Vgl. ID, 15.

Technik und die ihr wesenseigene Rationalität nicht die Rolle der handlungsorientierenden Leitidee übernehmen. Das Maß an Menschlichkeit einer Gesellschaft bemisst sich durchaus am Stellenwert, der ihr zugeordnet wird. Diese Wertorientierung kann aber nicht ausschließlich vom Einzelnen geleistet werden, sondern die Gesellschaft hat darin ihre wertorientierende Aufgabe wahrzunehmen. Denn ohne entsprechende Vorbereitung im Umgang mit Technik setzt sie die meisten unter Stress[59].

Davon ist ärztliches Handeln heute mehr betroffen als je zuvor. Wobei unserer Ansicht nach es nicht nur um die Auslotung des verantwortlichen Umganges mit moderner Technologie in der Medizin geht, sondern um die grundsätzlichere Frage, inwieweit nicht ein konkretes Technikethos dem Selbstverständnis des Arztes/der Ärztin beigestellt werden muss, will sich Medizin als patientenorientiert, genereller verstanden, als an einem Gesamtverständnis vom Menschen in seinem Dasein orientiert versteht.

Damit leiten wir über zu der Frage nach der Sinnhaftigkeit und Möglichkeit eines Dialoges von Medizin und (Moral-)Theologie, eines Dialoges, der sich nicht darin erschöpfen soll, den je eigenen Gegenstandsbereich zu beschreiben. Dialog bedeutet Brücken zu schlagen, Gemeinsames zu entdecken und ins Wort zu bringen.

3. Der Dialog von (Moral-)Theologie und Medizin

3.1 Gibt es eine Notwendigkeit des Dialoges?

3.1.1 Medizin und Philosophie

Eine Auseinandersetzung mit dem geschichtlichen Erbe des traditionellen Arztethos und den Anforderungen der hoch technologisierten Medizin, die ohne weiterführende Orientierungen nicht auskommen wird, lässt daran erinnern, dass philosophische Reflexion in der Medizin nichts Ungewöhnliches ist und auf eine lange Tradition zurückblickt[60]. Die Medizingeschichte kann zwar eine lange Geschichte der Loslösung von religiös-philosophischen oder naturphilosophischen Interpretationen von Gesundheit und Krankheit erzählen, aber es besteht kaum ein Unterschied, ob man an die Allmacht des Asklepios oder die Allmacht der Naturgesetze glaubt. Beides ist ein Philosophumenon[61]. Beispiele aus der Geschichte sprechen von dieser inneren Verbundenheit von Medizin und Philosophie. Der römische Gelehrte A. Cornelius Celsus im 1. nachchristlichen Jahr-

---

[59] ID.

[60] K. DÖRNER, *Der gute Arzt*, 22.

[61] W. BEINERT, *Heilkunde und Heilskunde*, 177; mit Philosophumenon ist der Anspruch der Erklärbarkeit gemeint, die im Fürwahrhalten einer Ansicht eine unausgesprochene philosophische Interpretation miteinschließt; damit immer auch zu sehen in einem welt- und lebensdeutenden Zusammenhang.

hundert schreibt in seinem berühmten Werk «De medicina»: «Zuerst galt die Heilkunde als ein Teil der Philosophie, sodaß also die Heilung der Krankheiten und die Betrachtung des Wesens aller Dinge von denselben Denkern ausgegangen ist». Er nennt die Arztphilosophen Pythagoras, Empedokles und Demokrit und erzählt weiter: «Dessen Schüler war, wie einige angenommen haben, Hippokrates von Kos, als erster von allen der Erwähnung würdig; denn die-ser Mann, durch seine Kunst wie durch die Gabe des Wortes gleich ausgezeichnet, trennte die Heilkunde von den philosophischen Studien»[62]. Unbedacht werden wir dieses Urteil nicht übernehmen, insofern die vorhippokratische Medizin auch bereits empirische Bedingungen ausmachte und die hippokratische ihre Erkenntnisse philosophisch einordnete. Platon lässt Sokrates im Dialog «Phaidros» fragen: «Glaubst du nun, daß es möglich ist, die Natur der Seele vernunftgemäß zu begreifen ohne die Natur des Ganzen?» Die Antwort des Phaidros bezieht sich auf die hippokratische Medizin: «Nicht einmal den Körper, ohne diesen Weg einzuschlagen, wenigstens wenn man dem Hippokrates, dem Abkömmling der Asklepiaden, einigen Glauben schenken muß»[63]. Empirische Daten eingeordnet in ein philosophisch erschlossenes Deutungsmuster von Welt haben sich in der Medizin bis zum Beginn der Neuzeit wesentlich durchgehalten. D.h. aber nicht, dass philosophische Reflexion als solche durch das Gewand der Naturwissenschaften abgelegt wurde. Wesentlich ist aber, dass die Medizin, seit sie sich spätestens mit Beginn der Neuzeit als Teil der Naturwissenschaften versteht, an den Spannungen, die zwischen diesen und der traditionellen Philosophie und damit verbunden der Theologie bestehen, teilhat. Zielscheibe der Auseinandersetzung sind nicht nur der im Glauben gedeutete Sinnhorizont menschlichen Lebens, sondern auch und vor allem die Auseinandersetzung um den Wahrheitsanspruch philosophischer Erkenntnis. I. Kants Frage nach der Möglichkeit von Metaphysik auf der Grundlage sinnlicher Erfahrung oder naturwissenschaftlich-mathematischer Erkenntnismethode, vertreten im englischen Empirismus, deutet die neue Dynamik und Faszination des Erkenntnisstrebens über die Welt, die Natur, den Kosmos aus der naturwissenschaftlichen Perspektive in

---

[62] A.C. CELSUS, *De medicina*, Prooemium 6-8. — M. Dörnemann weist in einer jüngst erschienenen Studie darauf hin, dass es schwierig ist, das Beeeinflussungsverhältnis von Medizin und Philosophie in der Antike zu bestimmen. Festgehalten werden kann nach ihm, dass die Philosophie und in ihrem Gefolge die philosophische Medizin die Heilkunst als ein Produkt der Kosmologie und damit als ein Kind der Philosophie verstehen. «Demnach ist die Philosophie bzw. die philosophische Anthropologie wissenschaftlich gesehen der Medizin vorgeordnet. Demgegenüber sucht die wissenschaftliche Medizin, die in den hippokratischen Schriften ihren Ausdruck findet, darzulegen, dass die Natur des Menschen jeglicher Philosophie vorangeht. Philosophie wie Medizin bleiben in der Antike miteinander verbunden, so dass es schwierig ist, nachzuweisen, ob die Philosophie die Medizin oder die Medizin die Philosophie in ihrem Denken beeinflusst». — M. DÖRNEMANN, *Krankheit und Heilung in der Theologie der frühen Kirchenväter*, 46-57. hier 56.

[63] PLATON, *Phaidros*, 270 C.

dieser Zeitepoche an. Die Antwort Kants, dass Metaphysik auf dieser Grundlage nicht möglich sei, hat weitreichende Folgen, da, wie sich philosophiegeschichtlich zeigte, erkenntnistheoretische wie wissenschaftstheoretische Fragen sich nicht mehr in einem ganzheitlichen Sinnhorizont menschlichen Daseins beantworten lassen, sondern Wissenschaft in partikuläre Bereiche zerfällt, ohne deren inneren Zusammenhang und ihre Einheit in den Blick zu bekommen. Das vorausgesetzt, wenn wir unter Metaphysik, die eine eminent weltanschauliche Funktion hat, «eine erkennend verstehende, zugleich bewertende und sinngebende Gesamtauffassung der Welt und des eigenen Lebens im Ganzen der Wirklichkeit»[64] verstehen. Wenn Philosophie diese Aufgabe unter dem Anspruch der naturwissenschaftlichen Methode als einzig akzeptierbarer Methode der Erkenntnis und Verifizierung eines realen Gegenstandes oder dessen, was real ist, nicht mehr leisten kann oder ihr nicht mehr zugemutet wird, treten an deren Stelle Erklärungsversuche und –ansprüche der natur- und humanwissenschaftlichen Disziplinen, was z.B. in der Soziobiologie durchgeführt wird. Rudolf Virchow verkündet im 19. Jh. die Heilkunde als «Medizin im Großen», die in das öffentliche Leben, mit der Politik vergleichbar, eingreift. Die Medizin wird «ein Gemeingut aller sein, sie wird auch ganz aufgehen in das allgemeine, dann einheitlich gestaltete Wissen, das mit dem Können identisch ist»[65]. Darin zeigt sich ein transzendentaler Anspruch, Medizin zur Primär- oder Universalwissenschaft zu erheben. Das ist nicht der erste Versuch in der Geschichte. Isidor von Sevilla († 633) z.B. stellte bereits die Frage, warum die Medizin nicht unter die sieben «artes liberales» aufgenommen würde. Seine Antwort lautet, weil jene nur die «singulares causas», die einzelnen Grundlehren enthalten, die Medizin aber das Gesamt, weshalb sie «ars magistralis», «secunda philosophia» sei[66]. In beiden Fällen steht dahinter das Wissen, dass die Medizin Lehre vom Menschen ist, dessen Leben und Dasein ein komplexes und umfassendes Phänomen darstellt.

In der Anthropologie zentrieren sich die Fragen um den Menschen und sein Selbstverständnis in dieser Welt. Gesundheit und Krankheit gehören zu den Existentialen menschlichen Lebens, die das Leben unwiderruflich mitbestimmen. Als gesunder Mensch nimmt man das zuweilen nicht unmittelbar wahr, erst wenn man erkrankt ist. Daher wollen beide Begriffe sinnvoll begriffen werden. Dass die Definition von Gesundheit und Krankheit heute nicht einfacher geworden ist, zeigt die erfolgreiche Zusammenarbeit von Biologie und Medizin. Auf der Grundlage der kausal-mechanistischen Betrachtungsweise des menschlichen Körpers — oder jeglichen anderen Organismus gleich einer biologischen Maschine — konnten beeindruckende und Staunen erregende Erkenntnisse gewon-

---

[64] E. CORETH, *Metaphysik*, 3.
[65] Zitiert bei H. SCHIPPERGES, *Homo patiens*, 175.
[66] ISIDOR HISPALENSIS, *Ethymologia*, IV, 13, 1-5; «Hinc est quod Medicina secunda Philosophia dicitur. Utraque enim disciplina totum hominem sibi vindicat. Nam sicut per illam anima, ita per hanc corpus curatur.» - Zitiert nach W. BEINERT, 177.

nen werden, die einen entscheidenden Einfluß auf die Erklärung dieses Begriffspaares ausüben. Darüber hinaus wird versucht aus den pathobiologischen Erkenntnissen therapeutisches Wissen zu gewinnen, womit ein Tor zukünftigen therapeutischen Eingreifens auf diese Mikrostrukturen aufgestoßen wurde. Einen Organismus als Maschine zu verstehen ist aber eine philosophisch-weltanschauliche Entscheidung. Diese Auffassung ist eine Konsequenz — wie bereits erwähnt — von Descartes Trennung der erfahrbaren Wirklichkeit in eine res extensa und res cogitans. Im wissenschaftlichen Positivismus des 19. Jh. hat diese Ansicht eine einseitige Vertiefung und Verbreitung zugunsten der res extensa erfahren. Dem Positivismus streng folgend dürfte nur das krank sein, was quantifizierbar ist. Die Psychiatrie war hier eine der ersten medizinischen Disziplinen, die dieser Auffassung widersprach, indem sie die Genese des je persönlich psychisch-geistigen Reifens in sozialen und familiären Verhältnissen untersuchte[67]. Abgesehen von den Einwänden der Psychiatrie und ihren spezifischen Deutungen von Gesundheit und Krankheit, in denen philosophische Reflexion ein fester Bestandteil ist, konstituiert «Wissen» die Grundlage ärztlichen Handelns.

Das angewandte «Wissen» weist aber eine mehrseitige Struktur auf. Medizin, der es um die Heilung von Krankheiten und die Vorsorge für den gesunden Menschen[68] geht, hat zuerst und vorrangig Interesse an den Erkenntnissen der pathologischen Prozesse, die den Symptomen zugrunde liegen. Das Wissen umfasst aber zwei Komponenten, das Wissen um die biologischen Fundamentaldaten und das Wissen, das gewonnen ist aus der Erfahrung des therapeutischen Handelns. Das Letztere charakterisiert sich einerseits durch ein komplementäres Verhältnis von bewusster Anwendung des allgemeinen medizinischen Wissens und der auf diesem Wissen gründenden Abwägung oder Einschätzung der kon-

---

[67] Vgl. N. LALLI, *Psichiatria*, 8.

[68] Ohne die Diskussion weiter entfalten zu wollen, sei nur ein Hinweis auf den Begriff des «gesunden Menschen» angeführt, der zu denken geben soll. Die Bemühungen der GenForschung haben im letzten Jahrzehnt die genetische Prädisposition für die unterschiedlichsten Krankheiten deutlich gezeigt, die durch verschiedene Faktoren, denen man ausgesetzt sein kann, ausgelöst werden oder auch nicht. Das bedeutet, dass nach dem bestehenden Genmuster, in dem ein jeder von uns z.B. unbewusst und nicht-wissend Mutationen trägt, die das Risiko einer wahrscheinlichen Erkrankung wesentlich erhöhen, der «gesunde Mensch» nicht existiert. Wolfram Henn, Humangenetiker, meint: «Genetische Normalität im Sinn des intuitiven Verständnisses von 'Erbgesundheit' gibt es nicht. So gesehen kann die scheinbar ironische Frage, ob wir alle erbkrank seien, durchaus mit Ja beantwortet werden». Daher hat man begonnen, vom sogenannten «Unpatienten» zu sprechen, der Träger einer genetischen Abnormität oder Veränderung ist, aber augenscheinlich ein völlig gesundes und normales Leben führt. — Vgl. zum Gan-zen und die Zitation von W. Henn bei F.S. ODUNCU, *Molekulare Medizin*, 245-253.

kreten Situation, in der sich der Patient befindet[69]. Andererseits greift dieses Wissen in Konfliktsituationen auf das Wissen von Lebens- und Weltverständnis aus, das sich in persönlichen Wertvorstellungen[70] ausdrückt. Aber nicht nur in Konfliktsituationen, sondern auch im alltäglichen Handeln wird ein solches Wissen angewendet, insofern die Handlungen im Bewusstsein der Verantwortung vollzogen werden. D.h., dass ethische Implikationen als Wissen um ethische Grundhaltungen und Wertvorstellungen die andere Seite von angewandtem Wissen darstellen. Damit sind wir an einem altbekannten Punkt philosophischer Verallgemeinerung angekommen, die in die Frage nach dem inneren Verhältnis von gegenständlich-objektivem Wissen (empirisches Datenwissen) und geistig-formalem Wissen (Erkenntnisvollzug und Werteinsichten) mündet. Von Bedeutung ist, wie diese zwei Wissensreservoirs im Handeln angewendet werden.

Darin besteht einer der Konfliktpunkte im Dialog Naturwissenschaft, Philosophie und Theologie. Die erkenntnistheoretische Frage verlangt eine Antwort darauf, was Wissen ist, es konstituiert und welches Wissen als allgemein verbindlich und wahr angesehen werden kann. Was ist objektiv oder nur subjektiv wahr? Kann sich die Medizin in ihrem Handeln zurückziehen auf empirische Wahrheit oder hat sie sich auch auf die Spannung der Fülle menschlicher Lebensgestaltung einzulassen? Hier hat die philosophische Reflexion ihren traditionellen Platz in der Medizin. Dieses denkende Bemühen ist aber ausgerichtet auf die Gesamtheit dessen, was Medizin begründet, leisten kann und wonach sie sich orientiert im Umgang mit dem Patienten. Sprechen wir vom Selbstverständnis des Arztes, mit dem unserer Ansicht nach das Selbstverständnis der Medizin als Wissenschaft eng zusammenhängt, wird dieses Bemühen sich nicht im Verhältnis von Arzt-Patient erschöpfen. Es wird ausgreifen müssen auf das Verständnis von «Natur», womit die Begriffe Gesundheit und Krankheit zusammenhängen, von «Technik», die Rationalität und Machbarkeit — τεχνη im genuinen Sinn — vorgibt, und auf die damit verbundenen «anthropologischen Fragen», denen die Medizin verpflichtet ist. Unter diesen drei gefassten Gesichtspunkten, die die Medizin charakterisieren, wollen wir die begonnene Diskussion weiterführen.

3.1.2 Leben gemäß der Natur? — Wer bestimmt die «Natur» des Menschen?

Die Ansicht, Medizin sei Teilgebiet der Naturwissenschaft, wird nicht von allen geteilt. Die Medizin wird auch der Handlungswissenschaft oder der Humanwissenschaft zugerechnet, die sich naturwissenschaftlicher Grundlagenfor-

---

[69] Vgl. J. Ladrières Vorbemerkung im Buch von C. CASALONE, *Medicina, macchine e uomini*, 8.
[70] Vgl. D.J. DOUKAS – D.W. GORENFLO – B. SUPANICH, *Primary care physician attitudes and values toward end-of-life care and physician-assisted death*, 219-230.

schung und der daraus resultierenden Erkenntnisse nur bedienen. Dieses Spektrum verdeutlicht die Komplexität der Medizin, in deren Zentrum die Heilung von Krankheiten und die Vorsorge und Vorbeugung von Krankheiten stehen. Der Schlüsselbegriff zum Verstehen von Krankheit ist die «Natur». Es drängt sich daher von selbst die alte Frage auf, was unter «Natur» zu verstehen ist und wie ihr Verständnis erschlossen wird.

Der Naturbegriff als solcher hat in der Geistesgeschichte unterschiedliche Interpretationen erfahren. Die zeitgenössische Diskussion um diesen Begriff ist nicht weniger turbulent und kontroversiell als in der Vergangenheit. Der Dissens dominiert den Konsens, was im Besonderen in der Frage nach der Relevanz des Naturbegriffes in zu treffenden ethischen Urteilen, Wertungen und Entscheidungen deutlich wird. Die Unumgänglichkeit der Auseinandersetzung mit diesem Begriff in seinen mehrfachen Bedeutungen kann hier nur skizzenhaft dargestellt werden. Seine Bedeutung liegt letztendlich in den Fragen nach orientierenden Sinngehalten der Lebensgestaltung des Menschen.

Nach W. Kluxen bietet der traditionelle Naturbegriff eine Verstehensmöglickeit an, «den die ethische Reflexion seit griechischen Zeiten kritisch gegen das positive Ethos oder auch affirmativ zur Auffindung menschengemäßer und „guter" Normen eingesetzt hat»[71].

«Natur» ist Ursprung[72]. Sie weist auf etwas Geborenes, aus sich Gewordenes, ohne fremde Einwirkung Werdendes[73] hin. Natur in diesem Sinn meint die Gesamtheit dessen, was ist, ihre innere Dynamik und gleichzeitig mögliche Abgrenzung von anderem als Teilaspekte. In der mythologischen Sprache steht Natur für das Universum, das als umfassendes belebtes Wesen verstanden wurde.

In ihrem Bedeutungskern kann die Natur im Sinne von H. Kuhn unter zwei Aspekten gesehen werden. Der eine bezieht sich auf die *qualitative* oder *intensive* Bestimmung der Natur als Wesen, Struktur und Eigenart eines konkreten Seienden. Der andere Aspekt spricht von der *quantitativen* oder *extensiven* Bedeutung von Natur, womit Kuhn eine begriffliche und sachliche Abgrenzung ge-

---

[71] «Die heute übliche Kritik am "Naturalismus" operiert gegen diesen Ansatz mit dem Vorwurf, hier werde "Sollen" aus "Sein" abgeleitet, und das wäre in der Tat eine treffende Kritik, wenn "Sein" als bloße Konstatierbarkeit ohne Bezug auf Wertung und Handlung gefasst würde; der ethische Naturbegriff wird aber gerade nicht so gefaßt, und ganz allgemein kann im "Sein" sehr wohl mein Handeln bestimmen, wenn es im Handlungsfeld selbst vorliegt und festgestellt wird. Die Frage ist also nur, wie weit der Natur eine normative Rolle kann zugesprochen werden, ob sie als zureichende Basis für ein Menschheitsethos in Anspruch genommen werden kann.» — W. KLUXEN, *Ethik und Ethos*, 522f.
[72] Zum Folgenden vgl. K. DEMMER, *Fundamentale Theologie des Ethischen*, 79-138; F. BÖCKLE, *Fundamentalmoral*, 236ff; ID, *Natur als Norm*, 75-90; B. SCHÜLLER, *Die Begründung sittlicher Urteile*, 155-169. 216-235; A. KNAPP, *Soziobiologie und Moraltheologie*, 5-14; E. SCHOCKENHOFF, *Naturrecht und Menschenwürde*, 14-51; P. SCHMITZ, *Fortschritt ohne Grenzen*, 105-127.
[73] Im Griechischen: φυσις, im Lateinischen: natura.

genüber einer Nicht-Natur versteht[74]. Er meint damit, daß etwas *von Natur ist* oder *zur Natur gehört*. Als Gegenstand der Naturwissenschaft hat Natur eine *materielle* Bedeutung, nämlich die Gesamtheit der Dinge, die unserer Erfahrung vorgegeben sind. Davon ist eine *formal-ontologische* Sichtweise zu unterscheiden, die die Natur als das Wesen der Wirklichkeit betrachtet.

Auf die mehrfache Bedeutung des Naturbegriffes hat u.a. bereits Aristoteles hingewiesen und die weitere Auseinandersetzung mit dem Naturbegriff geprägt. Natur ist nach ihm «die qualitative Beschaffenheit einer Sache, deren Werden zur Vollendung gekommen ist»[75]. Weiters ist sie aber in Differenz gesetzt, insofern das, was ist, sich einteilen lässt in das, was durch Natur, und das, was durch eine andere Ursache, durch Kunst (τεχνη) oder durch Zufall (τυχη)[76], ist. Die Mehrfachbedeutung des Begriffes «Natur» erklärt sich nun aus den je verschiedenen Perspektiven, die der Mensch zur Natur einnehmen kann, einschließlich dessen, dass er selbst Teil dieser Natur ist. Man könnte hier von einer dreifachen Bedeutung der Natur sprechen. Erstens kann die Natur verstanden werden im Sinne der beobachtbaren Natur. Sie wird beschrieben durch Phänomene, Fakten und Zusammenhänge, die durch Beobachtung erhoben werden. Zweitens kann Natur Ausdruck von Kultur sein. Das Kulturhandeln des Menschen wird hier zur prägenden Form von Natur, wobei die Natur das noch immer stärkere Moment bleibt. Drittens kann Natur als Normbegriff aufgefasst werden, insofern sie zum Maßstab des Handelns wird. In diesem Begriff übernimmt die Rationalität des Menschen die zentrale Rolle.

Selbst wenn man metaphysisches Denken nicht anerkennt, bleibt die philosophische Schwierigkeit, Natur in ihren unterschiedlichen Aspekten nicht nebeneinander stehen zu lassen. Bezogen auf die menschliche Natur bedeutete dies, einen perspektivisch ganzheitlichen Horizont des Verständnisses von Natur zu gewinnen, wie die vielverästelten Zweige des geistesgeschichtlichen Stromes philosophischen und theologischen Denkens zeigen[77].

Einige Beispiele aus diesem geistesgeschichtlichen Gang verdeutlichen diese Prolematik. Wenn auch Platon und Aristoteles gelegentlich auf ein «von Natur aus» Gerechtes hingewiesen haben, führte erst die Stoa die «menschliche Natur» als Grundlage und Orientierung für sittliches Handeln, im Sinne eines naturrechtlichen Denkens, ein. Als solche ist sie in das junge Christentum und die patristische Theologie eingeflossen, die sie in ihrer eigenen Prägung an die scholastische Theologie weitervermittelte. Die Aristotelesrezeption des 13. Jh. brachte schließlich eine Wendung. In der Ethik wurde sie zu einem neuen Konzept der Lehre vom Naturrecht als Grundlegung der normativen Ethik ausgearbeitet[78]. In

---

[74] Vgl. H.KUHN, *Natur*, 212.

[75] ARISTOTELES, *Politeia*, 1252b, 32*f.*

[76] ARISTOTELES, *Physik*, II, 1.6.

[77] Vgl. H. KUHN, 213-216.

[78] W. KLUXEN, *Naturrecht*, 684.

diesem Rahmen wurde die «menschliche Natur» in mindestens vierfacher Bedeutung verwendet.

Thomas v. Aquin sprach von der «Natura rationis» des Menschen, der passivgeprägt am ewigen Gesetz Gottes teilhat, womit Natur die Struktur des menschlichen Erkenntnisvermögens meint. Später betrachtete *Vasquez* das Menschsein bestimmt durch die «Natura metaphysica hominis», die für ihn die unveräußerliche und unveränderliche Wesensnatur des Menschen darstellte. *Suarez* fordert danach in dieser Traditionslinie den ethischen Gehalt einer menschlichen Handlung aus deren Struktur abzuleiten, die er als «Natura metaphysica actus humani» bezeichnete. Schließlich wurde von der «Natura biologica physica» gesprochen, die die empirisch feststellbare biologisch-physiologische Natur des Menschen meinte, wie auch die gesamte beobachtbare Natur, die sich mit dem Naturbegriff der Naturwissenschaften deckt[79].

Die Auseinandersetzung mit dem Naturbegriff verfolgt auf diesem kurz skizzierten Hintergrund im wesentlichen zwei Ziele. Wie bereits erwähnt, zum einen ein sittlich-ethisches, zum anderen ein anthropologisches, die schlußendlich miteinander verwoben sind. Das sittlich-ethische Ziel besteht in der Frage, inwieweit die Natur – in ihren unterschiedlichen Bedeutungen – handlungsleitend sein kann. In anthropologischer Hinsicht gilt die Diskussion des Naturbegriffes dem Selbstverständnis des Menschen, das in der Reflexion auf sittlich verantwortbare Handlungen, Entscheidungen und Urteile an das sittlich-ethische Ziel rückgekoppelt ist. Wie sich diese Thematik beider genannten Ziele entfaltet, kann an zwei prägenden Beispielen aus der Geistesgeschichte näher charakterisiert werden.

Wir haben oben darauf hingewiesen, daß die Stoa als erste die menschliche Natur zur Grundlage und Orientierung für sittliches Handeln machte. Damit war der Begriff des «Naturrechtes» eingeführt[80]. Der Leitspruch der älteren Stoa lautete: «secundum naturam vivere»[81]. Sittlichkeit war für sie gebunden an eine pantheistisch als göttlich und vernünftig verstandene Natur. Der Mensch lebt in einer von Ordnung (Naturteleologie) durchwalteten Gesamtwirklichkeit, die er durch die ihm naturgegebene Vernunft zu erkennen vermag. Die einzelnen Naturgesetze sind nach Meinung der älteren Stoa Äußerungen des Logos. In der nachfolgenden mittleren Stoa relativiert sich der metaphysische Aspekt, indem sie mehr die psychologisch-anthropologische Seite in Veranschlagung bringt. Dadurch tritt die menschliche Vernunft als subjektives Element in den Vordergrund.

---

[79] A. KNAPP, 6.

[80] Unter diesem Begriff versucht man «materiale Gesetzlichkeiten des Sittlichen aus dem zu begründen, was von sich aus da ist und wirkt, also aus der Natur des Menschen». — W. KORFF, *Wege*, 84.

[81] A. KNAPP, 6.

In Ciceros umfangreichem Schriftwerk kommt das sehr deutlich zum Ausdruck. Seinen Bemühungen, «die Natur des Rechts (ius) zu erklären und sie von der Natur des Menschen herzuleiten»[82], wurde im frühen Christentum durch die Kirchenväter[83] ein großes Interesse entgegengebracht, nicht zuletzt wegen der inhaltlichen Nähe[84]. Cicero geht von der Frage nach einer Norm aus, die es ermöglicht positive Gesetze zu beurteilen. Zunächst ist es für ihn wichtig, zu unterscheiden zwischen dem, was die Menschen für gut erachten, und dem, was „von Natur aus" gut ist[85]. Wie können wir aber dieses von Natur aus Gute erkennen? Diese alte Frage beantwortet er mit dem Verweis auf das natürliche Sittengesetz. Das Gesetz ist die Vernunft, die befiehlt und verbietet[86]. Sie ist gleichzusetzen mit der Klugheit (prudentia), Weisheit (sapientia) und der recta ratio[87]. Da nun Cicero im Geiste der Stoa die Natur als vom göttlichen Geist oder Logos durchwaltet und gelenkt versteht, wird die Natur von einem normativen zu einem deskriptiven Begriff[88]. Seine bekannte Definition das ewige Gesetz sei «die richtige Vernunft, die mit der Natur übereinstimme»[89], legt die Folgerung nahe, die Vernunft des Menschen müsse sich an der physischen Natur orientieren, um das sittlich Richtige zu erkennen[90]. Cicero verfällt hier aber nicht

---

[82] CICERO, *De legibus*, I, 17.

[83] Stoisches Gedankengut bei den Kirchenvätern wurde auch durch Philo v. Alexandrien vermittelt. Weitere Kirchenväter wie Origenes, Athanasius v. Alexandrien, Basilius von Caesarea, Johannes Chrysostomus, aber vor allem Ambrosius und Augustinus sind hier zu nennen, die dieses durch sie bearbeitete Gedankengut in Fragen der Ethik, Moral und Sittlichkeit zu einer grundlegenden Orientierung für die Nachfolgezeit in der Theologie machten. — Vgl. F. RICKEN, *Naturrecht*, 140-142.

[84] Der Mailänder Bischof und Kirchenvater Ambrosius war der Überzeugung, dass Cicero und die griechische Philosophie vom Alten Testament abhängig waren. — Vgl. ID., 141.

[85] CICERO, 46.

[86] ID., 18.

[87] ID., 19. 22; ID., *De republica*, III, 33.

[88] Das Gesetz ist «die höchste Vernunft, die in der Natur eingepflanzt ist». - Vgl. ID., *De legibus*, I, 18.

[89] ID., *De republica*, III, 33.

[90] In diesem Sinn forderte Epiktet, dass der Mann sich nicht rasieren dürfe, denn «dem Manne wachse von Natur ein Bart, damit er sich, schon von weitem sichtbar, deutlich von der Frau unterscheide. Das sei im Vergleich zum Kamm des Hahns und zur Mähne des Löwen ein weit schöneres und prächtigeres Unterscheidungsmerkmal. Darum sollte der Mann dieses Merkmal, das Gott ihm gegeben hat, erhalten, es nicht beseitigen» — Zitiert nach B. SCHÜLLER, *Die Begründung sittlicher Urteile*, 216. — Ähnliche Argumentationen finden sich auch in der christlichen Ethik, wenn z.B. Paulus die Frauen zum Tragen eines Kopftuches im Gottesdienst bewegen möchte: «Lehrt euch nicht schon die Natur, daß es für den Mann eine Schande, für die Frau aber eine Ehre ist, lange Haare zu tragen?» (1 Kor 11,14) — Tertullian z.B. äußert sich gegen die Anwendung von Schönheitsmitteln. Gegen Gott verfehlen sich diejenigen, «welche sich die Haut mit Salben einreiben, die Wangen durch Schminke entstellen, die Augenbrauen durch Schwärze verlängern. Natürlich, ihnen missfällt das Gebilde Gottes; natürlich, sie bekritteln sich damit selbst und tadeln den Schöpfer aller Dinge». — Zitiert bei

einem flachen Naturalismus, wenn er die natürliche Ausstattung des Menschen als Quelle von Recht und Gesetz sucht. In der Betonung der einmaligen Stellung des Menschen aufgrund seiner Vernunft, die seine Natur ist, ist die Vernunft nicht nur formal Vermögen der sittlichen Erkenntnis, sondern auch materiale Norm. Die Deutung der natürlichen Antriebe, von denen die stoische Ethik ausgeht, unterstreicht diese Ansicht. Als Unterscheidungskriterien zwischen Mensch und Tier führt Cicero verschiedene Aspekte an, die den Menschen als Vernunftwesen charakterisieren. So folgt der Mensch nicht nur seinen Sinnen, sondern er kann künftige Ereignisse und Folgen seiner Handlungen voraussehen. Zudem braucht der Mensch die Gemeinschaft, um seine Sprachbegabung auszubilden. Der Mensch besitzt auch den Trieb zur Wahrheit, der mit dem Trachten nach Selbstbestimmung verbunden ist, weshalb er sich nur durch eigene Einsicht zum Handeln bestimmen kann. Schließlich hat er auch ein Empfinden für Ordnung und Schönheit, nicht nur in den äußeren Dingen, sondern auch in seinen Handlungen. Die «principia naturae» sind für ihn nur vorsittliche Güter und sind vom sittlich Guten zu unterscheiden. Sie sind naturgegebene Ziele, die Gegenstand einer vernünftigen Wahl sind, in der sich unterschiedliche Formen einer materialen Vernunft zeigen. So kann Vernunft hier verstanden werden als das Vermögen der Zweckrationalität, der theoretischen Wahrheitserkenntnis und der praktischen Selbstbestimmung, als Sprache, als ästhetisches Empfinden. In dieser Bestimmung des Menschen als Vernunftwesen betont Cicero gegenüber Aristoteles die Gleichheit aller Menschen. Wenn jeder Einzelne nur richtig geführt wird, kann er zur Tugend, zur vollen Entfaltung seiner Vernunft gelangen[91]. Durch die Tugend ist der Mensch mit Gott verbunden, weshalb Tugend nichts anderes ist als «die vollkommene und zu ihrer höchsten Möglichkeit geführte Natur»[92]. Deshalb hat der Mensch eine göttliche Würde. Diesem Gedanken folgt die Feststellung, dass die Grundlage des Rechtes die naturgegebene Menschenliebe ist. Weiters vertritt er die Ansicht, dass die Menschen in unterschiedlichen Graden miteinander verbunden sind. Dieses drückt sich im alle umfassenden Band der Vernunft und Sprache aus. Im Rahmen des «ius gentium»[93] ist daher der Gebrauch der Dinge geregelt, die die Natur zum Nutzen aller Menschen geschaffen hat. Deshalb wird z.B. vorgeschrieben, dass niemand vom fließenden Wasser ferngehalten werden darf, jeder vom Feuer Feuer nehmen oder keine Gefälligkeit verweigert werden darf, die zu keinem Nachteil führt[94].

B. SCHÜLLER, 217. Tertullian knüpft unmittelbar an stoisches Gedankengut an und fordert, dass man stets der Stimme Gottes und der Natur zu folgen habe. Alles, was gegen die Natur ist, wird auch als Majestätsverbrechen gegen Gott als Herrn und Schöpfer der Natur verurteilt. Vgl. H. ROTTER, *Spannungsfeld*, 57.
[91] CICERO, *De legibus*, I, 30.45.
[92] ID., 25.
[93] ID., *De Officiis*, III, 69.
[94] ID., 51-53. — F. RICKEN, 138*f.*

Diese ausführlicheren Hinweise zu Ciceros Naturrechtslehre sind deshalb bedeutsam, da diese die nachfolgende Geistesgeschichte bis zum heutigen Tag beeinflusst hat, wenn auch modifiziert und anders grundgelegt. Aber die Gedanken um die Würde des Menschen und das Leben in menschlicher Gemeinschaft finden hier einen expliziten Ausdruck.

Ein weiteres Beispiel im Ringen um das Verständnis von Natur und wie sie in den erkenntnistheoretischen Auseinandersetzungen gedeutet wird, findet im christlichen Denken bei Thomas von Aquin eine grundlegende Neuorientierung. Er modifizierte das stoische Gedankengut und gab der christlichen Naturrechtslehre «ihre klarste und systematisch abschließende Prägung»[95]. Für Thomas v. Aquin gilt grundsätzlich, dass er theologisch denkt und diesem Denken philosophische Kategorien unterordnet. Dieses gilt gleichermaßen für die aristotelische wie platonische Philosophie, wobei Letztere von Thomas im Lichte der Patristik gesehen wird[96]. In seinem Nachdenken über die Natur und die mit ihr zusammenhängende Naturrechtslehre tritt die innere Verbindung mit einer konkreten Anthropologie deutlich zu Tage. Seine Bemühungen gelten einem christlichen Menschenbild, das von seinen genuinen Wurzeln her jede Art philosophischen Denkens kritisch durchleuchtet und in ihrer möglichen Brauchbarkeit adaptiert.

Der wichtigste Abschnitt für diese Auseinandersetzung ist der vieldiskutierte Traktat *De lege* in der *Prima secundae* der *Summa theologiae*: q. 90 – 108. Thomas v. Aquin entfaltet hier seine Hauptgedanken zum Begriff der Natur und dem damit verbundenen Naturrechtsbegriff. Sein theologisches Denken sucht die in der Tradition vorgegebenen Unterscheidungen von «lex aeterna», «lex naturalis» und «lex humana» mit dem «lex divina» als geoffenbartem Gesetz des Alten und Neuen Bundes inhaltlich zu verbinden und zu interpretieren[97]. Dem Letzteren, der lex divina, kommt die Aufgabe der Hinführung des Menschen zu seinem übernatürlichen Ziel zu. Zu den gemeinsam verbindenden Elementen dieser Unterscheidungen gehören Vernunftcharakter und Teleologie[98], womit jedes naturalistische Missverständnis des natürlichen Gesetzes von vornherein ausgeschlossen ist. Die Vernunft ist das Gesetz, indem sie als Regel oder Norm der menschlichen Handlungen fungiert. «Oberstes Prinzip» der praktischen Vernunft ist das Glück der menschlichen Gemeinschaft. Thomas' Gedankenduktus setzt bei der lex aeterna an, der als «dem Plan der göttlichen Weisheit, insofern

---

[95] E. TOPITSCH, *Das Problem des Naturrechts*, 166.
[96] Für das patristische Gedankengut stehen vorzugsweise Ambrosius und Augustinus Pate. — Vgl. K. DEMMER, *Fundamentale Theologie des Ethischen*, 86.
[97] Unter «lex aeterna» ist die göttliche Weisheit zu verstehen, die alles zum richtigen Ziel hin bewegt. «Lex naturalis» bezeichnet das natürliche Sittengesetz, und «lex humana» versteht sich in das ius gentium und ius civile eingebettet.
[98] S. Th. I-II, q. 90, a. 1f. — Die teleologische Naturdeutung wird man als den eigentlichen Beitrag des Aristoteles zur Ausformulierung der Naturrechtsidee ansehen können. — Vgl. E. SCHOCKENHOFF, *Naturrecht und Menschenwürde*, 25.

sie alle Handlungen und Bewegungen lenkt»[99], alles Geschaffene unterliegt. Sie ist Ursprung des Sittengesetzes, der menschlichen Gesetze, insofern sie vernünftig sind, und der Gesetze der Vernunft[100].

Auf dieser Grundlage kann Thomas von einer naturimmanenten Teleologie sprechen, die auf die Vollendung des Menschen in Gott zielt. Damit ist das stoische Erbe des Logosgedankens aufgenommen und in den christlichen Verstehenshorizont umgewandelt. Unverkennbar zeigt sich hier der Einfluss des augustinischen Denkens, indem die neuplatonische Vorstellung vom ewigen Gesetz für das christliche Denken im «Teilhabegedanken» gewonnen wird[101]. Die lex naturalis ist die Teilhabe des vernünftigen Geschöpfes an der lex aeterna. Deutlich wird das nach Thomas in den Neigungen des Menschen. Durch die Teilhabe am ewigen Gesetz wird der Mensch auf die ihm wesenseigenen Ziele hingeordnet und hat durch sie die Fähigkeit, für sich und andere «vorsehen» zu können[102].

Eine der wichtigsten erkenntnistheoretischen Voraussetzungen besteht darin, dass Thomas die theoretische und praktische Vernunft als voneinander unabhängig ansieht[103]. Jede hat ihr eigenes oberstes unbeweisbares Prinzip und ihren je eigenen Erkenntnisgegenstand. Damit ist aber jede metaphysische oder theologische Begründung des natürlichen Gesetzes ausgeschlossen. Für deren praktische Erkenntnis sind drei Schritte zu unterscheiden. Einmal wird der deskriptive Tatbestand der natürlichen Neigungen (*inclinationes naturales*) erfasst, dann erkennt die praktische Vernunft das Ziel der jeweiligen Neigung als Gut des Menschen[104]. Das Gute ist aber nicht in einem naturalistischen Sinn misszuverstehen, das durch das beschreibende Prädikat des Strebens definiert würde, sondern es ist eine erste, absolute Bestimmung, die dem Seienden als Seienden synthetisch zukommt. Als Erstes kann sie nur durch etwas Späteres, von ihr Verursachtes, das Streben, beschrieben werden. Schließlich folgt analytisch aus dem Begriff des Guten das oberste Prinzip der praktischen Vernunft: «Das Gute ist zu tun und zu verfolgen und das Schlechte zu meiden»[105]. Von sich aus entfaltet dieser Satz den vorschreibenden Charakter des Guten, dass es ein Ziel ist, das der

---

[99] S. Th. I-II, q. 93, a. 1 c.

[100] S. Th. I-II, q. 93, a. 3-6.

[101] Die augustinische Illuminationstheorie, Gottes ewiges Gesetz erstrahlt im Inneren des Menschen, bedeutet eine Abkehr von der Empirie und Hinkehr zur Innerlichkeit, die Phasen der sittlichen Erkenntnis bedeuten. «Eine existential-anthropozentrische Denkform ist am Werk, sie verleiht dem augustinischen Denken eine neuzeitliche Färbung. Sie ließe sich als Wende zum Subjekt bezeichnen, ein gegenständliches Objektivieren des sittlichen Anspruchs wird so von vornherein relativiert». — Vgl. K. DEMMER, 86.

[102] S. Th. I-II, q. 91, a. 2 c.

[103] Vgl. zur inhaltlichen Unterscheidung von praktischer und theoretischer Vernunft — F. RICKEN, *Naturrecht*, I, 144.

[104] «Das Gute ist das, wonach alle streben». — S. Th. I-II, q. 94, a. 2.

[105] Vgl. S. Th. I-II, q. 94, a. 2.

Mensch verwirklichen soll. Als solches ist dieses Prinzip rein formal, das erst durch die natürlichen Neigungen einen Inhalt erhält. Andererseits werden die Inhalte der Neigungen erst durch das oberste Pinzip zu sittlich relevanten Zielen. Diese natürlichen Neigungen stellen aber noch keine Regel für das menschliche Handeln dar, sondern Regel und Maßstab für die «ratio naturalis». Erst die ratio naturalis, die Vernunft des Menschen, schafft in einer Wahl (electio) Ordnung (ordinatio) in den inclinationes naturales, wodurch die Vernunft Regel und Maßstab für das Handeln wird[106]. Demnach dürfen diese Neigungen nicht als «bloße Materie» begriffen werden, in der der Mensch selbst eine vernünftige Ordnung zu schaffen hat[107]. Vielmehr stellen sie ein elementares Dispositionsfeld menschlichen Seinkönnens dar, «das der praktischen Vernunft zur normativen Gestaltung aufgegeben ist, sie aber zugleich der Beliebigkeit entzieht»[108]. Thomas schreibt: «Wozu der Mensch eine naturhafte Neigung hat, das erkennt die Vernunft naturhaft als gut und folglich als ins Werk zu setzen, das Gegenteil aber als schlecht und zu meiden. So gibt es entsprechend der Ordnung der naturhaften Neigungen eine Ordnung von Vorschriften des Naturgesetzes»[109]. Gleichzeitig haben diese Neigungen eine negative, begrenzende Bedeutung. «Sie setzen Bedingungen, ohne deren Erfüllung sinnvolles Dasein nicht möglich ist, und nur insofern sind sie von positiver Bedeutung, als durch sie der ursprüngliche Antrieb vielfach wirk-sam ist, der zu weiterer Konkretion drängt»[110]. Thomas benennt in einer Rangordnung die natürlichen Neigungen und die entsprechenden Vorschriften des natürlichen Gesetzes. So strebt erstens der Mensch zur Selbsterhaltung. Zweitens umfasst das natürliche Gesetz, «was die Natur alle Lebewesen gelehrt hat»[111]. Er denkt hier z.B. an die Vereinigung von Mann und Frau. Drittens richtet sich die natürliche Neigung auf die Güter, die der Vernunftnatur des Menschen entsprechen, die Wahrheit über Gott zu erkennen und in Gemeinschaft zu leben[112].

Weiters nennt Thomas die «dispositiones», die in der Normfindung und der Normgestaltung zu beachten sind. Darunter sind äußere Sachgesetzlichkeiten

---

[106] M. RHONHEIMER, *Natur*, 74f. 79.
[107] ID., 74f.
[108] W. KORFF, *Wege*, 84.
[109] S. Th. I-II, q. 94, a. 2.
[110] W. KLUXEN, *Ethik und Ethos*, 347.
[111] Hier wird man an Ulpian (170-258 n.Chr.) erinnert; er hat als römischer Jurist und Mitschöpfer des «Corpus Juris Civilis» mit seiner Naturrechtslehre das Naturverständnis der christlichen Ethik wesentlich mitgeprägt; er vertrat die Ansicht, dass alles zum Naturrecht gehört, was sämtlichen Lebewesen auf Erden, im Meer und in den Lüften gemeinsam ist. Die Verbindung von Mann und Frau beurteilt er lediglich unter dem Gesichtspunkt der Zeugung und Erziehung von Nachkommenschaft. — Vgl. F. RICKEN, 140.
[112] Vgl. die angeführte Rangordnung in S. Th. I-II, q. 94, a. 2.

und Sachnotwendigkeiten zu verstehen, die menschliches Handeln mitbestimmen und daher ethisch relevant sind[113].

Zusammenfassend kann gesagt werden, dass das eigentliche Prinzip der lex naturalis die praktische Entscheidungsvernunft des Menschen ist, die sich als solche in einer vom generellen Kriterium menschlicher Angemessenheit und Unangemessenheit bestimmten Strukturlogik bewegt[114]. Im Unterschied zu den Aussagen stoischen Denkens, das etwa biologische Gesetze direkt zur sittlichen Norm erhoben hat, genügt nach Thomas eine strenge Respektierung der Naturzwecke noch nicht als Kriterium der Sittlichkeit. «Der Wille Gottes hinsichtlich der Forderung der natürlichen Sittlichkeit ist also nach Thomas gerade nicht aus biologischen Naturgesetzen zu entnehmen, sondern allein aus der objektiven Norm der natürlichen Sittlichkeit, dem bonum humanum»[115].

Diese beiden kurzen Darstellungen des Nachdenkens über den Begriff der Natur zeigen die Schwierigkeiten, die damit verbunden sind. Man kommt zu ganz verschiedenen Ergebnissen, ob man sich nun mehr auf die biologische Natur des Menschen oder auf seine Vernunftnatur bezieht[116]. Die Beispiele aus der Stoa verdeutlichen die Problematik, biologische Gesetze zu sittlichen Normen zu erheben. Dass man von richtig eingesehenen biologischen oder physiologischen Naturgesetzen nicht unmittelbar auf Inhalte des sittlichen Naturgesetzes schließen kann, hat B. Schüller gezeigt, indem er feststellt: «Aussagen über den Willen des allwirkenden Gottes, zu denen auch viele Aussagen über den Willen des Schöpfers gehören, sind für die inhaltliche Bestimmung der sittlichen Forderung völlig belanglos, und zwar deswegen, weil alles und jedes, indem es der Fall ist, notwendigerweise auf den Willen des allwirkenden Gottes zurückführbar ist»[117]. Es können zwar formale Forderungen aus der Natur im metaphysischen Sinn abgeleitet werden, wie etwa, dass der Mensch gut und verantwortlich handeln soll. Aus einem solchen Naturbegriff können aber nicht unmittelbar inhaltliche Forderungen erhoben werden. Normbegründung mit dem bloßen Hinweis auf die biologische Natur genügt nicht. Geht man davon aus, dass ein «Sollen» aus dem «Sein» des Menschen folgt (agere sequitur esse), kann man sich nicht auf das Empirische und Faktische beschränken, sondern man muss zum intelligiblen Wesenscharakter menschlichen Sein-könnens vordringen.[118]

---

[113] S. Th. I-II, q. 95, a. 2.

[114] W. KORFF, *Wege*, 89.

[115] L. OEING-HANHOFF, *Der Mensch: Natur oder Geschichte?*, 35. — Bleibende und umstrittene Fragen des thomanischen Denkens sind für die Nachfolgezeit vor allem der Naturbegriff, die Funktion der *lex aeterna*, und ob die *lex naturalis* nur allgemeine oder auch spezifische Normen enthält. Vgl. dazu E. SCHOCKENHOFF, *Naturrecht und Menschenwürde*, 150-152.

[116] Vgl. auch E. SCHOCKENHOFF, 22-25.

[117] B. SCHÜLLER, *Die Begründung sittlicher Urteile*, 235.

[118] ID., *Wie weit kann die Moraltheologie das Naturrecht entbehren?*, 58.

Nicht weniger kann die menschliche Natur auf ein schwer festzulegendes metaphysisch-abstraktes Wesen reduziert werden, sondern es hat auch jene Natur mitbedacht zu werden, «die wohl als Grundbestand zum Wesenskern des Menschen gehört, gleichzeitig aber auch seine Geschichtlichkeit mit bedingt»[119]. Damit müsste der Faktor der Geschichtlichkeit des Menschen eine größere Rolle spielen. «Die Konstanz des Humanum erklärt sich ja nicht als Ausfluss metaphysischer Kenntnisse oder Setzungen, sondern stellt das Ergebnis einer kulturgeschichtlichen Entwicklung dar»[120]. Die menschliche Natur ist in diesem Sinn nie wirklich fertig und abgeschlossen, sondern sie ist immer auch offen auf das Zukünftige und offen für eine theologische Integration. Es ist die schlichte Feststellung einer Beobachtung, dass der Mensch selbst einer Entwicklung unterworfen, und seine Selbsterkenntnis geschichtlich geprägt ist. Die Natur wird man folglich in einem Naturrechtsdenken als wandelbar verstehen können, «als vom Men-schen formbar und geformt, die Einsicht in die Naturordnung als gesellschafts- und kulturspezifisch»[121].

Die Frage nach dem Verständnis von Natur lenkt unweigerlich, wie angesprochen, die Reflexion auf den Menschen selbst. Sie ergibt sich u.a. aus der schlichten Tatsache, dass der Mensch Teil der «Natur» ist. Geht es einerseits um die Fragen nach Kriterien sittlichen Handelns, kann andererseits die Frage nach dem Selbstverständnis des Menschen nicht ausgeschlossen bleiben. K. Demmer hält fest, daß christliche Sittlichkeit immer auch «praxisbezogene theologische Anthropologie» ist[122]. Damit ist die anthropologische Frage eingeführt: Wer oder was ist der Mensch?.

Mit dem Beginn der neuzeitlichen Naturwissenschaften entstand eine Vielzahl von Einzelerkenntnissen, die eine anthropologische Relevanz boten, die aber zu keiner auf einen Nenner zu bringenden Anthropologie geführt hätten. Die Einzelwissenschaften beanspruchten zunehmend mehr ihre Eigenständigkeit gegenüber philosophischer Anthropologie zu behaupten, wodurch ein einheitlicher Blick für das Ganze mehr und mehr verloren ging. Seit gut dreißig Jahren erleben wir eine Wiederentdeckung der Anthropologie mit dem Versuch eines Ausgriffes auf eine ganzheitliche Reflexion. Charakterisiert ist diese von der anregenden Begegnung mit den Humanwissenschaften und der generellen Unvoreingenommenheit der anthropologischen Fächer. H.G. Gadamer meinte: «Ein ‚richtiges' Menschenbild, das ist, vor allem ein durch Naturwissenschaft, Verhaltensforschung, Ethnologie wie durch die Vielfalt geschichtlicher Erfahrung entdogmatisiertes Menschenbild»[123]. Damit ist die Frage nach dem Humanum,

---

[119] J. GRÜNDEL, *Wandelbares*, 34.
[120] A. KNAPP, *Soziologie und Moraltheologie*, 10.
[121] H. ROTTER, *Zwölf Thesen zur heilsgeschichtlichen Begründung der Moral*, 99.
[122] K. DEMMER, *Moralische Norm und theologische Anthropologie*, 263.
[123] H.-G. GADAMER, *Theorie, Technik, Praxis*, XXXVI.

das den Menschen als Menschen betrifft, nicht mehr nur Anliegen der Ethik und Theologie[124].

Gerade in den letzten Jahrzehnten sind die empirischen Humanwissenschaften zu einer wichtigen Grundlage für die menschliche Selbsterkenntnis und in den biologisch-physiologischen Fächern zur Quelle von Erkenntnissen, die in der diagnostischen und therapeutischen Medizin Orientierungskriterien in den Entscheidungsfindungen abgeben, geworden. So spricht man heute von medizinischer, psychologischer und soziologischer Anthropologie, von Kultur- und Religionsanthropologie. Da der Mensch heute zunehmend mehr sein gesamtes Dasein einschließlich seiner Herkunft und Verhaltensweisen in biologische Strukturen eingebunden sieht, kommt er in seinen Aussagen über das «Humanum» nicht ohne einer Basis aus, die auf der geistes- und naturwissenschaftlichen Anthropologie konvergiert[125]. Nun weiß man aber, dass alle Einzelwissenschaften in ihrem Gegenstand und ihrer Methode begrenzt sind, dass sie zwar bedeutsame Teilaspekte des Menschen beibringen, die aber in eine Ganzheit integriert werden sollen, damit sie für das Gesamtverständnis des Menschen fruchtbar werden. «Sie können daher eine *philosophische Anthropologie* nicht ersetzen, deren Aufgabe es ist, die Ganzheit des Menschen zu erfassen und zu ergänzen. Aber wie?»[126].

E. Coreth z.B. verweist darauf, dass eine nachträgliche Einigung einer Vielheit von Einzelinhalten als Bedingung ihrer Möglichkeit die vorgängige Einheit des Ganzen voraussetzt, die zu erschließen und thematisch zu machen eine philosophische Aufgabe ist[127]. Einzelwissenschaften, die sich einen Teilaspekt des Menschen zum ojektiven Gegenstand machen, müssen die ursprüngliche Ganzheit des Menschen notwendig voraussetzen. Sie können nicht jene Dimensionen, die den Menschen als solchen auszeichnen, sein Selbstverständnis bestimmen und die Sinnganzheit menschlichen Daseins erschließen, ersetzen. So erwartet z. B. der Arzt von seiner Wissenschaft nicht eine Antwort darauf, was der Mensch ist. Nur weil er es weiß und sich von daher dem Menschen verpflichtet versteht, sucht er Mittel und Wege zu erforschen, um dem kranken und leidenden Menschen zu helfen. «Ein Gegenstand empirisch-einzelwissenschaftlicher Erkenntnis wird nicht dadurch anthropologisch relevant, dass er aussagt, was der Mensch ist; sondern dadurch, dass wir zuvor — als Menschen uns selbst er-

---

[124] «In der Gegenwart steht eine Vielzahl empirischer *Einzelwissenschaften* im Dienst anthropologischer Forschung: Biologie und Physiologie, Entwicklungs- und Verhaltensforschung, empirische Psychologie und Soziobiologie, Völkerkunde, Kultur- und Religionswissenschaft, alles, was man heute unter dem Titel "Humanwissenschaften" zusammenfasst». — E. CORETH, *Was ist der Mensch*, 13.

[125] Vgl. W. KORFF, *Die ethische und theologische Relevanz*, 157.

[126] E. CORETH, 13.

[127] ID.

fahrend und verstehend — wissen, was Menschsein heißt, gewinnen empirische Einzelerkenntnisse erst ihre anthropologische Bedeutsamkeit»[128].

Welche Konsequenzen sich aus dem Ausblenden anthropologischer Eckdaten, die auf ein Sinnganzes menschlichen Lebens verweisen, folgen können, kann man z.b. aus der Feststellung von Wesiack und v. Uexküll zur Theoriebildung in der Medizin lesen. «Die traditionelle Auffassung, nach der die Entwicklung von Theorien in der Medizin Aufgabe von Grundlagenwissenschaften sei, die sich nur vor einer ethisch neutralen wissenschaftlichen Wahrheit verantworten müssten, ist bereits das Produkt einer Theorie, die den Menschen aus der Realität eliminiert hat; sie mutet dem Arzt die unmögliche Aufgabe zu, aufgrund »unmenschlicher« Theorien menschlich zu verantwortende Entscheidungen zu treffen»[129]. Das erinnert an die von Viktor v. Weizsäcker erhobene Forderung, dass der Mensch als Person und Subjekt in der Medizin wiedergewonnen werden muss[130]. Wie-weit dies für die wissenschaftlich-forschende Medizin heute noch von Bedeutung ist, kann man sich in der Diskussion z.B. über die Vergegenständlichung, d.h. Verobjektivierung des beginnenden menschlichen Lebens zur persönlichen Frage machen. Die Medizin handelt auf den Menschen hin und nicht auf einen anonym-funktionalen Organimus biologischer Natur hin, dem durch stetigen Erkenntnisfortschritt seine «Unbekannten» oder «Mysterien» hartnäckig abgerungen werden. Man wird nicht behaupten können, dass die Medizin, wie etwa die Biologie im Begriff der Soziobiologie, ein eigenens Menschenbild entwerfen will, sie operiert zumindest mit solchen, die ihr von außen vorgegeben sind. Im Ringen um eine patientenorientierte Medizin wird die Auseinandersetzung, nach welchen anthropologischen Kriterien sie sich orientieren soll, deutlich. Gerade an der Schnittstelle von Arzt-Patienten-Verhältnis und Natur-Technik-Verständnis werden die vorausgesetzten anthropologischen Dimensionen relevant. Eine der wichtigsten Ausgangsfragen ist nicht die Verantwortung im Umgang mit der Technik, sondern die grundlegendere Frage richtet sich auf den sinngebenden Charakter des Begriffspaares Natur-Technik. Wird dieses Begriffspaar in der neuzeitlichen Diktion des Wahrheitsanspruches von einer ganzheitlich sinnstiftenden Mitte menschlichen Lebens abgekoppelt — wobei zugegebenermaßen eine solche Mitte schwer festlegbar ist —, tendiert dieses Begriffspaar latent zur Übernahme der Sinnstiftung, weil die andere mehr oder weniger weggefallen ist oder eine Verständigung darüber nicht möglich scheint[131].

---

[128] ID., 15.

[129] T. v. UEXKÜLL – W. WESIACK, *Theorie einer Humanmedizin*, VII.

[130] V. v. WEIZSÄCKER, *Der kranke Mensch*.

[131] «Die Zeiten einer weitgehenden Übereinstimmung von kirchlichem, gesellschaftlichem und rechtlichem Sittenverständnis sind vorbei. An den verschiedenen Spannungspunkten sind die Differenzen deutlich aufgebrochen». — D. MIETH, *Eine Situationsanalyse aus theologischer Sicht*. Zitiert nach H. VIEFHUES, *Medizinische Ethik in einer offenen Gesellschaft*, 20.

Mit den Forschungsbemühungen nicht nur in Biologie und Genetik, sondern auch in der Neurobiologie und –physiologie, in denen es um die Fragen nach Bewusstsein, Vorbedingungen und Prozessen der Gehirnaktivität in Handlungen und Entscheidungsvorgängen, biologisch-anatomische Grundlagen des Gehirns für Kreativität, Musikalität, Sprachbegabung usw. geht, werden Fragen an das Selbstverständnis des Menschen herangetragen, von denen die Medizin nicht unberührt bleibt[132]. Ebenso können Philosophie und Theologie an diesen grundlegenden Erkenntnissen nicht vorbeigehen. Eine geistige Herausforderung größten Ausmaßes stellen Probleme und Resultate der Evolutionstheorie dar, die über die evolutionäre Erkenntnistheorie und die genannten Bereiche in die philosophisch-ethische Diskussion einfließen dar.

Molekularbiologie und Biophysik erklären die Entstehung des Lebens auf der Erde als Folge von Prozessen materieller Selbstorganisation...; die evolutionäre Erkenntnistheorie erhellt die stammesgeschichtlichen Bedingungen unserer Vernunft und vermag ... menschliches Erkennen und Denken aus den Vorgängen der organischen Evolution abzuleiten; die Soziobiologie beschreibt die elementaren biologischen Mechanismen des Sozialverhaltens der Lebewesen, führt die Strukturen auch der menschlichen Sozialität auf genetische Faktoren zurück und gibt zu verstehen, dass ebenso das moralische Verhalten genetisch determiniert sei[133].

Damit wird aber in diesen Bereichen versucht zentrale Themen der Metaphysik und philosophischen Erkenntnistheorie sowie der praktischen Philosophie auf ein empirisch-naturwissenschaftliches Fundament zu stellen und jene abzulösen. Bereits im 19. Jh. haben Naturforscher und Ärzte im Sinne der Dreistadienlehre August Comtes die Forderung erhoben, die Naturwissenschaft müsse nunmehr die Rolle der Philosophie und in Folge auch die Rolle der Theologie übernehmen[134]. Wenn auch zwischenzeitlich diese Forderung nicht mehr formuliert

---

— Die zunehmende Berufung auf das geltende staatliche Gesetz oder Recht scheint dies heutzutage in ethischen kaum mehr durch Konsens vermittelbaren Konfliktthemen zu bestätigen.
[132] Vgl. in der vielfältigen Literatur zu dieser Thematik u.a. G. ROTH, *Aus der Sicht des Gehirns*; ID., *Das Gehirn und seine Wirklichkeit*; F.J. SPITTLER, *Gehirn, Tod und Menschenbild*; M. SPITZER, *Nervensachen*.
[133] F. M. WUKETITS, *Evolution, Erkenntnis, Ethik*, 1.
[134] Ernst Häckel hatte noch vor seinen Welträtseln im Jahr 1892 dieser Ansicht verstärkten Ausdruck verliehen. Diese Art von Naturforschung, als die Erkenntnis des Wahren, solche Ethik als Erziehung zum Guten, diese Ästhetik als Pflege des Schönen sind «die drei hehren Gottheiten, vor denen wir anbetend unser Knie beugen. In ihrer naturgemäßen Vereinigung und gegenseitigen Ergänzung gewinnen wir den reinen Gottesbegriff. Diesem ‚dreieinigen Gottesideale', dieser naturwahren Trinität des Monismus, wird das herannahende 20. Jahrhundert seine Altäre bauen!»; Zitiert nach H. SCHIPPERGES, *Strömungen des Irrationalismus im Paradigmawandel der Wissenschaftsgeschichte*, 431. — Vgl. dazu weiter unten Kapitel III, 1.3.4. *Zur Anthropologie innerhalb der Medizin*.

wird, bleibt die Ansicht bestehen, dass der naturwissenschaftliche Naturalismus auch die Grundlage der theologischen Fachdisziplin verändern werde[135].
Wie unzureichend die empirischen Wissenschaften dieser eigenen Ansicht gerecht werden können, dass aus ihren Grundlagen eine ganzheitliche Sicht des Menschen abgeleitet werden könnte, zeigt die Tatsache, dass *innerhalb* der Naturwissenschaften unterschiedliche Auffassungen vom Wesen des Menschen vertreten werden. Man darf die Absichten und Bemühungen, den Menschen als Ganzen zu erklären, nicht gering schätzen. Aber wir werden darauf verweisen müssen, da der Mensch ein Wesen von innerweltlicher, das heißt von erfahrbaren Wirklichkeiten abkünftiger Herkunft ist, dass jede partikuläre Anthropologie sich mit dem Menschen von einem bestimmten Standort aus beschäftigt und deshalb nie den Anspruch erheben kann, die eine und ganze Anthropologie zu sein[136]. «Philosophie wie Theologie haben also keinen ihnen allein zukommenden Schutzbezirk. Aber inmitten der den Menschen scheinbar auflösenden Herkünftigkeit, die alles an ihm zu einem Produkt der Welt zu machen scheint und von der nichts von vornherein ausgenommen werden muss und darf, erfährt der Mensch sich als *Person* und *Subjekt*»[137]. Das, was den Menschen in seiner Subjekthaftigkeit im Gegensatz zu seiner Sachhaftigkeit, die Gegenstand der Natur- und Humanwissenschaften ist, ausmacht, ist die Fähigkeit des bewußten Bei-sich-selbst-Seins, Mit-sich-selbst-sein-Könnens, Zu-sich-selbst-verhalten-Könnens und im selben Augenblick bewußt zu anderem Sich-verhalten-Könnens. Diese Wesensaspekte sind aber nicht Elemente, die ihm wie eine Sache zukommen, sondern sie machen das Wesen des Mensch aus. Das Wesen des Menschen ist aber mit empirischer Methodik nicht mehr determinierbar, sondern nur mehr philosophisch aufweisbar.
Bereits Descartes hatte die Aufgabe der philosophischen Ethik in einem Bild versucht auszudrücken, das unter gewisser Rücksicht die Stringenz der zu seiner Zeit beginnenden geistesgeschichtlichen Entwicklung bis in unsere Zeit einfängt. Er meinte: «Die gesamte Philosophie ist einem Baume vergleichbar, dessen Wurzeln die Metaphysik, dessen Stamm die Physik und dessen Zweige alle übrigen Wissenschaften sind, die sich auf drei zurückführen lassen, auf die Medizin, die Mechanik und die Ethik. Unter Ethik verstehe ich dabei die höchste und vollkommenste Sittenlehre, die eine umfassende Kenntnis der anderen Wissenschaften voraussetzt und deshalb die letzte und höchste Stufe der Weisheit ist»[138]. Philosophische Ethik ist demnach ein interdisziplinäres Fach, das notwendigerweise auf das Gespräch angewiesen ist. D. Mieth z.B. ist in diesem Sinn der Ansicht, dass Ethik, will sie eine angewandte, interdisziplinäre und integrierende Wissenschaft sein, über das Zusammenwirken von Tatsachenwissen,

---

[135] So etwa E.O. WILSON, *Biologie als Schicksal*, 191.
[136] A. RAFFELT – K. RAHNER, *Anthropologie und Theologie*, 15.
[137] ID.
[138] Zitiert nach A. KNAPP, *Soziobiologie und Moraltheologie*, 13.

über Theoriezusammenhänge in Wirklichkeitsausschnitten und über *Natur* als sinnstiftendes Moment nachdenken muss[139]. Diese Aufgabe stellt sich umso dringender, als das instrumentalisierte Naturverständnis und die technische Beherrschbarkeit der Natur die Anthropologie in ihrem Entwurf des Verständnisses vom Menschen prägt. Letztendlich ist das Nachdenken über die Natur, ein Nachdenken über den Menschen und sein Leben, wie auch umgekehrt dasselbe gilt. O. Schwemmer hat eine solche Aufgabe folgendermaßen beschrieben:

> Der Sache nach scheint es mir eine Eigenexistenz der Natur zu geben, der gegenüber wir verantwortlich sind. Hierbei spielt es keine Rolle, ob wir von einem «Recht» der Natur sprechen oder nicht. Auch der Natur gegenüber haben wir eine unbedingte Verpflichtung. Sie entsteht aus der Einsicht, dass wir aus der Natur hervorgetreten sind, indem wir es gelernt haben, neue Handlungsmöglichkeiten zu entwickeln. Es wäre ein Missverständnis dieses Privilegs, wenn wir daraus die Berechtigung ableiteten, die Natur zu einem bloßen Handlungsobjekt zu machen. Vielmehr ist unser Verhältnis zur Natur nach wie vor ein Selbstverhältnis. Dieses ist ein guter Grund dafür, so zu leben, als ob die Natur Rechte hätte, gleichgültig wie wir diese begrifflich ausdrücken. Man sollte den Begriff Selbstverhältnis nicht sentimental oder romantisch interpretieren. Denn dieser Begriff bringt auch zum Ausdruck, dass die Natur in unserem Leben eine durchaus eigenständige Rolle spielt und uns dabei unmittelbar betrifft. Das zeigt sich an dem, was passiert, wenn wir gegen sie leben. Wir werden krank, wir sterben, ohne dass wir dieses Sterben in irgendeiner Weise als Ende unseres Lebens, als Vervollkommnung unseres Lebensplanes erkennen können[140].

Für die Theologie gilt das ebenso, denn sie kann die Frage nach Gott nicht stellen, ohne implizit auch die Frage nach dem Menschen einzuschließen. Das Ereignis der Inkarnation macht schließlich offenkundig, «daß Theologie nur im Medium von Anthropologie betrieben werden kann»[141]. Die Theologie muss nicht nur deshalb den Dialog mit den Humanwissenschaften suchen, weil sie selbst zutiefst anthropologisch ist, sondern, weil sie ihre Botschaft in das jeweils bestehende und leitende Weltverständnis hinein sprechen muß, will sie verständlich bleiben.

Soll die Theologie nicht in die Unerheblichkeit abgedrängt werden — weil sie als auch anthropologisch orientierte Wissenschaft nicht mehr konkrete Fragen konkreter Menschen beantwortet, sondern nur selbstgestellte — dann besteht die Gefahr, dass auch das, was sie verantwortlich verwaltet, die in Jesus von Nazaret an uns ergangene Wortoffenbarung, de facto bedeutungslos wird. Die Theologie ist also existentiell auf einen sie orientierenden Dialog mit den Profanwissenschaften angewiesen[142].

---

[139] D. MIETH, *Was wollen wir können?*, 417.
[140] Zitiert nach S. WEHOWSKI, *Gespräche über Ethik*, 27f.
[141] K. DEMMER, *Sein und Gebot*, 155.
[142] R. LAY, *Evolution als Schöpfung*, 281.

Besonders scheint ein solcher Dialog, wenn er mit der Medizin geführt wird, notwendig zu sein, da die Medizin selbst eine Wissenschaft ist, die sich mit anderen Wissenschaften verständigt, um sich selbst weiterzubringen. Es geht hier unserer Ansicht nach beiderseits nicht darum *noch* etwas Zusätzliches anzuhängen oder einzubinden, sondern es geht immer um ein gemeinsames sich gegenseitig befruchtendes Nachdenken. Als Beispiel könnte man hier die umstrittene teleologische Interpretation der Natur erwähnen, die die Theologie zu einer ihrer Grundlagen der Naturrechtsspekulation zählt. Man sollte nicht vergessen, dass die Zielgerichtetheit der Natur als Ausdruck der göttlichen Schöpfung das Ergebnis eines Deutungsprozesses und nicht unmittelbar aus den empirischen Daten ableitbar ist[143]. Da die Moraltheologie in ihren sittlichen Aussagen Rationalität beansprucht, ist sie auf diesen Dialog angewiesen. «Die ‚Ergänzung' des Glaubens durch die Vernunft reicht in den Bereich naturwissenschaftlicher Kompetenz hinein. Das Naturrecht, mit dem der Moraltheologe operiert, hat seine empirische Dimension, für die direkt und unmittelbar der Naturwissenschaftler zuständig ist»[144].

Mit diesen Bemühungen ist aber auch eine Veränderung des Verhältnisses von Theologie und Philosophie verbunden, die K. Rahner einmal so ausgedrückt hat: «Die Theologie kann heute der expliziten Philosophie im traditionellen Sinn nicht den Gefallen tun, sie allein als ihren weltlichen Partner zu betrachten ... Diese Monogamie ist vorbei»[145]. Deshalb legt sich ein *Dreiecksverhältnis* zwischen Theologie, Philosophie und den modernen Wissenschaften nahe.

Ein solches Verhältnis wird durchaus fruchtbar sein, kann aber auch nicht gänzlich als unproblematisch angesehen werden, weshalb wir im Folgenden einigen damit verbundenen Fragen nachgehen werden.

3.2 Wissenschaft und Rationalität versus deutende Lebenssinngebung

Bislang wurden einige wenige Versuche zur Notwendigkeit eines Dialoges zwischen Theologie, Philosophie und Medizin unternommen. Das Hauptaugenmerk galt der Eingebundenheit der Medizin in die empirischen Wissenschaften. Weshalb auch einige unerlässliche Themen, die im besonderen mit der Medizin in Zusammenhang stehen, vernachlässigt wurden. Wir denken hier an das Verständnis von Gesundheit und Krankheit, an das Verständnis von Heil und Heilung, das Verständnis von Leben, Sterben und Tod, den Umgang mit den Hilfe suchenden Menschen, das Verständnis von Technik im Sinne der τεχνη usw. Diese Aspekte werden an anderen Stellen ausführlich behandelt, da sie in der Auseinandersetzung mit dem ärztlichen Ethos unter der *praktischen* Rücksicht

---

[143] K. DEMMER, *Deuten und Handeln*, 28*f.*
[144] ID., *Sittlich handeln aus Verstehen*, 237; vgl. auch A. AUTIERO, *La natura umana*, 245.
[145] K. RAHNER, *Philosophie und Theologie*, 12.

ihre volle Bedeutung entfalten. Deshalb werden wir uns an dieser Stelle mehr an eine Art Vorbemerkung zu den erwähnten Themenkreisen halten. Wissenschaftlichkeit und Rationalität prägen den medizinischen Alltag, der nicht selten mit der Frage nach deutender Lebenssinngebung konfrontiert wird. Die Theologie erhebt als wissenschaftliches Fach den Anspruch, *deutende Lebenssinngebung* zu einem der Kernbereiche ihrer Bemühungen zu zählen. Kann in dieser Hinsicht aber Theologie als Wissenschaft bezeichnet werden? Wenn es Grundlagen für den angestrebten Dialog gibt, worin zeigen sich seine Grenzen?

3.2.1 Moraltheologie und Wissenschaft

Das Selbstverständnis der Medizin lässt, wie wir schon angemerkt haben, unterschiedliche Zuordnungen innerhalb der empirischen Wissenschaften zu. Im Gespräch sind Humanwissenschaft, Handlungswissenschaft und Naturwissenschaft, darüber hinaus die Versuche, Medizin im traditionellen Sinn als Kunst oder Heilkunst zu verstehen. Die bei uns geltende und dominierend ausgeübte Medizin begreift sich als Schulmedizin, die sich als empirische Wissenschaft an naturwissenschaftlicher Methodik orientiert, zugleich aber offen ist hin auf die ethische Disziplin[146]. Wissen und Können sind in der Medizin mit der sittlichen Aufforderung des verantwortungsvollen Handelns untrennbar verschränkt, was die Partizipation der Medizin an philosophischer Reflexion bekräftigt. Diese innere Verbindung von ärztlich-medizinischem Können und philosophischem Denken zeigt sich auch in den Versuchen Gesundheit und Krankheit zu definieren. Naturphilosophische Reflexionen haben bis zum ausgehenden 19. Jh. die Bestimmung, was Krankheit ist, wesentlich mitbeeinflusst, wobei sich der auf experimentelle Forschung stützende Erkenntniszuwachs über pathologische Prozesse durchgesetzt hat. Dennoch wird man aber nicht behaupten können, dass dies die einzige Möglichkeit ist, Krankheit zu bestimmen. Die Psychiatrie z.B. bedient sich im Unterschied zur internistisch-chirurgischen Medizin philosophischer Deutungsreflexion, gestützt auf empirische Beobachtungsmethoden. Von uns angezielt ist der Bereich der internistischen und chirurgischen Fächer, die auf den Grundlagen und Ergebnissen der experimentellen Medizin arbeiten. Da sich die Medizin als Wissenschaft an der naturwissenschaftlichen Methode orientiert, gilt für ihr Erkenntnisstreben Ähnliches wie in den Naturwissenschaften, die «ein System exakter, intersubjektiv überprüfbarer Fakten und Methoden, dem sich neue Hypothesen und Theorien ein- oder doch logisch stim-

---

[146] In der Charakterisierung der Medizin als Heilkunde dürfte man die so genannte alternative Medizin nicht vergessen, zu der man die Homöopathie oder chinesische Medizin oder Akkupunktur oder andere als natürlich bezeichnete Therapiemethoden zählt, die seit jüngster Zeit Eingang in die ärztliche Praxis und spezifische Spitäler gefunden haben. Sie können hier aber nicht weiter berücksichtigt werden, da ihnen eine eigene Auseinandersetzung gewidmet werden müsste, die über den Rahmen dieser Arbeit hinausführen würde.

mig anzufügen haben und die so der Erweiterung von Wissen und Handlungsmöglichkeiten dienen können»[147], intendieren. Dabei wird aber nicht der Anspruch auf den Besitz von Wahrheit erhoben, sondern man versteht sich auf dem Weg zur Wahrheit, der begleitet wird vom hypothetischen Wissen[148].
Die methodischen Prinzipien, die zur Anwendung kommen, wurden vom logischen Empirismus (Positivismus) entworfen. Sie sollen die metatheoretische Analyse und die Rekonstruktion der Wissenschaft leiten. Zu nennen sind:

1. Die Theoriekonstruktion muss ihren Ausgang immer vom Sinnlichen her nehmen.
2. Die empirischen Daten werden mit Hilfe der induktiven Methode verarbeitet, wobei von einer endlichen Zahl von Beobachtungen aus zu Gesetzen verallgemeinert wird.
3. Theoretische Terme müssen auf Beobachtungsbegriffe reduziert werden.
4. Metaphysische Elemente sind aus der Wissenschaft gänzlich zu entfernen.
5. Die Wissenschaftsgeschichte spielt für die Rekonstruktion einzelner wissenschaftlicher Theorien keine entscheidende Rolle.
6. Die Wissenschaft ist auf Erkenntnisfortschritt angelegt.
7. Zur Klärung der sprachlichen Grundlagen der Wissenschaft sollen die Aussagen unter Verwendung der axiomatischen Methode präzisiert werden[149].

Da die Wirklichkeitserfahrung durch die Verifizierung im Experiment, dessen Bedingungen immer abstrakt bleiben, geschieht, gilt der wissenschaftliche Satz nur bedingt. Hält die aufgestellte Theorie der Falsifikation nicht stand, so wird sie modifiziert. Deshalb passt sich in den Naturwissenschaften die Theorie den jeweils bekannten Fakten an[150]. Die Naturwissenschaft hat es als Wissenschaft «immer mit der modellmäßigen Interpretation der besten jeweils als gültig erachteten Fakten zu tun»[151]. Nichts anderes gilt im Grunde in der experimentellen Medizin, die unter dieser Rücksicht theoretische und statistisch ausgewertete Aussagen über pathologische Prozesse macht. Auf dieser Grundlage werden im klinischen Bereich durch Beobachtung von Patientengruppen prognostische Aussagen formuliert, deren Inhalte in einer Statistik, die sich an klar beschriebenen und definierten Kriterien orientiert, ausgewertet werden. Damit verbinden sich aber nicht selten Schwierigkeiten, wie in anderen Bereichen der Naturwissenschaft, dass die erhobenen statistischen Aussagen von den angelegten Kri-

---

[147] J. HÜBNER, *Wissenschaft, Glaube und Ethik*, 512.
[148] Vgl. C. CAFFARRA, *Teologia morale*, 123.
[149] Diese Darstellung haben wir, A. KNAPP, *Soziobiologie und Moraltheologie*, 15, entnommen, die sich auf, B. KANITSCHEIDER, *Wissenschaftstheorie der Naturwissenschaften*, 7, bezieht.
[150] Unter "Fakten" versteht man begrifflich gefasste Beobachtungen, die wegen ihrer möglichen Fehlerhaftigkeit der ständigen Nachprüfung durch die Wiederholung der Erfahrung bedürfen. — Vgl. A. KNAPP, 15.
[151] H. SCHAEFER, *Kann die Wissenschaft eine neue Ethik entwickeln?*, 301.

terien abhängig sind. Die Kriterienfrage führt immer wieder zu Meinungsverschiedenheiten, da sie ihrerseits ebenso einer Klärung der Zulässigkeit bedürfen, andererseits die Ergebnisse von den berücksichtigten Kriterien erheblich beeinflusst werden. Dazu kommen in der Medizin die Frage des Zeitraumes, wie lange die Studie gedauert hat, und die Anzahl der Patienten, die sich an der Studie beteiligt haben. Je länger der Zeitraum und je mehr Patienten studiert werden konnten, desto *wahrscheinlicher* ist die Richtigkeit der resultierenden Aussagen. Die medizinische Fachliteratur macht aber deutlich, dass solche Ergebnisse immer als orientative Aussagen verstanden werden. Darin spiegelt sich jene vorgenannte Feststellung wider, wie auch Krankheitsbilder auf der Grundlage kriteriologischer Daten- oder Faktensammlung eine modellmäßige Interpretation darstellen.

Eine wissenschaftliche Wahrheit kann hier nicht beansprucht werden, insofern nach dem einflussreich gewordenen Ansatz von K. Popper jede Theorie einer empirischen Prüfung, d.h. dem Risiko des Scheiterns ausgesetzt werden muss. Die Bewährung in der Falsifikation garantiert daher den Fortschritt, der aber nur eine immer größere Annäherung an die Gesetzesstrukturen der Wirklichkeit darstellt. In diesem Sinn kann man auch von der «approximativen Wahrheitsidee», «regulativen Idee der Wahrheit» oder «verisimilitudo» sprechen. Popper muss aber für seinen Ansatz wiederum Wahrheit beanspruchen, wie E. Ströker anmerkt:

> Da auch für die Falsifikation auf induktives Vorgehen nicht verzichtet werden kann, soll die falsifizierende Allgemeinaussage hinreichend abgestützt sein, erweist sich nunmehr die Falsifikation als ebensowenig endgültig durchführbar wie die Verifikation. Steht es aber demnach methodologisch mit der Falsifizierbarkeit im Prinzip nicht anders als mit der Verifizierbarkeit, so muss Poppers Falsifizierbarkeitskriterium einen ganz anderen Sinn haben als den eines abschließenden Geltungsentscheids für wissenschaftliche Sätze aufgrund eines einzigen formallogischen Schlusses[152].

Damit ist aber die wissenschaftstheoretische Diskussion vor die alte Problematik des Geltungs- und Wahrheitsanspruches gestellt. Entweder wird ein unendlicher Erkenntnisprozess angenommen, oder aber es wird ein einmal hypothetisch angenommenes Ende der Kausalitätskette vorausgesetzt, d.h., dass nach aristotelisch-thomistischer Vorstellung ein «regressus in infinitum»[153] nicht möglich ist,

---

[152] E. STRÖKER, *Einführung in die Wissenschaftstheorie*, 99.

[153] Diese Thematik kommt in der philosophischen Frage nach der Existenz Gottes zum Tragen, wie sie in den Gottesbeweisen angegangen wird. Schöpfer eines formalen Gottesbeweises ist Aristoteles mit dem *Bewegungsbeweis*. Vgl. *Physik*, VIII, 3-6. und *Metaphysik*, XII, 6-7. — Thomas v. Aquin entwickelt in der S. Th. I, q. 2, a. 3 nach dem aristotelischen Modell die 5 Gottesbeweise, die er die «fünf Wege» nennt, in denen er die unterschiedlichen Argumentationsformen aus der Tradition aufnimmt und damit fünf verschiedenartige Ansätze ge-

da es einen für alles nicht mehr hinterfragbaren Grund oder einen Begriff der unbedingten Wahrheit geben muss. Menschliche Erkenntnis kommt scheinbar ohne letzte Bezugspunkte nicht aus, will solches Erkenntnisstreben sich nicht in Absurdität, Bedeutungslosigkeit und Ineffizienz auflösen. «Der Bezug des menschlichen Erkennens auf die Idee der Wahrheit ist keine erbauliche Zutat zu einem inzwischen profanisierten und autonom gewordenen Kulturgut namens wissenschaftliche Erkenntnis. Der Bezug ist vielmehr logisch gefordert, wenn das wissenschaftliche Arbeiten nicht defizient sein soll»[154]. Eine Sinnorientierung gewinnt die Wissenschaft erst durch die Ausrichtung auf die Wahrheit, ohne die sie nur zufällig und rein funktional wäre. Deshalb ist ein Entschluss zur Wahrheit notwendig. I. Kant hatte bereits festgestellt, dass alles Bedingte, das sich nicht auf ein Unbedingtes bezieht, vernunftlos ist, selbst wenn es vernünftig sein sollte. Ohne Idee der Wahrheit ist Wissenschaft vernünftigerweise nicht möglich[155]. «Poppers Korrespondenzauffassung der Wahrheit erweist sich so als ungetilgter Rest jener Metaphysik der Endgültigkeit, die er mit seiner Wissenschaftstheorie überwinden wollte»[156]. Letztendlich stellte Popper selbst fest: «Die Wahrheit ist absolut und objektiv, nur haben wir sie nicht in der Tasche... Wäre die Wahrheit nicht absolut und objektiv, so könnten wir uns nicht irren. Oder unsere Irrtümer wären so gut wie unsere Wahrheit»[157].

Ebenso haben die wissenschaftstheoretischen Diskussionen auf die Grenzen der wissenschaftlichen Erkenntnisse hingewiesen. Das Experiment liefert keine «reinen Fakten», da es immer theoriegeleitet ist. «Ein bestimmter Hinblick produziert eine Methode, denn Methode ist nichts anderes als die strenge Selbstbindung eines Forschers an diesen Hinblick mit der asketischen Kraft, alles wegzulassen, was in diesem Hinblick nicht relevant ist»[158]. Da sich die einzelnen Wissenschaften auf einen bestimmten Teilbereich des Ganzen selbstgewählterweise beschränken, bekommen sie das Ganze nicht in den Blick. Die naturwissenschaftliche Methode als solche begreift daher die Gesamtheit der möglichen Phänomene der Wirklichkeit nicht, da ihr nicht die Möglichkeit zur Verfügung steht, dieses Ganze «als solches auf einmal für eine aposteriorische Erfahrung sich gegenübertreten zu lassen»[159].

Diese wenigen Hinweise zeigen, dass die naturwissenschaftlichen Aussagen immer an ihre methodisch bedingten Grenzen stoßen. Das gilt auch für die Medizin, die in ihrem Heilungsauftrag nicht nur an die Grenzen des technisch

---

winnt, von denen her er seine Gotteslehre entfalten kann (S. Th. I, q. 3-26.). — Vgl. dazu O. MUCK, *Philosophische Gotteslehre*, bes. 103-132.

[154] H. KRINGS, *Pluralität des Wahrheitsbegriffs*, 7.
[155] Vgl. ID.
[156] E. STRÖKER, 92.
[157] K. POPPER, *Die erkenntnistheoretische Position*, 36.
[158] M. MÜLLER, *Philosophische Anthropologie*, 14.
[159] K. RAHNER, *Theologische Perspektiven*, 38.

Machbaren stößt, sondern in der Begegnung mit dem kranken Menschen auch konfrontiert wird mit den neu gestellten Fragen nach dem Menschen als Subjekt und Person. Radikalisierung und Vereinseitigung des zu studierenden Gegenstandes provoziert bekannterweise dort, wo es um menschliches Leben oder den Menschen konkret betreffende Umstände oder sein Umfeld geht, die «Sinnfrage». Die altbekannten Sinnfragen menschlichen Lebens können von den empirischen Wissenschaften nicht beantwortet werden. Die Erfahrung von Sinn und von Einmaligkeit, ethische und religiöse Erfahrung entzieht sich dem durch die naturwissenschaftliche Methodik eingeschränkten Erfahrungsbegriff. Somit sind wir wieder an jenem Punkt angelangt, den wir zuvor im Bezug auf die Anthropologie angesprochen haben. «Wenn etwa ein Biologe eine Erkenntnis gewinnt, die auch für menschliche Lebensprozesse bedeutsam ist, so sagt ihm seine Erkenntnis als solche noch nicht, was der Mensch ist. Er muss es schon zuvor wissen, um seine Erkenntnis als anthropologisch relevant zu erkennen»[160]. D.h. umgelegt auf jeglichen Wissenschaftsbereich, der mit dem Menschen oder dem Leben als solchem zu tun hat, dass der Wissenschafter selbst schon ein bestimmtes Vorverständnis von dem, was Leben heißt, haben muss. Zugleich sollte er auch bedenken, dass er in seiner Forschung direkt oder indirekt auch Aussagen über sich selbst macht, das heißt ein Urteil über sich selbst fällt, das vor seinem Selbsterleben und seiner Selbsterfahrung als Mensch Bestand haben sollte. Jeder Naturwissenschafter, wie auch Mediziner, kann hier einen Hinweis auf die jedem naturwissenschaftlichen Forschen notwendig gegebenen Aussagegrenzen erkennen, jenseits derer der legitime Aussagebereich für philosophische und theologische Reflexionen beginnt.[161]

Diese Feststellung von der Grenzartigkeit wissenschaftlicher Aussagen heißt aber nicht, dass eine Wissenschaft auf der einen Seite der Grenze aufhört und die andere auf der anderen Seite der Grenze weitermacht. So wie man gelegentlich im Verhältnis von Arzt und Seelsorger den Eindruck gewinnen kann, der Arzt ist ausschließlich für das Heil des Körpers, der Seelsorger ausschließlich für das Heil der Seele zuständig. D.h. der Seelsorger wird z. B. in die Intensivstation gerufen, wenn ärztliches Handeln an seine Grenzen gestoßen ist und der Arzt nichts mehr für den Patienten tun kann. Auf wissenschaftlicher Ebene würde man sich dem Verdacht der Lückenbüßerfunktion aussetzen, da stillschweigend das Vorstellungsmodell eines formalistischen Nebeneinander vorausgesetzt wäre. Das ist aber nicht intendiert, auch nicht, dass durch geschickte Argumentation ein Fach auf die Seite des anderen Faches hinübergezogen wird, um in diesem aufzugehen. Es geht auch nicht um autoritative Rechthaberei, sondern um das Einsichtigwerden des eigenen und des anderen Beitrages zu einer Zielvorstellung, die alles umfasst, und dem eigenen Tun erst seinen Sinn vermittelt.

---

[160] E. CORETH, *Was ist der Mensch*, 14.
[161] F. RAUH, *Die Funktion der vergleichenden Verhaltensforschung für das Humanum*, 143.

Diese angepeilte Zielvorstellung unterliegt aber einer deutenden Sinngebung, die von der zugrunde gelegten Methodik abhängig ist. Die Geistesgeschichte menschlicher Erkenntnisbemühungen zeigt hier einerseits die Grenzen dieser Bemühungen, andererseits die beständige Herausforderung und den Willen des Menschen, eine solche Zielvorstellung in den Griff bekommen zu wollen. Idealistische, realistische, pessimistische und hoffende Grundhaltungen charakterisieren diese Unternehmungen. Die vermittelnde Grundlage ist letztendlich die Anthropologie. Die Theologie als Wissenschaft, in der eine ihrer zentralen Fragen sich auf das rechte Verhältnis von Glaube und Vernunft, in der Moraltheologie von Glaube und sittlicher Vernunft richtet, bemüht sich um die Klärung dieser Begriffe, worin sie sich an der Lehre von der Analogie des Seins orientiert[162]. Die Inhalte von Glaube und sittlicher Vernunft fließen dabei in die Zielvorstellung eines umfassend gelungenen Lebens ein, die sich in jeweils entsprechende konkrete Handlungsziele umsetzt. «Wo immer solche Handlungsziele entworfen werden, fügen sie sich in den Rahmen eines schon immer anwesenden anthropologischen Vorverständnisses ein»[163]. Die sittliche Erfahrung, die zu diesem Vorverständnis gehört, ist als eigenständige Erkenntnisquelle nicht im Sinne des positivistischen Wissenschaftsideals verifizierbar, weshalb Theologie wie auch Ethik nur in einem analogen Sinn als Wissenschaft bezeichnet werden können. Es darf durchaus zu denken geben, was P. Feyerabend als Vertreter einer «anarchistischen Erkenntnistheorie» den Theologen vorschlägt: «Baut doch eine Theologie auf, die die Probleme löst, die euch plagen, nach Kriterien, die euch in diesem Zusammenhang plausibel erscheinen, und kümmert euch nicht um die Frage, ob, was ihr tut, 'Wissenschaft' ist, denn die einzigen Antworten, die es auf diese Frage gibt, sind Antworten von Schulmeistern, die von der wissenschaftlichen Praxis keine Ahnung haben»[164]. Man wird Feyerabend darin recht geben können, dass sich die Theologie in ihrem Wissenschaftscharakter nicht an den Kriterien heutiger Wissenschaft messen, wohl aber dass Theologie von der modernen Wissenschaftstheorie lernen kann.

Dazu meinte R. Spaemann, die Theologie sei nicht gut beraten, «wenn sie aus ihrem alten, aus dem Mittelalter herrührenden Verständnis, Wissenschaft zu sein, sich jetzt dem modernen Wissenschaftsbegriff unterwirft und versucht, Wissenschaft im Sinne der modernen Wissenschaft zu sein. Ihr entgeht dann ihr spezifischer Gegenstand. Denn ihr spezifischer Gegenstand ist das Einmalige»[165]. Sie kann sich mit den anderen Wissenschaften nicht vereinen, ohne sich selbst dabei aufzugeben. Ihre wichtige Funktion besteht daher «unter der Voraussetzung, dass sie sich dem modernen Bewußtsein nicht mit Haut und Haaren

---

[162] K. DEMMER, *Leben in Menschenhand*, 18.
[163] ID., 13.
[164] P. FEYERABEND, *Votum (Diskussion: Ist Theologie eine Wissenschaft?)*, 137f.
[165] R. SPAEMANN, *Was ist das Neue*, 20.

ausliefert»¹⁶⁶. Damit ist gesagt, dass die Theologie in einer Zeit universaler Wissenschaftlichkeit viel deutlicher auf die Unzulänglichkeit der modernen Wissenschaften wie auch der Wissenschaftstheorie hinweisen sollte, da sie bestimmte Bereiche unseres Daseins gar nicht wahrnehmen.

Der Begriff der Wissenschaft «weist vielmehr einen analogen Bedeutungsgehalt auf. Als solcher folgt er der vorausliegenden Analogie der Wahrheit samt der ihr jeweils eigenen Geltung und Normativität. Eine naturwissenschaftliche Wahrheit ist in einem anderen Sinn geltend und normativ, wie dies von einer sittlichen Wahrheit ausgesagt wird»¹⁶⁷. Die von der (Moral-)Theologie angezielte sittliche Wahrheit setzt sich aus Gutheit und Richtigkeit zusammen. Wobei die Gutheit sich unmittelbar an sittlichen Wertvorstellungen, die Richtigkeit an anthropologischen Zielvorstellungen misst, die sich über Leitvorstellungen erfülten Lebens vermitteln¹⁶⁸. Als der wissenschaftliche Gegenstand der Theologie können daher die Tatsache sinnhaften Handelns und die Sinnthematik menschlicher Erfahrung beschrieben werden, wobei sich die Theologie im Rahmen der Zugehörigkeit zu den Geisteswissenschaften, wie diese, auch historisch-hermeneutischer Methoden bedient¹⁶⁹. «Die ethische Empirie ist nicht die Sinneserfahrung, sondern die Sinnerfahrung»¹⁷⁰. Innerhalb der Theologie als Wissenschaft, die von der Offenbarung ausgehend den Glauben wissenschaftlich reflektiert, kann die Moraltheologie als «handlungsleitende Sinnwissenschaft»¹⁷¹ definiert werden. Sie setzt als solche immer schon einen Sinn voraus, den jeweils besser zu verstehen ihr Ziel ist. In der methodischen Reflexion muss sich ihr Wissenschaftscharakter erweisen. Somit müssen entsprechend der Eigenart des zugrunde gelegten Wahrheitsbegriffes eine Leitvorstellung von Wissenschaftlichkeit und eine adäquate Methodologie entwickelt werden. Dazu wird man die eigene Sprache, eine Hermeneutik für den eigenen Überlieferungszusammenhang, innere Kohärenz des Systems, die Plausibilität der Argumentation und Rechenschaft über die eigenen Voraussetzungen zählen. In diesen Bemühungen wird man heute der Sprache eine nicht unbedeutende Rolle zusprechen. Gerade sittliches Handeln vollzieht sich in Beziehungen und stellt sich somit als ein kommunikatives Handeln dar¹⁷². Als solche dient sie auch als Reflexionsgegenstand

---

¹⁶⁶ ID.

¹⁶⁷ K. DEMMER, *Deuten und handeln*, 14.

¹⁶⁸ K. DEMMER, *Leben in Menschenhand*, 14.

¹⁶⁹ Angezielt ist u.a. der richtige Umgang mit der Hl. Schrift, dem Alten und Neuen Testament. «Die vom Zweiten Vatikanum eingeforderte Schriftgemäßheit der Moraltheologie bleibt ein leeres Wort, solange sie nicht durch eine sensible Hermeneutik abgedeckt ist». K. DEMMER, *Fundamentale Theologie des Ethischen*, 48-50.

¹⁷⁰ D. MIETH, *Moral und Erfahrung*, 40.

¹⁷¹ K. DEMMER, *Sittlicher Anspruch und Geschichtlichkeit des Verstehens*, 64.

¹⁷² Hier kann man an die sprachpragmatische Normenbegründung von K.-O. Apel und J. Habermas denken. Habermas geht vom Handeln als sozialem Bezug aus, von dem er ein kommunikatives oder konsensuales Handeln unterscheidet, wobei er den expliziten

in der medizinischen Ethik, die die kommunikative Beziehung von Arzt und Patient in der Vorstellung einer patientenorientierten Medizin zum Ausgangspunkt nimmt. Zudem spielen die Bedeutungsgehalte von Sprache in der Suche nach konsensfähigen Entscheidungskriterien eine wichtige Rolle, wie dies auch in der Rede von der intersubjektiven Verifizierbarkeit angedeutet ist, da es immer um das Ziel gegenseitigen Verstehens geht. «So erscheint es folgerichtig, wenn sich die Moraltheologie dieser zentralen Dimension menschlichen Daseins zuwendet. Sie kann es nicht damit bewenden lassen, geschichtliche und metaphysische Begründungsreflexionen vorzulegen»[173]. Die Absicht und das Anliegen besteht in der Präzisierung der Sprache, die in ihrer Alltäglichkeit mehrdeutig ist und deshalb im wissenschaftlichen Diskurs einer Präzisierung bedarf. Seriosität und Sachlichkeit, Respekt vor dem Gesprächspartner zeichnen sich nicht selten in einer «bedachten und durchsichtigen» Sprache aus[174].

3.2.2 Zur Sprachfähigkeit der Technik

Naturwissenschaften und Theologie verstehen sich als je eigenständige Wissenschaften, die, wenn sie auch mit unterschiedlichen Methoden arbeiten, die Welt und den Menschen zum Gegenstand haben. Nun ist die Interdisziplinarität ein inneres Strukturelement der (Moral-)Theologie selbst. «Das Bekenntnis zu einem Gott der christlichen Botschaft als dem Schö-pfer von Himmel und Erde bleibt ein bloßes Lippenbekenntnis, wenn nicht auch die Natur, mit der sich der Naturwissenschaftler befasst, etwas mit diesem Gott zu tun hat»[175]. Das Zweite Vatikanische Konzil hat in der Pastoralkonstitution «Gaudium et Spes» in diesem Sinn von der Autonomie der verschiedenen Sachbereiche und Wissenschaften gesprochen. Die von Gott geschaffenen irdischen Wirklichkeiten sind der menschlichen Forschung und Wissenschaft grundsätzlich zugänglich, so dass das Lehramt zur Beantwortung vieler Fragen neben dem Licht der Offenbarung auch der menschlichen Sachkenntnis bedarf[176].

Sprachhandlungen eine besondere Aufmerksamkeit schenkt. Diesen stellt er den Begriff des Diskurses gegenüber. Diskurse haben die Aufgabe, «eine Verständigung über problematisch gewordene Geltungsansprüche wiederherzustellen», weshalb in Diskursen keine Informationen ausgetauscht werden, «sondern Argumente, die der Begründung (oder Abweisung) problematisierter Geltungsansprüche dienen». Vgl. F. RICKEN, *Allgemeine Ethik*, 116-126. hier 118.

[173] K. DEMMER, *Fundamentale Theologie des Ethischen*, 141.
[174] Zur Bedeutung der Sprache im moraltheologischen Diskurs vgl. ID., 141-146.
[175] B. HINTERSBERGER, *Theologische Ethik*, 35.
[176] «Wenn wir unter Autonomie der irdischen Wirklichkeiten verstehen, dass die geschaffenen Dinge und auch die Gesellschaften ihre eigenen Gesetze und Werte haben, die der Mensch schrittweise erkennen, gebrauchen und gestalten muss, dann ist es durchaus berechtigt, diese Autonomie zu fordern. Das ist nicht nur eine Forderung der Menschen unserer Zeit, sondern entspricht auch dem Willen des Schöpfers. Durch ihr Geschaffensein selber nämlich haben alle Einzelwirklichkeiten ihren festen Eigenstand, ihre eigene Wahrheit, ihre

Sachkenntnisse, auf die wir uns in der Interpretation und Deutung des Lebens beziehen, beruhen auf der Zuhilfenahme von Hilfsmitteln. Diese können ihrerseits entweder Hypothesen, Theoriesätze oder technische Instrumente sein. Je nachdem, um welche Sachkenntnisse es sich handelt, gilt es das geeignete Hilfsmittel anzuwenden. Unter den Sachkenntnissen unterscheiden wir unzählige, die sich auf geistige oder materielle Dinge beziehen können. Nun gilt in den Naturwissenschaften, dass aufgestellte Hypothesen experimentell verifiziert werden müssen. Gesicherte Sachkenntnis resultiert deshalb z.b. in Biologie, Biochemie und Medizin aus dem Einsatz von Technik. Erst die zur Verfügung stehende Technik oder Technologie bestätigt die Hypothese, Vermutung oder die Idee, die aus der Beobachtung und dem Umgang mit dem zu untersuchenden Gegenstand entspringen. Technik, so könnten wir sagen, kommuniziert mit seinem Schöpfer. Sie wird entwickelt aus der schöpferischen Kreativität des Menschen, der das, was er vermutet, sichtbar darstellen möchte, sei es optisch oder virtuell mittels kombinatorischer Computertechnologie. Derart angewandte Technologie spricht mit dem Menschen, insofern sie ihm mitteilt, woraus sich etwa der menschliche Organimus zusammensetzt, wie er funktioniert, nicht nur auf der Makro-, sondern auch auf der Mirkoebene. Die Faszination Technik beschränkt sich aber nicht nur auf die «Entdeckungsebene», sondern sie gewinnt zunehmend Raum in der Erschließung neuer Dimensionen der Lebensgestaltung. Man denke nur an die Versuche das menschliche Gehirn in der Computertechnologie zu kopieren, um diese in der Roboterentwicklung fruchtbar zu machen, oder die Entwicklung der künstlichen Intelligenz[177]. Technik wird so zum Vehikel für Kulturschöpfung. Die Sprache, die sie spricht, ist eine strukturell mathematisch logische. Was ihr fehlt, ist die Fähigkeit zur eigenen, selbstgesteuerten Weiterentwicklung und Entdeckung von noch Unbekanntem, der Kommunikation mit sich selbst. Daher ist der Technik Selbst- und Eigenständigkeit fremd. In den Händen des Menschen wird sie somit zur Repräsentation menschlicher Geistesleistung, worin noch immer der Unterschied des Menschen zur «Maschine» zu sehen ist. Aber «Technik steht in einer bemerkenswerten Korrelation zum Leben. Technik *fasziniert* wie das Leben. Sie befriedigt die Lust am Spiel und fordert die Vernunft heraus — wie das Leben. Technik *beunruhigt* nicht weniger als Leben»[178]. Mit den grandiosen Entwicklungen verbinden sich aber Ängste

---

eigene Gutheit sowie ihre Eigengesetzlichkeit und ihre eigenen Ordnungen, die der Mensch unter Anerkennung der den einzelnen Wissenschaften und Techniken eigenen Methode achten muss. Vorausgesetzt, dass die methodische Forschung in allen Wissensbereichen in einer wirklich wissenschaftlichen Weise und gemäß den Normen der Sittlichkeit vorgeht, wird sie niemals in einen echten Konflikt mit dem Glauben kommen, weil die Wirklichkeiten des profanen Bereichs und die des Glaubens in demselben Gott ihren Ursprung haben». — Gaudium et Spes, Nr. 36.

[177] Vgl. W.S. McCULLOCH, *Verkörperungen des Geistes*.
[178] P. SCHMITZ, *Fortschritt ohne Grenzen?*, 14.

und Sorgen. Diese können auch unbegründet sein, wenn man an die erste technologische Revolution vor gut 150 Jahren denkt, an die wir uns mittlerweilen gewöhnt und mit der wir einen rechten Umgang gefunden haben. Oder wer stößt sich daran, dass er zu Hause oder in der Arbeit am Computer sitzt, mit dem er die halbe Welt erobern kann. Können wir diese ersten Schritte der Technikentwicklung vergleichen mit der heutigen Zeit, in der die Technologie das Erbgut des Menschen erreicht hat? An welche Wurzeln und natürliche Grundverfasstheiten des Lebens rührt dadurch der Mensch? Dem rasanten Entwicklungstempo scheint die geistig-ethische Aufarbeitung weit nachzuhinken. «Die Ambivalenz hat der Technik nie gefehlt»[179]. Hoffnung wie Skepsis verheißt der Horizont der Zukunft, auf den der Mensch zugeht. Im letzten Jahrhundert hat es bereits eine heftige Debatte um die Risiken und Folgen der Technikentwicklung gegeben, da die Möglichkeiten der Technik sich auch in tödlicher Form gegen das Leben und den Menschen wenden können[180]. Die Sprache der Technik kann aber auch Wertsysteme durcheinander bringen und die Autonomie des Menschen in Frage stellen. Technik schafft auch ihre Abhängigkeiten, deren wir uns nur bewusst werden, wenn wir sie plötzlich nicht mehr benützen können[181]. So hat sie schon lange, ohne dass wir es bewusst wahrnehmen, eine Schlüsselfunktion in unserem Leben eingenommen. Ihre Nützlichkeit bedeutet uns Annehmlichkeit, Arbeitserleichterung, und sie vermittelt auch Sicherheit. Technik macht deshalb nur Sinn, «wenn sie dem Leben Raum gibt. Sie ist nur dann nicht zu beanstanden, wenn sie der Freiheit, der Solidarität und anderen Prioritäten ihre Kraft und ihre Stimme schenkt»[182]. Das Eigentümliche der Technik in unserem Gebrauchsverständnis liegt aber in der Tatsache, dass die Technik dort, wo sie gewohnte Ordnungen zerstört und zugleich keine vernünftigen Gebrauchsstrategien anbieten kann, zu «Glücksversprechungen» weit ausholt, die an Intensität und ausgefeilter Rhetorik nichts fehlen lassen. An der Technik beginnt man sich zu stoßen, wenn die Unsicherheit die Sicherheit, die Unklarheit die Klarheit, die Ungewissheit die Gewissheit, die Wunschvorstellung die Realität überwiegt. Man wird zwar Verständnis für die Wünsche und Hoffnungen, die in der technologischen Entwicklung stecken, haben im Sinne des Sprichwortes: «Das Leben ist ein Wagnis». Wo aber das Wagnis zum unabschätzbaren Risiko wird und die Sinnfragen menschlichen Lebens und der Lebensgestaltung in die Irrationalität abzugleiten drohen, der Mensch für die von ihm produzierte Maschine und Technik da zu sein und sich ihr unterzuordnen

---

[179] ID., 15.

[180] Man denke an die Diskussion der friedlichen Nutzung der Atomenergie, wie deren Nutzung als atomare Abschreckung, die bis zum heutigen Tag die Gemüter bewegt.

[181] Es braucht dazu gar nicht die großen Stromausfälle, die man in diesem Jahr in Amerika oder in Europa erleben konnte. Es genügt, wenn der Schutzschalter im eigenen Haushalt fällt. Gibt es noch jemanden, der in solcher Situation ruhig sitzen bleibt?

[182] P. SCHMITZ, *Fortschritt ohne Grenzen?*, 14.

hat, hört menschliches Leben auf, menschlich zu sein. Dieser Perspektivität können sich die gerne als spezifisch und separat betrachteten Diskussionen etwa der Stammzellen- und Embryonenforschung oder die Diskussion um die lebenserhaltenden intensivtherapeutischen Maßnahmen nicht entziehen. Selbst wenn konsensfähige sinnstiftende Argumente etwa in der Embryonenforschung fehlen und die Entscheidung darüber, ob die Morula Leben oder nicht Leben ist, gefällt werden muss, bleibt der Rest des Unbeantworteten und nicht Geklärten, weil «technisch» nicht klärbar. Technik ist nicht erst in ihrer Realität, sondern schon als Bild der Kultur verhaltensleitend und — wie der Blick in die Zukunft ergibt — verwirrend[183]. Menschlichkeit beginnt nicht erst dort, wo die Technik an ihre Grenze gekommen ist oder Menschlichkeit erst durch Technik sich zur Vollendung gebracht hat, sondern Menschsein und Menschlichkeit legen dem Ganzen ihren Grund und sollten es umfassen.

Wir hatten schon festgehalten, daß es dem Theologen um die Reflexion auf die Sinngebung der Welt als Ganzer geht, weshalb er auf die Ergebnisse in Naturwissenschaft und Technik nicht verzichten kann. «Ihr kann nicht gleichgültig sein, was in der Philosophie, den Sozialwissenschaften, der Biologie und Medizin an Erkenntnis über den Menschen erarbeitet ist, wenn auch sie mit ihren Einsichten die Wirklichkeit des Menschen und nicht ein Phantomgebilde erfassen will». Technik als Schlüssel und Zugangsmöglichkeit zu den Phänomenen der organischen wie anorganischen Natur unterliegt denselben wissenschaftlichen Paradigmata unter denen die Naturwissenschaft als solche steht, nämlich in der Betrachtung der Natur Teilbereiche von dieser zu erschließen. Die Fähigkeit der Technik beschränkt sich aber nicht nur auf das Enträtseln, sondern sie vermag dadurch das Enträtselte zu manipulieren. Im technischen Handhaben des Enträtselten leitet sie daher zum Entwurf einer eigenen Vorstellung von Welt an. Das geschieht aber nicht mehr unter subjektiv menschlicher Spekulation, sondern unter der Subjektivität der Technik. Die Vorstellung der Machbarkeit und Manipulierbarkeit führt somit zur verkürzten Sicht der Welt, mit der man meint gestalterisch umgehen zu können, indem man sich die «eigene» Welt schafft. Die Welt erscheint in diesem Sinn nicht mehr als das unendlich Größere, dem man selbst angehört, sondern als Steinbruch. Technik, die Gefahr läuft, eine Eigendynamik zu entwickeln, wird daher eine Befragung ihrer Grenzen benötigen. «Keiner, der Verantwortung für die menschliche Geschichte trägt, darf zulassen, dass eine Technik die Autonomie des Menschen unterdrückt, die Gesellschaft destabilisiert, den Verfall von Werten beschleunigt, wozu sie aufgrund ihrer Größenordnung, ihrer Dominanz und ihrer Zwanghaftigkeit durchaus in der Lage ist»[184].

---

[183] ID., 16.
[184] ID., 22.

In diesem Zusammenhang darf man daran erinnern, dass alles menschliche Wissen und Können einen existentiellen Bezug hat. «Eine *scheinbare* wissenschaftstheoretische Sauberkeit in der Methodentrennung übersieht, dass alle unsere Methoden aufeinander bezogen sind. Sie übersieht, daß unsere Welt für uns existentiell eine ist»[185].

Angewandte Technik, wie sie in der Medizin üblich und nicht mehr wegzudenken ist, entwirft in der Medizin nicht das Bild vom Menschen, sondern dient der Diagnostik und Therapie im Sinne des Heilungsauftrages. Die Erstellung des Krankheitsbildes stützt sich auf technische Daten, wird aber interpretativ vom Arzt in das Gesamt der zu erstellenden Diagnose eingefügt, an der sich die Therapie orientiert. Wie die Erfahrung im klinischen Alltag zeigt, greift ein technologisiertes Verständnis vom Menschen zu kurz, um der Situation des erkrankten Menschen gerecht zu werden. Damit konvergiert die Technik in der Überprüfung ihrer Leistungsfähigkeit und in ihrer Kommunikation über Welt und Natur mit der Anthropologie.

3.2.3 Die anthropologische Schnittfläche

«Die Theologie kann keinen material-eigenen Beitrag an Wissen von der Art leisten, wie ihn naturwissenschaftliche Disziplinen untereinander austauschen»[186]. Daher ist ein wahres interdisziplinäres Gespräch nur auf der Ebene der anthropologischen Entwürfe möglich. Empirische Daten begegnen nie als solche, sondern immer schon in ihrer Vermittlung durch eine bestimmte Interpretation. Jeder Naturwissenschafter, der versucht sich Rechenschaft über die vorausgesetzten Grundlagen zu geben, betreibt damit schon Philosophie. Ein solches kritisch reflexives Bemühen kann einen Weg zur Theologie finden. Im Grunde hat die (Moral-)Theologie es nicht direkt und unmittelbar mit den Ergebnissen der empirischen Wissenschaften zu tun, sondern es sind vielmehr immer schon die philosophische und die theologische Anthropologie als Bindeglieder zwischengeschaltet[187]. Infolgedessen hat sich die Theologie ihrerseits zu bemühen, den Glaubensvollzug auf seine anthropologischen Indikationen hin eindeutig darzulegen. So kann es gelingen, eine gemeinsame Gesprächsebene über das Menschenbild zu gewinnen, auf der eine Auseinandersetzung zwischen den empirischen Wissenschaften vom Menschen und der Theologie möglich ist[188].

Hiermit haben wir eine zentrale Aussage erreicht: *Die Grundlage für einen Dialog zwischen Moraltheologie und empirischen Wissenschaften, wie auch Medizin, ist das jeweils vorausgesetzte Menschenbild.*

---

[185] R. LAY, *Evolution als Schöpfung*, 282.
[186] B. HINTERSBERGER, *Theologische Ethik*, 36.
[187] K. DEMMER, *Sittlich handeln aus Verstehen*, 235.
[188] ID., *Moralische Norm*, 272.

Der Streit um das Menschenbild, um die anthropologischen Implikationen, um das von der Theologie oder den Naturwissenschaften jeweils schon eingebrachte Weltbild ist aber eine *philosophische* Kontroverse. Theologie und Naturwissenschaften versuchen auf je verschiedene Weise, Wahrheit zu denken. Indem sie nach der Legitimation fragen, begeben sich beide auf die Ebene der Philosophie, auf der sie sich dann auch begegnen können. Ein Gespräch zwischen ihnen ist mithin erst dort möglich, «wo beide bereit sind, sich selber, das heißt ihre Aussagen, Methoden und Prämissen philosophisch zu durchleuchten und gegebenenfalls zu korrigieren»[189].

Abschließend soll hier noch bemerkt werden, dass es für die Moraltheologie im interdisziplinären Gespräch nicht genügt, nur passive Anleihen zu machen, sondern sie hat «eine *aktive* Begegnung zu führen, in die sie nicht nur ihre eigenen wissenschaftsmethodischen Kriterien, sondern zugleich ihren inhaltlichen Beitrag einbringt»[190]. Und eine solche Auseinandersetzung mit den empirischen Wissenschaften kann auch einmal ohne den anwesenden Gesprächspartner von der anderen Seite geführt werden. «Denn die Fragen, die sich von den verschiedenen anthropologischen Forschungsrichtungen an die theologische Lehre vom Menschen stellen, müssen letztlich doch wir Theologen selber formulieren»[191].

Es kann auch noch darauf hingewiesen werden, dass der Dialog durch den Umstand erschwert wird, dass eine Philosophie zu fehlen scheint, die die wissenschaftlichen Erkenntnisse in ein einheitliches Menschenbild der modernen Humanwissenschaften integrieren könnte[192]. Eine weitere Schwierigkeit besteht darin, dass die einschlägigen Einzelwissenschaften, ihre vielfältigen Ergebnisse und Theorien keineswegs aufeinander abstimmen können. Hierzu bedürfte es noch der Erarbeitung wissenschaftlich exakter Methoden[193].

3.2.4 Ansätze eines Dialoges

Die Bemühungen um einen Dialog von Theologie, Philosophie und Medizin auf dem Hintergrund des Gespräches zwischen Theologie und empirischen Wissenschaften haben einerseits zu einem sich gegenseitig respektierenden Umgang geführt, andererseits bleiben aber die Spannungen im Zueinander von theologischer und empirischer Argumentation in der Normbegründung bestehen. Dies gilt umso mehr für den Diskurs in der medizinischen Ethik, dem wir in einem gesonderten Kapitel nachgehen werden, als die unterschiedlichen Ethikansätze besonderen Wert auf die Ergebnisse empirischer Wissenschaften legen und sie nicht selten zum Ausgangspunkt ihres eigenen Ansatzes machen. Die Ansätze

---

[189] W. NEIDHARD – H. OTT, *Krone der Schöpfung?*, 17.
[190] K. DEMMER, *Entscheidung und Verhängnis*, 9.
[191] W. NEIDHARD – H. OTT, 17.
[192] W. KERBER, *Geschichtlichkeit*, 95.
[193] So J. GRÜNDEL, *Normen im Wandel*, 56.

für ein vermittelndes Gespräch bieten ein breites Meinungsspektrum. Einen Ansatz möchten wir kurz darstellen, der in weiterer Folge auf die Dialogdiskussion einen gewissen Einfluss ausgeübt hat.

Gemeint sind hier die Überlegungen von *W. Korff*. Dass die Ethik immer stärker an die Erkenntnisse der Einzelwissenschaften gebunden wird, sah er vor allem im Bereich materialer ethischer Sachfragen deutlich werden. Wenn eine Ethik konkreter wird, fließen umso mehr Ergebnisse von Einzeldisziplinen in den Normfindungsprozess ein. «In all dem behält Ethik dennoch ihre eigene, unverwechselbare und nicht delegierbare Funktion als übergreifende, am Zielwert des Humanum orientierte und sich von ihm her konstituierende ‚Integrationswissenschaft'»[194]. Seiner Meinung nach vermag erst die Ethik die Einsichten der Einzelwissenschaften in den jeweiligen konkreten ethisch-anthropologischen Gesamtzusammenhang einzuordnen, was die einzelnen Wissenschaften per definitionem gerade nicht können.

Darüber hinaus ist der empirische Ansatz der Ethik auch der Kombinatorik fähig, womit die Effizienz einer auf Universalisierung zielenden ethischen Theorie durch diesen Ausbau wesentlich erhöht werden kann. Durch sie lassen sich die tragenden Intentionen sowohl des transzendental-anthropologischen als auch des analytischen Ansatzes mit einer solchen Theorie vermitteln[195]. Das kann erst durchgeführt werden, wenn etwa die Humanwissenschaften ihre materiale Fülle als *Weggestalt* des Humanen vor dem Forum der humanen Vernunft auf die Dauer offenhalten. Dies können sie aber nur, wenn die Theologie ihrerseits zugleich die vom Menschen selbst uneinholbare *Zielgestalt* des Humanen vor Gott offen hält. Das Problem, das sich damit verbindet, liegt in der Abklärung der theologisch-ethischen Grundlegung. Theologische Ethik als *theologische* Wissenschaft ist zwar von ihren eigenen Prämissen her legitimiert und gefordert, «die im Zuge der Kombinatorik empirischer Argumentation einsichtig werdenden strukturellen Zusammenhänge menschlicher Lebenswirklichkeit konstruktiv aufzunehmen und sie im Horizont der sich erst im Glauben erschließenden Frage nach dem Gesamtsinn menschlicher Existenz neu zu bedenken»[196]. Damit ist aber die Frage nach der Zuordnung der theologischen Ethik zu den materialethischen Strukturgesetzlichkeiten, die die menschliche Lebenswirklichkeit formen, noch nicht geklärt.

Für die weitere Verhältnisbestimmung setzt W. Korff voraus, dass die empirischen Wissenschaften Daten präsentieren können, die «ethisch relevant» sind. Einseitig betrachtet würde das die scharfe Trennung von Ethik und Empirie bedeuten, in der die empirischen Wissenschaften dann nur Informationsmaterial über den Menschen liefern würden, dessen normative Beurteilung jedoch der Ethik vorbehalten bleibt. So verstanden, bleibt die empirische Wissenschaft rein

---

[194] W. KORFF, *Die ethische und theologische Relevanz*, 160.
[195] Vgl. ID., *Materiale Grundlegungsfragen*, 108.
[196] ID., 113.

instrumentell und könnte für die eigentliche ethische Begründung von sich aus nichts einbringen. In letzter Konsequenz wäre ein solches rigoroses wertneutrales Wissenschaftsverständnis ein sittlicher Subjektivismus. Die Vernunft würde sich damit der Herrschaft einer von ihr in die Beliebigkeit freigegebenen Moral subjektiver Entscheidungen ausliefern[197].

Daher bleibt zur Bestimmung des Verhältnisses Ethik - Empirie nur ein Ansatz möglich, «der die spezifisch ethische Frage nach dem, *was sein soll,* zugleich immer auch schon als Frage nach konkreten, von sich aus wirkenden empirischen Strukturzusammenhängen als Bedingung seiner Möglichkeiten begreift und der die spezifisch empirische Frage nach dem, *was ist,* immer schon von einem je und je praxisbezogenen Interesse her bestimmt weiß, um derentwillen sie gestellt wird»[198].

Diese Überlegungen führen schließlich zu einer Neubesinnung auf den naturrechtlichen Ansatz, der aus seinen Engführungen zu befreien ist. Vor allem ist die Überwindung jener Einseitigkeiten anzuzielen, welche die dem empirischen Dispositionsfeld innewohnende Logik schon als eine statisch definierte metaphysische Wesensordnung verstehen[199]. Hier gibt Korff zu bedenken, dass ein solches Naturrechtsverständnis sich wieder von der Empirie unabhängig macht. Wenn nämlich die Ethik die Einzelwissenschaften mit objektiv übergreifenden Maßstäben beurteilt, wird der empirischen Wissenschaft folglich wieder nur eine rein instrumentelle Rolle zugeschrieben. Demgegenüber betont er daher den «unabdingbaren Verweisungszusammenhang», der zwischen Ethik und Empirie besteht und die kritische Kontrolle der empirischen Aussagen impliziert[200].

Darüber hinaus gibt es aber noch wissenschaftlich kombinatorische Theoriebildungen, die davon ausgehen, dass die Vernunft menschlichen Handelns von grundlegenden *empirischen* Bedingungszusammenhängen bestimmt wird. Korff sieht in diesen die Ankündigung eines neuen Typus von Ethik, die dann nicht nur als fallbezogene *Integrationswissenschaft* zu verstehen ist, sondern als universelle handlungsleitende *Integrationstheorie.* Eine solche Theorie begnügt sich aber nicht damit, human relevante empirische Daten ethisch zu integrieren, sondern sie will aus der Vielfalt dieser Einsichten jene ins Zentrum ethischer Reflexion rücken, die für das Ge-samtsystem sittlichen Handelns von Bedeutung sind. Diese würden folglich als empirische Ausgangspunkte für eine universelle handlungsleitende Theorie gelten[201].

Wie die weitere Entwicklung zeigt, und dies vor allem im Blick auf die Bioethik oder medizinische Ethik, gewinnen die Bemühungen um eine dialogfähige Ethik zunehmend Bedeutung. Weltanschauliche Differenzen und Unterschiede

---

[197] Vgl. ID., *Wege,* 86-88.
[198] ID., 88.
[199] ID., 89*f.*
[200] ID., 93.
[201] Vgl. ID., 96*f.*

im methodischen Ansatz der Begründung der eigenen Grundlagen und Voraussetzungen verstärkten auch unter dem Druck des rasanten Fortschrittes in Biotechnologie und Medizin die Notwendigkeit, sich um ethische Theorien zu bemühen, die es ermöglichen, in den entstandenen Problemfragen zu kompromissfähigen Anworten zu kommen. Ein Stichwort in diesem Zusammenhang ist die geforderte Praxisnähe und Praxisrelevanz von Ethiktheorien. Entscheidend ist aber die Frage, wie konkurrierende Ansätze miteinander vermittelt werden. Als Beispiele dieser Bemühungen können die aus der Frankfurter Schule kommende «Diskursethik»[202] oder auch die von D. Mieth im Begriff der Erfahrung ansetzende «anwendungsbezogene» oder interdisziplinäre, praktische Ethik[203] genannt werden.

Die grundlegende Frage, die aber immer wieder offen bleibt, besteht in der Frage nach der Normbegründung und deren Anspruch auf allgemeine Gültigkeit.

Wenn wir nach einem ärztlichen Ethos fragen, werden wir an dieser Frage letztlich nicht vorbeikommen, nicht nur weil Normen in das Rahmengefüge eines Ethos integriert sind, sondern deren Begründungsweise mit der Reflexion auf Ethos zusammenhängt. Zudem ist zu bedenken, dass gerade das Theorie-Praxis-Verhältnis im ärztlichen und medizinischen Handeln eine mehr als wichtige Rolle spielt. Gerade weil in dieser Tätigkeit als Arzt die alltägliche Praxis eine dominante Rolle spielt und im wahrsten Sinn des Wortes an die Wurzeln von Lebensfragen gehen kann, sollte größtmögliche Klarheit in den sachlich theoretischen Grundlagenreflexionen angestrebt werden.

4. Zur Grundlegungsproblematik eines ärztlichen Ethos

In einer rückblickenden und zusammenfassenden Schau wollen wir die einleitenden Überlegungen zum Abschluss bringen und damit einen Ausblick auf die in den folgenden Kapiteln auszuführenden Themen verbinden.

Wir haben versucht die Problemsituationen ärztlichen Selbstverständnisses und ärztlichen Handelns zu beschreiben, um von da aus auf geschichtliche wie aktuelle Hintergründe zu verweisen, die damit in Verbindung stehen und später wieder detaillierter aufgenommen werden. Eine erste Klärung, was im Begriff «Ethos» gemeint und ausgedrückt wird, sollte helfen einen roten Faden anzulegen, der sich durch die ganze Arbeit ziehen soll. Ethos ist ein vieldeutiger Begriff, der sich in konkreten Inhalten erst konkretisiert und sich dadurch zu unterschiedlichen spezifischen Ethosformen ausbildet, immer in Bezug z.B. auf einen bestimmten Gesellschafts-, Arbeits- oder persönlichen Lebensbereich. Die Bedeutung eines spezifischen Ethos hängt andererseits aber immer auch von der

---

[202] Vgl. etwa J. HABERMAS, *Erläuterungen zur Diskursethik*.
[203] Vgl. vor allem D. MIETH, *Was wollen wir können?*, worin er bereits für entworfene Ansätze weiterverfolgt, vgl. z.B. ID., *Moral und Erfahrung*.

Existenz eines übergeordneten, einer konkreten Kulturgemeinschaft[204] entspringenden und sie selbst definierenden Ethos ab. Versteht man daher unter Ethos einen orientierungsgebenden Rahmen hinsichtlich eines zu gelingenden menschlichen, persönlichen wie gesellschaftlichen Lebens, so ist die ethische Reflexion auf Ethos zu unterscheiden von der ethischen Reflexion auf sittliches Handeln und Urteilen. Man kann aber nicht abstreiten, dass es zwischen beiden innere Zusammenhänge gibt, die sich wechselseitig beeinflussen. Das wird vor allem sichtbar in den Versuchen, Normen zu begründen, die einen Anspruch auf allgemeine Gültigkeit oder Universalität erheben. In der Ethos- wie Normbegründung schwingt immer auch eine weltanschauliche Komponente mit, die wir, bezogen auf das Menschsein, als erkennend verstehende, zugleich bewertende und sinngebende Gesamtauffassung der Welt und des eigenen Lebens im Ganzen der Wirklichkeit definieren.

Unter dieser Annahme steht auch das ärztliche Ethos oder Selbstverständnis des Arztes/der Ärztin, das im «Heilungsauftrag» ein alles umgreifendes Leitmotiv hat. Wichtig erscheint uns in der Begründungsfrage von Ethos, welcher Ausgangspunkt auch immer gewählt wird, sei es das Arzt-Patient-Verhältnis, der Heilungsauftrag, die Begriffe Gesundheit und Krankheit, usw., den Blick auf die Ganzheit menschlichen Lebens zu wahren suchen. Es wird jeder zustimmen, dass ärztliches Handeln sich nicht in Technikanwendung erschöpft. Damit eröffnet sich eine Reihe von grundlegenden Fragen, die mit dem Ineinandergreifen von medizinisch-technischem Wissen/Können und sittlich gutem Handeln und Urteilen zusammenhängen. Anthropologie, Natur- und Technikverständnis liegen diesen beiden Seiten ärztlich-medizinischen Handelns zugrunde. Darüber hinaus, eingebettet in das öffentliche Gesundheitssystem kommt der Medizin eine sozialgesellschaftliche Aufgabe zu, die rückwirkend vor allem in Finanzierungs- und Ressourcenfragen wie auch im gesellschaftlichen Ethos von Freiheit und Autonomie, Toleranz und Gerechtigkeit als gesellschaftlichen Rahmenbedingungen ärztliches Handeln wesentlich mitbestimmen.

Kann dieser Veränderungen wegen noch von einem ärztlichen Ethos im traditionellen Sinn gesprochen werden? Längst hat die Bioethik oder medizinische Ethik als spezielle Ethik die Aufgabe der Antwortsuche auf die Problemfragen medizin-ethisch relevanter Bereiche der Medizin übernommen. Unterschiedliche Ethikansätze und –theorien, persönliche Meinungen und Gruppeninteressen beherrschen das Feld. Dazwischen stehen der Arzt, das Pflegepersonal und der konkrete Patient. Die Frage: Wer hat Recht?, ist nicht unzulässig. Sie spiegelt nur einen bestehenden Dissens in grundlegenden Fragen, die wir u.a. in den anthropologischen Voraussetzungen sehen, wider. Konsenssuchende praktische Theorien stehen daher im Mittelpunkt des Interesses, denen es um Vermittlung

---

[204] Wobei hier nicht an eine konkret ethnische Kultur gedacht ist, sondern an unsere westlich-abendländische Welt, die sich in einem Ethos der Freiheit, Toleranz, Gerechtigkeit und des Friedens zu bewähren sucht.

geht. Uns wird es im Besonderen um jene Theorien gehen, die auf der Grundlage des «Utilitarismus» in Güter- bzw. in Interessensabwägungen eine Konsensfindung herbeiführen möchten. Ihr Anliegen ist berechtigt, da Güter-, Wert- und Interessensabwägungen unerlässliche Bestandteile ärztlichen Handelns wie generell ethisch-sittlichen Handelns sind. Damit verbindet sich unsere generelle Fragestellung, ob auf dieser Grundlage ein ärztliches Ethos oder Selbstverständnis gewonnen werden kann.

Welchen Beitrag kann hier die (Moral-)Theologie leisten? Als Schnittfläche haben wir die philosophische Anthropologie ausgemacht, die sowohl ein Anliegen der Theologie wie der empirischen Wissenschaften ist. Letztendlich steht der Mensch im Zentrum des empirisch-wissenschaftlichen, medizinischen, philosophischen und theologischen Interesses und Denkens. Für den hier angezielten Dialog wird gelten, wie K. Demmer ausführt, «dass wahrgenommene Verantwortung für das leibliche Leben ein herausgehobenes Bewährungsfeld des interdisziplinären Dialogs ist»[205]. Darin wird man immer wieder darauf hinweisen müssen, dass alle Wissenschaften vom Menschen sich von der Selbstzwecklichkeit freihalten müssen und der sinngetragenen Menschwerdung des Menschen dienen. Denn sobald der Mensch zu reiner Gegenständlichkeit abfällt, ist er zur Verzweckung freigegeben. Aus diesem Grund wird das Sich-frei-Halten vom Zwang der Tatsachen und ihrer Unbeständigkeit zu einem Denkprogramm, das zu einer Sinneinsicht führt, die mit den Tatsachen nicht vergeht, sondern auch jenseits der letzten Grenze des Todes Bestand verheißt. Wird das Reich der Tatsachen dieser Form unterstellt, kommt ein Deutungsgeschehen in Gang, unter dessen Voraussetzung eine tragfähige sittliche Einsicht zustande kommt. «Die Offenheit für die Seinsfrage als Sinnfrage schützt jene Autonomie, derer es bedarf, um Herr im Hause des Denkens wie Handelns zu bleiben»[206].

An diesem kurz zusammengefassten Hintergrund werden sich Inhalte und Schwerpunkte in den folgenden Abschnitten orientieren. Zunächst sollen Leitbilder ärztlichen Selbstverständnisses, ausgehend vom Hippokratischen Eid, in der Geschichte angesprochen werden. Dann wollen wir dem Werdegang des Selbstverständnisses der modernen Medizin nachgehen und anschließend einige uns relevant zu unserer Thematik erscheinende Ethikansätze in der Medizinethik behandeln. Anschließend folgt die Diskussion des ärztlichen Ethos unter der Rücksicht der technischen Innovationen in der Medizin. Das Interesse gilt seiner Begründungsmöglichkeit, seinen Inhalten und in welcher Weise es Bestand haben kann.

---

[205] K. Demmer, *Angewandte Theologie des Ethischen*, 195.
[206] Id., 196.

KAPITEL II

Konstitutive Elemente des ärztlichen Berufsethos – Der Hippokratische Eid

Seit den Anfängen der abendländischen Medizin hat sich die ethische Entscheidung des Arztes maßgeblich am ärztlichen Berufs- bzw. Standesethos orientiert. Die einführende Auseinandersetzung zum Begriff Ethos förderte ein weites Feld von Elementen und Fragen zu Tage, die in die Bestimmung eines solchen Begriffes einfließen. Im ärztlichen Handeln sind seit alters her medizinisches Wissen/Können und sittliches Handeln ineinander verschränkt. In geschichtlicher Perspektive gesehen, bringt der Hippokratische Eid als Erster seiner Art diese Form ärztlichen Handelns in eine ethisch-sittliche Rahmenordnung. Damit erlegte sich eine Ärztegruppe, die sich als Schule von Kos betrachtete, einen Katalog von Regeln, Einstellungen und Haltungen vor dem Hintergrund des geltenden Ethos auf. Es ist ja hinlänglich bekannt, dass dieser Katalog Grundregeln wie «Das Wohl des Kranken ist das oberste Gesetz» *(salus aegroti suprema lex)* oder «Nichts ist wichtiger, als dem Kranken nicht zu schaden» *(primo nil nocere)* enthält. Darüber hinaus werden vor allem aber auch «Tugenden», d.h. feste Grundhaltungen, angesprochen wie etwa die *Hilfsbereitschaft* oder *Verschwiegenheit*, die über das *Vorbild* von einer Generation von Ärzten zur nächsten weitergegeben werden. Diese beabsichtigen, dem Einzelnen, der sie sich zu eigen gemacht hat, eine Befähigung zukommen zu lassen, in jeder gegebenen Situation gleichsam wie selbstverständlich die richtigen Ziele zu verfolgen.

Dieser Eid hat die lange Zeit der abendländischen Medizin überdauert und genaugenommen kein ähnliches Gegenstück jemals im Laufe dieser Geschichte gefunden. Die Auseinandersetzung mit ihm legt sich nicht nur aus diesem Grunde nahe, sondern auch wegen der u.a. aktuellen Frage der Bedeutung des Vorbildcharakters von ärztlichen Grundhaltungen und deren Vermittlung an den ärztlichen Nachwuchs. Zudem scheint es aufschlussreich, wie in der Antike medizinisch-ethisches Denken mit dem medizinischen Wissen und Können in Verbindung stand, woraus wir eventuell ebenso Schlüsse für unsere heutigen Diskussionen und für die Suche nach Problemlösungen ziehen können.

Bevor wir uns aber dem medizinisch-ethischen Denken des Hippokratischen Eides zuwenden, mag es sinnvoll erscheinen, sich dem geschichtlichen Rahmen und der Person des Hippokrates zu nähern, da dieser Eid, auch wenn er nicht unmittelbar von ihm verfasst wurde, einen ersten Zugang zum philosophisch-ethischen Denken in der antiken Medizin und zu deren Selbstverständnis in seiner Zeit darstellt.

1. Der geschichtliche Kontext

1.1 Götterglaube, Arzt und Heilkunde in vorhippokratischer Zeit

Die Antike der vorhippokratischen Zeit präsentiert in den Hochkulturen des Vorderen Orient und in Teilen des Mittelmeerraumes ein sehr ausgeprägtes Bild und Verständnis von Heilkunde. Es zeugt davon, dass Gesundheit und Krankheit für den Menschen immer schon existentielle Kategorien des Lebens gewesen sind. Götterglaube und Heilkunst gingen ohne deutliche Abgrenzung ineinander über. Dass die Medizin mit der Frage des korrekten und seriösen Umganges mit dem heilkundlichen Wissen offensichtlich immer schon konfrontiert war, davon zeugen die gesetzlichen Regelungen und ansatzhaften ethisch-sittlichen Kataloge dieser Zeit.

1.1.1 Mesopotamien

Zur Zeit Babyloniens erflehte der erkankte Mensch von Asar(i)luhi, einem der bedeutendsten Heilgötter Babylons, die Wiedererlangung der Gesundheit. Unter den weiblichen Heilgöttinnen galt diesen Menschen die Göttin Gula (die Große) als die wichtigste[1]. Zeitgleich wurde im altbabylonischen Reich (ca. 1700 v. Chr.) Asar(i)luhi mit Marduk identifiziert; der Göttin Gula wurden alle ärztlichen Funktionen der anderen Heilgöttinnen zugesprochen[2]. Der Göttin Gula kam insofern größere Bedeutung zu, als ihre Tempel drei Hauptfunktionen zu erfüllen hatten. Zum einen waren sie eine Stätte, an der jeder eine Bittschrift hinterlegen konnte. Weiters wurden diese Tempel als Heilstätten und Orte der Danksagung betrachtet. Nach H. Avalos sind sie zugleich Bibliothek, Gebetsort und medizinische Schule gewesen[3]. Der als gewissenhaft geltende Arzt vollzog hier durch Gebete und magische Riten die Heilungsversuche. Krankheit und Übel wurden in der babylonischen Religion als Folge von Verfehlungen gegen die Götter, die Gesellschaft und die Familie interpretiert[4]. Ein wichtiges Zeugnis

---

[1] Als weiterer männlicher Heilsgott wurde Enki/Ea, Vater von Asar(i)luhi, angerufen. Als weitere weibliche Heilgöttinnen galten Nin'insina ("große Ärztin des Schwarzköpfigen"), Ninkarrak, Baba und Nintinugga. — Vgl. M. DÖRNEMANN, *Kranheit und Heilung in der Theologie der frühen Kirchenväter*, 22f.
[2] Vgl. zu Asar(i)luhi und Marduk: J.H. CROON, *Heilgötter*, 1192. — Zur Bedeutung der Göttin Gula vgl. N. HEESSEL, *Heilgötter/Heilkult II*, 243.
[3] Vgl. H. AVALOS, *Illness and Health Care*, 224.
[4] Vgl. M. DÖRNEMANN, 23.

für die ärztliche Tätigkeit ist der *Codex Hammurabi* aus der Blütezeit des altbabylonischen Reiches, entstanden unter König Hammurabi um 1750 v. Chr. Darin wird eine gestaffelte Gebührenordnung für ärztliche Leistungen angeführt und von drastischen Strafen für etwaige Kunstfehler gesprochen[5]. Diese als Gesetzestext abgefassten Vorschriften machen auf diese Weise deutlich, dass der erkrankte Mensch in dieser Epoche eine besondere soziale Stellung einnahm.

In diesem Zusammenhang kann man auf den Heilgott Esmun der Syrer verweisen, der mit Marduk in Verbindung gebracht wurde[6]. In einem geschichtlichen Durchgang scheint dies auch interessant, da der Kult des Esmun weit verbreitet war und über Zypern, Karthago bis Sardinien reichte; in der griechisch-römischen Zeit wurde Esmun mit Asklepios identifiziert[7].

1.1.2 Ägypten

Nach W. Helck lässt sich ab 1400 v. Chr. ein Kontakt der ägyptischen Kultur mit vorderasiatischer, vor allem der syrischen[8], feststellen, in dessen Zuge eine Verehrung von Heilgöttern folgte[9]. K. Koch weiß zu berichten, dass zu dieser Zeit der Kult des Amon eine neue Blüte erfährt[10], in der Amon zum Gott der persönlichen Frömmigkeit, zum Retter und Heiler des Einzelnen wird[11]. Im Laufe der nachfolgenden Jahrhunderte kommt es zu Verschiebungen und Hinwendung an andere Gottheiten[12], wie etwa Imhotep/Imoutes und Amenhotep, denen später Isis, Osiris und Horus folgten, die auch noch in der römischen Kaiserzeit hoch verehrt wurden. Interessant zu beobachten ist hier wiederum, dass der Heilgott Imoutes in hellenistischer Zeit mit Asklepios in eins ging[13]. Der erhalten gebliebene Papyrus Ebers berichtet von diesem göttlichen Urspung der Heilkunde, was der ärztlichen Tätigkeit ein gewisses moralisches Verhalten auferlegte. Die Strafen bei Missachtung der Lehrtradition waren sehr drastisch und konnten bis zur Todesstrafe reichen. Berichtet wird in diesem Papyrus auch von einem Rezept, das zum Abort «im ersten, zweiten oder dritten Zeitabschnitt» führt. Außerdem wurden offensichtlich Erkrankungen, die man für

---

[5] Vgl. D. v. ENGELGARDT, *Ethik im Alltag der Medizin*, 7.

[6] W.W.G. Baudissin verweist auf inhaltliche Zusammenhänge; vgl. M. DÖRNEMANN, 24 mit Anm. 62.

[7] ID.

[8] Vgl. W. HELCK, *Ägypten*, 317.

[9] Vgl. S. MORENZ, *Religion und Geschichte des alten Ägypten*, 115.

[10] Vgl. K. KOCH, *Geschichte der ägyptischen Religion*, 353.

[11] ID., 357.

[12] Dies ereignet sich im 7. Jh. v.Chr. infolge des Einfalles der Assyrer, worauf Amon nach und nach durch Imhotep an Beliebtheit übertroffen wurde. Vgl. M. DÖRNEMANN, 24f.

[13] Vgl. ID., 24; S. MORENZ, 114.

unheilbar hielt, nicht weiter behandelt, sondern nur mehr Schmerzmittel verabreicht[14].

1.1.3 Ein Zeugnis *indischer* Heilkunde

In der *indischen* Heilkunde findet sich ein Zeugnis ärztlicher Ethik, das ein vergleichbares Textstück zum Hippokratischen Eid darstellt. Es handelt sich um die sogenannte «Charaka Samhita-Handschrift», die ca. im 4. Jh. v. Chr. entstanden sein dürfte. In einer Neufassung wurde sie im 1. Jh. v. Chr. neu ediert. Es handelt sich um die Fassung einer altindischen Initiationsformel, die vermutlich in ähnlicher Form über mehrere Jahrhunderte für Schüler der Heilkunde angewendet wurde. In diesem Eid ist sowohl die Festlegung des Vertrauensverhältnisses zwischen dem Schüler und seinem Lehrer enthalten wie auch die Verpflichtung, das Leben dem Dienst am kranken Menschen zu widmen, die Lebensführung den Erfordernissen des Berufes und der Religion unterzuordnen. Im Unterschied zum Hippokratischen Eid findet sich dort etwa das Gebot der Nichtbehandlung bestimmter gesellschaftlicher Schichten oder politisch Andersdenkender. Möglicherweise ist hier an das hinduistische Kastensystem zu denken, das ein solches Gebot nahe legen würde. Diese als Werte ausgegebenen Gebote werden daher als ein erster Hinweis auf die starke Abhängigkeit ärztlicher Ethik von der vorgegebenen Kultur interpretiert, die die Handlungsbedingungen der Medizin wesentlich mitbestimmt[15].

1.1.4 Das AT und die ärztliche Heilkunde

Im Vorausblick auf die frühchristliche Auseinandersetzung mit den Heilgöttern der griechischen und römischen Kultur ist ein kurzes Wort zur Heilkunde im AT angebracht. Im Unterschied zu den Israel umgebenden Kulturen galt der Arzt nicht sehr viel. Er wurde vielmehr als Konkurrent zu Jahwe gesehen, der der einzig wahre Heiler/Arzt ist[16]. Die für dieses Verständnis angeführten Textstellen Ex 15, 26[17] und 2Chr 16, 12[18] wird man im geschichtlichen Kontext des Volkes Israel sehen müssen. Mose wie die Propheten werden nicht

---

[14] Diodorus Siculus (1. Jh. v.Chr.) berichtet ebenfalls von dieser ägyptischen Heilkunst, wie sie im Papyrus Ebers ausgeführt wird. Vgl. A. LABISCH – N. PAUL, *Ärztliche Gelöbnisse*, 250.

[15] Vgl. ID., 251; K. BERGDOLT, *Medizinische Ethik*, 647-652.

[16] Vgl. M. DÖRNEMANN, 35; R. TOELLNER, *Heilkunde/Medizin II*, 747.

[17] «Er sprach: "Wenn du auf die Stimme Jahwes, deines Gottes, hörst und tust, was recht ist in seinen Augen, wenn du seinen Geboten gehorchst und alle seine Satzungen beobachtest, dann will ich keine der Krankheiten, die ich über Ägypten kommen ließ, über dich verhängen. Denn ich, Jahwe, bin dein Arzt».

[18] «Im neununddreißigsten Regierungsjahre erkrankte Asa vom Kopf bis zu den Füßen. Auch in der Krankheit suchte er nicht Jahwe, sondern die Ärzte».

müde, ihrem Volk Jahwe — «Ich bin der Ich-bin!» (Ex 3, 14) — als ihren einzigen und wahren Gott zu verkünden, dem sie Vertrauen und alle Hoffnung schenken sollen. Das hier negativ gezeichnete Bild vom Arzt scheint nach neuesten Untersuchungen nicht ganz zuzutreffen[19]. Demnach galten in Israel die Propheten als Gesundheitsfürsorger und hatten durchaus medizinische Kenntnisse. Gebete, der Besuch des Tempels und die Hauspflege gehörten zu den erlaubten Möglichkeiten in der Fürsorge um die eigene Gesundheit. Der Arzt war hauptsächlich Wunderarzt, der Verletzte versorgte. Vielfach übernahmen aber die Priester die Aufgaben der Ärzte, nicht als Heiler, die in der Heilkunde kundig gewesen wären, sondern als Überwachungsbehörde Epidemien und vor allem Aussatz, zu denken ist etwa an die Lepra oder Beulenpest, kontrollierten (Lev 11-15)[20]. Die an dieser Levitikusstelle angeführten Reinigungsvorschriften zeugen von der religiösen Deutung der Krankheiten, weshalb sich ein profaner Ärztestand nach hellenistischem Vorbild nicht herausbilden konnte[21]. Die Tora kannte die Unterscheidung von sakral und profan nicht, was ebenso für die Kulturen und Völker um Israel herum galt. Die Propheten etwa waren auch wichtige ärztliche Ratgeber.

Das einzige Schriftstück des AT, das sich ausdrücklich mit dem Verständnis des Arztes auseinandersetzt, ist das Buch «Jesus Sirach», das aber auch als außerkanonisch angesehen wird. Der Verfasser, Jesus Ben Sirach, bemüht sich den Arzt als einen Diener Jahwes darzustellen. Im Kapitel 38, 1-15, die hierfür bedeutende Stelle, lautet:

[1] Ehre den Arzt, wie es ihm zukommt, seinen Diensten gemäß, denn auch ihn hat der Herr erschaffen.
[2] Vom Allerhöchsten kommt die Heilung wie ein Geschenk, das man vom König empfängt.
[3] Das Wissen des Arztes erhöht sein Haupt, und bewundert wird er bei Fürsten.
[4] Der Herr bringt aus der Erde die Heilmittel hervor, und ein verständiger Mensch verschmäht sie nicht.
[5] Ist nicht durch ein Holz das Wasser süß geworden, um so kundzutun seine Kraft?
[6] Einsicht gab er den Menschen, damit sie sich seiner gewaltigen Werke rühmen.
[7] Er gebraucht sie, um zu pflegen und zu lindern, und ebenso bereitet der Apotheker die Arznei,
[8] damit sein Wirken nicht aufhöre und nicht die Hilfe entschwinde von der Erde.
[9] Mein Sohn, in der Krankheit säume nicht, bete zum Herrn, und er macht gesund.
[10] Fliehe die Sünde und lass die Hände rechtschaffen sein, von allem Bösen reinige dein Herz.

---

[19] Zum Folgenden vgl. M. DÖRNEMANN, 35-37 mit Verweis auf die Studie von A. AVALOS, *Illness and Health Care in the Ancient near east.*
[20] Das galt auch noch zur Zeit Jesu, wenn man daran erinnern darf, dass Jesus nach einer Heilung von Aussätzigen den Betroffen zu den Priestern schickte, damit er sich ihnen zeige und als «rein» erklären lasse. Vgl. z.B. Mt 8,1-4; Lk 5,12-16; 17,11-14; Mk 1,40-45.
[21] Vgl. R. TOELLNER, 747.

¹¹ Spende Weihrauch und ein Gedenkopfer von Feinmehl und mache reichlich die Gabe, so gut du vermagst.
¹² Aber auch dem Arzte gewähre Zutritt, denn der Herr hat auch ihn erschaffen; nicht soll er wegbleiben, denn auch er ist notwendig.
¹³ Zu gegebener Zeit nämlich liegt in seiner Hand der Erfolg,
¹⁴ und auch er betet ja zum Herrn,
daß er ihm die Erleichterung gelingen lasse und die Heilung zur Erhaltung des Lebens.
¹⁵ Wer gegen seinen Schöpfer sündigt, gerät dem Arzt in die Finger.[22]

Es ist offensichtlich, dass der Autor alles unternimmt, um die Tätigkeit des Arztes in den umgreifenden Rahmen des Galubens an Jahwe, den Schöpfer aller Dinge, zu stellen. Jahwe gibt und nimmt das Leben, die Gesundheit und die Krankheit. Im gegebenen Fall ist der Arzt sein Mittelsmann, sein Werkzeug, den er wie alle Heilmittel der Natur geschaffen hat. Der Arzt ist ebengerade nicht Herr über Leben und Tod, sondern Jahwe allein. Diese kurze Fassung zeigt in komprimierter Weise die Tätigkeit der Ärzte in der Zeit des Verfassers (um 190 v.Chr.), was den hellenistischen Einfluss deutlich erkennen lässt[23]. Jesus Ben Sirach strebt offenkundig einen Brückenschlag zwischen israelitischer und hellenistischer Kulturwelt an, in diesem Fall zwischen Glaube und ärztlicher Heilkunst[24]. Auch wenn diesem Buch in der folgenden Zeit und im frühen Christentum kaum Bedeutung zugemessen wurde, wurde es umso bedeutungsvoller für

---

[22] Zitiert nach der deutschen Übersetzung der «Jerusalemer Bibel».

[23] Das Buch Jesus Sirach gehört der griechischen Bibel an und nicht dem jüdischen Schriftenkanon. Als Verfasser wird im Buch Jesus Ben Sira genannt, der um die Jahre vor und nach 190 v.Chr. gelebt hat, was sich aus den konkreten geschichtlich erwiesenen Daten, die erwähnt werden, genau eruieren ließ. Vgl. Deutsche Ausgabe der JERU-SALEMER BIBEL, 832*f.*

[24] A. Stöger fasst in seinem kurzen Kommentar zu dieser Textstelle das Anliegen Jesus Sirachs, das uns heute aus dem christlichen Glauben und Denken nach wie vor beschäftigt und herausfordert, so zusammen: «Sir will den altüberkommenen Glauben nicht preisgeben. ... Er [der Arzt] hat Heilerfolge, der Theologe muss mit ihm rechnen. ... Die Gedanken, die der Weisheitslehrer ausspricht, sind mehr; sie sind ein Stück aus seiner Schöpfungs-Theologie, die in dem Augenlick aufbrechen musste, als sich Israel der kosmischen Majestät seines Gottes bewusst geworden war und das Problem des Verhältnisses von Schöpfungsordnung und geoffenbartem Heilswillen Gottes, von Weisheit und Gebot, von Vernunft und Offenbarung gegeben war. Je tiefer der Mensch in die Geheimnisse der Natur und des Menschen eindringt, je mehr er von diesen Geheimnissen offenbar macht, desto mehr scheint Gott "zurückgedrängt", und doch ist er der Anwesende, der Schöpfer, der Pantokrator, der alles bestimmt und in allem und durch alles wirkt. Es gibt keinen "Raum", in dem er nicht ist; es ist darum unsinnig, einen "Raum" im Makrokosmos oder Mikrokosmos entdecken zu wollen, der Himmel ist, in dem Gott seinen Thron aufgestellt hat. Gott ist überall. "Der Geist des Herrn erfüllt den Erdkreis" (Weish 1, 7; vgl. Ps 138, 7-12). Im Arzt und in den Medikamenten zeigt sich für den wahrhaft "aufgeklärten" Gläubigen Gottes Anwesenheit und Wirken». — A. STÖGER, *Der Arzt nach Jesus Sirach (38, 1-15)*, 3-11. hier 11.

das Mittelalter, in dem diese Textstelle zum klassischen Topos für die Rechtfertigung des christlichen Arztes avancierte[25].

1.1.5 Arzt und ärztliche Tätigkeit in der griechischen Antike

In der griechischen Literatur findet sich bei Homer zum ersten Mal das Wort ιατρος, das in seiner genuinen Bedeutung von «Lebenswärme» und «Blut» auf die chirurgische Tätigkeit verweist[26]. Ιατρος bezog sich aber nicht nur auf die Anwendung von medizinisch-technischen Mitteln, sondern wurde in einer umfassenderen Weise verwendet und bezeichnete vor allem die heilende Tätigkeit. Neben diesem Begriff wurde auch mit dem Wort θεραπευειν[27] die ärztliche Tätigkeit beschrieben. Angezielt ist das «In-Sorge-Sein» und das «Fürsorgliche» in der Haltung des Arztes. Zunächst beschränkte sich aber die Tätigkeit des Ιατρος auf die Versorgung der Wunden von Kriegsverletzten oder Unfallopfern. Homer kennt aber auch den Arzt, der in der Polis tätig ist und anfänglich auch nur Wunden versorgt. Das hing damit zusammen, dass Krankheiten des Blutkreislaufes oder Altersschwäche als mögliche Strafen der Götter angesehen wurden und der Mensch sich deshalb diesem Schicksal fügen musste[28]. Große Rätsel bereiteten vor allem die inneren organischen Krankheiten und jene, die wir heute als neurologische Erkrankungen oder Geisteskrankheiten ansehen. Die Beantwortung der Fragen nach den Ursachen bei derartigen Erkrankungen geschah fast immer im religiösen Kontext. Aus diesem Grund war die Verbindung von Priester- und Arztberuf beinahe schon zwingend. Die «Tempelmedizin» war ja in den alten Kulturen des Orient bereits vor den Griechen üblich. Es mag nicht unwichtig erscheinen, wenn man er-fährt, dass seit der Zeit des Homer[29] (8. Jh. v.Chr.) die Begriffe νοσος, Krankheit, und υγιεια, Gesundheit, rein körperlich verstanden wurden. Heraklit benützte erstmals das Antithesenpaar Gesundheit – Krankheit, und Herodot mutmaßt eine Erkrankung des Geistes bei einer schweren physische Erkrankung. Demokrit meint: «Arzneikunst heilt des Leibes Krankheiten, die Weisheit befreit die Seele von Leidenschaften»[30]. Wesentliches über die Heilkunst aus dieser vorhippokratischen Zeit erfährt man auch in der metaphorischen Verwendung von medizinischer Sprache, wenn etwa Solon und Theognis Krankheit und Gesundheit auf den Zustand des Gemeinwesens und für den moralischen Zustand des einzelnen Menschen anwenden. So versinnbildlicht Krankheit die gestörte Ordnung, die wieder herzustellen ist. Der

---

[25] R. TOELLNER, 747.
[26] Ιατρος leitet sich von ιαομαι ab. — Vgl. M. DÖRNEMANN, 37*f.*
[27] Ursprünglich bedeutete θεραπευειν dienstbar sein, Diener sein, einem Mächtigen dienen, z.B. einem Herren oder Göttern. Vgl. ID., 38 Anm. 14.
[28] Vgl. A. KRUG, *Heilkunst und Heilkult*, 9. 51.
[29] Zum Folgenden vgl. u.a. M. DÖRNEMANN, 46*f.*
[30] Zitiert nach ID., 47.

Herrscher ist deshalb nach Pindar wie ein Arzt, der mit sanfter Hand das Gemeinwesen von der Wunde heilt[31].

Nehmen wir etwa das Zitat von Demokrit, so könnten wir hier bereits einerseits eine Vorgabe für Hippokrates und seine Vertiefung des Gedankens, dass Krankheit immer eine natürliche Ursache hat, und andererseits die Lebensweisheit und Philosophie Platons, der Stoa usw. herauslesen. Vor allem in der nachhippokratischen Zeit, etwa bei Platon oder Aristoteles und anderen werden häufig Beispiele aus der Medizin herangezogen, um philosophische Gedanken und Reflexionen zu veranschaulichen, worauf wir weiter unten eingehen werden. Jedenfalls sind wir hier mitten in der geistigen Welt des antiken Griechentums, das auch für die Medizin durch Hippokrates ein neues und geschichtlich wirksam werdendes Element bereithält.

1.2 Hippokrates und die hippokratische Medizin

1.2.1 Hippokrates von Kos (ca. 460-375 v.Chr.)

Die Fragen rund um das Bild und die historische Person des Hippokrates konnten bis zum heutigen Tag nicht restlos geklärt werden. Alle bislang zusammengetragenen Zeugnisse und Berichte lassen kein eindeutiges und zufrieden stellendes Bild zeichnen. Ihre Interpretationen reichen bis zu der Annahme, dass es sich um einen griechischen Arzt handelt, der nie ein Werk verfasst hat[32]. Das Problem der Interpretation der Urheberschaft des Hippokratischen Eides und der Schriftensammlung des «Corpus Hippokraticum» wird auch wesentlich auf die Art der Geschichtsschreibung in der Antike zurückgeführt. Diese bediente sich gerne, wie man weiß, einer geschichtlichen Autorität, wenn die Herkunft eines

---

[31] Vgl. ID.; Dörnemann bringt hier auch ein anderes Beispiel von Theognis, der aus einem moralisch schlechten Menschen einen guten machen zu können wünscht, wie ein guter Arzt einen kranken Menschen heilen kann.
[32] Diese Ansicht wird von der "skeptischen" Theorie, dessen bedeutendster Vortreter der klassische Philologe Ludwig Edelstein (1902–1965) war, vertreten. Zu widersprüchlich sind nach dieser Theorie die Schriften des Corpus Hippokraticum und die zeitgeschichtlichen Zeugen, sodass für Edelstein die zweifellos historische Gestalt des Hippokrates "ein Name ohne jede noch fassbare historische Wirklichkeit" ist. Vgl. L. EDELSTEIN, *Hippokrates*, 1328. - Die Emigration von L. Edelstein nach Amerika brachte mit sich, dass seine Arbeiten im amerikanischen Raum rezipiert wurden und einen Einfluss auf Bedeutung gewannen. In Europa hingegen fanden seine Arbeiten in Kon-troversstellung zur "traditionellen" Theorie keine wirkliche Aufnahme. Dagegen geht heute die traditionelle Richtung in ihrer Zuschreibung der Autorenschaft des Corpus Hippokraticum ebenso sehr vorsichtig um und spricht nur mehr, auf der Grundlage von so genannten Qualitätskriterien, von einer möglichen oder wahrscheinlichen Autoren-schaft des Hippokrates. Vgl. dazu K.-H. LEVEN, *Die Erfindung des Hippokrates*, 19-40. — Für unser eigenes Interesse genügen die bislang publizierten Forschungsergebnisse, die deutlich machen konnten, dass in der Zeitepoche des Hippokrates ein wesentlicher Einschnitt im Verständnis der Medizin und ihrer praktischen Ausübung erfolgte.

Schriftstückes unbekannt war. Ähnliches galt offensichtlich in der antiken Medizin für das Selbstverständnis des Arztes und der Kompetenz der von ihm ausgeübten Heilkunde, wenn man diese auf einen idealen Stammvater zurückführen konnte[33]. So geht man davon aus, dass mit den Schriften des Corpus Hippokraticum ähnlich umgegangen wurde. Diese Ansicht stützt sich auf die «traditionelle» Auffassung, dass der Meister (Hippokrates) die besten Schriften des *Corpus* verfasst hat[34] und seine Schüler und Nachfolger später einen Kranz von «unechten» Werken um diesen echten Kern des Corpus beigefügt haben. Es wurde auch angenommen, dass sich alle Schriften zunächst auf der Insel Kos befunden haben und von dort in frühhellenistischer Zeit in das Zentrum der Wissenschaften nach Alexandreia, in die dortige Bibliothek, gebracht wurden. Die Katalogisierung und Herausgabe der Schriften erfolgte unter dem Namen des Hauptautors: Hippokrates. Nach dieser Annahme besteht also der Corpus aus «echten» und «unechten» Schriften, was in neuerer Zeit bestätigt und präzisiert werden konnte. Auf der Grundlage dieser Erkenntnis bestätigte sich, dass der 60 Schriften umfassende Corpus Hippokraticum, nicht von einem einzelnen Autor verfasst wurde und die Entstehungszeit vom späten 5. Jh. v.Chr. bis in die späthellenistische Zeit reicht. Zudem nimmt man an, dass einige Texte aus den nachchristlichen Jahrhunderten stammen. Von diesen Schriften sind nachgewiesenermaßen einige in die Zeit des historischen Hippokrates zu datieren, wie z.B. die *Epidemien* I, III, *Prognostikon* u.a.[35]. Was die abenteuerliche Reise des Hippokratischen Eides angeht, wird vermutet, dass dieser auch im Zuge der Überbringung der Schriften nach Alexandreia — um 270 v. Chr.[36] — gelangte und erst dort der Urheberschaft des Hippokrates zugeschrieben wurde. Als Belegquelle für diese Ansicht werden die der Lebenszeit des Hippokrates am nächsten

---

[33] Auch heute spielt eine solche Kompetenz- und Glaubwürdigkeitsausweisung eine gewisse Rolle, wenn man darauf rekurieren kann, an einer als kompetent angesehenen Universität oder bei einem international anerkannten Wissenschafter studiert zu haben.
[34] Zu den besten und qualitätsvollen Schriften werden die *Epidemien, Aphorismen, Über die heilige Krankheit* und *Prognostikon* gerechnet. — Vgl. K.-H. LEVEN, 22.
[35] Nachgewiesen wurde dies insbesondere durch den deutschen klassischen Philologen Karl Deichgräber in seinem Buch: *Die Epidemien und das Corpus Hippokraticum. Voruntersuchungen zu einer Geschichte der Koischen Ärzteschule.*
[36] Die Überbringung der Schriften nach Alexandreia fällt im Rahmen der "traditionellen" Theorie unter die äußeren Argumente. Hier wird argumentiert, dass die Insel Kos zum Einflussgebiet der ptolemäischen Könige von Ägyten gehörte, die die ägyptischen Ärzte und Gelehrten sehr gefördert haben sollen. Da Ptolemäios II. Philadelphos (283/ 282 bis 246 v. Chr.) während einer Flottenoperation im ptolemäischen Winterquatier auf der Insel Kos 308 v. Chr. geboren wurde, ist es vorstellbar, dass die Ptolemäer, die ein notorisches Interesse für Bücher aller Art hatten, auch die medizinische Bibliothek von Kos in die Hauptstadt transportiert haben. Obwohl keine Quelle darüber berichtet, glaubte der griechische Arzt und Philologe Galenos aus Pergamon (129–ca. 210 n.Chr.) auch an diese Theorie. — Vgl. K.-H. LEVEN, 22.

stehenden Zeitzeugen, Menon, Platon und Aristoteles[37], herangezogen. Sie berichten von keinem derartigen Eid, sondern nur von Schriften, die Hippokrates verfasst haben soll. Auf diesem Weg war nun offensichtlich die Gestalt des Hippokrates in den weiteren Verlauf der Geschichte eingetreten.

Aus den Daten der Geschichtsquellen[38] läßt sich also erheben, dass Hippokrates ein Zeitgenosse von Sokrates (469 – 399 v. Chr.) war[39] und um das Jahr 460 v. Chr. auf der Mittelmeerinsel Kos, unmittelbar in der Nähe der kleinasiatischen Küste der heutigen Türkei, geboren wurde. Seine Familie gehörte der Kaste der Asklepiaden an, weshalb er selbst der Familientradition gemäß Arzt wurde. Wie der so genannte „Hippokrates-Roman", der sich im Corpus Hippokraticum findet, berichtet, soll er in seinem Leben viele Reisen unternommen haben. Das darf als nicht unwahrscheinlich gelten, da in damaliger Zeit die «wandernden» Ärzte der Normalfall waren. Zudem wurden bekannte Ärzte auch in Gebiete, die von Seuchen heimgesucht wurden, gerufen. Es gibt Zeugnisse darüber, dass Hippokrates in Abdera war, wohin er möglicherweise vom Hof der persischen Könige gerufen wurde, um eine schwere Epidemie zu bekämpfen[40]. Er kam wahrscheinlich auch im Zuge einer großen Pest nach Athen, die dort um das Jahr 430 v.Chr. krassierte. Gewiß scheint sein Aufenthalt in Thessalien, in Mazedonien, in Thrazien und Propontis. Schriftliche Zeugnisse sprechen vom Besuch anderer Städte, unter ihnen Delphi, das mit Kos wichtige Verbindungen unterhielt[41]. Hippokrates soll schließlich in Larissa, in Thessalien gelegen, um das Jahr 375 v. Chr. gestorben sein.

Für sein Leben und seine Tätigkeit war ohne Zweifel die Angehörigkeit zur Ärztekaste der Asklepiaden bedeutend und prägend. Platon berichtet im *Phaidros*[42], dass diese Kaste ihre Abkunft dem mythischen Gott Asklepios und seinem Sohn Podalyrios zuschrieb. Die Familien, die zu dieser Kaste gehörten, berichtet er weiter, waren auf den Inseln Knidos, Kos und Rhodos im 6. und 5. Jahrhundert v. Chr. tätig. Platon fährt fort, laß von Hippokrates berichtet wird, er habe den Grund jeglicher Krankheit in einer natürlichen Ursache angenommen und nicht in einer göttlichen. Die Epilepsie, die bis dahin als eine heilige Krankheit, also von göttlicher Wirkmacht verursacht, galt, hatte für ihn einen

---

[37] Menon ist die zeitlich nächste Quelle an Hippokrates, die sein Werk erwähnt (2. Hälfte des 4. Jh. v. Chr.). — ID., 26.
[38] Hier sind vor allem wieder Platon, Aristoteles und der spätere Galenos zu nennen.
[39] Dies berichtet Platon in den beiden Dialogen *Protagoras* (311bc) und *Phaidros* (270 a).
[40] In diesem Zusammenhang kann erwähnt werden, daß vom persischen König Darius gesagt wird, er habe die medizinische Kunst des Democedes von Kroton gewürdigt. Außerdem sollen Apollonides von Kos und Ctesias von Knido König Artaxerxes I. als Ärzte gedient haben.
[41] Diese Angaben werden den hippokratischen Schriften *Epidemiae* I, III ff. und *Presbeutikós* entnommen.
[42] PLATON, *Phaidros*, 270c.

natürlichen Grund⁴³. Diese Aussage wird indirekt durch denselbsen platonischen Dialog bestätigt, in dem man beiläufig erfährt, dass Hippokrates eine wissenschaftliche Methode angewendet hat, die den Körper im Zusammenhang mit der «Natur des Ganzen» zu begreifen suchte. Gerade dieses Zeugnis wird später einen entscheidenden Beitrag zum Bild des «Vaters der Heilkunde» leisten. Im Dialog *Protagoras*⁴⁴ erwähnt Platon den «Koer Hippokrates, den Asklepiaden», der auch, vergleichbar den zeitgenössischen Sophisten Protagoras, Hippias und Prodikos, gegen Bezahlung junge Leute zu Ärzten ausgebildet hat. Hippokrates hatte für ihn in der Medizin denselben hohen Rang, den Polyklet bzw. Pheidias in der Plastik und Protagoras unter den Sophisten hatte.

Auch der Bericht von Aristoteles (384–322 v. Chr.) ist nicht unbedeutsam. Er berichtet, dass Hippokrates von Gestalt eher klein, aber als Arzt groß, d.h. bedeutend war. Inhaltlich fügt er aber den Ausführungen Platons nichts Neues oder Wesentliches hinzu⁴⁵. Die vorhellenistischen Zeugnisse erwähnen freilich weder seine medizinischen Theorien noch irgendwelche Schriften. Durch die einigermaßen gesicherte Datierung einiger Schriften aus dem Corpus in die Lebenszeit des Hippokrates kann man zumindest ein Bild und Verständnis der medizinischen Tätigkeit, ihrer Theorien, Wissen und Anwendungen dieser Zeitepoche gewinnen. Ein auffälliges Merkmal dieser Zeit besteht darin, dass sich die Medizin, wie es im obigen Beispiel der Epilepsie zum Ausdruck kommt, deutlich von den religiösen Vorstellungen trennt. Zur Grundlage ihrer Überlegungen werden die Naturbetrachtungen der ionischen Philosophen herangezogen, wie etwa des Anaximander, Empedokles und Alkmaion von Kroton. Darüber hinaus wurden auch Einflüsse seitens des Pythagoras und der pythagoreischen Schule oder auch des Tukidides d.Ä., festgestellt⁴⁶.

---

⁴³ Diese Ansicht findet sich in *De morbo sacro*, wo es zu Beginn heißt: «Ich spreche von der sogenannten *heiligen* Krankheit. Diese ist, nach meiner Meinung, weder mehr göttlich oder mehr heilig als jede andere Krankheit, sondern hat eine natürliche Ursache und ihr unterstellter göttlicher Ursprung liegt an der Unerfahrenheit und an der Tatsache, dass ihre Charakteristiken sie von den anderen unterscheiden».
⁴⁴ PLATON, *Protagoras*, 311 bc.
⁴⁵ ARISTOTELES, *Politik*, 1326a.
⁴⁶ Nur um einige Beispiele der von uns zitierten Namen zu geben, wird die Vier-Säfte-Lehre, die die eigentliche Lehre des Hippokrates gewesen sein soll, mit den vier Ursubstanzen Empedokles (ca. 500–ca. 430 v.Chr.) in Verbindung gebracht, ebenso die Quantifizierung, d.h. Bemessung, der Phänomene nach pythagoreischem Verständnis. Zu denken ist bei dieser Lehre auch an die Weltbildungslehre des Anaximander (ca. 610–545 v. Chr.), die besagt, dass sich aus dem Apeiron in einem fortschreitenden Prozess die darin enthaltenen Gegensätze ausgegliedert haben: Warmes und Kaltes, Feuchtes und Trockenes. Teukidides, ein Zeitgenosse des Hippokrates, soll eine Theorie vertreten haben, die in der Medizin keine Postulate mehr benötige, sondern es sei wichtig auf den Patienten zu hören, Anamnese und Prognose zu verbinden. Die so genannte Entmythisierung oder Entgöttlichung der Epilepsie lässt an die «Mechanisten» denken, wie etwa ein von Leukipp (ca. 460–370 v. Chr.) überliefertes Frag-

1.2.2 Bemerkungen zur hippokratischen Medizin

An dieser Stelle wollen wir uns auf einige kurze Bemerkungen zum medizinischen Verständnis von Hippokrates beschränken, da Weiteres und Näheres im Zusammenhang mit dem nach ihm benannten Eid ausgeführt wird. Zusammenfassend ist die Methode der Medizin zur Zeit des Hippokrates gekennzeichnet von der τεχνη, der Synthese der εμπειρια und επιστεμη. Gemeint ist damit, dass der Arzt sich durch Anschauen, experimentelles Tun und Denken (Logik) Erkenntnisse erwerben soll, die ihn befähigen, therapeutisch vorzugehen[47]. Grundsätzlich behandelten die Ärzte zur Zeit des Hippokates und nach ihm auf der Grundlage der Lehre von der Diätetik oder der Pharmakologie[48]. Mit diesen neuen Elementen hatte sich die Medizin auf einen neuen Weg begeben.

Der soeben erwähnte Einfluss der ionischen Naturphilosophie hat hier ohne Zweifel seine Spuren hinterlassen. Die Philosophiegeschichte der Antike zeigt ja in eindrucksvoller Weise, dass das Grundanliegen in der Frage nach dem Ursprung der Dinge, allen Seins, den Blick für das «Dasein» verändert und dies in vielen Fragen auch zur Loslösung von der mythologischen Lebenserklärung geführt hat. Wie man weiß, haben die vorhin erwähnte Naturphilosophie, die Mechanisten und Atomisten einen wesentlichen Beitrag zu den Auffassungen in der Medizin geleistet. Mitzubedenken ist ebenso, dass die Gelehrten der damaligen Zeit vielseitig interessiert und tätig waren. Sie waren oftmals zugleich Wanderprediger, Philosophen, Ärzte, Politiker usw., woraus zwar nicht ein direkter, aber doch indirekter Schluss auf die Verbreitung und Einflußnahme in der Entstehung und Entwicklung neuer Konzeptionen und Verstehensweisen von Gesundheit und Krankheit gezogen werden kann.

Diese Anleihen aus der Philosophie zeigen, dass die Medizin seit Hippokrates die Philosophie als wichtigen Partner betrachtete, wovon die eben genannte Tatsache spricht, dass die Ärzte in der Antike oft «Philosophenärzte» waren. Dass diese Verbindung nicht aufgegeben wurde, zeigt die Medizingeschichte bis zum heutigen Tag. Damals war der entscheidende Schritt die Entmythologisierung des Krankheitsverständnisses, die Loslösung des medizinischen Wissens vom Mythos und einer Naturphilosophie, deren Wurzeln sie teilte. Diese Ansicht wird z.B., wenn auch vier Jahrhunderte nach Hippokrates,

---

ment die Aussage beinhaltet: «Nichts entsteht planlos, sondern alles aus Sinn und unter Notwendigkeit».

[47] Dieser ärztlichen Vorgehensweise bedienten sich später im 3. Jh. Herophilos in Alexandrien, der für einige Zeit auch anatomische Resektionen durchführte, und Erasistrates. Auch Galen und Plutarch profitierten von dieser Methode. — Vgl. M. DÖRNEMANN, 40; D. GOUREVITCH, *Wege der Erkenntnis*, 120.

[48] Diese beiden Vorgangsweisen werden in den Schriften des Hippokrates beschrieben. Vgl. dazu A. KRUG, *Heilkunst in der Antike*, 49-53; J. JOUANNA, *Die Entstehung der Heilkunst im Westen*, 28.

durch A.C. Celsus (ca. 25 v. Chr. – 50 n. Chr.) in einem von ihm erhalten gebliebenen Bericht bekräftigt. Celsus schreibt darin:

> Zunächst wurde die gesamte Heilkunde für einen Teil der Philosophie gehalten, so dass die Behandlung von Kranken und das Studium der Natur aus der gleichen Wurzel erblühen konnten. Und so hatten viele der philosophischen Autoritäten Erfahrung auch in der praktischen Medizin, so Pythagoras, Empedokles und Demokrit. Dessen Schüler ist Hippokrates von Kos gewesen, und er war es, der die Medizin dann engültig loslöste von der Philosophie[49].

An welche Philosophie Celsus dachte, müsste näherhin nachgefragt werden. Gewiss ist nach Platon, daß es Hippokrates um die Naturbetrachtung, die Erforschung des Körpers ging. Aus unserer geschichtlichen Perspektive dürfen wir hier natürlich nicht unser neuzeitliches Naturwissenschaftsverständnis hineinlesen, das es damals nicht gab. Hippokrates greift in der Krankheitsdeutung nicht mehr auf religiös-mythologische Vorstellungen und Kategorien zurück, sondern gibt ihr in der Orientierung an der Beo-bachtung eines Krankheitsprozesses des menschlichen Körpers eine neue Richtung. Nach H. Schipperges teilte er die Medizin in «Physiologie, Pathologie und Heilkunde» (Heilungsmöglichkeiten) ein[50].

Wie diese kurzen Skizzierungen zeigen, ist es schwierig, die historische Person des Hippokrates genau zu chrakterisieren. Tatsache bleibt, daß gerade an seinem Wohnort, der Insel Kos, die erste Sammlung von medizinischen Ansichten und Theorien in schriftlicher Form entstanden ist. Kos wurde in der Tat zu einem ersten Zentrum mit einer eigenen medizinischen Schule. In diesem geistigen Raum ist auch der Hippokratische Eid entstanden, von dem man annimmt, dass er nicht von Hippokrates selbst stammt. Die Ethik und das Ethos, die hierin zum Ausdruck kommen, spiegeln durch ihre Inhalte ein philosophisch-ethisches Bild wider, das wiederum den Einfluss verschiedener philosophischer und mythologischer Elemente erkennen lässt.

2. Der Hippokratische Eid

Es mag sinnvoll erscheinen gleich zu Beginn den so genannten «Eid des Hippokrates» selbst zu Wort kommen zu lassen, um sich auf diese Weise einmal den zu behandelnden Text in Erinnerung zu rufen und dessen Inhalte zu vergegenwärtigen.

---

[49] CELSUS, *De medicina*. — Zitiert nach P.C. CHITTILAPPILLY, *Zwischen Kosmos und Zeit*, 180.
[50] Vgl. H. SCHIPPERGES, *Moderne Medizin im Spiegel der Geschichte*, 92.

In einer heute üblichen Übersetzung lautet der Text des Eides[51], wie folgt:

„Ich schwöre und rufe Apollon den Arzt und Asklepios und Hygieia und Panakeia und alle Götter und Göttinnen zu Zeugen an, dass ich diesen Eid und diesen Vertrag nach meiner Fähigkeit und nach meiner Einsicht erfüllen werde.
Ich werde den, der mich diese Kunst gelehrt hat, gleich meinen Eltern achten, ihn an meinem Unterhalt teilnehmen lassen, ihm, wenn er in Not gerät, von dem Meinigen abgeben, seine Nachkommen gleich meinen Brüdern halten und sie diese Kunst lehren, wenn sie zu lernen verlangen, ohne Entgelt und Vertrag. Und ich werde an Vorschriften, Vorlesungen und aller übrigen Unterweisung meine Söhne und die meines Lehrers und die vertraglich verpflichteten und nach der ärztlichen Sitte vereidigten Schüler teilnehmen lassen, sonst aber niemanden.
Ärztliche Verordnungen werde ich treffen zum Nutzen der Kranken nach mei-ner Fähigkeit und meinem Urteil, hüten aber werde ich mich davor, sie zum Schaden und in unrechter Weise anzuwenden. Auch werde ich niemandem ein tödliches Mittel geben, auch nicht, wenn ich darum gebeten werde, und werde auch niemanden dabei beraten; auch werde ich keiner Frau ein Abtreibungsmittel geben. Rein und fromm werde ich mein Leben und meine Kunst bewahren. Ich werde nicht schneiden, sogar Steinleidende nicht, sondern werde das den Männern überlassen, die dieses Handwerk ausüben. In alle Häuser, in die ich komme, werde ich zum Nutzen der Kranken hineingehen, frei von jedem bewussten Unrecht und jeder Übeltat, besonders frei von jedem geschlechtlichen Missbrauch an Frauen und Männern, Freien und Sklaven.
Was ich bei der Behandlung oder auch außerhalb meiner Praxis im Umgang mit Menschen sehe und höre, das man nicht weiterreden darf, werde ich verschweigen und als Geheimnis bewahren. Wenn ich diesen Eid erfülle und nicht breche, so sei mir beschieden, in meinem Leben und in meiner Kunst voranzukommen, indem ich Ansehen bei allen Menschen für alle Zeit gewinne; wenn ich ihn aber übertrete und breche, so geschehe mir das Gegenteil."

Zurückgehend auf die griechische Antike beinhaltet der Hippokratische Eid Elemente und Aussagen, von denen manche zeitlos gültig geworden sind, und solche, die im Kontext der damaligen Kultur und Epoche zu sehen sind und für die heutige Zeit nicht mehr den tragenden Charakter besitzen[52].

Als einmaliges Textstück, zu dem es in der abendländischen Medizinethik und Medizingeschichte geworden ist, beweist es, dass man seit alter Zeit, wie wir gesehen haben, Regeln und Vorschriften für das ärztliche Handeln kannte. Aus diesem Grund ist es verständlich, dass sich in diesem Eid einige Vorschriften, die als Grundbedingungen oder Charakteristika eines Arztes angesehen wurden, summarisch wieder finden. Andere Vorschriften hingegen stehen im Kontrast und Gegensatz zu der damaligen all-gemeinen Praxis. Wir denken

---

[51] Wir geben den Wortlaut des Textes wieder nach: A. LABISCH – N. PAUL, *Ärztliche Gelöbnisse*, 250.
[52] Vgl. z.B. H.-M. SASS, *Hippokratisches Ethos und nachhippokratische Ethik*, 18;. — H.P. WOLFF, *Arzt und Patient*, 184-212.

hier an das Verbot der Euthanasie, der Abtreibung und des so genannten Steinschnittes.
Worauf diese Kontrastierung zurückgeführt werden könnte, versucht u.a. die folgende nähere Untersuchung des Textes in seinem geschichtlichen Umfeld und philosophisch-ethischen Gehalt zu klären.

2.1 Geschichtliche Aspekte

Weiter oben haben wir bereits erfahren, dass der Hippokratische Eid wie die Schriften des Corpus Hippocraticum nicht eindeutig einem einzelnen Autor zugeschrieben werden können und möglicherweise auch nicht Hippokrates selbst. So manches liegt hier in der bedingt langen Zeitspanne, von uns aus gesehen, verborgen. Man darf jedenfalls davon ausgehen, dass der Eid erst im Rahmen der Ausweitung der Rezeption des Hippokratischen Werkes in der ausgehenden Antike und im frühen Christentum der hippokratischen Schriftensammlung vorangestellt wurde. Über diesen Weg ging er als der sogenannte „Eid des Hippokrates" in die Geschichte ein[53].

In der Frage, wo er entstanden sein könnte, nimmt man an, dass er wahrscheinlich aufgrund seiner Inhalte dem Denken einer von Pythagoras beeinflussten, kleinen Ärzteschule bzw. Ärztesekte zuzuschreiben ist[54]. In der neueren Hippokrates-Forschung wurden jedoch auch Bezüge zu anderen philosophischen Schulen aufgezeigt[55]. Unbezweifelbar ist die Tatsache, dass dieser Eid niemals von allen griechischen oder allen antiken Ärzten akzeptiert wurde — das gilt nicht nur in Bezug auf die allgemeinen Regeln, sondern, wie wir bereits gesehen haben, auch wegen der besonderen Verbote, gemeint sind die Verbote der Gabe von Gift als Beihilfe zum Suizid, der Gabe von Abortiva und der chirurgischen Praxis, die in der Antike unter Ärzten weit verbreitet war.

Die unternommenen Anstrengungen, die Abfassungszeit und die Entstehung dieses Eides zu bestimmen, konnten, wie schon angemerkt, zu keiner restlosen Klärung führen. Wider Erwarten ergaben sich eine Reihe von Problemen, die im Zusammenhang mit dem *Corpus Hippokraticum* stehen. Als Entstehungszeit des Eides nimmt man nun für gewöhnlich das 5./4. vorchristliche Jahrhundert an[56], was man aus der zeitlichen Nähe der Inhalte zu pythagoreischem Denken und

---

[53] So konnte festgestellt werden, dass nach dem 4. Jahrhundert n. Chr. Alexandrinische Übersetzerschulen eine Sammlung von Texten aus der Zeit des Hippokrates (ca. 460-370 v. Chr.) edierten und in dieses Corpus Hippocraticum auch den Eid aufnahmen. Vgl. A. LABISCH – N. PAUL, *Ärztliche Gelöbnisse*, 250.

[54] So vermutet Ludwig Edelstein, der damit zum ersten Mal der traditionellen Sicht widersprach. Vgl. L. EDELSTEIN, *Der hippokratische Eid*. — ID., *Ancient Medicine*.

[55] So etwa P. CARRICK, *Medical Ethics in Antiquity*.

[56] Manche Geschichtsforscher vermuten eine Entstehungszeit um das Jahr 450 v. Chr. Als Ort gilt die Mittelmeerinsel Kos, wo in diesem Zeitraum Hippokrates tätig gewesen sein soll.

anderen nachweisbaren philosophischen Traditionen ableitet. Gewiss ist seine Abfassung im Raum der hippokratischen Ärzteschule[57].

Als einen einigermaßen einsichtigen Grund für seine geschichtliche Rezeption gegen Ende der Antike und im frühen christlichen Mittelalter wurde die Ähnlichkeit der ethischen Prinzipien von hippokratischer und christlicher Medizin angeführt, was aber nach Meinung von O. Temkin, R.M. Veatch und C.G. Mason einer kritischen Überprüfung nicht standhält[58]. Vielmehr erweist sich, dass gegen Ende der Antike sich die allgemeinen Verhältnisse auf die philosophisch-ethischen Grundlagen des Hippokratischen Eides hin entwickelten. Besonders deutlich wird das in der allmählichen Trennung von Chirurgie und medizinischer Praxis, wie auch in der nun allgemeinen Achtung von Selbstmord und Abort. Zudem gewannen neben dem Eid auch andere deontologische Schriften aus dem Corpus Hippocraticum an Bedeutung. Es handelt sich um jene Schriften, die den Charakter ärztlicher Propädeutik tragen und Gesetze, ehrbares Verhalten, Vorschriften und eine Berufsdefinition enthalten[59].

Die erstmalige Erwähnung des Eides fällt in das 1. Jahrhundert n. Chr. bei Scribonius Largus und Erotianos, der ihn unter die echten Schriften des Hippokrates einreihte. Soranus von Ephesos, der Ende des 1. Jahrhunderts n. Chr. in Rom tätig war, erwähnt in seinen gynäkologischen Schriften, dass Hippokrates gesagt habe: «Ich werde niemandem ein Abortivum geben». Andere Zeugnisse finden sich in der christlichen Spätantike, etwa beim lateinischen Kirchenvater Hieronymus (ca. 340–ca. 420 n. Chr.) in einem Brief, worin er schreibt, dass Hippokrates angehende Schüler den Eid habe schwören lassen[60]. Zur selben Zeit spricht der griechische Kirchenvater Gregor v. Nazianz (ca. 328 –390 n. Chr.) von diesem Eid im Zusammenhang einer Lobrede auf seinen Arztbruder Kaisarios, möglicherweise in Anspielung auf das christliche Schwurverbot; der Bruder hatte den hippokratischen Eid offenbar nicht geschworen[61].

Interessant ist hier auch anzufügen, dass es, obgleich der griechische Arzt Galenos aus Pergamon (129 – ca. 210 n. Chr.)[62] einen wesentlichen Beitrag zur Rezeption und Verbreitung des hippokratischen Schrifttums und Denkens geleistet hat, in keinem seiner überlieferten griechischen Texte einen Hinweis auf den Eid oder auch die deontologischen Schriften gibt. Erst in der mittelalterlichen arabischen Überlieferung wird Galenos ein Kommentar zum Hippokratischen Eid zugeschrieben. Der christliche arabi-sche Arzt und Philologe Hunain

---

[57] K.-H. LEVEN, 28.
[58] Vgl. O. TEMKIN, *Hippocrates in a World of Pagans and Christians*; R.M. VEATCH – C.G. MASON, *Hippocratic Versus Judeo-christian Medical Ethics*, 86-105.
[59] Vergleiche dazu oben Punkt 1.2.2.
[60] HIERONYMUS, *Epistula* 52, 15.
[61] GREGOR V. NAZIANZ, *Oratio*, VII, 767 A.
[62] Durch die unterschiedlichen Jahresangaben über das Ableben von Galen (199, 210 oder 216 n. Chr.) scheint dieses nicht gesichert zu sein. Vgl. M. DÖRNEMANN, 56.

Ibn Ishaq (808 – 873 n. Chr.) erwähnt erst-mals diesen Kommentar, den er aus dem Griechischen ins Syrische übersetzt hat. Der überlieferte Text, der auch nur mehr fragmentarisch in Zitaten bei anderen arabischen Autoren erhalten ist, enthält bemerkenswerterweise keine ethischen, sondern medizinhistorische Erörterungen[63].

Die eigentliche Entfaltung der hippokratischen Tradition fällt in die Zeit des frühen nachkonstantinischen Mittelalters nach einer ersten christlichen Überformung des Eides und einer weiteren Angleichung des Eides an christliche Vorstellungen um das 10. Jahrhundert n. Chr. Da im Christentum ein viel deutlicheres Konzept einer universalen Ethik vertreten wurde, führte die christliche Überformung des Eides zu einer nun universalistischen Auslegung. Der Eid wandelte sich vom Gelöbnis exklusiven Charakters zur Formel allgemeiner Gültigkeit. Damit erhielt er seine traditionsbildende Funktion.[64]

Diese Tatsache spiegelt sich in der mittelalterlichen handschriftlichen Überlieferung des Eides wider, der stets die erste Seite des Corpus Hippocraticum bildet, was in vielen späteren Ausgaben und Übersetzungen beibehalten wurde.[65]

Die Frage, die im Zentrum unseres Interesses steht, bezieht sich nun auf die Entstehung und Formulierung der Prinzipien des Eides. Wie war es möglich, dass in dieser Zeit Werte formuliert wurden, die sozusagen zeitlos geworden sind?

2.2 Werte und Ziele des hippokratischen Arztes

Der Eid selbst ist geprägt durch den altgriechischen Mythos und die Religion, in denen ein Eid mehr galt als ein bloßes Versprechen. Wer sich dem Eid verpflichtet hatte, entschied sich auch für eine spezifisch religiöse, berufsständische und lebensgeschichtliche Zielvorstellung, die mit dem Eid verbunden ist. Die Lehr- u. Lebenstradition der Heilkundigen diente dem hippokratischen Arzt als Stütze bei der Findung seiner beruflichen Identität, aber auch der Sicherung des Lebensunterhaltes in Notzeiten. Bedingt durch das geringe gesellschaftliche Ansehen des Arztberufes war sie daher eine notwendige Vorbedingung für eine erfolgreiche Auseinandersetzung mit Kräften, die den Interessen des Berufsstandes schadeten.

Die Bindung an eine göttliche Instanz, das Ansehen des Arztes sowie das Schweigegebot umrahmen den Hippokratischen Eid. In seinem Zentrum steht die «Tugend» der *Lauterkeit* und *Redlichkeit*. In dieser subjektiven Haltung kommt die innere Zielorientierung und Intention der Handlungen des (be)handelnden Arztes zum Ausdruck, mit der er seinen Handlungen Sinn und Bedeutung beimisst und aus der er seine Motivation bezieht. Der Gefahr, sich nur auf

---

[63] K.H. LEVEN, 30.
[64] A. LABISCH – N. PAUL, 250.
[65] T. RÜTTEN, *Hippokrates im Gespräch*.

das eigene Wissen und Wollen zu stützen, steht nicht nur die Berufswirklichkeit der altgriechischen Ärzte entgegen, sondern auch die im Eid selbst angeführten konkreten Gebote und Verbote. Sie unterstreichen die zentral stehende Tugend der Redlichkeit. Gemeint ist der tugendhafte Grundsatz des Wohlwollens und der Gerechtigkeit den Leidenden, aber auch den gesellschaftlich Unterprivilegierten, den Sklaven und Frauen, gegenüber.

Betrachten wir näher den Grundsatz der Gerechtigkeit, so fällt auf, dass dieser sich auf die Kooperation und den Konflikt im informell geregelten Bereich von Familie, Nachbarschaft und individuellem Arzt-Patient-Ver-hältnis bezieht. Er wird zum Maßstab des Zusammenlebens im Sinne dessen, was man anderen schuldet, die man nicht zu übervorteilen sucht. Im Kern spricht er aber auch das Gleichheitsgebot an, das einerseits im Sinne des «jedem nach seinen Bedürfnissen» interpretiert wird und das den Aspekt der elementaren Existenzsicherung im Sinne der Gesundheitssicherung umfasst. Anderseits wird es als «jedem nach seiner Leistungsfähigkeit» verstanden im Sinne der Fairness, welche die Ärzte zu berücksichtigen suchten.

Zusammen mit der wichtigsten koisch-hippokratischen Therapie, der Diätetik, wird das Gebot, «zum Nutzen der Leidenden (...) Schädigung und Unrecht von ihnen abzuwehren», als Maxime ausgesprochen. Nicht anders als es auch heute noch dieselbe Aussagekraft besitzt. Direkt umrahmt wird die zentrale Tugend des Arztes von zwei konkreten, als Verbote formulierten Normen: zum einen von dem Verbot, Selbstmord zu unterstützen, sowie dem Verbot der Abtreibung werdenden Lebens. Ebenso wird hier das Verbot des Blasensteinschnittes ausgesprochen im Blick auf die technische Fertigkeit, die offensichtlich eigens erlernt werden musste und nicht zur Tätigkeit des hippokratischen Arztes gehörte. Mit seiner Mischung aus Geboten und Verboten, der Anbindung an einen umfassenderen Sinnhorizont und der Orientierung an kritischen Punkten menschlicher Begegnung und Tätigkeit stellt der Hippokratische Eid unverkennbar ein reifes Dokument antiker ärztlicher Ethik dar.

Die historische Bedeutung dieses Eides für die Entwicklung ethisch fundierten ärztlichen Handelns besteht in dem erstmals formulierten Gebot der ärztlichen Schweigepflicht und der Achtung der Privatsphäre des Patienten. Mit einem Vorblick auf den weiteren Gang der Geschichte werden hier nicht der Gedanke der Würde menschlicher Personalität sowie gesellschaftlich organisierte ökonomische und wissenschaftliche Rahmenbedingungen thematisiert, deren die Ärzte bedürfen, um das Gut Gesundheit möglichst umfassend zu sichern und wiederherzustellen.

2.2.1 Kult und Mythos

Der Beginn und der Schluss des Eides verweisen auf den Kult des griechischen Gottes Asklepios, auf den die traditionsreiche Kaste der Asklepiaden ihre Abstammung zurückführten. Dieser Kult verbreitete sich seit spätarchaischer Zeit von Trikka über Thessalien in ganz Griechenland und im Mittelmeerraum aus[66]. Deshalb ist es auch verständlich, dass die angehenden Ärzte auf eine Lebensform und Lebensweise verpflichtet wurden, die die Person des Arztes charakterisieren, zugleich aber auch das Kastenbewusstsein repräsentieren sollten. Ersichtlich wird das im Versprechen, das Leben und die Kunst «heilig und fromm» zu halten, was der Abschluß des Eides in der Bitte um Erfolg im Leben und in der Kunst bei Einhaltung aller Versprechen nochmals verdeutlicht. Aus diesem Grund muss dieser Eid in seiner Interpretation, wie K. Deichgräber feststellt, immer auch in Verbindung mit der Religion gesehen werden[67]. Der Verweis auf Apollon am Eingang manifestiert diese Lebenshaltung, wie Homer in seinem Hymnus auf diesen Gott festhält, dass man in Heiligkeit und rein einem Apollon die Opfer bringt. Auch Hesiod bemerkt: «Bringe nach Vermögen den Unsterblichen die Opfer heilig und rein»[68]. Apollon ist der Erste der vier Götter, die genannt werden. Er ist der reine Gott, der reinigend von Schuld und Krankheit befreit, ein göttlicher Heiler. Der Mensch in der Antike wird ihn vor Augen gehabt haben, wenn er sich dem Gesetz des ärztlichen Handelns untergeordnet hat. Daher wird der Arzt zu einem Mittler oder Vermittler der Heilung und der Gesundheit, die im Grunde dieser Gott verleiht. Man wird aus heutiger Zeit und vielfach profaner Sichtweise des Lebens nicht übersehen dürfen, dass in der Antike das religiöse Moment, der Mythos, ein wesentlicher Bestandteil

---

[66] Vgl. M. DÖRNEMANN, *Krankheit und Heilung in der Theologie der Kirchenväter*, 26. — Die Meinungen über die Entstehung des Asklepioskultes gehen heut weit auseinander. Einer mythologischen Erzählung nach ist Asklepios der Sohn der dunklen Mondgöttin Phoibe und eines Männlichkeitsgottes, gezeugt am Boibe-See in Thessalien. Als glaubwürdigste Erklärung wird die Vergöttlichung eines beliebten und berühmten thessalischen Arztes gehalten. Vgl. ID., 26f. — Das LThK informiert darüber, dass Asklepios — in der römischen Zeit Aesculapius genannt — als Gott der Heilkunde verehrt wurde und als Sohn des Apolls galt. Homer kennt ihn als Arzt und Heros. Sein Kult, der zum Beispiel in Athen 420. v.Chr. — also zur Lebzeit des Hippokrates — ein-geführt wurde, wird auch in anderen Städten praktiziert, wie z.B. auf Epidauros, das seit dem späten 5. Jh. v.Chr. die Schlüsselrolle als Mutterheiligtum vieler Asklepieia einnimmt. So sind Kos, Knidos, Pergamon und Rom stellvertretend Ausdruck für dessen weite Verbreitung. Wichtige Elemente des Heilbetriebes waren der Wassergebrauch (v. a. Heilquellen) und der Tempelschlaf, wo die Heilung durch Traum in der Sakralraum bewirkt wurde. In der Kaiserzeit wurden sie zum Teil klimatische Kurorte oder eine Art von Sanatorien, wo die Kranken von den Priesterärzten psycho- und physikotherapeutisch sowie diätetisch behandelt wurden. — Vgl. F. GRAF, *Asklepius*, 1083f.; Der große Brockhaus, I, 442.
[67] K. DEICHGRÄBER, *Der hippokratische Eid.*, 37.
[68] Vgl. ID.

der Erklärung für das Dasein war. Die mythologischen Vorstellungen und Erzählungen gaben auch Sicherheit in krisengeschüttelten Situationen. An dieser Tatsache hat die beginnende Philosophie nicht viel geändert. Was sich geändert hat, war eine neue Betrachtung und Erforschung der Natur, die das göttliche Element dadurch nicht verloren hat. Die Frage nach dem Apeiron, der Arche, dem Grund allen Seins besaß immer das Göttliche. Ein Beispiel dafür, dem wir noch näher nachgehen werden, sind Pythagoras und seine Schule, die auf die Entstehung des Eides einen bestimmten Einfluß ausgeübt haben. Das im Mythos gedeutete Leben versuchte den Menschen schicksalserhellende, die Grundfragen des Lebens und Verhaltens erklärende Informationen, die zugleich Begründungs- und Legitimationsmotive für den Vollzug einer Religion darstellen, zu geben. Neben der deutenden und ordnenden Wirklichkeit wird auch eine andere Dimension erreicht, die Begegnung mit dem die Menschen von ihrem Ursprung her Bedingenden und Bestimmenden: mit Gott, den Göttern oder dem Göttlichen. Die Künder der im Mythos enthaltenen Botschaft sind in Griechenland die den Kult vollziehenden Priester[69]. Für die Tradierung des Mythos und im Besonderen auch im Hin-blick auf die Hippokratische Ärzteschule ist an die Orphiker und pythagoreische Philosophie zu denken.

In der Abfolge des Textes scheint es nicht unbedeutsam, feststellen zu können, dass die Forderung, sein Leben und die ärztliche Kunst fromm und rein zu halten, im direkten Anschluss an das Schadens- und Unrechtsverbot, das generelle Tötungs- und Abtreibungsverbot steht. In einem ersten Versuch der Interpretation könnte man von einem unbedingten Sorgetragen «für» das Leben sprechen, im weitesten Sinne Sorgetragen für Heil und Gesundheit. Weiter unten werden wir zu zeigen suchen, wie dieser Rahmen inhaltlich mit der Berufspraxis und dem beruflichen Ziel verbunden ist. Das Stichwort dazu gibt uns die Bedeutung der *Diätetik*, die nicht nur einen Therapieplan — in unserem Sinn — aus Tinkturen, Heilkräutern und Diät vorsieht, sondern auch und wesentlich bewusste Lebensführung und Lebensgestaltung miteinschließt, verstanden als Lebenskunst. Unser Eindruck könnte sich täuschen, aber es legt sich doch irgendwie nahe, dass der hippokratische Arzt in seiner persönlichen Lebensführung und -gestaltung sich an dieser Diätetik im Sinne eines harmonischen Lebens orientieren sollte. Die unbedingte Formel, die hier im religiösen Rahmen zu Tage tritt, besteht in der grundsätzlichen Orientierung auf das Leben.

Aus dem Gesagten zeichnet sich bereits ein Hinweis darauf ab, dass das ärztliche Ethos des Eides eingebettet ist in einen religiösen Vollzug des Lebens, der sich im Verhalten den Kranken und Hilfesuchenden gegenüber äußert. Die ablehnende Haltung gegenüber chirurgischer Tätigkeit könnte verbunden sein mit dem Gebot der Heiligkeit und Reinheit. Es ist ja Tatsache, dass in der Antike viele Ärzte jene Tätigkeiten ausgeübt haben, gegen die sich der Eid verwehrt.

---

[69] Vgl. LThK, 598*f*.

Auch aus diesem Grund wird man dem Eid mehr religiöse Dimension zuschreiben müssen, als man das für gewöhnlich macht.

2.2.2 Philosophie und Ethos

Denken wir an die philosophischen Einflüsse auf den Hippokratischen Eid, werden wir mit Pythagoras und seiner Weisheits- und Seelenlehre konfrontiert. Zu denken ist auch an Sokrates, der in damaliger Zeit in Athen wirkte. Wie weit sein Denken einen Beitrag geleistet hat, wird nicht restlos geklärt werden können. Jedenfalls zeigen sich bei ihm Parallelen zur medizinischen Theorie der Hippokratiker. Er gehört zu den ersten Philosophen, die eine Ethik entwickeln. Gerade im 5. vorchristlichen Jahrhundert haben sich ethische Überlegungen innerhalb der Philosophie zu etablieren begonnen. Während der Mensch bisher fraglos in einer objektiven Weltordnung zu stehen schien, kommt es nun zu einer ersten kritisch-skeptischen Reflexion auf seine Stellung. Die Frage der Sophisten bestand darin, ob wir überhaupt fähig sind, die Wahrheit zu erkennen, oder ob es objektiv verbindliche Normen unseres Handelns gibt. Ist nicht alles subjektiv und relativ? Protagoras fragt: ist nicht der Mensch selbst «das Maß aller Dinge»[70]?

a) Die pythagoreische Weisheits- und Seelenlehre

Pythagoras und seine Schule sind nicht nur bekannt geworden durch die Pflege von Mathematik, Physik, Geometrie, Musik, Astronomie und Medizin, sondern auch durch ihren Lebensstil und die Weisheitslehre, die sie vertraten. Ihre innere geistige Haltung und der förmlich eigene Lebensstil finden ihren Hintergrund in der von den Orphikern kommenden Lehre von der Seelenwanderung. Die Seele stammt ihrer Auffassung nach aus einer anderen Welt, die sündig geworden ist und nun, an den Leib gefesselt, ein Buß- und Wanderleben führen muss, bis es ihr gelingt, vom Leib und seiner Sinnlichkeit frei und wieder ganz Geist zu werden. Pythagoras greift diese Seelenlehre auf und führt sie in einem bedeutenden Sinne weiter. Er ist der Auffassung, dass die Seele unsterblich ist und immer wieder in einem anderen menschlichen, tierischen oder vielleicht sogar pflanzlichen Körper neu geboren werden kann. Die Gültigkeit dieser Lehre soll er, nach der Überlieferung, durch die eigene Erinnerung und Erinnerungen anderer an frühere Inkarnationen der eigenen Seele bewiesen haben. Mit diesem Glauben ist eine Ethik, sind Vorschriften für das Leben verbunden. Trotz des unwissenschaftlichen Charakters dieser Lehre findet sich in ihr ein großer Gedanke. Sie kann als erster Ansatz einer Theorie von Person und Persönlichkeit angesehen werden. Die Pythagoreer verstehen Persönlichkeit zwar noch eher als etwas Statisches, sich Gleichbleibendes, denn als etwas sich Entwickeln-

---

[70] PROTAGORAS zitiert nach J. HIRSCHBERGER, *Geschichte der Philosophie*, I, 54.

des. Andererseits aber impliziert diese statische Auffassung auch den wichtigen Begriff des Respekts für jede Person.

Da die menschliche Seele in andere Lebewesen übergehen kann, müssen diesen gegenüber gewisse Normen beachtet werden. Das Töten und Essen von Arten jener Lebewesen, die eine menschliche Seele beherbergen können, ist Mord und Kannibalismus. Die Berichte darüber, dass die Pythagoreer auf Grund dieser Anschauung strenge Vegetarier waren, sind nicht widerspruchsfrei[71]. Die sogenannten «Vorschriften» enthalten, wie aus der Kritik des Heraklit hervorgeht, solche Anweisungen, die zur Reinhaltung der Seele dienen sollen. Zum Unterschied dazu gibt es die so genannten «Akousmata», die moralischer Natur sind und sich auf den privaten und öffentlichen Lebensbereich beziehen[72]. Als gemeinsamer Hintergrund der moralischen und tabuistischen Gebote und Verbote darf allerdings der Respekt vor dem *harmonisch* geordneten Zusammenhang der als Gemein-schaft von Lebewesen empfundenen Natur betrachtet werden. Innerhalb dieser hat die eigene Seele (Person) ihr Eigenstes zu bewahren, indem sie sich den anderen Wesen (Pflanzen, Tieren, Menschen, Göttern) gegenüber verantwortungsvoll benimmt, worin ein tiefer, ethischer Gedanke zum Ausdruck kommt.

Der Gedanke der Harmonie, der im pythagoreischen Denken eine tragende Rolle spielt, steht in engem Zusammenhang mit der «Zahlenlehre», durch die Pythagoras sich ebenso einen unvergesslichen Namen machte. Wie der Kosmos und die Lebenswelt, nach ihm, auch zahlenmäßig sich deuten lassen, so scheint die Seele selbst in diesem Zahlensystem deutbar. Aristoteles berichtet, dass nach

---

[71] Berühmt ist z. B. das Verbot, Bohnen zu essen. Zum einen wird berichtet, Pythagoras habe einen konsequenten Vegetarismus befohlen, zum anderen ist bezeugt, dass nur einzelne Tierarten unter das Verbot fielen und der Verzehr von Opfertieren gestattet war. Da nach der Überlieferung von zwei Arten von Pythagoreern gesprochen werden darf — die einen wurden ganz in den Orden aufgenommen, die anderen waren ihm in loser Weise verbunden — wird mitunter angenommen, das generelle Verbot habe nur für die erste Gruppe Gültigkeit gehabt. Ein konsequenter Vegetarismus musste zum Konflikt mit der in den griechischen Stadtstaaten üblichen kultischen Opferpraxis, d. h. mit dem öffentlichen Leben des Staates allgemein, führen. Die Tatsache, dass die Pythagoreer schon am Anfang politischen Einfluss gewannen, scheint deshalb gegen einen allgemeinen Vegetarismus zu sprechen. Hinzu kommt, dass das Verbot, bestimmte Tierarten (vor allem Fische) zu essen, wie auch das den Pythagoreern zugeschriebene periodische Fasten im Mysterienkult von Eleusis sowie in ähnlichen Kulten eine Entsprechung findet. Solche kultischen Regeln erheben den Anspruch, die Reinheit einer Person zu gewährleisten. Die geforderte Reinheit aber wird mit konkreten Maßnahmen erreicht. Zweck der Einweihung in die Mysterien von Eleusis war es u. a., der Seele künftig, d. h. in der Unterwelt, zu einem besseren Los zu verhelfen. Pythagoras wird also wohl Vorschriften dieser Art übernommen, Einzelnes auch hinzuerfunden und das Ganze in den Dienst seiner neuen Seelenlehre gestellt haben.

[72] Z.B. soll man seiner Gattin die Treue halten, unbedingt zu seinen (pythagoreischen) Freunden stehen und seinen Besitz mit ihnen teilen. Das Erteilen von Ratschlägen soll man als eine heilige Sache betrachten.

den Pythagoreern die Seele eine «Eigenschaft» von Zahlen sei. Es lässt sich ebenso aus anderen Zeugnissen erschließen, dass bestimmte Pythagoreer die Seele als Harmonie betrachtet haben, eine Auffassung, die Platon im *Phaidon* vehement kritisiert. Eine Harmonie, z.B. die eines gestimmten Saiteninstruments, kann nach seiner Meinung nur als Produkt der sich harmonisch zueinander verhaltenden Teile aufgefasst werden. Wenn das gestimmte Instrument zerfällt, verschwindet die Stimmung. Ist die Seele eine solche Harmonie, so kann sie nicht unsterblich sein. Diese von Platon hervorgehobene Konsequenz scheint aber für den alten Pythagoreismus nicht zu gelten, wie die Aussagen des Philolaos verdeutlichen, in denen von der Eins als dem zuerst (harmonisch) «Geordneten» und von dem Hinzukommen der Harmonie zu den Begrenzenden und Unbegrenzten die Rede ist. Eine solche Verdinglichung der Harmonie ist von der pythagoreischen Verdinglichung der «Zahlen» nicht grundverschieden. In einem gewissen Sinne wäre die Harmonie ein drittes Prinzip neben Peras und Apeiron. Wenn die Seele eine Harmonie dieser Art ist, kann sie sehr wohl auch «unsterblich» sein. Spätere Berichte über die pythagoreische Verwendung der Musik zur Heilung der Seele scheinen ihre Auffassung als Harmonie zu erhärten.

Nicht unerwähnt soll bleiben, dass der Gedanke der Harmonie, wie eben gezeigt, als Grundcharakteristik des pythagoreischen Denkens, wiederum in der Deutung des Kosmos und der Lebenswelt begegnet. Die Bedeutung der Harmonie scheint auch deshalb nicht unrelevant, da sie bei näherem Zusehen im Hippokratischen Eid und der Deutung und dem Versuch, Krankheit und Gesundheit zu verstehen, in der hippokratischen Medizin deutlich zu Tage tritt[73].

b) Kosmos und Lebenswelt

Kosmos, Lebenswelt und Verständnis der Natur spielen im griechischen Denken eine wesentliche Rolle, da die Versuche, diese zu verstehen, einen wichtigen Beitrag zur Entwicklung der Philosophie geleistet haben. Es ist unbetritten, dass diese Deutungsversuche einen Einfluss auf die — in unserem Fall — Medizin hatte, wie wir schon weiter oben deutlich gemacht haben.

Die kurze Skizzierung des pythagoreischen Verständnisses und anderer ionischer Philosophen von Kosmos und Lebenswelt soll deutlich machen, dass das Selbstverständnis der Medizin und des hippokratisch-ärztlichen Ethos in einem doch mehr oder weniger «geschlossenen» Verstehenszusammenhang zu sehen ist und «Theorie und Praxis» nicht — wenn man es mit heutiger Terminologie ausdrücken darf — allein von der biologischen Natur her zu bestimmen sind, sondern immer den Rückbezug behalten auf eine Metaebene oder ontologische Ebene. Mit anderen Worten gesagt, die Rückführung des Wertesystems gründet

---

[73] Siehe dazu weiter unten.

sich in der Seelenlehre auf jenes Prinzip, das sich in der Deutung der Natur, des Kosmos wiederfindet: Harmonie und Zahl.

Die pythagoreische Lehre vom Kosmos scheint eine Weiterführung derjenigen Anaximanders und eines Hauptgedankens von Anaximenes zu sein. Zuerst gibt es das Apeiron, das Unbegrenzte und Unbeschränkte. Es gibt aber auch etwas, das begrenzt und begrenzend ist: Peras oder die «Eins». Wie diese Eins entstanden ist, wurde, wie Aristoteles kritisiert, nicht erklärt.

Diese Peras oder Eins wird zum bestimmenden Prinzip im Werden der Dinge, der geordneten Welt. Die Eins soll das Vermögen haben, sich durch Spaltung zu reproduzieren, indem sie etwas vom Apeiron heranzieht und diesem ihre eigene wiederholte Begrenzung auferlegt. Die Vorstellung des «Einatmens» des Apeirons ist vermutlich von Anaximanders Konzeption des unbeschränkten αηρ (Luft) als Prinzip angeregt worden. Die damit spezifisch materielle Deutung des Apeiron scheint von Anaximenes beeinflusst. Das Entscheidende und Spezifische der Anwendung der Zahlenlehre auf die Entstehung der Welt liegt in der ihr innewohnenden Ordnung und Harmonie. Kosmos und Natur sind Ausdruck dieses ordnenden, mathematischen Prinzips, das sich in der hippokratischen Medizin z.B. in der Vier-Säfte-Lehre, in der die vier Elemente in einem beständigen Gleichgewicht sich befinden müssen, niederschlägt. Hier gilt ebenso dieses Prinzip der Harmonie. Die Vier-Zahl spielt hier offenbar auch eine nicht unbedeutende Rolle, wenn zum Beispiel im Kosmosverständnis des Anaximander der Kosmos aus vier Hauptteilen besteht: Sonne, Mond, Gestirne, Erde, die in seiner Kosmologie in einem ganzheitlichen Verhältnis stehen. Aristoteles berichtet, dass nach den Pythagoreern «der gesamte Himmel Harmonie und Zahl sei»[74]. Demnach ist die pythagoreische Kosmogonie auch als eine Selbstentfaltung der «Zahl» zu verstehen.

Es würde hier gewiss zu weit führen, der Zahlenlehre als solcher näherhin nachzugehen. Eines wird darin aber deutlich, dass der Harmoniegedanke eine logisch-rationale Struktur in sich trägt, die auf alle Lebens- und Weltbereiche anwendbar ist.

Dasselbe gilt für die pythagoreische Lehre vom großen Weltenjahr. Der Weltprozess ist nach ihr kein geradliniger, sondern vollzieht sich in großen Zyklen. Die Gestirne und Weltsysteme kehren immer wieder an ihren Ort zurück, und die Weltenuhr läuft von neuem ab, von Ewigkeit zu Ewigkeit. Diese ewige Wiederkunft aller Dinge erstreckt sich bis in das Kleinste. Ausgedehnt wird dieser Gedanke auch auf andere Gebiete, auf die Psychologie, die Ethik, die Rechts- und Staatsphilosophie. Platon schreibt: «Die Weisen aber behaupten, Kallikles, dass auch Himmel und Erde, Götter und Menschen nur durch Gemeinschaft be-

---

[74] Vgl. ARISTOTELES, *Metaphysik*, A, I, 986 a.

stehen bleiben und durch Freundschaft, Schicklichkeit, Besonnenheit und Gerechtigkeit, und nennen, mein Gefährte, dies Ganze deshalb Kosmos...»[75].

Aus diesem über die pythagoreischen Ansichten Gesagten ergibt sich ein Bild eines in sich zusammenhängenden Weltbildes, das sowohl die Natur wie auch die Seele und Person des Menschen umfängt und zueinander in Beziehung setzt. Das Grundprinzip liegt im Harmoniegedanken, der sich in den verschiedensten Lebensbereichen wiederum zum Ausdruck bringen soll. Daher wird es verständlich, welche Bedeutung Regeln für die Lebensführung haben und in welchem Blickfeld und in welchem Kontext ein berufliches Ethos steht.

Unbezweifelbar hat die pythagoreische Lehre damit auch den Eid des Hippokrates mitgeprägt[76].

c) Der sittliche Wertbegriff bei Sokrates

Wenn wir versuchen einige wichtige geistige Wurzeln des Hippokratischen Eides zu erheben, werden wir, wie bereits angedeutet, Sokrates nicht übergehen können. Ob er einen direkten Einfluß auf die koische Ärzteschule ausgeübt hat, wird man nicht mit Bestimmtheit nachweisen können. Eines scheint aber gewiss, dass sich dort dem sokratischen Denken ähnliche Elemente wiederfinden. Bezeichnend scheint jedenfalls, dass Sokrates, der als Überwinder der Sophistik gilt, gezeigt hat, dass es doch objektive, allgemein gültige Wahrheiten und Werte gibt. Wir haben bereits weiter oben darauf hingewiesen, dass die Sophistik zu einer ersten kritisch-skeptischen Reflexion auf die objektive Weltordnung führte, in der der Mensch bislang fraglos zu stehen schien. Die Sophisten fragen: Sind wir überhaupt fähig, die Wahrheit zu erkennen? Gibt es objektiv verbindliche Normen unseres Handelns? Ist nicht alles subjektiv und relativ? Ist nicht selbst der Mensch «das Maß aller Dinge» (Protagoras)? Hier kommt es zu einer Reflexion auf den Menschen selbst, die von Sokrates aufgenommen, zugleich aber in ihrem skeptisch-relativistischen Zug — vor allem im Hinblick auf sittliche Werte und Normen — überwunden wird. Er entdeckt als Erster die göttliche Stimme des Gewissens. Der Mensch als Vernunftwesen, hier aber unter vorwiegend praktisch-sittlicher Hinsicht verstanden, ist jenseits aller Wandelbarkeit der Sinnenwelt an die ewige und unwandelbare, allgemein verbindliche Wahrheit gebunden.

Die Frage nach der Tugend, dem sittlichen Wert ist bei Sokrates verbunden mit der Frage nach dem Wissen. Nach J. Hirschberger versteht er darunter die Bildung von und das Denken in Allgemeinbegriffen[77]. Seine Bildung von Allge-

---

[75] PLATON, *Gorgias*, 508 a.
[76] Zur Darstellung des pythagoreischen Denkens haben wir uns im Wesentlichen gehalten an: J. MANSFELD, *Die Vorsokratiker*, I; J. HIRSCHBERGER, *Geschichte der Philosophie*, I.
[77] Vgl. J. HIRSCHBERGER, *Geschichte der Philosophie*, I, 62.

meinbegriffen besagt, wie Aristoteles in der Topik[78] erläutert, dass wir in unserem Erkennen von den konkreten Einzelfällen der Erfahrung ausgehen, diese Einzelfälle in ihrer Eigentümlichkeit studieren, dabei immer auf Gleiches stoßen und nun herausheben, was an gleichen Merkmalen vorliegt. Tugend ist nicht eine Einzeltat oder ein bestimmtes Verhalten, sondern es ist das, was das jeweils Einzelne zur Tugend macht, ihr zugrunde liegt. Platon führte dazu aus: «Dann mach es doch auch genauso mit den Arten von Gutsein: wenn es auch viele und verschiedene Arten gibt, haben sie doch alle ein und denselben Grundcharakter (eidos) durch den sie Gutsein (arete) sind»[79]. Sokrates` Methode könnte man wiedergeben als «das den Allgemeinbegriff herausholende Denken und Forschen»[80]. Mit diesem allgemeinen Eidos denkt Sokrates dann Wirklichkeit und Leben. Es ist ein Umreißen, Umgrenzen, Bestimmen des Einzelnen mit Hilfe des Allgemeinen.

Durch diese schematisierende und vereinfachende Sichtweise gewinnt er aber zwei wesentliche Elemente. Dieses Erkennen ist einerseits ein vertieftes Erkennen. Aus diesem Grund kann das Allgemeine kein Vorübergehendes oder Nebensächliches sein, sondern vielmehr das, was immer da ist. Das Wesentliche ist darum das, wodurch eine Arete Arete ist. Andererseits hat er in seinem Allgemeinbegriff ein sicheres Wissen. Die Allgemeinbegriffe bilden einen Wissensinhalt, der immer derselbe ist und in der erfahrbaren Wirklichkeit entdeckt werden kann. Damit überwindet er den Relativismus und Skeptizismus der Sophistik[81].

Sokrates hat aber am Wissen ein formales Interesse, wie Aristoteles berichtet. Sokrates geht es um die methodisch logische Frage, wie man zu echtem und sicherem Wissen kommen kann.

Anders liegt es beim Wertproblem, worin für ihn die materielle Seite im Vordergrund steht. Es geht um das inhaltlich Gute, und zwar das sittlich Gute. In dieser Auseinandersetzung ist Sokrates konfrontiert mit dem Verständnis der Begriffe des Guten, der Tüchtigkeit und Tugend, der Glückseligkeit. Diese konnten in dreierlei Weise verstanden werden. Das «Gute» konnte man im Sinn des Utilitarismus als das Zweckmäßige, Nützliche, Brauchbare verstehen. Der Hedonismus deutete das Gute als das Angenehme, der Neigung und Lust Entsprechende. Anders interpretierte der Naturalismus das Gute als das Überlegen- und Mächtigsein des Herrenmenschen. Der Utilitarismus und Naturalismus sind keine letzte Antwort. Das Brauchbar- und Stärkersein stehen im Dienste eines übergeordneten Zweckes. Gemeint ist das, was wohltut. Aus diesem Grund erstrebt man Nutzen und Macht. Weil der Hedonismus diese Antwort gibt, muss sich Sokrates mit diesem auseinander setzen. Er überwindet den Hedonismus

---

[78] ARISTOTELES, *Topik*, A, 18.
[79] PLATON, *Menon*, 72 c.
[80] J. HIRSCHBERGER, 62.
[81] Vgl. ID, 63.

dadurch, indem er aufzeigt, dass es eine gute und schlechte Lust gibt, wodurch sie nicht mehr Prinzip des sittlich Guten sein kann. Er gibt ein Kriterium an, das über der Lust steht und sie in eine gute und eine schlechte scheidet. Dieses neue Kriterium besteht im *Weise* und *Verständig*-Sein. Im ersten Buch des Staates von Platon heißt es: «Der Wissende ist weise, der Weise ist gut»[82]. Damit ist aber nicht ein Intellektualismus angezielt, sondern es handelt sich um eine Ausdrucksform des griechischen Techne-Denkens. Dies verdeutlichte Sokrates immer wieder an Beispielen aus den Handwerksberufen, worin deutlich wird, dass das Verstehen auch schon das Können und das Werk ist. Der gescheite Werkmeister ist auch der gute Werkmeister. Wissen und Wert fallen hier zusammen. Ethische Sachverhalte werden parallel zu technischen Sachverhalten aufgefasst. Wer das Bauhandwerk erlernt hat und versteht, ist ein Baumeister und baut; und wer die Tugend erlernt hat und versteht, ist tugendhaft und übt die Tugend. Von hier aus erscheint die Tugend als lehrbar, was eines der viel erörterten Probleme des Sokrates darstellt. In diesem Zusammenhang steht auch sein berühmter Satz: «Niemand tut freiwillig Böses». Wörtlich übersetzt, scheint der Satz ein Bekenntnis zum Determinismus zu sein. Aber man muss hier den Zusammenhang mit dem Bereich des Techne-Denkens sehen. «Denn wenn in der Techne etwas falsch gemacht wird, dann immer deswegen, weil man nicht das nötige Wissen und Können hat»[83]. Dann muss es allerdings falsch gemacht werden. Nicht der Wille ist determiniert, sondern nach Sokrates wird eine Sache nicht besser verstanden. Seiner Ansicht nach handelt man deshalb «unfreiwillig».

Mit dieser Definition des sittlichen Wertbegriffes aus der Techne erhält dieser den Charakter eines Relationswertes. Damit unterliegt der sokratische Wertbegriff einer Zwecktauglichkeit. Sokrates` Ethik erweist sich auf diese Weise anfällig, in einen Utilitarismus abzugleiten und ebenso in die Nähe zur Wohlfahrtmoral[84] zu rücken oder gelegentlich sogar ihre Beheimatung im Hedonismus zu sehen. Obwohl er, wie wir bereits sahen, Lust und Neigung als ethisches Prinzip ablehnt und ebenso sehr die Autarkie des Weisen lehrt, dass man keine äußeren Güter zu seinem Glück braucht, sondern nur die Tugend, lässt es an ein Missverständnis denken. Dieses Missverständnis liegt im begrifflichen Rüstzeug und der Sprache, was bereits Platon deutlich erkannte. Dass es Sokrates wesentlich um das reine Ideal wirklicher Ethik ging, mag ein Satz aus Platons Dialog Gorgias

---

[82] PLATON, *Politeia*, 350b.
[83] J. HIRSCHBERGER, *Geschichte der Philosophie*, I, 66.
[84] Ein bekanntes Beispiel für die Auslegung der sokratischen Ethik im Sinne der Wohlfahrtsmoral ist Xenophon. In Mem. I, 2, 48 heißt es, Sokrates verkehre mit jungen Leuten in der Absicht, «sie gut und tüchtig zu machen, damit sie das Hauswesen, Diener und Hausbewohner, Freunde, Staat und Staatsbürger richtig behandeln können». Zitiert nach J. HIRSCHBERGER, 66.

dokumentieren, wo es heißt: «Das größte Übel ist nicht das Unrechtleiden, sondern das Unrechttun».[85]

Aus dieser kurzen Skizzierung der sokratischen Ethik können zwei Aussagen an einen Satz im Hippokratischen Eid erinnern. Es geht dabei, wie wir heute sagen würden, einmal um das «Nach-bestem-Wissen-und-Gewissen-Handeln», also das eigene Können und Wissen, wofür ich selbst verantwortlich bin, nach bestem Urteilsvermögen zum Wohle des anderen einzusetzen, und andererseits um das Nicht-Unrechttun. Gemeint ist das Versprechen: «Ärztliche Verordnungen werde ich treffen zum Nutzen der Kranken *nach meiner Fähigkeit und meinem Urteil*, hüten aber werde ich mich davor, sie *zum Schaden und in unrechter Weise* anzuwenden».

Wie weit hier die sokratische Ethik Eingang in den Eid gefunden hat, ist nicht belegbar, aber die intentionale Nähe, wie wir gesehen haben, lässt zumindest eine solche Vermutung aufkommen.

2.2.3 Zielvorstellungen in Beruf und persönlichem Leben

Wie Motivation und Einsatz zum Arztberuf gehören, so sind Erfolg und Ansehen der Dank für das Geleistete. Die oder der Verfasser des Eides haben offensichtlich an die mit dem Berufsleben verbundenen Sorgen und Hoffnungen gedacht, wenn sie in der gewissenhaften Befolgung der Vorschriften und Pflichten das Gelingen grundgelegt sehen. Die Gebote und Verbote sind für den hippokratischen Arzt kein lästiges Korsett, sondern sie bedeuten für ihn auch Absicherung im Leben. Die Verpflichtung sich um den Lehrer und dessen Familie zu kümmern, wenn dieser in Not geraten ist, kommt ja irgendwie unserer Vorstellung von Kranken- und Altersvorsorge nahe. Neben der religiösen Bindung dieser Vorschrift unterstreicht sie die soziale Bedeutung der Großfamilie oder des Klans für den Einzelnen, die denselben Beruf ausüben. So legt sich dieses Bewusstsein auch im Aufruf zur Kollegialität, nicht nur den anderen zu respektieren, sondern ihn auch zu Rate zu ziehen, wenn es notwendig erscheint, nahe. Die angezielte persönliche wie berufliche Lebensgestaltung, die immer zusammen und nicht getrennt voneinander zu sehen sind, bilden die Gesamtperspektive des Hippokratischen Eides. Textstellen aus dem Corpus Hippokraticum belegen und unterstreichen diese Sinneinheit von persönlichem und beruflichem Leben[86]. Auch wenn kein direkter Bezug zwischen dem Begriff der «Diätetik» und der Lebensweise des Arztes hergestellt wird, könnte er intentional bestehen. «Diätetik» war zugleich Therapieform wie Kunst der Lebensführung. Wer sich

---

[85] J. HIRSCHBERGER, *Geschichte der Philosophie*, I, 67.

[86] Zu verweisen ist hier auf die umfangreichen Studien und Arbeiten von H. Schipperges zu dieser Thematik, die im bibliographischen Anhang angeführt werden. Vgl. zu seinem umfangreichen Lebenswerk und den von ihm gezogenen interessanten und wegweisenden Ideen aus der Medizingeschichte: P.C. CHITTILAPPILLY, *Zwischen Kosmos und Zeit*.

darum bemühte, diese zu verstehen, wie es Aufgabe des Arztes ist, der kann als weise gelten, denn er lebt mit der Natur ineins. Dass daraus der Schluss eines gesunden Lebens gezogen werden kann, versteht sich im griechichischen Denken von selbst. Natur und Kosmos, Zeit als Lebensspanne begründen, bestimmen und umfassen das Leben. Diätetik verweist so aus sich selbst auf Natur und Kosmos, Gesundheit und Krankheit, Tugend und Erziehung. In dieses Beziehungsgeflecht ist das Leben des Arztes gestellt. Deshalb erscheint es nur sinnvoll kurz auf diese einzugehen.

a) Diätetik – Der Arzt als Mittler von Gesundheit und Lebenskunde

Über die Natur kann man «aus keiner anderen Quelle etwas Genaues wissen, als aus der ärztlichen Kunst. Diese Einsicht aber kann man gewinnen, wenn man die ärztliche Kunst als Ganzes in der richtigen Weise beherrscht; bis dahin aber scheint mir noch ein weiter Weg zu sein, d.h. bis man erforscht hat, was der Mensch ist und aus welchen Ursachen er entsteht und das Übrige in allen Einzelheiten»[87]. Nach diesem Hippokrates zugeschriebenen Wort ist das Leben des Arztes charakterisiert von Beobachtung, Nachdenken und Forschen. Die Heilkunde verlangt von ihm ganzen Einsatz, wenn er der «Steuermann einer humanen Lebensführung»[88] sein möchte. Er weiß als Heilkünstler um die Mitte und die Grenzen des Lebens. Sein ganzes Wissen über die Natur des Menschen fließt daher in seine Heilkunst, genannt auch *techne therapeutike*, ein. Zur Seite steht ihm hierin die als göttlich verstandene Vernunft. Ganz im griechischen Verständnis weiß Hippokrates, dass man sich um das Verstehen und sammeln von Wissen zu bemühen hat. «Unsere Naturanlage ist wie das Land, die Lehrsätze sind wie Samenkörner, die Erziehung gleicht der rechtzeitigen Aussaat in den Acker, die Umgebung, in der man lernt, ist wie die Nahrung, der Fleiß ist die Bearbeitung des Landes, und die Zeit gibt diesem allem die Kraft, dass es zur Vollendung heranwächst»[89]. Dieses gedankliche Bild von Bildung, Erziehung und persönlicher Reifung werden wir Heutige nicht anders und auch nicht besser beschreiben können. Der Mensch scheint in seiner Naturanlage immer der Gleiche zu sein. Ein tugendhaftes Leben zu führen erschöpft sich im griechischen Denken nicht im sittlichen Verhalten — wie wir heute im Grunde oft noch glauben, falls man noch von Tugenden spricht —, sondern, wie bei Sokrates gedacht, vollendet sich die Tugend im Wissen, in der vollkommenen Erkenntnis. Wissen umgreift und durchformt daher das ganze Leben, durch es kann erst auch die sittliche Reife und Vollkommenheit erreicht werden. Aristoteles' philo-

---

[87] HIPPOKRATES, I, 622; zitiert nach H. SCHIPPERGES, *Homo patiens*, 115.
[88] *Kybernetes* (Steuermann) ist das im Sinne des Hippokrates gezogene Verständnis vom Arzt in der nachfolgenden Geschichte. — Vgl. ID., 78.
[89] HIPPOKRATES, IV, 640; — Zitiert nach P.C. CHITTILAPPILLY, *Zwischen Kosmos und Zeit*, 209.

sophische Überlegungen zu Wissen und Tugend sind hier nicht spürbar. Trotz der geänderten Auffassung des Hippokrates, aus der Beobachtung der Natur der Körper Wissen über die Krankheiten zu gewinnen, bleibt die Natur und der Kosmos in seiner Deutung ambivalent. Für Hippokrates sind in der Behandlung der Kranken und in der Umsicht der Prophylaxe jedenfalls der Körper und die natürliche Umwelt von Bedeutung. Im Sinne der Schrift «Von der Umwelt» muss der Arzt auf die Gegend, das Klima, auf die Konstitution, die Lebensweise, die Jahreszeiten, die Lebensmittel und vor allem auf den Charakter des Kranken achten[90]. Die Anwendung der Diätetik ist für ihn Kunst. Wie die griechische Gelehrtenwelt bedient er sich in ihrer Definition der Tätigkeit des Bildhauers. «Die Natur wirkt sich demnach in der Kunst aus und entwickelt daraus das Wesen eines Dinges, so wie Phidias aus dem Mamorblock seine Bildsäulen entwickelt und bildet»[91]. Der Arzt, der es versteht gemäß der Natur zu handeln, wird, wie Schipperges sagt, zum *Anthroplast*, zum Menschenformer. Krankheiten zu behandeln bedeutet die natürliche Ordnung wieder herzustellen. Und gerade dadurch wird der hippokratische Arzt zum Vermittler der in einer Spannungsbeziehung stehenden Heilkunst und Lebenskunde. Er ist jener, der «vom Kleinsten zum Größten, indem er von dem im Leib zuviel Vorhandenen wegnimmt und zu dem im Körper Fehlenden zusetzt, das Trockene feucht und das Feuchte trocken macht»[92]. Natur und Kosmos, haben wir gesagt, liegen hier dem Verständnis vom ärztlichen Handeln und somit auch von Gesundheit und Krankheit zugrunde. Was versteht Hippokrates darunter?

b) Gesundheit und Krankheit – Natur und Kosmos

Um die diätetische Lehre des Hippokrates zu verstehen, müssen wir uns vor Augen führen, dass Hippokrates' Verständnis vom Menschen kosmologisch orientiert ist. Zwar hat die *physis* des konkreten Menschen vorrangige Bedeutung, dennoch ist diese im Sinne des Naturverständnisses als Gleichgewicht von Elementen, Säften, Qualitäten und Temperamenten im Körper zu begreifen. Der Mensch spiegelt als Mikrokosmos den Makrokosmos wider, dessen Grundstruktur im Wechsel der Jahreszeiten, dem Kreislauf der Elemente, der Reifung in Früchten und Lebensaltern besteht. Da die Natur belebt und der Mensch ein Teil von ihr ist, nimmt Hippokrates ein inneres Band zwischen beiden an, dem der Einzelne im *nomos*, dem Brauch, d.h. durch persönliche Entsprechung verpflichtet ist[93]. Daraus folgt auch der Hinweis darauf, dass der Gesunde wie Kranke selbst auch seinen Beitrag im Behandlungsbemühen des Arztes zu leisten hat. Die *Physis* manifestiert sich über den Menschen hinaus auch durch die

---

[90] Vgl. H. SCHIPPERGES, *Homo patiens*, 113.
[91] Zitiert nach P.C. CHITTILAPPILLY, 209.
[92] Vgl. ID., 209*f*.
[93] P.C. CHITTILAPPILLY, 89*f*.

ganze Welt mit ihren Elementen, den Pflanzen, den Tieren, den Organen als göttlicher Kosmos. Richtschnur für den Menschen ist deshalb die gesamte Natur, was für den eigen menschlichen Körperhaushalt bedeutet, die Elemente zu harmonisieren, die Qualitäten (Warmes und Kaltes, Trockenes und Feuchtes) recht zu vermischen und Entstehen und Absondern der Körpersäfte zu regeln. Gesund ist daher der Mensch, der in seiner Lebensführung darauf achtet, dass diese Elemente des Körpers mit dem Nomos[94] übereinstimmen[95]. In diesem unserem eigenen interpretierenden Sinne werden wir eine solche Lebensweise im antiken Verständnis als weise und klug bezeichnen können. Gesundheit ist für Hippokrates eine umfassende Ausgeglichenheit, ein Wohlbefinden des Menschen in der Physis und der organischen Welt, eine Grundordnung der Stoffe wie eine harmonische Bewegung in der Atmung und der Wärme[96]. Von da aus gesehen kann nun ohne größere Schwierigkeiten der Begriff von Krankheit abgeleitet werden, der das Gegenteil von dem meint, was Gesundheit ausmacht. Ziel der dietätischen Heilkunde ist daher im Krankheitsfalle, das Fließgleichgewicht der Elemente der Natur wiederherzustellen. Das schließt aber auch, wie wir es heute nennen würden, die Risikofaktoren der Umwelt, des privaten Lebensraumes, die Tätigkeiten, die Ernährung und Lebensgewohnheiten ein, wenn sie sich als Störfaktoren der Harmonie erweisen. Da die menschliche Lebensweise sich aus Physis und Nomos gestaltet, betont Hippokrates, dass die bewusste Lebensführung unverzichtbar ist. «Ich behaupte nun, dass die Untersuchungen über die Diätetik sehr rühmlich ... sind; sie hat ja einen sehr großen Einfluss: auf alle Kranken für ihre Gesundheit, auf die Gesunden für die Erhaltung ihrer Gesundheit, auf diejenigen, die körperliche Übungen treiben, für gute Verfassung ihres Körpers, und auf was sonst noch jeder sich wünschen mag»[97].

---

[94] Schipperges weist darauf hin, dass der Nomos in den späten Schriften des Corpus Hippokraticum in den «sex res non naturales» eine greifbare Definition erhalten hat. So werden diese als Licht und Luft, Speise und Trank, Bewegung und Ruhe, Schlafen und Wachen, Stoffwechsel, Gemütshaushalt benannt. — Vgl. H. SCHIPPERGES, *Natur*, 219. — Schipperges weist auch darauf hin, dass sie als «nicht natürlich» bezeichnet wurden, um sie von den «res naturales» (Elemente, Kräfte, Säfte und Temperamente der klassischen Physiologie) wie den «res contra naturam», die sich auf den Bereich der Krankheiten, wie diese zu behandeln oder zu lindern sind, und auf ein menschen-würdiges Leben in einer humanen Umwelt beziehen, zu unterscheiden. — Vgl. ID., *Me-dizin an der Jahrtausendwende*, 189.
[95] ID., 113-114.
[96] Pneuma bedeutet nach Hippokrates die bewegende Kraft in Gesundheit und Krankheit, die eine eingepflanzte Wärme besitzt. — Vgl. H. SCHIPPERGES, *Moderne Medizin im Spiegel der Geschichte*, 61.
[97] Zitiert nach P.C. CHITTILAPPILLY, 182-183.

c) Diätetik als Lebensform des Arztes

Eine Feststellung im Corpus Hippokraticum behauptet: «Der Arzt, der als Philosoph gelten kann, ist göttergleich zu nennen»[98]. Bedenken wir, was wir soeben kurz ausgeführt haben, wird auch diese Aussage veständlich. Das griechische Verständnis von Kosmos unterstellte diesem die Vorstellung eines lebenden Wesens, das als göttlich angesehen wurde[99]. Die Ärztekaste der Asklepiaden bezeichnete Asklepios und Apollon als ihre Stammväter. Apollon war für die Griechen nicht nur ein Heil- und Naturgott, sondern der «Logos des Universums». H. Schipperges weist darauf hin, dass der Anruf des Gottes an den Menschen ein voller Anspruch ist. «Im Gespräch stiftet der Gott die Ordnung des Lebens, die das Vergangene auseinandersetzt, das Künftige erklärt, die Gegenwart erläutert»[100]. Weiters fährt er an anderer Stelle fort: «Fülle des Lebens und göttliche Natur kommen in seinem Namen zu einer Einheit und machen den Menschen zu einem Mikrokosmos»[101]. Da die ärztliche Kunst und das ärztliche Leben der Hippokratiker Apollon und Asklepios anheimgestellt sind, wird der hippokratische Arzt zu einem Mittler zwischen Apollon und dem Hilfe suchenden Menschen. Er kann daher nicht von dieser Mittlerrolle absehen, soll seine ärztliche Tätigkeit gelingen. Die Lehre von der Diätetik beruht im Innersten ihres Kernes, wenn auch stillschweigend angenommen, in diesem Beziehungsverhältnis. Wenn der hippokratische Arzt Erkenntnisse über die Natur gewinnt, so kommt er doch gleichzeitig auch einer göttlichen Erkenntnis nahe. Er gewinnt Erkenntnis über diese von Gott gestiftete Natur, die dieser in Harmonie und Gleichgewicht hält. Deshalb gilt Diätetik als Imitation, Nachahmung dieser Natureinheit auch für sein eigenes Leben. Für ihn erschöpft sich die Diätetik nicht nur in der Befolgung dieser Naturgesetzlichkeiten. Dazu gehört für den Arzt die in seinem Beruf spezifisch sittlichen Forderungen. Tugend und sittliche Grundhaltungen sind im griechischen Denken eng mit dem Kosmos und Nomosgedanken verbunden[102]. Ohne das hier weiter auszuführen, genügt es festzuhalten, dass die Gebote und Verbote, Pflichten und Anweisungen der Eidesformel selbst offenbar Ausdruck dieses diätetischen Denkens sind. Um sie nur in Erinnerung zu rufen, seien sie nochmals kurz erwähnt. Chronologisch sind anzuführen, das Gebot «Nützen und nicht schaden», die Verpflichtung auf «mit bestem Wissen und Können», das Verbot, ein «tödlich wirkendes Gift zu geben», ein

---

[98] Zitiert nach H. SCHIPPERGES, *Anthropologien in der Geschichte der Medizin*, 184.
[99] Vgl. dazu unsere Ausführungen zum Naturbegriff im ersten Kapitel, Punkt 3.1.2.
[100] H. SCHIPPERGES, *Lebendige Heilkunde*, 26.
[101] ID., 27.
[102] Man braucht hier nur wieder an Sokrates, an Platons Staatslehre und Aristoteles' Nikomachische Ethik denken, auch wenn Aristoteles die griechische Philosophie vom «Notwendigkeitsgedanken» losgelöst hat. — Für Interessierte vgl. dazu E. CORETH, *Vom Sinn der Freiheit*.

«Abortivum», keinen «Blasensteinschnitt» vorzunehmen, die Verpflichtung des «Krankenbesuches» in lauterer Absicht, das Verbot «sexueller Handlungen», die «Schweigepflicht». Von diesen gesondert und ihnen vorangestellt, gehört zur berufsständischen Zielvorstellung das Versprechen dem Lehrer und dem Schüler gegenüber. Es scheint dieses auch eine Art der Einleitung zu den Verhaltensweisen in der beruflichen Tätigkeit zu sein. Der angehende junge Arzt verspricht nicht nur Respekt dem Lehrer entgegenzubringen, auch für ihn und seine Familie zu sorgen, wenn es nötig ist, und nicht nur sein Wissen und Können dem eigenen späteren Schüler in Aufrichtigkeit weiterzugeben, sondern auch die Regeln, Verhaltensweisen und den Lebensstil[103].

Es genügt der Hinweis, wie oben schon gezeigt, dass die genuinen Elemente der ärztlichen Verhaltensweisen in intentionaler Verbindung zur kultisch-religiösen Gemeinschaft der Asklepiaden, zur pythagoreischen Lehre und, wenn auch nicht nachweisbar, zu Sokrates stehen. Diese sind der Respekt gegenüber einem jeden Kranken und seinen Angehörigen, die Verantwortung gegenüber jedem menschlichem Leben von der Schwangerschaft bis zum Tod, das verantwortungsvolle Umgehen mit dem eigenen Wissen und Können und das ethische Gebot, nicht Unrecht zu tun.

Mit diesen Elementen ist ein Normen- und Pflichtenkatalog angelegt, der dem persönlichen wie beruflichen Leben des Arztes Orientierung und Hilfe gibt. Abgesichert wird es durch das Vertrauen auf die angerufenen Götter[104].

---

[103] K. Deichgräber konnte bereits deutlich machen, dass dieses Versprechen in enger Verbindung steht zur griechisch-mythologischen Tradition. Es ist hier interessant anzumerken, dass die Hauptgliederung des Eides der Reihenfolge der griechischen Gebote entspricht. Das erste griechische Gebot lautet: «Verehre die Götter», das zweite: «Verehre die Eltern», und das dritte: «Halte ein die gemeinsamen Gesetze von Hellas». Die Pflicht, für die Eltern zu sorgen, findet sich bereits bei Hesiod. Ein Gesetz des weisen Solon verpflichtet andererseits die Eltern, ihrem Sohn eine Ausbildung zu geben, der der Sohn seinerseits wieder entgelten wird. Aus diesem Abschnitt geht aber auch hervor, dass die Ärzteschule auf Kos nicht nur eine «Familiensache» war, sondern dass diese Schule auch Nichtangehörigen einer Ärztefamilie offen stand. Der Eid erhält damit auch eine anderes Merkmal. Er machte den Schwörenden in gewissem Sinne zum Familienmitglied und dieses hatte damit dieselben Rechte und Pflichten eines Sohnes zu erfüllen. Damit wird auch mitgesagt, dass die ärztliche Lehre Familienbesitz ist und «an keinen anderen» weitergegeben werden darf, der nicht eidlich verpflichtet wurde. In dieser Öffnung auf Nicht-Familienmitglieder kann man auch vermuten, dass einerseits ein Durchhalten im geschlossen Familienverband auf Dauer nicht möglich war, andererseits mit der eidlichen Verpflichtung aber der Fortbestand einer echten ars garantiert wurde. — Vgl. K. DEICHGRÄBER, 22–25.

[104] Dass dies in der griechischen Antike nicht unüblich war, sollen zwei Beispiele zeigen. *Hesiod* erinnert daran, dass nur dem, der arbeitet, Reichtum und mit diesem im Gefolge Gedeihen, Ansehen und Ruhm zuteil wird. *Solon* wünscht sich im Gebet an die Musen Reichtum, der von den Göttern kommt — nur dieser hat Bestand — und Ruf und Ruhm eines tüchtigen Mannes bei allen Menschen und für alle Zeit. — Vgl. ID., 46.

Abschließend können wir resümierend festhalten, dass die ärztliche Tradition der hippokratischen Medizin sich versteht im Dienst einer göttlichen Instanz, Apollon und Asklepius, zu stehen, die in ihrer Berufsausübung einen hohen ethischen Anspruch einfordert, die nicht nur Ausdruck eines Selbstzweckes ist, sondern vielmehr den Wert menschlichen Lebens, das diesem Wert Gerechtwerden in Krankheit und Leid deutlich werden lässt.

2.2.4 Die Frage nach der Normbegründung

Nach den bisher dargelegten Aspekten des Hippokratischen Eides wollen wir einer weiteren Frage kurz nachgehen, der Frage nach der Begründung von Normen. Im ersten Kapitel haben wir festgehalten, dass ein «Ethos» — wie es auch im Hippokratischen Eid greifbar wird — Regeln, Einstellungen und Haltungen beinhaltet, die von einer Gesellschaft oder einer geschaftli-chen Gruppe als allgemein verbindlich anerkannt werden und Orientierung in einer sinngebenden Lebensgestaltung geben sollen.

Auch wenn es bekanntlicherweise zur Zeit vor und um Hippokrates noch keine ausgearbeitete medizinische Ethik gab — die ersten Ansätze dazu zeigen sich bei Sokrates —, so haben wir es doch im Hippokratischen Eid mit einer hochstehenden und idealen Ethik zu tun. Sittliches Verhalten, Handlungsanweisungen, Gebote und Verbote hat es andererseits natürlich gegeben. Die Frage also, die wir uns hier stellen, ist aus unserer heutigen Zeit und Sichtweise formuliert. Der Hintergedanke, der uns hier führt, liegt darin, welcher Art von Ethik und welcher Argumentationsstruktur würden wir heute dieser Ethik des Eides zuschreiben. Der Text an sich gibt in dieser Hinsicht wenig Auskunft, nur in einem Punkt, nämlich, der Berufung auf die griechischen Götter der Heilkunde. Was ja in sich bereits als ein bedeutsames Element der Letztbegründung angesehen werden kann. Womit sich nochmals verdeutlichen würde, dass das religiöse Moment des Eides bedeutungsvoller ist, als man für gewöhnlich meinen möchte. Der ethische Gehalt der Versprechen bringt eine Überzeugung zum Ausdruck, die sich nicht nur in der Fähigkeit des wohlweislichen Unterscheidens zwischen Recht und Unrecht, Anstand und Charakterlosigkeit, Fairness und Missbrauch, Aufrichtigkeit und Täuschung, Ehrlichkeit und Betrug erschöpft.

Durch den Eid zeigt sich deutlich, dass der Schwörende in seinem Gewissen in Anspruch genommen wird, nicht nur der eigenen Tradition gerecht zu werden, sondern ebensosehr, und dadurch wird er seiner eigenen Schule erst gerecht, die Inhalte der Versprechen in der täglichen Praxis zu beachten. Somit werden die Versprechen, die in der Form von Vorschriften vorliegen, Kriterien zur Überprüfung und damit auch zur einfacheren Bestimmung konkreter, sittlich verantworteter, d.h. den letzten Zielsetzungen dienender Gewissensentscheide. Wenn wir hier an die ursprüngliche Bedeutung von «norma» als Maß denken, sind sie als sittliche Normen ethische Bemessungsgrundlagen. Ihre Gültigkeit beruht in keiner Weise auf Willkür irgendwelcher Autorität, sondern ergibt sich aus den inneren Sachzusammenhängen der Entscheidungswirklichkeit.

Das Selbstverständnis des hippokraischen Arztes verfolgt demnach offenbar zwei generelle Richtungen. Zum einen die Verwirklichung eines bestimmten Arztseins oder Arztbildes, im Sinne des Selbstverständnisses, das zum anderen durch die Inhalte des Verhaltens und Handelns konkretisiert wird. Diese bedeuten nicht einen Selbstzweck, sondern sie repräsentieren das Ideal und Ziel der Heilkunst. Aus diesem Grund ist die hippokratische Medizin eine nicht nur auf einen Aspekt des Menschseins orientierte Kunst, sondern sie sucht im Wesentlichen die Gesamtheit des menschlichen Daseins und seiner Existenz einzufangen. Dies verlangt anderseits vom tätigen Arzt die Berücksichtigung nicht nur des Gesundheits- oder Krankheitszustandes des Menschen, sondern ebenso sehr der Person und des Umfeldes des betroffenen Menschen selbst.

Die Begründung der Normen und Verpflichtungen ergibt sich deshalb für den Eid aus dem Verständnis des Menschen, wie wir das bereits bei Pythagoras gesehen haben, als Person[105] und dem Respekt vor der individuellen Persönlichkeit. Dieser gerecht zu werden — und darin finden wir im Ansatz die Nähe zu sokratischem Denken — besteht in der Formung und Bildung des Gewissens des Arztes, der sich an anthropologischen Elementen des Menschseins zu orientieren hat. Konkret ausgedrückt, zeigt sich das in der persönlichen Verantwortung, das eigene Wissen und Können anzuwenden, unter der Rücksicht auf die Schadensvermeidung, die Wahrung der Privatsphäre des kranken Menschen, Abstand zu nehmen von der Übervorteilung oder Ausnützung des Hilfesuchenden, und in der generellen verpflichtenden positiven Haltung dem werdenden und scheidenden Leben gegenüber. In diesen inhaltlich konvergierenden Normen werden stillschweigend weitere Elemente mitausgesprochen. Durch die genormte Verhaltensweise des Arztes soll auch die Möglichkeit für die Schaffung eines Vertrauensverhältnisses zwischen dem Arzt und dem Patienten gegeben werden. Dadurch wird dem Wert der Gesundung und der Gesundheit aus der Sicht des kranken Menschen Rechnung getragen. Damit kann man auch einen Begriff in Verbindung bringen, den wir heute mit dem Begriff der «Sorge» ausdrücken könnten. Die Aufgabe des Arztes ist es ja nicht nur, die Gesundheit zu erhalten oder im Fall der Krankheit von dieser zu heilen, sondern ebenfalls der Gesamtsituation des Kranken gerecht zu werden. Mit diesen Hinweisen kommen wir

---

[105] P.C. Chittilappilly weist darauf hin, dass hier im Mittelpunkt der Heilkunde das Ansehen und die Würde des Menschen stehen. «Auffällig ist hier, wie die griechisch-hippokratische Medizinethik (ca. 3. Jahrhundert v.Chr.) keinen Unterschied im Personenverständnis macht, wobei die Römer in der späteren Ära dem Sklaven noch nicht die Würde der Person zusprechen: "Nach dem römischen Gesetzbuch, dem Codex Iustinianus [527-562], kam im Unterschied zum Sklaven nur dem freien Menschen vor dem Gesetz das Recht zu, Person zu sein"». — P.C. CHITTILAPPILLY, 285.

bereits zu weiteren Überlegungen, die wir später noch eingehender behandeln werden.

Zusammenfassend können wir sagen, dass im hippokratischen Eid noch keine rein philosophisch argumentativ begründende Ethik vorliegt, aber eine «Wertethik»[106], die sich in einem hohen sittlichen Maß um das menschliche Dasein und seine Existenz sorgt. Die Verpflichtung oder die Norm gründet schließlich im Horizont griechischen Denkens und Deutens der Natur. Der Mensch als Mikrokosmos entspricht der Natur, dem Kosmos als Makrokomos. Die Herkunft und die Geltung der Gesetze, der ethischen Verpflichtungen gehen daher auf die vorgängige Norm des Naturgesetzes zurück. Der letztvermittelnde Charakter dieser Natur ist die Harmonie. Harmonie bedeutet im griechischen Denken, auch wenn unterschiedlich interpretiert, Glückseligkeit (eudaimonia). Ziel der Sittlichkeit ist diese Glückseligkeit. Im Eid selbst ist sie nicht direkt angesprochen, könnte aber mitgemeint sein, wenn der Schwörende am Ende bei Einhaltung aller Gebote um Ansehen, Ruhm und Erfolg bittet.

2.2.5 Gesellschaft und Kulturgemeinschaft

Ein Gedanke soll noch eingebracht werden, der auf die Verbindung von hippokratischem Ethos und gesellschaftlichem und kulturellem Umfeld hinweist. Wir haben im vorausgehenden Kapitel diese Wechselbeziehung angesprochen: ein jedes Berufsethos, und ebenso sehr das des Arztes, ist immer auch an die gesellschaftlichen und kulturellen Gegebenheiten gebunden. Dennoch fällt bei der hippokratischen Eidesformel auf, dass sie in ihrer Entstehungszeit und in den nachfolgenden Jahrhunderten keine repräsentative Verbindlichkeit besaß, sondern sich doch deutlich vor allem in den Verboten von den gesellschaftlich gängigen Auffassungen abhebt und unterscheidet. Es handelt sich um das Abtreibungs- und Euthanasieverbot und das Verbot des Blasensteinschnittes. Dem wird entsprechen, was Medizinhistoriker festgestellt haben, dass diese Eidesformel in einem kleinen Kreis, wahrscheinlich einer unter dem Einfluß des Pythagoreismus stehenden Gruppe, entstanden ist.

Es lässt sich darüber hinaus auch zeigen, daß es offenbar eine Orientierung an der griechisch-kulturellen Situation gibt. Dies zeigt zum einen die Angehörigkeit zur Kaste der Asklepiaden, die als Kultform der griechisch mythologischen Religion im Mittelmeerraum weit verbreitet war. Anderseits zeigt der Aufbau des Eid-Textes eine Entsprechung zu den gültigen griechischen Geboten, an deren erster Stelle das Gebot «Verehre die Götter» steht. An zweiter Stelle folgt «Verehre die Eltern» und an dritter «Halte ein die gemeinsamen Gesetze von Hel-

---

[106] Der Begriff der Wertethik ist nur als Ausleihe aus unserem Wort- und Sinngebrauch zu verstehen und hat mit heutiger Wertethik in diesem Sinn nur soviel zu tun, dass es sich hier im Hippokratischen Eid um deontologische Aussagen handelt und in der Wertethik Werte deontologisch begründet werden.

las»[107]. Denkt man hierbei an die politisch-kulturellen Größen der griechischen Polis-Städte, so darf man daran erinnern, dass sie nicht nur eine politische, sondern ebenso sehr eine ethische Dimension besaßen. Schon früh, aber in sozialpolitisch kritischer Lage, tritt in Athen Solon (um 600 v. Chr.) als Gesetzgeber auf; ähnlich andere Gesetzgeber in griechischen Städten. Die Polis erfordert den Nomos. Aber nicht nur politische Gesetze werden erlassen, sondern auch sittliche Anweisungen aus «Lebensweisheit», wie man sich richtig zu verhalten habe, werden gegeben: schon von den Sieben Weisen (unter denen neben Solon auch Thales von Milet steht), auch von frühgriechischen Philosophen wie Heraklit, später Demokrit u. a., erst recht von den Sophisten (im 5. und 4. Jh. v. Chr). Zwar zeigen sie z. T. die Tendenz, alles Wahre und sittlich Gute auf das praktisch Nützliche zu relativieren, so besonders Protagoras und seine Schule, doch tragen sie entscheidend zur Reflexion auf sittliches Handeln bei. Sie stellen auch die Frage nach der Herkunft und der Geltung der Gesetze.

Ziel und Aufgabe der Polis ist es, den Bürgern zu menschlich-sittlicher Entfaltung und Vervollkommnung, schließlich zum Ziel allen sittlichen Strebens, dem wahren Glück, zu verhelfen. Das Ziel der Sittlichkeit ist aber eingebunden in die sinn- und normgebende Gemeinschaft der Polis.

Ein weiteres Moment des gesellschaftlichen Bezuges stellt die von uns oben behandelte griechische Mythologie dar. Dadurch erweist sich der Eid verpflichtet der eigenen kulturellen Tradition und mag auch Ausdruck für ein Bekenntnis zur eigenen Geschichte der griechischen Welt sein.

Abschließend darf man zu Recht resümierend sagen, dass der hippokratische Eid ein Zeugnis der hochstehenden griechischen Kultur ist. Dadurch, dass er tiefe Werte menschlichen Lebens und Daseins formuliert, die zu verschiedenen Zeiten und Epochen als solche wahrgenommen wurden und werden, ist er schließlich — wenn auch durch Umformungen, Adaptierungen, Angleichungen an die jeweilige Zeitepoche — zu einem Wertekatalog geworden, der uns heute noch in Anspruch nimmt und Anstoß zu eigenverantwortlicher Reflexion gibt. Nicht selten begegnet in der heutigen Literatur der Medizinethik, wie wir das ja auch selbst versuchen, dieser Anstoß gebende Impuls, die eigene zeitgeschichtliche Epoche mit ihren Fragen und Problemen auf deren Hintergrund, betitelt als traditionelles Arztethos, zu konfrontieren, im Bemühen, Lösungen und Antworten zu finden. Der Arzt ist nach Hippokrates *Anthropoplast*, ein Menschenformer. Aufgrund seiner Erkenntnisse, die sich nicht nur auf die Physis des Menschen beziehen, sondern auch in philosophischer Deutung Physis in einem ganzheitlichen Horizont des Kosmos reflektieren, avanciert er zu einem «Kundigen» des Lebens. An dieser Eigenheit — beziehen wir es in einem generelleren Sinn auf die Medizin — hat sich im Grunde nicht viel geändert. Auch wenn in-

---

[107] Darauf haben wir oben in Anmerkung 97 hingewiesen.

dividuell-persönliche Lebensgestaltung heute in unserem Leben einen wesentlichen Platz eingenommen hat, ist dieser Aspekt durch die alle umfassende Klammer von Gesundheit und Krankheit geblieben. Eine für uns heute bedeutsame Frage besteht darin, ob wir uns im Eigenverständnis des Arztes nach materialistisch-rational-technischem Erkennen und Wissen oder nach einem ganzheitlichen Horizont fragenden und ausgreifenden Verstehens von Leben orientieren sollen. Die Diskussionen sind aus mannigfaltigen Gründen ernst zu nehmen, weil heute wiederum wichtige Weichen für das Verständnis vom Menschen in der Medizin und ihrer gesellschaftlichen Mitverantwortung gestellt werden.

3. Arztbilder in der Medizingeschichte

Nach einem Hinweis auf die Tradierung des Hippokratischen Eides wollen wir in ähnlicher Weise dem Selbstverständnis des Arztes in der Geschichte der Medizin nachgehen. Berücksichtigung sollen die Zeit nach Hippokrates, die ersten christlichen Jahrhunderte — Kirchenväterzeit —, die Heilkunde im Geiste der benediktinischen Lebensregel, Hildegard v. Bingen, Hispanus, der spätere Papst Johannes XXI. und Paracelsus finden — durchwegs hinlänglich bekannte Persönlichkeiten der Medizingeschichte. Für die Neuzeit und die nachfolgende Zeit verweisen wir auf das nächstfolgende Kapitel, in dem wir uns mit dem Verständnis der modernen Medi-zin und ihrer Genese auseinandersetzen.

3.1 Die Antike und die ersten christlichen Jahrhunderte

3.1.1 Die nachhippokratische Zeit bis Galen von Pergamon (129 - ca. 210 n. Ch.)

Mit dem Namen *Galen von Pergamon* kann man eine Zusammenfassung des geschichtlichen Ganges der antiken Heilkunde und der weiteren Aufwertung des hippokratischen Gedankengutes verbinden. Im Gegensatz zu Cornelius Celsus (1. Jh. n. Chr.), der die Begründung der Medizin durch Hippokates in der Trennung von Medizin und Philosophie sah, war für Galen Hippokrates der Inbegriff des philosophischen Arztes. Galens Leistung bestand darin, die hippokratische Medizin, die er sehr gut aus deren Schriften kannte, mit der Seelenlehre des Platon, der Tugendlehre des Aristoteles, — gemeint ist der Begriff *Mesotes* (Maß und Mitte) — und der Theorie der Stoa zu verbinden. So entstand sein medizinisch-ärztliches Lehrgebäude, «eine geschlossene 'ratio vivendi'», das H. Schipperges «ein prachtvolles Haus der alten Medizin»[108] bezeichnete.

In seinem Eklektizismus schöpfte Galen aus einem weiten Feld nachhippokratischer medizinisch-ärztlicher und philosophischer Theorien, die alles andere

---

[108] Vgl. H. SCHIPPERGES, *Anthropologische Aspekte*, 65.

als homogen und einmütig waren. Die Ausbildung unterschiedlicher Theorien der Medizin[109], abgesehen von der unterschiedlichen Beantwortung, heute würden wir sagen, medizin-ethischer Themen, wie Abort und Euthanasie z.B., charakterisieren diese inhaltsreiche Epoche, die zugleich geprägt ist vom Übergang von der griechischen zur römischen Kultur.

In den hippokratischen Schriften (ab 400 v.Chr.) wird z.B. die religiös-magische Therapie als Heuchelei unkundiger Ärzte verurteilt[110] und ein Eingreifen in hoffnungslosen Fällen abgelehnt[111]. Der Arzt gilt als «Diener der Natur». Auch in den so genannten «Vorschriften» werden ethische Fragen abgehandelt[112], wie etwa das Honorar, die Motivation und die Sprache. Gerühmt wird die ärztliche *Philanthropia, die die Liebe zum Beruf (philotechnia) erwecken soll*[113]. Außerdem fordert die strenge Pflichtenlehre Freundlichkeit sowie Zurückhaltung in Auftritt und Kleidung[114]. Im Gegensatz zum Scharlatan ist der Hippokratiker angehalten in kritischen Situationen auch Kollegen zu konsultieren. Dass eine vollständige Aufklärung des Patienten problematisch und daher davon eher abzusehen ist, wurde von der Beobachtung abgeleitet, dass sich «der Zustand vieler Patienten danach verschlechtert hat»[115]. Sexueller Kontakt mit Kranken und deren Angehörigen wurde gerügt, wie auch die «Geschwätzigkeit», weil sie das Berufsgeheimnis hätte gefährden können[116]. Wer als «gesunder» Arzt gelten wollte, dem wurde empfohlen, sich am (durchaus ethisch verstandenen) griechi-

---

[109] Dörnemann führt in Anlehnung an D. Gourevitch fünf verschiedene Medizinschulen an, die sich vom 5. Jh. v. Chr. – 3. Jh. n. Chr. herausgebildet haben: 1) die dogmatisch-logische Schule, die aus der hippokratischen Tradition entstand; 2) die empirische Schule, vor allem in Alexandria beheimatet, beeinflusst vom Skeptizismus, spricht der Medizin jegliche Wissenschaftlichkeit ab. Medizin ist nur Beobachtung der Krankheitssymptome, auf deren Grundlage Praxis und Therapeutik durchgeführt werden; 3) die Methodiker treten vor allem in Rom während der Kaiserzeit auf. Sie sind geprägt von der Lehre der Empiriker, dem logischen Prinzip der Dogmatiker und verstehen sich als Suchende, deren Wissen immer in Entwicklung ist. A.C. Celsus und Galen kritisieren sie wegen dieser Auffassung; 4) die pneumatische Medizin sieht im Pneuma das Urprinzip des Lebens und der Gesundheit, das im Körper durch den Puls wahrgenommen wird; 5) die anonyme Schule wirkte im 2. Jh. n. Chr. in Alexandria und suchte die ent-deckten menschlichen Strukturen und Krankheitsphänomene mit der klinischen Methode sowie der nosologischen und prognostischen zu verbinden. Galen scheint von dieser beeinflusst, verschweigt sie aber. — Abseits von diesen steht Vettius Valens († 48 n. Chr.), der einzige Gründer einer römischen Medizinschule, der wahrscheinlich auf italische Wurzeln der Heilkunst zurückgriff und die etrusische Heilkunst wiederzubeleben suchte. — Vgl. M. DÖRNEMANN, 40*f.*
[110] Über die heilige Krankheit II, 1*f.*
[111] Über die Heilkunst III, 10.
[112] Praecepta IV.
[113] Praecepta VI.
[114] Praecepta IX, X.
[115] Decorum 16.
[116] Decorum 7.

schen Ideal der *Kalokagathia* zu orientieren, worunter man die körperliche und geistige Vollkommenheit verstand.

In dieser nachhippokratischen Zeit blieben die Beziehungen zwischen den vor allem griechisch gebildeten Ärzten und den Priestern, die an den Heilstätten der Götter (z.b. Asklepios oder Isis) tätig waren, durchaus bestehen. Es gab auch immer wieder solche die Arzt und Priester zugleich waren. Ungebrochen blieb die Hoffnung, dass der Heilgott Wunder wirkte. Vermochte ein Arzt nicht zu heilen, so wurde ihm das nicht angelastet und sein Ruf litt auch nicht darunter[117]. Generell genossen die Ärzte im Hellenismus ein hohes Ansehen und hatten eine herausragende gesellschaftliche Stellung. Sie hatten ein relativ hohes Einkommen und waren immer freie griechische Bürger und keine Sklaven[118]. Zumeist entstammten sie vornehmen Familien[119]. In Griechenland waren sie auch durch das Gesetz geschützt, was vor allem in der Schuldfrage bei einem Todesfall wichtig war. Es musste den Ärzten eine böse Absicht nachgewiesen werden[120].

Der Arztberuf war generell ein Broterwerbsberuf, sodass die kostenlose Behandlung zumeist von Armen im Eigenermessen des Arztes lag. Dass Ärzte keine Honorare von armen Menschen verlangten, wird als ein Zeichen der zunehmenden Menschlichkeit im Hellenismus gewertet[121]. Andererseits hatte anfänglich im römischen Reich der Broterwerbsberuf einen negativen Ruf, was sich gegen Ende der römischen Republik änderte. Ärzte wurden auch in den Ritterstand aufgenommen. Vor allem Caesar hat im Jahr 46 v.Chr. eine wesentliche Änderung herbeigeführt, indem er die Ärzte mit dem Bürgerrecht ausstattete und somit ihren Berufsstand privilegierte[122]. Das führte schließlich dazu, dass sich Herrscher, Vornehme und Reiche Leibärzte anstellten[123]. Vespasian setzte im Jahr 74 n. Chr. einen weiteren Schritt, indem er im ganzen Reich den Ärzten, Erziehern und Heilgymnastikern Immunität und das Kooperationsrecht zugestand[124]. Generell sieht man ab dem 1. Jahrhundert v. Chr., dass sich im römischen Reich eine positive Sicht des Arztberufes durchzusetzen beginnt[125].

In dieser Zeit scheint der Hippokratische Eid kaum bekannt gewesen zu sein, selbst Galen erwähnt ihn nicht. Seine früheste Rezeption erfolgte erst durch den Arzt Scribonius Largus im 1. Jahrhundert n. Chr., der Kaiser Claudius (41-54 n. Chr.) als Leibarzt diente. Bekannt sind hingegen offensichtlich die Schriften des Corpus Hippokraticum, auf den des Öfteren verwiesen wird, gerade in den un-

---

[117] Vgl. F. KUDLIEN, *Der griechische Arzt*, 116f.
[118] Vgl. ID., 27.38.
[119] Vgl. ID., 63.
[120] Vgl. ID., 75f.
[121] So Kudlien; vgl. ID., 10f.
[122] Vgl. F. KUDLIN, *Die Stellung des Arztes*, 118-152.
[123] Vgl. M. DÖRNEMANN, 45.
[124] ID.
[125] ID.

terschiedlichen Auffassungen und Argumenten zur Abtreibungsfrage und Euthanasie.

Das Verbot des Aborts war für die Antike keineswegs repräsentativ. Schon der Arzt Soranus von Ephesus (2. Jh. n.Chr.) bemerkte, dass in der hippokratischen Schrift «Über die Natur des Foeten» eine Abtreibung beschrieben wird[126]. Nach Platons Dialog *Theaitetos* halfen hierbei auch Hebammen[127]. Platon sah — im theoretischen Modell der *Politeia* — bei Schwangeren über 40 Jahren aus eugenischen Gründen die Abtreibung vor. Männer galten ab dem 55. Lebensjahr als nicht mehr zur Zeugung gesunder Kinder geeignet. Anderenfalls sei seiner Meinung nach das Neugeborene auszusetzen[128]. Aristoteles argumentierte hingegen bevölkerungspolitisch. Wenn mehr Kinder gezeugt würden als vorgesehen, seien die überzähligen abzutreiben, bevor Gefühl und Leben in sie käme[129]. Hierbei lag die, später auch von Thomas v. Aquin rezipierte, Vorstellung zugrunde, dass der männliche Embryo am 40. und der weibliche etwa am 80. Tag körperlich durchgeformt und damit beseelt wird. Auch Soranus verteidigte eine Aussetzung schwacher Neugeborener. Er plädierte darüber hinaus für eine «medizinische» Indikation der Abtreibung, «wenn der Geburtskanal zu klein ist». Er hielt es aber generell für besser, «die Konzeption zu verhindern als die Frucht zu töten»[130].

Aus einer anderen Perspektive, die uns heute nicht unbekannt ist, macht Juvenal in seiner Zeit (2. Jh. n.Chr.) auf den beobachtbaren Rückgang der Geburten aufmerksam. Diesen schreibt er jenen zu, «die unfruchtbar machen und gegen Entgelt das Töten von Menschen im Bauch übernehmen»[131]. Soranus unterstrich andererseits seine eher ablehnende Haltung in der Abtreibungsfrage durch die Forderung der Unbestechlichkeit der Hebamme, «damit sie nicht für Geld ein Abtreibungsmittel gibt»[132]. Als abschließendes Beispiel der Meinungsunterschiede in der Antike zu dieser Thematik soll noch der bereits erwähnte Scribonius Largus zu Wort kom-men, der seine Kollegen davor warnte, «die unsichere Hoffnung eines Ungeborenen zu verletzen»[133].

Ein anderes heute wieder viel diskutiertes Thema betrifft die aktive und passive Sterbehilfe, die in Griechenland und auch in Rom durchaus praktiziert wurde. Schon Platon verurteilte lang dauernde, sinnlose Therapien[134]. Seiner Ansicht nach sollten die Ärzte nur «abgegrenzte» Krankheiten behandeln. Er argumen-

---

[126] Gynaecia IV.
[127] PLATON, *Theaitetos*, 149b.
[128] ID., *Politeia*, 461bc.
[129] ARISTOTELES, *Politik*, 1335a.
[130] Gynaecia IV.
[131] Satirae VI, 529-598.
[132] Gynaecia IV.
[133] K. BERGDOLT, *Medizinische Ethik*, 652.
[134] PLATON, *Politeia*, III, 406b.

tiert hier auch in einer eugenischen Absicht, dass nämlich jene Patienten, die «durch und durch krank» sind, auch kranke Nachkommen zeugen würden. Deshalb erscheint eine Hilfe nicht ratsam[135]. Platons «Euthanasie»-Programm ist bekanntlich rigoros: «Wer physisch nicht gut geraten ist, den soll man sterben lassen, wer psychisch missraten und unheilbar ist, soll getötet werden»[136]. Erfahrung gewinnt der weise Arzt, seiner Meinung nach, auch aus dem eigenen Leiden[137]. Wichtig ist andererseits Platon die Mitverantwortung des Einzelnen für seine Gesundheit[138]. Die platonischen Bedenken gegen einen übersteigerten ärztlichen Aktivismus, der hier ersichtlich wird, waren durchaus zeittypisch. Cicero glaubte ebenfalls, dass Hippokrates in verzweifelten Fällen von Arzneien abgesehen hat[139]. Die stoische Tradition nimmt in dieser Diskussion eine eigene Stellung ein, auf die auch heute hingewiesen wird. Dem Arzt war die aktive Sterbehilfe erlaubt, wie auch die Selbsttötung in den Fällen, in denen das vernünftige Bewusstsein und sittliche Handeln des Menschen durch physisches oder seelisches Leiden gefährdet oder aufgehoben ist. Im stoischen Verständnis führt die «Tugend» zur höchsten «Harmonie» und bedeutet Herrschaft über die Sinne. Ist es aber nicht mehr möglich, diese Tugend zu leben, so ist Selbstmord zulässig[140].

Das Wort Euthanasie im Sinne eines «humanen» Todes wird zum ersten Mal, so scheint es, bei Sueton im 1. Jahrhundert verwendet[141]. Tacitus berichtet von dem bekannten Beispiel, dass der Arzt Statius dem Anneaus Seneca aktive Sterbehilfe geleistet hat[142], der sie als Befreiung begrüßte[143].

Ein anderes Thema, das in diesem Zusammenhang nicht unerwähnt bleiben soll, betrifft die Wahrheit am Krankenbett. Celsus verstand unter einem klugen Arzt denjenigen, der sich nicht mit hoffnungslosen Fällen abgibt. Bei einer ernsten Prognose, so meint er, müsse man die Angehörigen unterrichten, auch deswegen, damit der Tod nicht dem Arzt selbst angelastet wird[144]. Eine andere Ansicht verfolgt etwa Sextus Empiricus (1. Jh. n. Chr.), der die ärztlichen Not-

---

[135] ID., 407cd.
[136] ID., 410a.
[137] ID., 408e.
[138] ID., 405d. Dieser Gedanke der Mitverantwortung für die eigene Gesundheit spielt heutzutage keine unwichtige Rolle in der Diskussion nicht nur um die Finanzierbarkeit der „High-tech" Medizin, sondern vor allem auch in der Konzeption des „informed" Patienten, dem nicht nur Rechte, sondern auch Pflichten zu kommen.
[139] CICERO, Ad Atticum, XVI, 15.
[140] D. v. ENGELHARDT, Ethik im Alltag der Medizin, 7. — Mit einem Vorblick auf unsere weitere Diskussion zeigt sich hier deutlich der Unterschied in der philosophisch-ethischen Argumentation im Für und Wider der aktiven Euthanasie und der Selbsttötung.
[141] SUETON, Vita des Augustus, 99.
[142] TACITUS, Annales, 15, 64.
[143] Dies bestätigt und erzählt Seneca in den Epistolae LXX, 14-18.
[144] CELSUS, De medicina, V, 26,1.

lügen in bestimmten Situationen am Krankenbett verteidigte[145]. Zur Frage der Gleichbehandlung von Kranken meint etwa der Stoiker Sarapion[146], dass die Ärzte in ihrer Tätigkeit auch keine Standesunterschiede kennen sollten. Ein anderes Thema wird in dieser Zeit, auch wenn nur am Rande und damals von geringer Bedeutung, von Celsus angesprochen. Celsus kritisierte, dass alexandrinische Ärzte wie Herophilos und Erasistratos an zum Tode Verurteilten experimentiert hätten[147].

Ein Charakteristikum dieser Zeit ist das Zueinander von Philosophie und Medizin, das sich vor allem bei den Philosophen äußert, welche dadurch einige Erkenntnisse über das Tun der Ärzte vermitteln. Im Zentrum steht die Frage nach dem Verständnis von Gesundheit und Krankheit, die im Grunde nach wie vor einer philosophischen Deutung unterliegen. Körper und Seele werden bei ihnen als selbstverständliche Einheit gesehen, die im Krankheitsfalle teilweise als gemeinsam betroffen angesehen werden[148]. Andererseits kann man auch eine tendentielle Trennung der Bereiche von Philosophie und Medizin beobachten, wenn etwa der Philosoph als für die Seele und der Arzt als für den Körper zuständig angesehen wird. Für Plato ist natürlich der Philosoph der bessere Arzt, weil er die Seele heilen kann[149]. Wir können aber aus der andererseits wertschätzenden Haltung Platos den Ärzten gegenüber, wenn er sie als Vorbilder für die Erzieher, Staatsmänner oder Rhetoren nimmt, herauslesen, dass Plato ein Bild des Arztes vor Augen gehabt haben muss, das den Arzt als einen wohlbesonnenen, nüchtern Denkenden, logische Schlußfolgerungen ziehenden Mann sieht, der schlicht nach den Methoden seiner Heilkunst als wissenschaftlicher Fachmann vorgeht[150].

Aristoteles bemüht die Arzneikunde des Arztes zur Veranschaulichung seiner Tugendlehre, wenn er versucht die durch die Tugend anzustrebende Mitte und das rechte Maß zu finden, auf die richige Dosierung der Heilmittel durch den Arzt verweist. So gesehen, stehen sich Philosophie und Medizin sehr nahe. Wie ein jeder Einzelne im Krankheitsfall eine individuell auf ihn abgestimmte Therapie benötigt, so benötigt nach Aristoteles auch ein jeder für sich angemessene ethische Lehren[151]. Für ihn ist nicht derjenige tugendhaft, der um die Tugend weiß, sondern der, der tugenhaft handelt, wie ein Kranker erst gesund wird,

---

[145] SEXTUS EMPIRIKUS, *Gegen die Logiker*, 1, 43.
[146] „Über die ethischen Pflichten des Arztes"
[147] CELSUS, *De medicina*, I, Proömium 1, 4.
[148] So meint Plato im Phaidros, dass die Seele nur aufgrund ihrer Verbindung mit dem Leib, der sterblich und Kerker der Seele ist, erkranken kann. Vielfach sind es die Begierden des Körpers, die den Menschen krank machen. Körperliche Gesundheit ist für Plato nur zweitrangig, da die Harmonie in der Seele wichtiger ist. — PLATON, *Phaidros*, 86bc.
[149] PLATO, *Charmides*, 154-158.
[150] ID., *Georgios*, 464d. 521.
[151] ARISTOTELES, *Nikomachische Ethik*, 1041a.

wenn er nicht nur aufmerksam dem Arzt zuhört, sondern seinen Anweisungen folgt[152].

In der stoischen Tradition stehend hat vor allem Seneca die ärztliche Tätigkeit zur Beispielgebung für seine philosophischen Reflexionen herangezogen. Wie der Arzt im Bemühen, eine Krankheit zu heilen, alles auf sich nimmt, wie Urin und Exkrementbeschau oder Beleidigungen und Beschimpfungen durch den Patienten, dem er auch gegebenenfalls Schmerzen zufügen muss, so erträgt der Philosoph auch die Ungezogenheiten und Beschimpfungen anderer. Die Ärzte verschreiben unterschiedliche Heilmittel, wie auch die Philosophen unterschiedliche Lehren vortragen. Alles hat aber seinen Sinn um der Genesung willen. Seneca meint daher, wie in der Medizin nicht jedes Heilmittel für jede Krankheit richtig ist, so muss auch die Philosophie auf die einzelnen Seelenzustände richtig mit ihren Heilmitteln eingehen[153]. Auf dieser Gedankenlinie stehen auch Epiktet (ca. 50 – 125 n. Chr.) und Plutarch (ca. 45 – ca. 125 n. Chr.) wie auch Plotin (205 – 270 n. Chr.). Nach ihm, der als einer der bedeutendsten Neuplatoniker gilt, werden Genesung und Gesundheit durch rational erforschte Methoden und Heilkunde und durch erprobte Heilmittel der Medizin verursacht. Dämonische Zaubermittel oder Magie von Zauberern bewirken nichts[154]. In seinen philosophischen Erörterungen vergleicht er einen beherrschten Menschen, der sich nach der Vorsehung orientiert, mit einem Patienten, der sich an die Anordnungen eines Arztes hält[155].

Diese wenigen Beispiele zeigen hier das große Interesse, das man der Medizin einerseits von Seiten der Philosophie, andererseits die Hochschätzung, die man den Ärzten entgegenbrachte. Heilkunde und Philosophie kennen nur fließende Grenzen, wenn es vor allem um die Deutung von Gesundheit und Krankheit geht. Die von uns eingangs genannten Verhaltensweisen und Motivationsgründe, die einen Arzt auszeichnen sollen, werden bei den genannten Autoren nicht angesprochen, nur vereinzelte Hinweise auf ihre Vorgehensweisen finden sich.

Galen von Pergamon greift bewusst auf die hippokratische Tradition zurück und sieht den Arzt im Verständnis des Hippokrates als *Anthropoplast*, Menschenformer. Die wahre Therapie des Arztes ist nach ihm «Anthropoplastik, die Herausformung des Menschen aus seiner hinfälligen Existenz, seinem Missstand, zu einem wirklichen Wohlstand, dem Heil»[156]. Nach Galen hat der Arzt «die Philosophie in allen ihren Teilen zu beherrschen und damit 1. die Logik, 2. die Physik und 3. die Ethik»[157]. Der Arzt wird dadurch zum Fachmann für die menschlichen Verhältnisse, weil er aus Erfahrung und verständnisvollem Den-

---

[152] ID., 1105a.
[153] Vgl. SENECA, *Ad Lucilium*, 99, 29.
[154] Vgl. PLOTIN, *peri eimarmenes*, III, 1, 1.
[155] Vgl. ID., *poten ta kaka*, I, 8, 14.
[156] Vgl. H. SCHIPPERGES, *Homo patiens*, 119.
[157] ID., 107.

ken um die Natur der Dinge weiß. «Als Diener der Physis wird er zum Meister des Nomos»[158]. Ein weiterer wichtiger Gedanke, den Galen in Anlehnung an das römische Verständnis formuliert, bezieht sich auf die gesellschaftliche Bedeutung des Arztes. Das Wirken des Arztes ist nach ihm abhängig von der gesellschaftlichen Struktur und wirkt auf die Gesellschaft humanisierend. Der Arzt ist der «Wächter der Gesundheit und soll die Leitung in der Hand behalten». Unter «utilitas» und «usus» wurde im römischen Reich der Einsatz der beruflichen Tätigkeit zum Wohle der «res publica» verstanden. Für die Ärzte galt das umso mehr, als sie u.a., aus dem Blickwinkel der Herrschenden gesehen, auch die Gesundheit und Arbeitskraft der Sklaven für den Dienst an der Gesellschaft wiederherstellten[159].

Die Vielfalt der Themen, die in der antiken Medizin und Philosophie abgehandelt wurden, sind m.E. Themen, die in gewissem Sinne uns noch immer beschäftigen. Sie sagen etwas aus über unser Dasein, unsere Welt im Blickwinkel von Gesundheit und Krankheit, die einen jeden Menschen betreffen, gestern wie heute. Die Auseinandersetzung darüber, wer den Vorrang hat, der Arzt oder Philosoph, ist hier nicht entschieden, es hängt von der jeweiligen Perspektive ab. Körperlich krank sein ist jedenfalls etwas anderes als die Suche nach der «gesunden und richtigen» Perspektivität des Lebens. Für die nachhippokratische Medizin und das Selbstbildnis des Arztes in dieser Zeitepoche galt die Forderung, ärztliche Tätigkeit mit größtmöglicher Sorgfalt und Ernsthaftigkeit auszuüben. Ein anderes wesentliches Charakteristikum besteht in der fließenden Grenze zwischen anerkanntem Heilgötterkult und der Tätigkeit des Arztes. Der Mensch der Antike vertraut auf die Hilfe durch den Arzt, aber er erhofft auch das Wunder.

3.1.2 Das Bild des ΧΡΙΣΤΟΣ–ΙΑΤΡΟΣ

Mit Galen von Pergamon stehen wir bereits im 2. Jh. des frühen Christentums, das bei ihm aber keine Rolle spielt. Zeitgleich zu ihm beginnt im Christentum unter den Theologen ein zunehmendes Interesse für die Medizin. Dieses Interesse kann zusammengefasst werden unter dem Titel: ΧΡΙΣΤΟΣ–ΙΑΤΡΟΣ oder im Lateinischen «Christus medicus»[160]. Im 2. und 3. Jahrhundert entstehen

---

[158] ID., 54.

[159] Vgl. J. CHRISTES, *Bildung und Gesellschaft*, 169-173.

[160] In der folgenden Darstellung halten wir uns fast ausschließlich an die jüngst erschienene Studie von M. Dörnemann, die wir bereits zitiert haben. Sie erscheint uns eine sehr profunde Auseinandersetzung zu dieser Thematik der ersten vier Jahrhunderte des Christentums. Beginnend mit dem NT, über die apokryphen Schriften werden die Texte aller griechischen und lateinischen Kirchenväter dieser Zeitspanne auf die Thematik von ΧΡΙΣΤΟΣ–ΙΑΤΡΟΣ und dem Verständnis von Krankheit und Heilung untersucht. Wir können hier nur eine summarische und sehr spezifische Auswahl im Blick auf unsere Arbeit treffen.

vor allem im syrischen Raum apokryphe Apostelakten[161], die den Begriff ιατρος für Christus verwenden. Zuvor, nämlich bereits am Beginn des 2. Jh.,
schreibt Ignatius von Antiochien in seinem Brief an die Gemeinde von Ephesus:
«Einer ist Arzt, aus Fleisch zugleich und aus Geist, gezeugt und ungezeugt, im
Fleische erschienener Gott, zuerst leidensfähig und dann leidensunfähig, Jesus
Christus, unser Herr»[162]. Mit dieser Aussage scheint der erhaltene Text das erste
greifbare Zeugnis, in dem Christus mit Arzt betitelt wird. Unter den griechischen Apologeten Aristides, Justin, Tatian dem Syrer und Athenagoras verwendet nur Theophil von Antiochien diesen Titel, auch wenn die anderen in ihren
Werken Termini der Medizin als Metaphern verwenden und Vergleiche mit der
ärztlichen Tätigkeit anstellen.[163] Neben Theophil spricht auch Irenäus von Lyon
von Christus dem Arzt[164]. Mit Clemens von Alexandrien (ca. 140/150 – ca. 200
n. Chr.) wird diese Tradition fortgesetzt und wesentlich erweitert. Bei ihm geht
es jetzt um die Konfrontation zwischen der antiken Götterwelt und der christlichen Glaubenslehre[165]. Für seine Vergleiche zieht er, neben seinen offenbar
profunden Medizinkenntnissen, vor allem Philo v. Alexandrien und Plato heran[166]. Origenes (ca. 185 – ca. 253 n. Chr.) geht diesen begonnenen Weg weiter,
wobei er Jesus am häufigsten und eingehendsten als Arzt schildert. In seiner
Theologie verwendet er sehr viele Metaphern aus der Medizin, die er allerdings
stärker als Clemens von der Hl. Schrift herzuleiten sucht[167]. Das Anliegen beider
ist klar, sie wollen die Wahrheit der christlichen Lehre als der einzig gesunden
Lehre darstellen. Diese Wahrheiten der christlichen Lehre anzunehmen und ein
wahrer Christ zu werden, ist nach ihnen kein leichtes Unternehmen. Es ist ein
beschwerlicher und manchmal auch schmerzlicher Weg, der nur durch beständiges Lernen und Mühen gelingen kann[168]. Clemens greift hier z.B. die in der

---

Vieles wird von den Kirchenvätern angesprochen, das heute nicht mehr bewusst und daher
unbekannt ist, aber das zu kennen ratsam wäre.

[161] Zu diesen werden die Johannes-, Thomas- und Philippusakten gezählt. — Vgl. M.
DÖRNEMANN, 69.

[162] Ignatius hatte um das Jahr 117 sieben Briefe verfasst. Die zitierte Stelle findet sich in
Eph 7, 2. — Vgl. ID., 80.

[163] Den Apologeten geht es in der Hauptsache um die gesellschaftliche und rechtliche
Stellung der Christen im römischen Reich. Beziehen sie sich auf den Asklepioskult, so ist dieser immer mit der generellen Auseinandersetzung mit dem heidnischen Götterglauben verbunden. — Vgl. ID., 96.

[164] Vgl. ID., 96-100.

[165] Vgl. zu Clemens v. Alexandrien: ID., 99-121.

[166] Vgl. ID., 108.

[167] Vgl. ID., 121.

[168] Clemens setzt sich hier verstärkt mit den Sophisten und den «falschen Gnostikern», wie
er die Gnostiker bezeichnet, auseinander. Nach ihm kann der Mensch als Ebenbild Gottes und
aufgrund seiner Willensfreiheit durch Überwindung der Affekte zum Gnostiker werden, der
für Clemens der wahre Christ ist. Vgl. ID., 109. - Origenes setzt sich im Besonderen mit

Philosophie üblichen Vergleiche mit dem Arzt und dem Steuermann auf: «Denn nicht durch Geburt, sondern durch Lernen entstehen die tüchtigen und erfahrenen Männer, wie Ärzte und Steuerleute»[169]. Ähnlich argumentiert auch Origenes, dass der Arzt sich nicht auf das einmal Erlernte in seinem Fach stützen kann, sondern dass er sich immer wieder weiterbilden muss[170]. In gleicher Weise müssen auch die, «die sich der Wissenschaft und der Weisheit Gottes gewidmet haben»[171], immer wieder um Vollkommenheit sich bemühen und Sorge dafür tragen, ihr Wissen nicht zu verlieren.

Bei Origenes haben wir nicht nur das Bild des ΧΡΙΣΤΟΣ–ΙΑΤΡΟΣ, sondern auch genereller den Gedanken des ΘΕΟΣ–ΙΑΤΡΟΣ[172]. In diesem Gedanken vergleicht Origenes das ärztliche Handeln mit dem Handeln Gottes, an dessen Basis das Bild und Vorbild des «Erziehers» (παιδαγωγος) steht, das zum Charakteri-

---

Celsus, einem alexandrinischen, platonischen Philosophen — nicht zu verwechseln mit dem oben erwähnten Arzt A.C. Celsus —, der das Chri-stentum im 2. Jh. n.Chr. argumentativ bekämpfte, in seinem Werk *Contra Celsum* auseinander und führt die von Clemens begonnene Auseinandersetzung mit der antiken Götterwelt weiter. Im III. Buch dieses Werkes nennt er Asklepios und seine Heilstätten Trikka, Epidauros, Kos und Pergamos. Origenes bestreitet hier nicht die mögliche Heilkraft eines Asklepios, für ihn besitzen die Heilungswunder Jesu aber einen qualitativ höheren Wert, da Jesus nicht nur den Köper geheilt hat, sondern auch die Seele, sodass der Geheilte auch ein guter und sittlich korrekter Mensch wurde. Daher seine Gegenfrage an Celsus, ob er ihm nicht Beispiele nennen könnte, in denen durch das Handeln der Götter die Menschen auch sittlich gebessert und vorzüglicher gemacht wurden. CC (Contra Celsum), III, 42.; Vgl. ID., 122. — Aber nicht nur in «Contra Celsum» finden wir Anleihen aus der Medizin, sondern in seinem ganzen Werk, den Evangelien-Kommentaren, in 'Peri Archon', den zahlreichen Homilien. Zu Origenes vgl. ID., 121-160.

[169] CLEMENS V.ALEXANDRIEN, *Stromata*, I, 34, 1.; bei Plato findet sich dieser Vergleich in Menon, 89b; bei Philo in Leg. Alleg. III, 223-227. — Clemens geht davon aus, dass Gott Adam und dem jetzigen Menschen eine Anlage zur Vollkommenheit geschenkt hat, die durch Aneignung der Tugend vollendet werden kann (Stromata VI, 96, 2). Von daher legt sich der Vergleich mit den Ärzten nahe, da sie versuchen sich durch Lernen zu vervollkommnen. Vgl. ID., 108f. — Liest man etwas aufmerksamer diese Stellen, merkt man die dahinterstehende sokratisch-platonische Tugendlehre.

[170] Origenes schreibt in 'Peri Archon' I 4, 1: «... Nach dem Sachverhalt also, den wir voraussetzten, bleibt diesem Geometer oder Arzt die Kenntnis seines Faches erhalten, solange er sich in seiner Kunst betätigt und verstandesmäßig ausbildet;...» — Zitiert nach H. GÖRGEMANNS – H. KARPP, *Origenes. Vier Bücher von den Prinzipien*, 185.

[171] Origenes fährt im eben genannten Abschnitt fort: «Übertragen wir dies nun auf die, die sich dem Wissen und der Weisheit (vgl. Römer 11,33) von Gott verschrieben haben — einer Wissenschaft und einer Tätigkeit, die unvergleichlich hoch über allen anderen Wissensfächern steht —, und betrachten wir nach dem Muster des angeführten Beispiels, was die Aneignung und was der Verlust eines Wissens bedeutet, vor allem da wir hören, dass der Apostel von den Vollkommenen sagt, sie würden "von Angesicht zu Angesicht" (vgl. 1Kor 13,12) die Herrlichkeit des Herrn "durch die Offenbarung der Geheimnisse" (vgl. Röm 16,25) schauen». — Vgl. ID., 187.

[172] Vgl. M. DÖRNEMANN, 131-141.

stikum der Theologie der Kirchenväter wurde. Demnach gehen medizinische und pädagogische Metaphern ineinander über[173]. Auf diesem Hintergrund werden dann die Aussagen und Intentionen verstehbar, die mit diesen Metaphern beabsichtigt sind. Es geht um das Heilshandeln Gottes an den Menschen, vor allem an jenen, die einsichtig geworden sind, aber nicht nur an ihnen. Und so nimmt z.B. Christus nach Origenes viele Vorstellungsweisen an, u.a. die «Weisheit» oder den «Lehrer»[174]. Die vielen Namen Jesu stehen für seine Funktion für jeden Einzelnen[175]. Mit dem Leitgedanken der Pädagogik erhalten die medizinischen Metaphern eine besondere Bedeutung für das theologische Anliegen, das wir hier nicht weiter verfolgen; die medizinischen Metapher erhalten in unserem Zusammenhang den Wert eines Berichtes über die Medizin und ärztliche Tätigkeit in dieser Zeitepoche.

Soweit die Studien zeigen, werden wir vergeblich nach Weisungen oder Theorieentwürfen der Kirchenväter und im Besonderen hier bei Clemens oder Origenes für die Ärzte und die Medizin suchen. Origenes z.b. überlässt den Ärzten und Heilern ihren Zuständigkeitsbereich und gesteht ihnen ebenso Heilungserfolge als eigene Leistungen zu[176]. Allgemein zeigt sich bei den Kirchenvätern Respekt und Achtung vor den Ärzten[177], was an den angeführten negativen Beispielen nichts ändert, über die kein Disput geführt wird[178]. Es handelt sich um Verfehlungen von Ärzten, die bereits von vorchristlichen Philosophen angesprochen wurden und nicht als typisch christliche Vorwürfe gewertet werden können. Gemeint waren damit Ärzte, die als geldgierig oder verantwortungslos galten oder die in der Konfrontation mit den Philosophen alles aus der

---

[173] Vgl. ID., 131.

[174] Wiederum in 'Peri Archon' II 7, 3 schreibt Origenes: «Von Christus gibt es viele Vorstellungsweisen: er ist z.b. die "Weisheit", aber er übt doch nicht überall die Funktion der Weisheit aus, sondern nur bei denen, die in ihm nach Weisheit streben; er heißt "der Arzt" (vgl. Matth 9,12 u. Par.), wirkt aber darum noch nicht bei allen als Arzt, sondern nur bei denen, die sich ihrer Krankheit und Ermattung bewusst werden und zu seiner Barmherzigkeit ihre Zuflucht nehmen, um Gesundheit zu erlangen». — Vgl. H. GÖRGEMANNS – H. KARPP, 377.; Vgl. auch 'Peri Archon' I 2, wo Origenes die vielen Namensbenennungen Christi behandelt. Vgl. ID., 122-157.

[175] Vgl. M. DÖRNEMANN, 143.

[176] Vgl. ID., 126.

[177] «Der Grund für eine positive Inanspruchnahme des Arztes und seiner Heilkunde durch viele Kirchenväter liegt in der Auffassung, dass der Mensch schwach ist und zur Bekämpfung seiner Schwäche in Anspruch nehmen darf, was Gott ihm durch seine Schöpfung zur Verfügung stellt». ID., 295.

[178] Eher ablehnende Haltungen findet man in der apokryphen Literatur, bei Tatian, teilweise auch bei Tertullian. Dörnemann verweist hier auch auf das Urteil von R. Toellner: «Die Auseinandersetzung des frühen Christentums mit der antiken Medizin setzt zur Zeit der Apologeten ein und lässt zunächst eine überwiegend ablehnende Haltung erkennen», was er aber dahingehend korrigiert, dass Toellners Urteil auf Tatian zutreffen mag, aber insgesamt zu kurz greift, wie man an Clemens und Origenes etwa ersehen kann. — Vgl. ID., 290 Anm. 15.

Physiologie erklären wollten[179]. Origenes bewertet darüber hinaus kritisch auch jene Ärzte, die sich nur für die höheren Stände der Gesellschaft zuständig sahen[180]. Für ihn ist derjenige ein guter Arzt, der sich in den Dienst «aller» stellt[181].

Die Frage nach dem Verständnis des Arztes bei den Kirchenvätern, die den Titel ιατρος für Christus adaptieren, werden wir nicht in dem Sinne stellen können, inwieweit sie Verhaltensweisen und Grundhaltungen aus dem Bild ΧΡΙΣΤΟΣ–ΙΑΤΡΟΣ unmittelbar für den Arzt herleiten. Vielmehr scheint umgekehrt das bereits vorhandene hohe Verantwortungsbewusstsein von Ärzten Vorbild zu sein[182]. Eusebius berichtet davon, dass auch Galen sehr geschätzt worden sei[183]. Die Adaptierung für das christliche Denken und ihre Ethik fiel damit offensichtlich umso leichter. Was auffällt, ist die Kenntnis hippokratischer Schriften, denen die von den Krichenvätern genannten Therapieanweisungen und Arzneien eindeutig zugeordnet werden können[184]. Clemens, Origenes, Eusebius, die Kappadokier Basilius, Gregor von Nazianz und Gregor von Nyssa gehen davon aus, dass der Arzt als Kenner der Heilkunde für den Leib zuständig ist und sein medizinisches Wissen zum Wohl der Menschen anzuwenden hat. Für sie gab es keine strikte Trennung von Glaube und Wissenschaft, was der christlichen Antike grundsätzlich fremd war. Fundament ihres Lebens war der Glaube an die Allmacht, die Güte und Fürsorge Gottes für den Menschen. So kann z.B. Origenes das natürliche Gesetz, das Wort Gottes, den Logos, wie auch die Lehre der ganzen Schrift als ein wirksames «Heilmittel» beschreiben. Im folgenden Zitat wird deutlich, dass Medizin eine Handlungswissenschaft ist, da das Wissen und die Heilmittel der Medizin nicht viel nützen, wenn sie nicht in der Praxis angewendet werden. Origenes schreibt:

> So hat zum Beispiel die Geometrie als Ziel nur das Wissen und die Lehre selbst. Aber es gibt auch ein Wissen, dessen Ziel ein Tun verlangt, zum Beispiel die Medizin. Ich soll (muss) die Wissenschaft und die Lehren der Medizin kennen, nicht nur damit ich weiß, was ich tun soll (muss), sondern damit ich sie praktiziere, das heißt, dass ich Wunden ausschneide, eine maßvolle und gezügelte Lebensweise verordne, Fieberhitze am Schlag der Pulsadern feststelle und in regelmäßiger Behandlung

---

[179] Z.B. bereits bei Plato, oder Seneca oder Philo v. Alexandrien. — Vgl. ID., 291 mit Anm. 17.

[180] Vgl. CC VII, 60. — CC = Contra Celsum.

[181] Vgl. CC VII, 59.

[182] Zu denken ist wahrscheinlich an die Hippokratiker oder Methodiker, da sich in den zahlreichen Entlehnungen aus der medizinischen Sprache eine eindeutig bevorzugte Schule nicht feststellen läßt. — Vgl. M. DÖRNEMANN, 297*f.*

[183] EUSEBIUS, *Historia ecclestica*, V, 28, 14.

[184] Zu denken ist etwa an das Prinzip «contra contrariis» aus Hippokrates *Natur Hominis*, 9; oder das «similia similibus» aus Vict. I, 7 bzw. Nat. Puer 17; In Jusj. schreibt Hippokrates: «Alles, was dem Patienten hilft zur Gesundung, darf der Arzt verordnen». — Vgl. ID.

einen Überschuss an Blut entferne, re-guliere und eindämme. Wenn es hier beim bloßen Wissen bleibt und kein Tun folgt, ist alles Wissen umsonst. Ähnlich wie Wissen und Tun in der Medizin verhalten sich Kenntnis und Dienst des Wortes zueinander[185].

Diese Ansicht der Medizin als einer praktischen Wissenschaft vertreten die Empiriker, was sich auch in den von uns bereits erwähnten Praecepta 2 – 14, Anweisungen für Ärzte, des Hippokrates findet[186]. Im Kommentar zum Römerbrief schreibt Origenes: «Als Arzt wird ja auch nicht der bezeichnet, der auf eine kleine Schürfwunde am Kopf einen Verband legen kann oder der eine offene Geschwulst mit warmem Wasser behandelt, obwohl das auch offenbar Sache der Medizin ist. Vielmehr wird der als Arzt bezeichnet, der medizinische Praxis und die dementsprechende wis-senschaftliche Ausbildung hat»[187]. Noch weiter geht er im Kommentar zum Matthäusevangelium (Mt 23, 1-12), wo er die Bischöfe einerseits mit den Ärzten vergleicht, andererseits nur den als Bischof gelten lässt, der die Kriteren des Apostels Paulus in 1 Tim 3, 2-4 erfüllt[188]: «Wer nämlich in sich hat, was Paulus vom Bischof aufzählt, ist, auch wenn er nicht vor den Menschen Bischof ist, Bischof bei Gott, auch wenn er nicht durch Ordina-tion von Menschen zu dieser Stufe gelangte. So ist ja auch Arzt, wer die ärztliche Kunst gelernt hat und wie ein Arzt behandeln kann; auch wenn die Kranken ihm nicht ihren Körper anvertrauen, Arzt ist er»[189]. Interessant an dieser Stelle ist die durchklingende Bedeutung von Lehre und angeeignetem Wissen, das den Arzt in seinem Wesen bestimmt. Arztsein ist nicht irgendein Beruf, sondern, indem er höchste Wissens- und Verhaltensqualitäten einfordert und es dem Arzt um Gesundheit, Heil, Heilung und Wohl des Menschen geht, wie auch die Lehre des Christentums insgesamt das Heil des Menschen anstrebt, hebt er sich von anderen Berufen ab. Clemens v.Alexandrien z.B. beabsichtigt unter der Verwendung der Titel παιδαγω-γος und ιατρος die Güte und Gerechtigkeit Gottes dem Einzelnen und der Welt gegenüber herauszustellen, weil es Gott wie dem Erzieher und Arzt um das Wohl des Menschen geht. Der Arzt und der Erzieher sind auch nicht auf ihren eigenen Vorteil bedacht, sondern sie lassen sich von Zuneigung und Liebe zu den ihnen Anvertrauten leiten. Clemens schreibt daher: «Wie aber der Arzt denen Gesundheit verschafft, die mit ihm auf die Gesundheit hinarbeiten, so schenkt auch Gott das ewige Heil denen, die mit ihm auf die Erkenntnis und auf das Verrichten guter Taten hinarbeiten;...»[190]. Am anschaulichsten werden wiederum bei Origenes die Tugenden des Arztes ge-

---

[185] ORIGENES, *Homilia in Lucam*, I, 5.
[186] Vgl. oben im vorausgehenden Punkt 3.1.1. — Vgl. ID., 126.
[187] ORIGENES, *Commentarium in Romam*, V, 5; Vgl. auch HIPPOKRATES, *Praecepta* 1-3.
[188] Als Kriterien werden u.a. Untadeligkeit, nur einmal verheiratet sein, Nüchternheit, Besonnenheit, würdige Haltung, Gastfreundlichkeit, Lehrtätigkeit, Güte genannt.
[189] ORIGENENS, *Comm. Ser. in Mt* 12.
[190] CLEMENS, *Stromata*, VII, 48, 4.

schildert, der in der Behandlung der Kranken allerlei Übles über sich ergehen lassen muss, soll es zum Heilerfolg kommen. Origenes schreibt in seiner Homilie zum Buch Jeremia:

> Die Ärzte, welche sich zu den körperlich Kranken begeben und sich gemäß den Bestrebungen der Heilkunst stets um die Heilung der Kranken bemühen, sehen Furchtbares, werden unerfreulicher Dinge teilhaftig (und) nehmen bei den Unglücksfällen anderer eigene Betrübnisse auf sich. Und es ist ihr Leben ständig in Bedrängnis. Denn niemals sind sie mit Gesunden zusammen, stets aber mit Verwundeten, mit solchen, die Geschwüre haben, mit solchen, die voller Eiter, Fieberhitze und mannigfacher Krankheiten sind....Denn es sind ja auch die Propheten gleichsam Ärzte der Seele; sie halten sich stets dort auf, wo die sind, die der Heilung bedürfen. Denn „nicht die Gesunden brauchen den Arzt, sondern die Kranken" [Lk 5,31]. Was aber die Ärzte von zuchtlosen Kranken erdulden müssen, das erdulden die Propheten und Lehrer von denen, die sich nicht heilen lassen wollen. Denn sie werden von jenen gehasst, weil sie Anordnungen treffen, die der begehrlichen Neigung der Kranken zuwiderlaufen, und weil sie diejenigen, die sich sogar in Krankheiten weigern, das den Krankheiten Entsprechende einzunehmen, am Schlemmen und Genießen hindern. Es fliehen also die zuchtlosen Kranken vor den Ärzten, wobei sie sie oftmals sogar beschimpfen, ihnen Übles nachsagen und alles Erdenkliche tun, was wohl auch ein Feind dem Feind antun würde. Sie vergessen nämlich, dass diese als Freunde kommen. Sie richten ihren Blick auf die Mühsal der Lebensvorschriften, auf die Mühsal des zustoßenden Arzteisens, jedoch nicht auf den Erfolg, der sich nach der Beschwernis einstellt. Und sie hassen sie, als wären sie Urheber von bloßen Beschwernissen, nicht aber von Beschwernissen, die diejenigen, die sich heilen lassen wollen, zur Gesundheit führen. Jenes Volk nunmehr war krank. Mannigfaltige Krankheiten waren im so genannten Gottesvolk. Gott sandte ihnen die Propheten als Ärzte. Einer der Ärzte war auch Jeremia....Wie ein Arzt wandte er auch Heilmittel an. Doch waren die Kranken dabei zuchtlos und trachteten danach, ihre eigenen Begierden zu stillen. Und jener musste wie ein Arzt sagen: „Ich brachte keinen Nutzen und es nützte mir auch niemand"[191].

Die Tugenden des Arztes sind hier demzufolge, dass er als «Freund» zum Kranken kommt, seine uneigennützige «Hingabe» zum Heil und Wohl des Kranken, das «Mitgefühl und Mitfühlen» mit den Betrübten und Traurigen, das Sich-beständig-«Aussetzen» den ekligen und unheilvollen Seiten des Lebens, die wohlwollende «Geduld» und das «Ertragen» der lästigen und boshaften Kranken wie auch die «Einsicht», bei solchen Kranken oft nicht helfen zu können, weil diese

---

[191] ORIGENES, *Homilia in Jeremiam*, XIV, 1-3.; zitiert nach M. DÖRNEMANN, 139. — Dörnemann weist darauf hin, dass es auch bei Seneca (De constantia sapientis XIII, 2) einen solchen Vergleich zwischen dem Philosophen, der sich für die sittliche Besserung einsetzt und deshalb von den Menschen viel erdulden muss, und dem Arzt, der sich der Pflege ekliger Geschwüre widmet, gibt. Vgl. ID., 140.

nicht mitwirken wollen[192]. Mit einem Wort ist der gute Arzt ein Menschenfreund und begegnet den Menschen mit Menschlichkeit und Liebe. Origenes schreibt anderweitig in seinen Homilien zum Samuelbuch (V, 8) im Kontext der Menschwerdung und Menschenfreundlichkeit Gottes, die bei ihm zu den Hauptakzenten des Christus-medicus-Motivs gehören: «Ärzte müssen zu den Orten gehen, wo die Soldaten leiden, und sie müssen dort eintreten, wo der schlimme Geruch von ihren Wunden herrscht, das verlangt die *menschenfreundliche* Heilkunde; ...»[193]. An einer anderen Stelle der Homilien zum Buch Jeremia erwähnt Origenes eine weitere Handlungs- oder Verhaltensweise des Arztes, die «Täuschung», dass er dem Kranken nach eigenem Ermessen nicht immer gleich bereitwillig die Wahrheit über die anstehende Therapie mitteilt, begründet im Umstand, dass der Kranke die wohlgemeinte und zum Ziel führende Therapie ablehnen könnte[194]. Auch in der Philosophie, etwa bei Philo v.Alexandrien, ist diese Art der Täuschung geläufig[195].

Ein weiteres und vorerst letztes tugendhaftes Verhalten des Arztes erwähnt Origenes in der Auseinandersetzung mit dem Gedanken der Menschwerdung, der auch die Theologen und christlichen Philosophen sehr beschäftigte und schwer einsichtig zu machen war, nämlich dass Gott sich in die Niederungen, die Krankheiten und Leiden des Menschseins begeben hat. Dafür zieht er wieder einen Arzt-Vergleich heran, der uns heute unverändert vertraut ist:

> Oder wäre es an der Zeit zu sagen, dass auch der Arzt, wenn er schreckliche Dinge sieht und sich mit widrigen Sachen befassen muss, um die Kranken zu heilen, ‚vom Guten zum Schlechten oder vom Schönen zum Häßlichen oder vom Glück zum Unglück' käme. Freilich entgeht der Arzt, wenn er die schrecklichen Dinge sieht und sich mit den wirdrigen Sachen befassen muss, keineswegs der Gefahr, in dieselben (Krankheiten) verfallen zu können. Derjenige aber, der ‚die Wun-

---

[192] Erfahrungen, die auch heute noch gemacht werden können. Hippokrates spricht in *De Arte* 8 davon, dass der Arzt seine Grenzen bei der Behandlung erkennen muss.
[193] Die Hervorhebung im Zitat haben wir vorgenommen, um diese wichtige Grundhaltung der damaligen Medizin zu unterstreichen. M. Dörnemann weist darauf hin, dass der erste Satz dieses Zitates inhaltlich dem 1. Satz aus Hippokrates Prognomium 25 entspricht. Vgl. M. DÖRNEMANN, 141 Anm. 184.
[194] ORIGENES, *Homilia in Jeremiam*, XX, 3. — Um für uns Heutige diese Argumentation etwas verständlich zu machen, sei folgendes Zitat aus 'Peri Archon' II 10, 6 angeführt: «So brauchen wir für die Gesundheit des Körpers gegen die Schäden, die wir durch Nahrung und Trank angesammelt haben, gelegentlich eine Behandlung mit einem besonders bitteren und scharfen Mittel; und manchmal, wenn die Art des Schadens das erfordert, ist die Härte des Eisens, die Bitterkeit des Schneidens nötig; und wenn die Art der Krankheit noch schlimmer ist, muss am Ende gar das Feuer den Schaden ausbrennen, den man sich zugezogen hat». Diese Eingriffe wurden natürlich ohne Anästhesie durchgeführt, weshalb man sich vorstellen kann, mit welcher Angst und Furcht die Menschen diesen Methoden gegenübergestanden sein mussten.
[195] Vgl. M. DÖRNEMANN, 133.

den' unserer Seelen durch den in ihm wohnenden Logos Gottes heilt, war selbst unempfänglich für jede Sünde.[196]

Origenes verwendet diesen Vergleich für eine christologische Aussage. Bedeutungsvoll ist seine Beobachtung, dass die Ärzte angesichts von Krankheiten, zu denken ist sicherlich an schwere Infektionskrankheiten, ohne Rücksicht auf eigene Schadensnahme und in bewundernswerter «Unbekümmertheit» sich diesen kranken Menschen widmen.

Vielleicht ist es an dieser Stelle angebracht aus geschichtlichem Interesse nebenbei anzumerken, dass Origenes im Zusammenhang des Vergleiches Heilshandelns von Arzt und Christus als Erster für Christus den Titel αρχιατρος, «Oberarzt» verwendet, der uns ja in der heutigen ärztlichen Klinikhierarchie vertraut ist[197]. Damit verbindet sich bei Origenes die Absicht, nochmals zu unterstreichen, dass in Christus als Oberarzt das gesamte umfassende Heil, Rettung und Erlösung des Menschen gewirkt wird[198].

Aus dem bisher Gesagten ergibt sich also ein positives Bild der Medizin und von den Ärzten, wie sie die beiden Kirchenväter Clemens und Origenes zeichen. Es spiegelt nur die grundsätzliche Haltung des frühen Christentums wider. Nicht anders verhält es sich bei den lateinischen Kirchenvätern des 3. Jh., Tertullian und Cyprian von Karthago. Wie bei Origenes will auch Tertullian mit den medizinischen Metaphern Güte und Gerechtig-keit Gottes in Einklang bringen und auch zeigen, dass der Mensch einen freien Willen gegenüber Gott hat[199]. Auch die griechischen Kirchenväter des 4. Jh. stehen in der Tradition von Clemens und Origenes[200]. Ein Unterschied besteht aber nun darin, dass, wie bei Eusebius deutlich sichtbar wird, das Christentum die Zeit der Bedrängnis und der Verfolgungen hinter sich hat und durch das Konstantinische Edikt frei und zur Staatsreligion geworden ist[201].

---

[196] ORIGENES, *Contra Celsum*, IV, 15.

[197] Dieser Titel ist auf einer Inschrift in Sparta gefunden worden, der den öffentlich angestellten Arzt bezeichnete. Damit stammt der aus dem griechischen Kulturkreis und bürgerte sich im 2. Jh. n.Chr. ein. Origenes verwendet ihn an zwei Stellen, in den Homilien zu Jeremia XVIII, 5 und in den Homilien zu Samuel V, 6. — Vgl. ID., 147.

[198] Dörnemann zeigt hier, dass Origenes parallel zu den Stufen der göttlichen Offenbarung (Gesetz-Propheten-Christus) Stufen des göttlichen Heilswirkens entwickelt: Gott als Arzt, sein Gesetz ist Arznei — Engel/Propheten als von Gott gesandte Ärzte — Christus als Oberarzt. Vgl. ID., 148.

[199] Vgl. zu beiden M. DÖRNEMANN, 161-179.

[200] Diese Kirchenväter waren Eusebius von Cäsarea, Athanasius v.Alexandrien, Cyrill v. Jerusalem, Basilius v.Cäsarea, Gregor von Nazianz und Gregor v.Nyssa.

[201] Ein Beispiel diesbezüglich sei hier von Eusebius gebracht. Es bezieht sich auf die bei den früheren Kirchenvätern geführte Auseinandersetzung zwischen christlicher Lehre und dem antiken Götterglauben einschließlich des Asklepioskults. Hierin verteidigt Eusebius die Zerstörung der Tempel der alten Götter, u.a. der Asklepios-Tempel in Phönizien und Ägä durch Konstantin. «Es war der Irrtum dieser Scheinwesen bezüglich des Dämons der Kilikier

Bei den Kappadokiern, Basilius, Gregor v.Nazianz und Gregor v.Nyssa, wird nun eine Wendung hin zur Praxis aus gelebtem Glauben vollzogen. Bei Basilius haben wir wie bei Clemens und Origenes die Anwendung der medizinischen Metapher zum Vergleich zwischen Arzt und Christus. Basilius schreibt z.B. — wiederum von unserem Anliegen her gesehen —: «Denn wie die fürsorglichen Ärzte die schwächeren Körper mit prophylaktischen Ratschlägen von Anfang an zu schützen suchen, so schützt mit nachdrücklichen Schutzmitteln der gemeinsame Pfleger und wahre Seelenarzt den Teil, den er in uns am meisten zur Sünde geneigt sieht»[202]. In Anlehnung an Dtn 15, 9: «Hab acht auf dich selbst», schreibt Basilius an anderer Stelle: «Eben dieses Gebot ist für die Kranken sehr nützlich und auch für die Gesunden sehr angemessen. Denn schon bei den schwächeren Krankheiten legen ja die Ärzte den Patienten nahe, auf sich selbst zu achten und nichts zu versäumen, was zur Heilung dient. ...»[203]. Spricht hier Basilius vom «fürsorgenden» Arzt, so sieht Gregor v.Nazianz eine der wichtigsten Grundhaltungen des Arztes, da er auch selbst Arzt war oder zumindest mit Basilius in Athen Medizin studiert hatte[204], in «der Liebe zu den Armen»[205]. Gregor bezieht sich hier in der 14. Oration (Rede) auf die Leprakrankheit, dass man sich den Menschen, die von dieser Erkrankung betroffen sind, besonders widmen soll. Er schreibt dann u.a.: «Und für den Leib des Nächsten sollen wir sorgen wie für unseren eigenen, mag er gesund sein oder ebenfalls an Krankheit dahinsiechen. Denn alle sind wir eins im Herrn, sei er reich oder arm, ein Sklave oder ein Freier (Röm 12, 5), sei er gesund oder krank, und es gibt nur ein Haupt aller, von dem alles kommt, Christus. Was die Glieder untereinander sind, das

---

weit verbreitet: Tausende staunten diesen bewundernd als Helfer und Arzt an, da er bald den in seinem Tempel Schlafenden erschien, bald die Krankheiten der körperlich Leidenden heilte (während er doch im Gegenteil ein Verderber der Seelen war, der die leicht zu betrügenden Menschen vom wahren Erlöser wegzog und zu dem gottlosen Wahn verführte). Ganz recht handelte da der Kaiser, der sich einzig an den eifernden Gott als den wahren Erlöser hielt, wenn er den Befehl gab, auch diesen Tempel dem Erdboden gleichzumachen». EUSEBIUS, *De vita Constantini*, III, 56. — Zitiert nach M. DÖRNEMANN, 181.

[202] BASILIUS, *Homiliae*, VI, 1. In der hippokratischen Schrift *Progoumenon* 1 finden sich solche prophylaktischen Maßnahmen. Vgl. M. DÖRNEMANN, 203 Anm. 127.

[203] BASILIUS, *Homiliae*, VI, 4. Hier kann man wieder auf Hippokrates verweisen, der in der Schrift *Aph.* 1 darauf hinweist, dass nicht nur der Arzt das Entsprechende zur Gesundung beitragen muss, sondern auch der Kranke. In der Schrift *De medico* 1 empfiehlt Hippokrates, dass der Arzt ein gesundes Aussehen haben soll, denn er kann für Kranke nur gut sorgen, wenn er selbst einen gesunden Eindruck macht. Vgl. M. DÖRNEMANN, 204 Anm. 128 u. 129.

[204] Vgl. ID., 219.

[205] GREGOR V. NAZIANZ, *Orationes*, XIV, 9. Gregor spricht hier von der Unansehlichkeit und dem Ekel erregenden Anblick des Aussatzes. Unweigerlich werden wir an das Wort des Origenes erinnert, der die Unbekümmertheit der Ärzte, sich solchen Kranken zu widmen, besonders hervorhebt.

(ist) jeder für den anderen und alle für alle. ...»[206]. Gregor verabsäumt es nicht, immer wieder die körperlich Gesunden und vor allem die Reichen zur Hilfe für die Kranken aufzurufen: «Unterstütze den Kranken, tröste den Notleidenden! Bist du gesund, bist du reich, dann wehre die Krankheit ab, lindere die Armut»[207]. Weiter bittet er:

> Verabreiche ein Heilmittel, verbinde Wunden.... Dazu überreden dich die Worte (der Schrift), die Kinder der Ärzte und die Mitbewohner, welche sich um die Kranken kümmern; denn von denen ist noch keiner trotz der Krankenpflege in Gefahr geraten. Mag auch der Krankendienst etwas Abstoßendes und Abschreckendes haben, aber du Diener Christi, der du Gott und den Menschen liebst, darfst nichts Ängstliches und Unedles zulassen.[208]

Gregor begründet den Dienst an den Kranken in der Gottes- und Nächstenliebe, der Nachfolge Jesu. In jedem Schwachen und Kranken soll der Mensch das Antlitz Jesu erkennen. In den Apostolischen Konstitutionen, abgefasst am Ende des 4. Jh., wird die Notwendigkeit betont, dass sich die Diakone die Kranken, die Diakonissen die kranken Frauen pflegen und der Bischof für Waisen, Altersschwache und Kranke zu sorgen hat, weil es ein Dienst für Gott ist[209].

Gregor v.Nyssa geht in ähnlicher Weise vor. Er kennt die Philosophie des Platonimus, die Stoa und die Schriften des Hippokrates, dessen Lehren er zitiert[210]. Bei ihm sieht man seine enge Verbundenheit mit den anderen Kappadokiern, die er zitiert. Er verwendet in gleicher Intention wie die anderen Kirchenväter das ΧΡΙΣΤΟΣ–ΙΑΤΡΟΣ Bild. Auch für ihn gilt das Leitmotiv «der Liebe zu den Armen»[211]. Seine theologische Intention besteht in der Wiederausrichtung der durch den Sündenfall kranken menschlichen Seele auf Gott hin, was das Ziel der Heilung darstellt. Daher hat der Mensch von Christus zu seiner Heilung viele Heilmittel erhalten, die ihm durch ein tugenhaftes Leben (Akese), Kontemplation und Gotteserkenntnis den Weg zu Gott ebnen. Als solche Heilmittel bezeichnet er die Sakramente der Taufe, Buße, Eucharistie wie auch die Unterweisungen und Lehren Christi. Diese Heilmittel fordern aber auch die Konsequenz der Weitergabe dieser Heilmittel. Das geschieht in der Hinwendung zu den Armen und der Sorge und Pflege der körperlich Kranken. Das Heilmittel selbst ist die Liebe und Hingabe[212].

Mit einem Bericht von Eusebius können wir zusammenfassend die ersten Jahrhunderte des Christentums, in denen es vor allem um die Verkündigung und

---

[206] GREGOR V. NAZIANZ, *Orationes*, XIV, 8. — Zitiert wie vorhergehend nach M. DÖRNEMANN, 243.
[207] GREGOR V. NAZIANZ, *Orationes*, XIV, 26.
[208] ID., 27.
[209] Vgl. M. DÖRNEMANN, 245.
[210] Vgl. ID., 247. 249f.
[211] Vgl. GREGOR V.NYSSA, *De pauperibus amandis*, I/II.
[212] Vgl. ID.; Vgl. M. DÖRNEMANN, 273.

das Verstehbarmachen der christlichen Botschaft geht, festhalten, dass die Kirchenväter in diesem Bemühen der Verständigung die Philosophie und die Medizin als Hilfmittel benützen. Eusebius schreibt: «Eifrig studieren sie die Geometrie Euklids. Sie bewundern Aristoteles und Theophrast. Galen gar wird von einigen vielleicht angebetet»[213].

Das zunächst gezeichnete Bild des antiken Arztes, der durch sein hohes Ansehen und seine Vorbildhaftigkeit als Erklärungsbeispiel für das theologische Denken diente, wandelt sich langsam bei den Kappadokiern zu Grundhaltungen eines christlichen Ethos, das von der Gottes- und Nächstenliebe hergeleitet wird. So finden sich auch Zeugnisse dafür, dass sich Ärzte bewusst an in ihrer Tätigkeit an diesem Ethos orientierten und neben ihrem Beruf auch bedeutende Ämter in der Kirche innehatten, u.a. das des Bischofs[214]. Die grundsätzlich positive Haltung den Ärzten gegenüber wird man in ihrer Grundhaltung sehen können, dass sie zum Wohle der Kranken gehandelt haben, so wie auch die christliche Lehre das Heil des Menschen anstrebt[215]. Dörnemann verweist auf eine sich im Gange befindende Studie, die feststellen konnte, dass es zahlreiche christliche Ärzte und Ärztinnen in den ersten christlichen Jahrhunderten gab, die in Kilikien, Byzanz und im Nordwesten des römischen Reiches ihrer Tätigkeit nachgingen. Außerdem scheint sich zeigen zu lassen, dass der Anteil an Frauen im Ärztestand bei den Christen größer war als bei den Heiden. Auch so manche Ärzte waren offensichtlich zugleich Diakone, was aber nicht verwundern sollte, da die Sorge um die Kranken zu den Aufgaben der Diakone gehörte[216].

Folgendes Bild des Arztes tritt hier also vor unser geistiges Auge, wie es Clemens v. Alexandrien und Origenes stellvertretend für die anderen ausführen. Der vorbildhafte und gute Arzt zeichnet sich aus durch sein beständiges Erweitern seines heilkundlichen Wissens und seiner Erfahrungen, durch seine Haltungen der Geduld, Hingabe, Menschenfreundlichkeit, des Ertragens, des Mitgefühls und Mitfühlens, der Einsicht, des klugen Verhaltens in richtiger Einschätzung der Situation, des selbstlosen Sich-Aussetzens den für ihn möglichen Gefahren, der Fürsorge, durch die Vermeidung von Unterschieden oder Bevor-

---

[213] EUSEBIUS, *Historia ecclesiastica*, V, 28, 14.

[214] So gibt es den Verweis auf den Evangelisten *Lukas*, auf einen Arzt namens Alexander, der in Gallien das Martyrium erlitt, auf einen Arzt Zenobius, der in Phönizien dasselbe Schicksal teilte, oder auf Theodot, der Arzt und Bischof in Laodicea war. Eusebius beschreibt den Letzteren als einen Mann, der mit der Fähigkeit zur Heilung des Körpers und der Seele ausgestattet war. Epiphanius berichtet von einem palästinensischen Bischof, der zugleich Arzt war, und von Hierakas, der in der ägyptischen Form der Heilkunde bewandert war. Als die berühmtesten christlichen Ärzte dieser Zeit, um 300 n.Chr., gelten die in Syrien und Kilikien wirkenden Brüder *Kosmas* und *Damian*, die um 305 das Martyrium erlitten. Vgl. M. DÖRNEMANN, 288.

[215] Vgl. ID., 289.

[216] Vgl. ID., 289*f*.

zugungen in der Behandlung von Kranken, durch Gleichbehandlung von Reichen wie Armen. Damit ist ein Rahmen entworfen, der im Raum des Christentums weitergetragen wurde.

Schließlich fordern alle mehr oder weniger dazu auf, sich der Kranken anzunehmen, wie es etwa Cyprian hinsichtlich der Pestkranken verlangt, dass die Gesunden den Kranken helfen und die Ärzte diese Kranken nicht ihrem Schicksal allein überlassen sollen[217]. Vor allem im 4. Jh., als das Christentum Freiheit und gesellschaftliche Bedeutung erlangte, waren der Kirche mehr Möglichkeiten für ihre karitativen und therapeutischen Anliegen eröffnet. Das zeigt sich besonders bei Basilius, Gregor v.Nazianz und Gregor v.Nyssa. Neben ihrem «Eifer» für die Seelen sehen sie die Notwendigkeit einer ganzheitlichen Fürsorge für die Menschen, besonders der Armen und der Schwachen[218]. So bedeutet es umso mehr, wenn die beiden ersteren Kirchenväter die Wichtigkeit eines Hospitales oder einer Kranken-station in der Gemeinde nachdrücklich betonen[219].

Um seiner Bedeutung und Wichtigkeit wegen wollen wir auch ein kurzes Wort zu den großen lateinischen Kirchenvätern, u.a. Augustinus, finden, die zur Brücke für das Mittelalter und Hochmittelalter mit der benediktinischen Klostermedizin usw. werden.

3.1.3 "Salus, salvus, salvare"

Wenn die Zuhörer der Predigten des Hl. Augustinus die Begriffe «salus, salvus, salvare» hörten, werden sie mit Selbstverständlichkeit an medizinische Zusammenhänge von Gesundheit und Krankheit gedacht haben[220]. Augustinus steht, wie die andern großen lateinischen Krichenväter Hieronymus, Ambrosius und Gregor der Große, unverkennbar in der Tradition des Origenes und der Kap-

---

[217] CYPRIAN, *De mortalitate*, 16.
[218] Vgl. GREGOR v.NAZIANZ, *Orationes*, XIV, 6-27.
[219] BASILIUS, *Epistulae*, 94; GREGOR v.NAZIANZ, *Orationes*, XLIII, 63.; In einem Brief an Elias, dem Statthalter der Provinz Cäsarea, erwähnt Basilius den Bau seines Krankenhauses, das auch für die Nichtchristen der Stadt gedacht war. Basilius schreibt hier: «Wem tun wir Unrecht, wenn wir Herbergen bauen für die Fremden, welche auf der Durchreise hier anwesend sind, sowie für die, welche krankheitshalber irgendeiner Pflege bedürfen, wenn wir solchen Menschen die erforderliche Erquickung bereitstellen, Krankenpfleger, Ärzte, Lasttiere und Begleiter?» (Ep. 94). Gregor v.Nazianz erwähnt eine Leprastation im Zusammenhang mit dem Krankenhaus des Basilius. Vgl. GREGOR v. NAZIANZ, *Orationes*, XLIII, 63. Es sei noch erwähnt, dass Basilius sich selbst um eine «stoische» Haltung in seiner Krankheit bemühte, da er wahrscheinlich an Morbus Crohn (gentisch bedingte Entzündung des Darmtraktes mit chronischem Verlauf und zeitweiligen Remissionen, Verschlechterungsschübe nicht selten durch psychischen Streß ausgelöst) litt. In einem Brief an Julian schreibt er: «Weder Verluste noch Krankheiten noch die übrigen Unannehmlichkeiten des Lebens berühren den Tüchtigen» (Ep. 293). Vgl. zum Ganzen M. DÖRNEMANN, 199f.
[220] Vgl. ID, 343.

padokier. Sehr häufig sprechen sie von «Christus dem Arzt» und verstehen ihre Auslegungen zur christlichen Botschaft als eine Botschaft der Heilung[221]. Auch Johannes Chrysostomus († 407) verwendet in Anlehnung an die frühgriechischen Kirchenväter zahlreiche medizinische Beispiele und bezeichnet ganz in ihrer Diktion die Schriften des AT und NT als Heilmittel für den Menschen[222], wie auch dass Jesus Christus als Arzt und nicht als Richter[223], als «weiser und geschickter Arzt»[224] gekommen ist. Auch bei ihm wird das Schriftwort «Nicht die Gesunden brauchen den Arzt, sondern die Kranken» (Mt 9, 12) zum Leitgedanken. Auch er errichtet ein Krankenhaus[225] und betont wie Basilius und Gregor v. Nazianz die Sorge um die Kranken[226]. Das von uns oben erhobene Arztbild bei Origenes finden wir bei ihm wieder in der Anweisung für die Priester, dass sie wie die Ärzte in der Begegnung und Behandlung der Kranken den Menschen begegnen sollen, nicht als Richter. Denn sie müssen sich bewusst sein, dass sie eine große Verantwortung haben und einmal vor dem Richterstuhl Gottes Rechenschaft ablegen müssen, wenn sie unverantwortlich gehandelt haben[227]. Nicht unwichtig wird der Hinweis darauf sein, dass Johannes Chrysostomus die körperliche Krankheit, wenn sie «Erduldung» vom Kranken einfordert, als Erziehung und Erprobung ansehen soll, damit er die künftigen Güter empfangen kann[228]. Damit klingt bereits die im Mittelalter als Hingabe und als Mitleiden mit Christus verstande Krankheit an.

Hieronymus, Ambrosius und Gregor der Große verwenden in der Hauptsache den Christus-Medicus-Titel im «weihnachtlichen» Kontext. Es geht um die alte Frage der Notwendigkeit der Menschwerdung Gottes in Jesus Christus. Wie ihre Vorgänger verwenden sie dazu therapeutische Termini, die aber ausgewählter und weniger reichhaltig im Sinne der Veranschaulichung als bei den griechischen Kirchenvätern sind[229]. Sie verwenden zwar sehr häufig den Titel Christus-Medicus, aber geben kaum Auskunft über die ärztliche Kunst im engeren Sinne. Einige Autoren möchten gerade aus der, nennen wir sie, Christus-Medicus-Theologie, vor allem im Entwurf des hl. Augustinus, eine Vorlage und Anweisung für das Arztsein und ärztliche Handeln sehen[230]. Ob dem auch wirklich so ist, kann mit Gewissheit nicht festgestellt werden. Selbst wenn man z.B. den Brief des Gregor v.Nyssa an seinen Arzt-Freund Eusthatius bemühen möchte, bleibt eine gewisse Unsicherheit bestehen. Darin schreibt er: «Für euch alle,

---

[221] Vgl. J. HÜBNER, *Christus medicus*, 324-335.
[222] Vgl. JOHANNES CHRYSOSTOMUS, *Homiliae in Matthaeum* II, 5.
[223] Vgl. ID., III, 4.
[224] Vgl. ID., XXVI, 1. 3.; ID., *Commentarius in Epistolam ad Romanos*, XV, 11.
[225] Vgl. ID., *Homiliae in Matthaeum*, LXVI, 3.
[226] Vgl. ID., XIII, 9 und LXXIX, 2.
[227] Vgl. M. DÖRNEMANN, 341.
[228] Vgl. JOHANNES CHRYSOSTOMUS, *Commentarius in Epistolam ad Romanos*, XI, 3.
[229] Vgl. J. HÜBNER, 332.
[230] Siehe den Verweis bei ID., 334.

die Medizin betreiben, ist die Menschenliebe eine Lebensgewohnheit. Und es erscheint mir, dass derjenige, der eure Wissenschaft über alle im Leben betriebenen Dinge stellt, wohl ein rechtes Urteil fällt und das Angemessene nicht verfehlt»[231].

Dass das verkündete Wort allein genügen sollte, erscheint uns ebenso unwahrscheinlich. Vielmehr wurden die ersten Hospitäler und Krankenstationen in den Gemeinden eingerichtet. Ebenso Ambrosius und Augustinus haben sich verstärkt um die Krankenpflege gekümmert. So wurde auf das Betreiben von Augustinus hin im Jahr 356 in Sabaste ein Xenodochium eingerichtet, das neben Kranken auch Aussätzige aufnahm[232]. Es fällt durchaus auf, dass jene Kirchenväter, die ein besonderes Interesse am Bild des Christus-Medicus hatten, die Fürsorge der Kranken unterstützen und förderten.

Am Ausgangspunkt ihres Denkens steht aber die Versinnbildlichung des Heilshandelns Gottes in Jesus Christus an den Menschen mit Hilfe der medizinischen Metaphern. Ihr Anliegen ist ein theologisches. So tritt etwa in Vergleich zu den griechischen Kirchenvätern bei Ambrosius und Augustinus in der Betonung der Christozentrik der Titel des Deus-Medicus zugunsten des Christus-Medicus-Titels wieder in den Hintergrund[233].

Andererseits kommt es zu einer neuen und erweiterten Sichtweise, indem Hieronymus wie Augustinus den Kreuzestod Christi nun auch als «medicamentum» bezeichnen[234]. Augustinus entfaltet unter diesem Aspekt u.a. seine Gnadentheologie, dass Christus zugleich medicus und medicamentum ist, er nicht nur, wie früher gedacht, Heilmittel gibt, sondern selbst in seiner Hingabe, indem er den «bitteren Kelch» annimmt, den Kreuzestod stirbt, zum «medicamentum» geworden ist. Dahinter steht der Gedanke, wie der Arzt nicht aus Zorn, sondern aus Mitleid mit dem Leidenden, bittere Arzneien geben oder schmerzhafte Eingriffe vornehmen muss, vor denen sich die Kranken fürchten und nicht selten ablehnen, so gibt Jesus selbst Beispiel in der Annahme dieser bitteren Arznei und kann dadurch die Menschen ermutigen, auch diese anzunehmen. J. Hübner schreibt: «Als medicus humilis trank er den calix humilitatis zuerst, um dann den Patienten die Medizin anzubieten»[235]. Der Gekreuzigte wird so zum Prinzip der Heilung. Nochmals anders gesagt, die Medizin besitzt von sich aus keine vom Arzt trennbare Heilkraft, sondern vielmehr kommt im Medikament der Arzt selber zum Vorschein. Augustinus schreibt in den Sermones 155, 10: «Medicina autem inventa est, ut pellatur vitium, et sanetur natura.

---

[231] GREGOR v.NYSSA, *Opera*, III, 1, 1.
[232] Hübner weist auch darauf hin, dass Ephraim der Syrer während einer Hungersnot in Edessa die Reichen dazu bewegen konnte, mit Spenden ein Nothospital mit 300 Betten einzurichten. Vgl. J. HÜBNER, 332 Anm. 58.
[233] Vgl. J. HONECKER, *Christus medicus*, 315f.
[234] Vgl. J. HÜBNER, 327.
[235] Vgl. ID., 330.

Venit ergo Salvator ad genus humanum, nullum sanum invenit, ideo magnus medicus venit»[236].

Ein anderer Gedanke, der Eingang findet, wird zunächst von Ambrosius erwähnt, nämlich dass der Kranke auf den Arzt zugehen muss, damit zwischen beiden ein Vertrauensverhältnis entstehen kann[237]. Ephraim der Syrer und Augustinus denken andererseits an das freiwillige Kommen als hervorstechendes Merkmal des Arztes zum Kranken. «Auch der Gelähmte, dem es nicht möglich war, zu kommen und dir seine Krankheit zu zeigen, dein Erbarmen zog dich zu seinem Bett und machte sofort seiner Krankheit ein Ende»[238]. Augustinus macht in diesem Zusammenhang auch deutlich, dass ein wesentlicher Unterschied zwischem dem Arzt und dem Kranken besteht. Denn der göttliche Arzt Christus ist gesund und bedarf einer Behandlung mit den bitteren Arzneien nicht. «Jesus sagt:...ich habe in mir nichts, was von jenem bitteren Kelch geheilt werden könnte...»[239].

Will aber der Arzt nun den Kranken heilen, muss er die Ursache der Krankheit bekämpfen. Damit hat Augustinus ein anderes Beispiel für die Erklärung, dass Jesus Christus als der himmlische Arzt die Ursache aller Ungerechtigkeit, die superbia, bekämpft. Er schreibt: «Wenn der Arzt eine Krankheit beseitigt, und kümmert sich bloß um das, was durch eine Ursache entstanden ist, nicht aber um die Ursache selbst, durch die es entstanden ist, so heilt er scheinbar für eine Zeit lang, bleibt aber die Ursache, dann wiederholt sich die Krankheit»[240].

Auch wenn die großen lateinischen Kirchenväter sich bei praktischen Problemen des ärztlichen Handelns und bei medizinischen Fragestellungen weniger Anleihen holen, so kann man doch einige wichtige Elemente festhalten. Zum einen das Kommen des Arztes oder des Kranken, zum anderen das Verabreichen von bitteren Arzneien und die Ursachenbekämpfung durch das Heilmittel oder das ärztliche Vorgehen[241].

Unter diesem Punkt haben wir strichartig die Aufnahme und Entwicklung des Bildes und Verständnisses des Begriffes ΧΡΙΣΤΟΣ–ΙΑΤΡΟΣ oder wie im Lateinischen Christus Medicus gesehen. Es wäre zuviel gesagt, wenn man behaupten würde, dass die hippokratische Medizin und der ihr zugesprochene Eid sich in diesem Zeitraum gefestigt und prägend ausgeweitet hat. Vielmehr bietet sich das Bild eines eklektizistischen Vorgehens der Kirchenväter, ausgehend von der Auseinandersetzung des christlichen Glaubens mit der antiken

---

[236] Zitat entnommen bei ID., 329f.
[237] Vgl. AMBROSIUS, Ps 118/16, 36; 40, 14f.; so J. HÜBNER, 324.
[238] EPHRAIM DER SYRER, Sermones, VII, 149-152; vgl. AUGUSTINUS, Sermones, 88, 7; 142, 2; 175, 3.
[239] AUGUSTINUS, 142, 6; vgl. bei AMBROSIUS, Ps 37, 56.
[240] AUGUSTINUS, Trac in Joh 25, 16.
[241] Vgl. J. HÜBNER, 326.

Götterwelt Christus als den wahren Medicus begreifbar zu machen. Der Hippokratische Eid spielt in diesen Zusammenhängen offensichtlich keine Rolle, auch wenn er — wie unter Punkt 2.1 angeführt — von Hieronymus oder Gregor von Nazianz erwähnt wurde. Die Schrift «De medicina animae» von Hugo de Follietto legt nach J. Hübner jedenfalls nahe, dass der Hippokratische Eid unter der Leitidee des Christus-Medicus in die ärztliche Standesethik Eingang gefunden hat und erst im 5. Jh. eine größere Bedeutung erhielt[242].

Die von uns aus den genannten Kirchenvätern erhobenen Verhaltensweisen der antiken Ärzte, wobei man möglicherweise auch an jene christlichen Ärzte der ersten Stunde des Christentums denken darf, die in den damals bekannten Medizinschulen unterschiedlicher Richtung ihre Ausbildung erhielten, verweisen in den Grundzügen auf die ärztliche Ethik, wie sie uns in den deontologischen Schriften des Corpus Hippokraticum entgegentritt, die aber erst zwischen dem 3. Jh. v.Chr. und dem 1. Jh. n.Chr. entstanden ist. Es scheint sinnvoll, obwohl weiter oben bereits ausgeführt, sie hier nochmals in Erinnerung zu rufen. Die im Corpus angeführten Ver-haltensweisen sind offensichtlich auch mit einer Nützlichkeitserwägung verbunden. Damit z.B. der Ruf und das Ansehen der Medizin in Misskredit gerät, spielen Äußerlichkeiten eine wichtige Rolle. «Aufgrund seiner Erfahrung muss man sich auch vorher über den Ausgang der Krankheit erklären, denn dies trägt zum guten Ruf bei, und dies ist leicht zu lernen»[243]. Es gehören auch zum ehrbaren Verhalten die Schlichtheit der Kleidung, Mäßigung und Höflichkeit[244]. Grundsätzlich nutzt der weise Arzt, der den guten Ruf im Auge behält, die Notlage der Kranken und Hilfesuchenden nicht aus, sondern: «Bietet sich aber eine Gelegenheit, einen Fremden, der in der Not ist, unentgeltlich zu behandeln, so soll man solchen Leuten ganz be-sonders beistehen. Denn: wo Liebe zur Menschheit, da auch Liebe zur ärztlichen Kunst. So manche Kranke nämlich, die fühlen, dass ihr Leiden nicht gefahrlos ist, und die sich der Mildtätigkeit des Arztes erfreuen, erlangen ihre Gesundheit wieder»[245]. Der Verweis auf ein ethisches Ideal kommt bei diesem Arzt nicht vor, was wichtig ist, ist das Eigeninteresse. Um der von ihm ausgeübten τεχνη willen nimmt er auch Beschränkungen auf sich, geht es doch um die Glaubwürdigkeit seines Standes.

Das Motiv des Christus-medicus zielt dagegen auf ein Arztverständnis, das von den Erfahrungen mit der Krankheit und dem Kranksein ausgeht, um von daher dem Menschen helfen zu können. Eingebettet ist dieses in das vom christlichen Glauben verkündete wahre Ziel des Menschen, seiner Erlösung, die ihm durch Christus, dem ιατρος (medicus) und σωτηρ (salvator), geschenkt wird.

---

[242] Vgl. ID., 333 mit Anm. 64.
[243] HIPPOKRATES, I, 1, 36.
[244] ID., 32
[245] ID., 44.

So zeichnet sich doch hier ein erweitertes Bild des Arztes ab, der durch sein Bemühen das heilkundliche Wissen und seine Erfahrungen zu erweitern sucht, durch seine Haltungen der Geduld, Hingabe, des Ertragens, des Mitgefühls und Mitfühlens, der Einsicht, des klugen Verhaltens in richtiger Einschätzung der Situation, des selbstlosen Sich-Aussetzens den möglichen Gefahren, der Fürsorge, ohne Unterschiede oder Bevorzugungen in der Behandlung von Kranken zu machen, durch den freiwilligen Besuch ein vorbildhaftes Verhalten zeigt. Umklammert werden diese durch die φιλαντρωπια, die zugleich die grundlegende Motivation sein soll und, begründet im σωτηρ Jesus Christus, eine neue Dimension erhält.

Nach J. Hübner hat mit dem hl. Augustinus das Bild des Christus-Medicus seine Hochblüte erreicht, das in der folgenden Zeit zunehmend verblasst und im Spätmittelalter nur mehr das seelentröstende Tun des Heilands verdeutlicht[246]. Ähnlich sieht es H. Schipperges, der die These vertritt: «Von Augustinus wird diese lebendige Tradition auf die Jahrhunderte des Mittelalters weitergeleitet, an deren Ende dann die Überlieferung zunehmend verblasst und der Topos von "Christus Medicus" schließlich nur noch als bloße Metapher dient, um das seelentröstende Tun des Heilandes zu verdeutlichen»[247].

3.2 Das Mittelalter

3.2.1 Das frühe Mittelalter und Benedikt v. Nursia (ca. 480 – 547)

Wer gemeint hat, dass mit dem Ausgang und Untergang des Römischen Reiches, dem Ende der Antike dieser großen geistvollen und -reichen Kulturepoche auch das Ende der Heilkunde, der Sorge um Gesundheit und Krankheit besiegelt ist, wird eines Besseren belehrt, wenn die Kultur- und Wissenschaftsgeschichte heute von einem geschlossenen System der «Heilkunde» des frühen und hohen Mittelalters spricht.

Mit Basilius wird eine Tradition eingeführt, die noch einen großen Einfluss ausüben wird. In seinen Ordensregeln verwendet er, seiner Theologie entsprechend, viele medizinische Metaphern, wo er den Abt als Arzt bezeichnet[248]. Athanasius hatte auch den Mönch Antonius als Arzt bezeichnet, der dem Land Ägypten von Gott geschenkt wurde[249]. Diese Thematik, den Mönch als Arzt zu benennen, wird später wieder von Autoren aufgegriffen, wie etwa von Gregor von Tours, die selbst nicht unmittelbar das Bild vom Christus-Medicus zitieren, aber den Titel Arzt mit den dazu ge-hörenden Attributen auf den Heiligen — den sanctus oder vir Dei — übertragen. Die Ärzte Kosmas und Damian genos-

---

[246] Vgl. J. HÜBNER, 328.
[247] H. SCHIPPERGES, *Zur Tradition des "Christus Medicus"*, 15f.
[248] Vgl. M. DÖRNEMANN, 217f.
[249] Vgl. ID., 189f. mit Anm. 45.

sen bereits eine hohe Vereh-rung, denen andere wie Quentinus oder Rochus folgten.

Entscheidend in dieser Übergangsphase von der ausgehenden Antike zum frühen Mittelalter wird Benedikt v. Nurisa, der Vater des abendländischen Mönchtums, der die Gedanken des Basilius aufgreift und weiterentfaltet[250]. Die hier entstehende junge Heilkunde gründet nicht auf Anatomie, Physiologie und Pathologie. Benedikt lehrt etwas anderes, das auch heute noch von Bedeutung ist. Die schlichten Leitsätze der «Regula Benedicti» haben zu Beginn des 6. Jh. einen zeitlosen Maßstab für die mönchische und menschliche Lebensführung gesetzt, damit auch einen Maßstab für die Pflege der Kranken.

So heißt es am Beginn des 36. Kapitels der Regula: «Vor allem und über allem muss stehen die Sorge für die kranken Brüder». Sie soll geschehen *vor* allem, vor aller Arbeit, selbst vor dem Gottesdienst, vor jeder Person und *über* jeder Sache, sie soll einfach *über* allem stehen. Als Begründung für diese Sorge und Fürsorge, die sich von keinem Gefühl sozialer Verantwortung oder humanitären Dienstes herleiten lässt, führt er jene Fürsorge an, die einfach «da» ist, weil Christus selber das Haus der Kranken betreten hat. Er schreibt: «Darum soll man den Kranken dienen wie Christus selbst. Ihm in der Tat dient man im Kranken. Hat Er doch gesagt: 'Ich war krank, und ihr habt mich besucht', und weiter: 'Was ihr einem von diesen Geringsten getan habt, das habt ihr mir getan». Damit ist jeder bedürftige Nächste — wie besonders der Gast und der Kranke — anzunehmen und aufzunehmen, als sei Christus selber gekommen. Damit ist in der Entwicklung der abendländischen Heilkunde ein neues und wichtiges Moment hinzugetreten, nämlich dass der Kranke als «Mensch» voll und ganz in die Gemeinschaft aufgenommen und von der Gemeinschaft gehalten wurde[251].

Das Gelingen der Fürsorge um die Kranken untersteht der klugen und weisen Führung durch den Abt, den Benedikt im Geiste der Kichenväter Vater und Arzt zugleich nennt. So erfahren wir im besagten Kapitel wie diese «Cura», verstanden als besorgtes Dienen wie die helfende Pflege der antiken Therapia, auszusehen hat. Es ist darin festgelegt, wie die Einrichtung der Krankenzimmer, die Aufgabe der Pfleger und Wärter, die Bereitung der Medikamente, der Gebrauch der Bäder zu sein haben. Eine detaillierte Speiseordnung und diätetische Anweisung, wie im klassischen Sinne, werden angeführt. Der Abt hat dafür zu sorgen, dass ein Kräutergarten eingerichtet wird, die Bibliothek und das Skriptorium, die Klosterapotheke und die Küche. Damit liegt uns hier eine erste komplette Spitalsordnung in der Geschichte vor[252].

Andererseits hat aber auch der Kranke seiner Pflichten sich bewusst zu sein. Er soll zunächst in Demut hinnehmen, dass man ihm — Gott zur Ehre — dient.

---

[250] Vgl. ID., 344.
[251] Vgl. H. SCHIPPERGES, *Heilkunde im Geiste benediktinischer Lebensregel*, 113.
[252] Vgl. ID., 114. Schipperges weist darauf hin, daß ein früher Klosterplan von der Abtei in St. Gallen (Schweiz) das bestätigt.

Wärter und Pfleger soll er nicht durch überflüssige Ansprüche betrüben und nicht auf die Nerven fallen. Selbst solche Querulanten werden mit Geduld ertragen. Im Geiste des hl. Benedikt machen sich so Pfleger und Kranker bereit an Seele und Leib. In der Krankheit läutert sich nach ihm die schwache Natur und der Geist wird dadurch wach.

Diese sich als geschlossen zeigende Theorie der Heilkunde wurde von den Klosterärzten des frühen Mittelalters und den zahlreichen Kommentatoren der Regula systematisch herausgearbeitet. Der Arzt hat danach *dreierlei* zu tun: «die Vorgeschichte des Kranken zu ergründen, seinen jetzigen Zustand genau zu kennen und bestens für die Gesundung zu sorgen»[253]. Entscheidend ist die Maßhaltung, um die sich die Medizin als Kunst der «moderatio» bemüht[254].

H. Schipperges führt weiter aus, dass der Rhythmus in dieser Lebenskunst eine wichtige Rolle spielt, das durch ein spezifisches «temperamentum» wieder in Übereinstimmung gebracht wird, was aus dem Lot geraten ist. «In dieser Lebensregel zeigt sich ein großartiges Taktgefühl für die natürlichen Verhältnisse und deren Missstimmungen, für physiologische Proportionen und pathologische Entartungen, für das Maß einer Natur, die allem Mitte, Halt und Grenzen setzt»[255]. Gedacht ist an den Sinn für den geregelten Tagesablauf und die Anpassung an die wechselnden Jahreszeiten. Das alles bestimmt den benediktinischen Lebensstil. Beeindruckend ist außerdem in dieser Sorgestruktur das Bild des Vaters. Der Abbas als Prototyp der Väterlichkeit hat mehr vorzusehen als vorzustehen, und er will mehr geliebt als gefürchtet werden[256].

Die Anweisungen zu einem «gesunden» Leben werden später von Hildegard von Bingen, Benediktinerinnenäbtissin im 12. Jh., deutlich formuliert, durch die im Besonderen die benediktinisische Klostermedizin zu einer Hochblüte geführt wurde.

Vergessen sollte man nicht, dass Benedikt von Nursia das Kloster auf dem Monte Cassino an der Stelle, wo früher ein Tempel des Heilgottes Apollon stand, erichtet hat. Apollo Medicus war zu seiner Zeit bereits durch Christus Medicus verdrängt worden, dennoch kann es zu denken geben, dass hier im Verborgenen der Traditionsstrom der Medizingeschichte weiterläuft und Kulturen miteinander verbunden sich zeigen. Die Schlüsselbegriffe «Ordo» und «Regula» als «Regula vitae» und «Ordo vitalis» dieser im Frühmittelalter entwickelten Lebenskultur sind nicht zu denken ohne eine auch diätetisch ausgerichtete «Ars vivendi». Die Ärzte werden in dieser äußerst konkreten Kunst zu leben, der regula vitae in einem ordo vitalis, ihren vornehmsten Heilungsauftrag gesehen ha-

---

[253] ID., 115.
[254] Vgl. ID.
[255] ID.; Schipperges verweist hier auch auf ein Wort des Hieronymus, der über die frühen Mönche schreibt: «Es ist wunderbar zu sehen, mit welcher Sorgfalt und erfinderischer Liebe man die Kranken bediente und für ihre Genesung sorgte».
[256] Vgl. ID.

ben. Ihre Heilkunde war in erster Linie Lebenskunde: das Wissen um die Ordnung einer gesunden Lebensführung. Für Jahrhunderte prägte damit das monastische Vorbild, das Maßhalten, den Lebensstil des jungen Abendlandes[257].
In diesem geistig-geistlichen Raum war es möglich, dass die medizinische Literatur und das Wissen um Heilkräuter und Pflanzen sowie die Kenntnis medizinischer Heilverfahren der Antike in den Klöstern aufbewahrt, weitergetragen und angewendet wurden. Das gilt im Besonderen auch für den Corpus Hippokraticum, auf dessen erster Seite immer der Hippokratische Eid angeführt wurde, was in vielen späteren Ausgaben und Übersetzungen beibehalten wurde[258].

3.2.2 Zur arabisch-islamischen Medizin

Im Blick auf das Hochmittelalter darf auch, wenn auch nur in aller Kürze, die arabische Medizinkultur nicht vergessen werden, von der an das christliche Mittelalter viel vermittelt wurde. Auch hier hat das Bild vom Christus Medicus seinen Eingang gefunden. Im Vordergrund standen die Heilungserzählungen Jesu aus der Bibel und den apokryphen Apostelakten, woran der Arzttitel für Jesus festgemacht wurde. In der Literatur wird hervorgehoben, dass der «große Arzt» Jesus alle Krankheiten heilen kann, körperliche und vor allem seelische. Man findet auch hier das Wort Jesu: «Nicht die Gesunden brauchen den Arzt, sondern die Kranken». Es wird angenommen, dass die Bezeichnung «Jesus der Arzt» durch das syrische Christentum an den Islam vermittelt worden ist[259]. Dass es hier unmittelbare Verbindungen gegeben haben könnte, legt der Umstand nahe, dass der christliche arabische Arzt und Philologe Hunain Ibn Ishaq (808 – 873 n. Chr.), der in Bagdad wirkte, einen Kommentar des Galen von Pergamon aus dem Griechischen ins Syrische übersetzt haben soll, der fragmentarisch in Zitaten bei späteren arabischen Autoren erhalten geblieben ist. Dieser Kommentar, der den Hippokratischen Eid kommentiert, wurde, so nimmt man an, fälschlicherweise dem Galen zugesprochen[260]. Denn kein antiker Autor, der sich mit Galens Schriften beschäftigte, erwähnt, dass Galen sich über den Eid geäußert hätte. Erst in der mittelalterlichen arabischen Überlieferung wird er Galen zugesprochen. Bemerkenswert ist auch, dass die erhaltenen Fragmente nicht die ethischen Vorschriften des Hippokrates behandeln, sondern Fragen des Ursprungs der Medizin, des Asklepios und dessen Ikonographie[261].
H. Schipperges, der ebenso auf den arabischen Einfluss auf die mittelalterliche Heilkunde aufmerksam macht, verweist auf eine «Epistola Samuelis», die Alfonsus Hispanus aus dem Arabischen übersetzt hat, wo die Bezeichnung Chri-

---

[257] Vgl. ID., 120f.
[258] T. RÜTTEN, *Hippokrates im Gespräch*.
[259] Vgl. zum Dargestellten M. DÖRNEMANN, 346.
[260] K.H. LEVEN, *Die Erfindung des Hippokrates*, 30.
[261] Vgl. ID.

stus als Arzt Erwähnung findet. Diese Übersetzung widmet er einem Magister Hugo, wo Hispanus schreibt: «Selbst die Sarazenen behaupten, dass Christus oder der Messias von Gott die Macht erhalten habe, Wunder zu tun, zu heilen alle Schmerzen und Krankheiten, die bösen Geister auszutreiben und Tote zum Leben zu erwecken»[262]. Wohl werden auch solche Feststellungen dazu beigetragen haben, dass Wissen und Kenntnisse der arabischen Geisteskultur in das mittelalterliche Abendland Eingang gefunden haben.

3.2.3 Der Arzt im Hochmittelalter

Ehe Hildegard von Bingen und Petrus Hispanus, der spätere Papst Johannes XXI., ihre heilkundlichen Werke verfassen, haben — wie erwähnt — verschiedene Autoren im Übergang vom Früh- zum Hochmittelalter die medizinische Tradition weitergetragen. So führt etwa bei Burckhard von Worms in seinem «Decretum» Christus noch den überlegenen Titel eines Medicus und Corrector. Der göttliche Arzt heilt und hält den schwachen Menschen und korrigiert so beständig den menschlichen Lebensstil. Wer aus diesem Grund nach Berengar von Tours (11. Jh.) die Heilkunde ablehnt, der «missachtet seine Menschenwürde und vermag nicht, sich von Tag zu Tag zu erneuern zum Ebenbilde Gottes»[263].

Isidor von Sevilla ist wesentlich systematischer auf die Tradition der Heilkunde eingegangen. In seinem «Buch der Medizin»[264] greift er unmittelbar auf Apollo Medicus zurück. Dieser ist nach ihm der Begründer der antiken Heilkunde, die dann sein Sohn Asklepios erweitert hat. Nicht anders intendiert ein unbekannter Klosterarzt aus dem 8./9. Jh., dass man sich der heidnischen Überlieferungen bedienen soll. Denn nicht nur die Mönchsmedizin tut dies, sondern auch im Alten wie im Neuen Testament wird immer wieder vom Ärztlichen und seinem Sinn gesprochen, woraus jedem Arzt Rechte und Pflichten erwachsen würden. Schipperges erwähnt hier auch den natur- und heilkundigen Walafrid Strabo von der Reichenau (am Bodensee), der im Ausgang der Klostermedizin gelebt hat. Dieser schreibt, dass uns die weltlichen Elemente zu unserem Heil geschenkt sind: «Der Schöpfer schenkte uns reine Gaben, damit wir einander in Nüchternheit lieben. Denn den Rausch hat Christus nicht gewollt; jedwedes Herz soll kennen das Seine. So sind denn zum rechten Gebrauche die Elemente dem Menschen geliehen, auf dass das fromme Volk jeden Mißbrauch vermeide und die Herzen sich freuen im Lobpreis auf Christus»[265].

---

[262] Vgl. H. SCHIPPERGES, *Zur Tradition des "Christus Medicus"*, 16.
[263] Zum Genzen vgl. ID.
[264] ISIDOR VON SEVILLA, *Etymologiae*, IV, 3.
[265] Vgl. ID.

Wie gesagt, zu den großen Gestalten der hochmittelalterlichen Medizin gehören Hildegard von Bingen (1098-1179) und Petrus Juliani, genannt Hispanus (ca.1205-1277), der spätere Papst Johannes XXI (1276-1277).

Für *Hildegard* ist Christus als der «magnus medicus» ihr Leitbild: «Er, der große Arzt, erregt die Wahrheit, und alles was schläft, macht er wach»[266]. Hildegard steht mit ihrem umfangreichen Werk in der Tradition der benediktinischen Heilkunde. Eingebettet sind ihre medizinischen Entwürfe in die sogenannten «Regelkreise» der gesunden Lebensführung. Dazu gehören der Umgang mit Licht und Luft, die Kultur von Speise und Trank, der Regelkreis von Arbeit und Muße, das Wachen und Schlafen, der Umgang mit dem eigenen Leib und die Kultivierung der Leidenschaften. Diese Regelkreise durchschreiten die natürlichen Lebensbereiche und wol-len immer auch auf die Wege des Heils verweisen.

In diesem Rahmen ist auch das von ihre gezeichnete Bild vom Arzt zu sehen. Die Grundtugend des Arztes ist für sie die «misericordia», weil sie das Herz zu einem reinen Brunnen macht. «Denn je mehr der Mensch durch wahre Selbstzucht die Herrschaft über sich selbst erlangt, desto bereiter neigt er sich in barmherziger Liebe dem hilfsbedürftigen Nächsten zu»[267]. Als Schlüsselbegriff für den ärztlichen Habitus betrachtet sie die 'virtus', was Vermögen wie Gnade umfasst. Bedeutsam ist daran der Ursprung der virtus von 'vir' und seinem mannhaften Vermögen, sich bis zum Äußersten steigern zu können. In der misericordia erweist sich diese Kraft des Arztes, die auch 'fortitudo' heißt. Diese Barmherzigkeit, die nach Hildegard das grüne Gewand der Lebensfrische trägt, der 'viriditas', nennt sie auch als «des Königs schönste Freundin». Die Mittel der Barmherzigkeit sind der Trost und die Geduld, ihre Form die Diskretion, ihre Möglichkeiten sind Reue und Umkehr, ihr Ziel ist das Heil. Das Übel aller Übel, meint Hildegard, besteht darin, wenn es einmal soweit kommen sollte, «dass man nicht mehr auf die Gesundheit seines Nächsten bedacht ist und für keinen Menschen mehr Barmherzigkeit aufbringt»[268].

Damit reiht sich Hildegard in ihren Betrachtungen zum ärztlichen Selbstverständnis in das oben bereits Gesagte ein. Einerseits soll ärztliches Handeln in der Barmherzigkeit gründen, andererseits ist das Wissen um die Ordnung einer gesunden Lebensführung von entscheidender Bedeutung, will der Arzt seinem Heilungsauftrag nachkommen.

Petrus Hispanus versteht den Arzt als «Diener der Natur» und seine Aufgabe ist die der Anthropoplastik. Dieses Leitbild führt er auf den alten Topos des göttlichen Arztes zurück und beruft sich auf Christus als den «höchsten Arzt, der alle Krankheiten nach seinem Willen heilt» und auf Gott als den Vater der Armen, der mit der Schöpfung die Heilkräfte verliehen hat. Wie Hildegard bringt

---

[266] Vgl. ID., 17.
[267] Zitiert nach H. SCHIPPERGES, *Heilkunde im Geiste benediktinischer Lebensregel*, 119.
[268] Zm ganzen Absatz ID., 121.

er im «Thesaurus pauperum»[269] seine Ehrfurcht vor dem «summus medicus» zum Ausdruck[270].

Auch bei ihm ist wiederum die Hauptaufgabe des Arztes die Beobachtung der Lebensführung, die im Sinne der Diätetik das menschliche Leben bewahrt. Zuerst kommt im Handeln des Arzte das Ordnen der Lebensweise, dann die Therapie. Hispanus entwickelt seine Gedanken zum Arzt auf dem Hintergrund der Auseinandersetzung zwischen dem Medicus und dem Philosophen. Beide haben eine unterschiedliche Betrachtungsweise der Natur. Der Arzt geht von der empirischen Betrachtung der Natur und der Beobachtung des Menschen aus, weil es ihm um den Heilerfolg geht. Der Philosoph betrachtet die Natur insgesamt und legt ihr ein einziges Lebensprinzip zugrunde. Der Arzt hingegen betrachtet die Natur in ihren Einzelheiten. Wie er in der Seelenkunde sehr differenziert vorgehen muss, um die Heilkräfte im Einzelnen recht handhaben zu können, so hat er auch im biologischen Bereich von der materiellen Differenziertheit des Organismus auszugehen. Je nachdem welche Verletzung oder Funktionsstörung eines Organes er beobachtet und feststellt, hat sich das anzuwendende Heilmittel zu richten. Der Arzt konzentriert sich demnach auf die jeweilige Situation und konzentriert sich am Heilerfolg.

Indem der Arzt sich nach Hispanus bemüht, das Prinzip des Heils in der Natur zu erkennen, wird seine Tätigkeit zur «ratio medicinalis», der Kunst, die richtige Mischung hinsichtlich jeder Veränderung im Haushalt des menschlichen Organismus auszumachen. Dabei spielt die «Zeit» eine nicht unwichtige Rolle, da sie ein Grundkostitutivum der Erfahrung ist. Die Erfahrung hat der Arzt in seinem Handeln zu berücksichtigen, denn: «Was sich in befristeter Zeit abspielt, ist prinzipiell der Zeitigung und ihrem Verfall unterworfen»[271].

Weil das Leben veränderbar und zerstörbar ist, ist es die Aufgabe des Arztes durch Aufsicht und Vorsicht Krankheiten zu verhüten und eine gesunde Lebensführung einzumahnen. So wird die ärztliche Lebensführung zur «custodia vitae»[272]. Somit ist der Heilkunde wie dem Arzt die Kunst der Bewahrung des menschlichen Lebens aufgetragen. Eingebettet ist diese Aufgabe der Anthropoplastik, wie Eingangs gesagt, in der Berufung auf Christus den göttlichen Arzt, der alle Krankheiten nach seinem Willen heilt[273].

Mit dem ausgehenden Mittelalter steht an dessen Ende im Übergang zur sich ankündigenden Neuzeit «Paracelsus», der noch einmal, als in dieser Zeitepoche

---

[269] Das Werk *Thesaurus pauperum* sollte nach Hispanus eine scholastische Summe werden, in der er die Medizin zwischen Logik und Naturphilosophie einordnen wollte. Vgl. P. CHITTILAPPILLY, 400; vgl. auch LThK V, 909

[270] Vgl. H. SCHIPPERGES, *Zur Tradition des "Christus Medicus"*, 17.

[271] P.C. CHITTILAPPILLY, *Zwischen Kosmos und Zeit*, 214.

[272] Vgl. ID.

[273] Diesen Abschnitt zu Hispanus haben wir wiedergegeben nach P.C. CHITTILAPPILLY, 212-215.

das Bild des Christus-Medicus rasch in eine flache Volksfrömmigkeit abgleitet, mit allem Ernst und Hingabe dieses Bild vorträgt und vertieft[274].

3.2.4 Das Ende des Mittelalters – Paracelsus (ca.1493-1541)

Paracelsus, mit eigentlichem Namen Theophrastus Bombast v. Hohenheim[275], zeigt in seinem reichhaltigen Werk seine profunde geschichtliche Kenntnis der Heilkunde. Er verbindet nach seinen eigenen Worten die Weisheit des «spiritus Apollinis» und die Güte des «Christus Medicus». Göttliche Heilung durch das Wort und natürliche Heilweise durch die Heilkräuter sieht er ineinander verschränkt.

Das Ethos des Arztes ist bei ihm wie bei Hildegard in der «misericordia» begründet. Paracelsus schreibt: «Also ist der Arzt beschaffen, den Leib zu bewahren durch dessen Macht, der auch die Seele im Leib bewahret. Darum ist es groß, zu besitzen das Amt der Arznei, und nicht so leicht, als etliche meinen»[276]. Denn das Gebot Christi: Gehet hin und machet alles heil — «diese Dinge alle treffen auch den Arzt als wohl als den Apostel». Für Paracelsus ist Christus als die «Wurzel der Barmherzigkeit» der eigentliche und der einheitliche Grund aller Heilkunde. «Gesund machen ist ein Werk der Barmherzigkeit» und es fließt «aus der Barmherzigkeit Gottes»[277]. Der Arzt soll sich nach ihm bemühen, nach der Wahrheit zu handeln und in seinen Werken Gott zu loben. So wie ein Heiliger in seinem Wort Kraft besitzt, so muss der Arzt Kraft in seinen Arzneien haben. «Also lerne und erfahre, dass Worte und Werke nur *ein* Ding sind»[278]. Der Arzt soll in seiner Tätigkeit immer den Kranken vor Augen haben. Sein ganzes Sinnen und seine Gedanken sollen sich mit wohlbedachter Handlung auf die Heilung des Kranken konzentrieren. Damit das gelingen kann, hat er die Situation des Leidenden als Ganzes zu berücksichtigen und für alles vorzusorgen, was passieren könnte. Die *Fürsorge* und *Vorsorge* werden hier zu seiner Hauptaufgabe, wie Paracelsus schreibt: «Liegt doch die Kunst allein in dem, 'was da zukünftig sein wird, auf dass er den kommenden Dingen zuvorkomme». Paracelsus fasst sein Bild vom Kranken auf dem Hintergrund der Gleichnisse vom Reich Gottes. Der Kranke ist für den Arzt wie eine kostbare «Perle» und der «Acker», der den Schatz birgt[279]. So stellt Paracelsus die heilsame Bedeu-

---

[274] Vgl. H. SCHIPPERGES, *Zur Tradition des "Christus Medicus"*, 17f.
[275] H. RUDOLPH, *Paracelsus*, 1358-1359.
[276] H. SCHIPPERGES, 17.
[277] Vgl. ID.
[278] P.C. CHITTILAPPILLY, 217.
[279] Vgl. ID., 218: «Bist du wirklich ein Arzt, so ist dein Perlein der Kranke, und er ist der Acker, in dem der Schatz liegt. Daraus ist zu folgern, daß ein Arzt verkaufen soll, was er hat, um den Kranken gesund zu machen. Also die Lieb gegen den Nächsten».

tung des Arztes für den Kranken in das Christusbild vom Guten Hirten und vom Lamm: Der Arzt soll «Lammarzt» und nicht Wolfsarzt sein[280].

In seiner Tätigkeit soll der Arzt ein Vollbringer der Werke Gottes sein, wobei ihm als Vorbild Christus medicus dient. Paracelsus teilt hier in seiner Sichtweise dem Arzt wie dem Seelsorger seine Aufgaben zu, wobei der Arzt die Vorrangstellung einnimmt. Den Grund sieht er darin, dass der Arzt die Werke der Natur, die Gott geschaffen hat, erkennt und damit als Fachmann für den Menschen an sich, als der natürliche Fachmann der Welt gilt. Er muss von dem ausgehen, was er mit den Augen sieht und den Fingern tastet. Das Wirken des Arztes ist eine konkrete Philosophie, die in der Praxis die Not des Menschen zu wenden hat. «Erst nach ihm kommt der Theologe, der um den Leib wissen soll, danach erst der Jurist, der diese edle Kreatur nicht wie ein Kalb zu verurteilen hat»[281].

Mit der Zuweisung der Aufgabe des Theologen, die Werke Christi zu begreifen zu suchen, Gottes Wort zu verkünden, ist ein Teilaspekt seines Heilungsverständnisses abgedeckt. Das Licht der Natur und die Leibsorge sind der Bereich der Medizin und des Arztes, die Offenbarung und die Seelsorge der Bereich der Theologie und des Seelsorgers. Damit haben wir im Grunde bereits diese Handlungsperspektive von Arzt und Seelsorger, die bis heute nicht selten noch üblich ist, vorgezeichnet. Im Extremfall, wenn die ärztliche Heilkunst versagt, dann kommt der Geistliche zum Zuge.

Ein anderes Merkmal, das bereits kennzeichnend für die Neuzeit wird, ist die wissenschaftliche Trennung von Natur und Geist, wie sie bei Descartes in der res extensa und res cogitans in der Philosophie vollzogen wird.

Durch dieses Bild, das Paracelsus vom Arzt zeichnet wird er zum letzten Vertreter jener großen Tradition, die im Bild des Christus Medicus und seinen Attributen das Vorbild für das ärztliche Handeln sehen[282]. Hippokrates und der ihm zugesprochene Eid scheinen hinter diesem Bild zu verschwinden, was im Grunde nicht der Fall ist, sondern im Laufe der langen Zeitspanne wurde der Eid angeglichen[283] und wirkt vor allem in den akademischen Fakultäten weiter, in denen die Absolventen des Medizinstudiums diesen ärztlichen Eid, wenn auch zum Teil in veränderten Vorlagen, ablegen mussten[284].

---

[280] Vgl. ID.

[281] Vgl. zum Ganzen P.C. CHITTILAPPILLY, *Zwischen Kosmos und Zeit*, 215-217.

[282] Zum weiteren geschichtlichen Gang des Bildes von Christus Medicus, das, wie angedeutet wurde, an Bedeutung in der neuzeitlichen Medizin verlor und nur im kirchlichen Raum bestehen blieb, vgl. G. ROTH, *Christus medicus*, 7-12; M. DÖRNEMANN, 345*f.*

[283] G. ROTH, *Der Hippokratische Eid*, 79, berichtet z.B. dass sich in einer vatikanischen Handschrift von 1525 eine christliche Version des alten Ärzteeides, in Kreuzesform geschrieben, findet. Die Formel enthält die Worte: "Gesegnet sei Gott der Vater und sein Sohn Jesus Christus, der gezeugt ist in Ewigkeit, ich lüge nicht".

[284] Vgl. z.B. K.H. LEVEN, 30*f.*; G. ROTH, *Der Hippokratische Eid*, 73-81. Hier führt Roth unterschiedliche Fassungen verschiedener Universitäten Europas vom ausgehenden Mittelalter bis in unsere Tage an. Zu unserem persönlichen Interesse wird angeführt, dass 1531 die

Für die nächste Zeitepoche verweisen wir auf das folgende Kapitel, in dem es um das Selbstverständnis der modernen Medizin gehen wird und in das wir die Neuzeit einfließen lassen. Vielmehr machen wir einen Sprung in die heutige Zeit, in der verschiedene Erklärungen zum Arztethos auf dem Hintergrund der Veränderungen innerhalb der Medizin durch die technologische Revolution formuliert wurden, um auf diese Weise das traditionelle Arztethos hinsichtlich der modernen Anforderungen und Ansprüche weiterzuführen.

4. Ergänzende Erklärungen zum ärztlichen Berufsethos nach 1945

Im einleitenden Teil haben wir erwähnt, dass die Neubesinnung auf den Hippokratischen Eid einen entscheidenden Anstoß infolge der Verbrechen wider die Menschlichkeit in den NS-Konzentrationslagern erhielt, die im sogenannten Nürberger Ärzteprozess (Oktober 1946 – April 1949) untersucht und geahndet wurden. Im Laufe dieses Prozesses stellte sich heraus, dass die ethischen Richtlinien, die als Grundlage zur Beurteilung der Verbrechen dienen sollten, im Blick auf den Hippokratischen Eid nicht ausreichten. Aus diesem Grund wurde der sogenannte "Nürnberger-Kodex" ausgearbeitet, der schließlich als Grundlage zur Beurteilung herangezogen wurde. Der Abschluss des Prozesses führte aber zunächst nicht zu einer weiteren Auseinandersetzung und eventuellen Vertiefung jener Punkte, die in der medizinischen Ethik als neu anzusehen sind. Vor allem in Europa und Lateinamerika blieb dieser über einen langen Zeitraum hin praktisch unbeachtet. Erst nach 1975 stieß er mittels der Deklaration von Helsinki II des Weltärztebundes auf Akzeptanz. Dieses Gremium interessierte sich erst spät für den Nürnberger Kodex. Der Weltärztebund, 1947 mit dem Ziel gegründet, ein freies und offenes Forum für Fragen der Ethik und der medizinischen Ausbildung darzustellen, zögerte lange mit der Herausgabe von ärztlichen Empfehlungen auf dem Gebiet der biomedizinischen Forschung. Dies geschah erst im Juni 1964 mit der Deklaration von Helsinki (Helsinki 1), die im Oktober 1975 in Tokio grundlegend verändert wurde (Helsinki II). Im Oktober 1983 wurde sie in Venedig (Helsinki III), im September 1989 in Hongkong (Helsinki IV) und 1996 in Somerset leicht geändert. Ergänzend darf man hier hinzufügen,

---

Ärzte im päpstlichen Rom schwören mussten, den Hippokratischen Eid zu befolgen. vgl. ID., 79. — Bis zum heutigen Tag legen an der medizinischen Fa-kultät der Università di Roma "La Sapienza" die Absolventen am Promotionstag den Hippokratischen Eid im vollen originalen Wortlaut ab. Als Promotionsurkunde erhält man diesen Text bei der Vereidigung ausgehändigt. (Anmerkung des Autors) – In einer Ansprache an die Ärzte in Rom hat Johannes Paul II. 1979 sowohl den Hippokrati-schen Eid wie auch die Genfer Deklaration als brauchbare Kodifizierung zitiert. Vgl. ID.

dass zwischen 1957 und 1977 in Europa so gut wie keine berufsethischen Kodizes entstanden sind.[285]

Im Folgenden wollen wir in kurzen Strichen dieser Entwicklung nachge-hen, vor allem in Hinblick auf die Inhalte dieser Erklärungen, die schließlich auch in vielen Ländern Europas entweder weiter behandelt wurden oder als solche angenommen wurden.

4.1 Die Postulate des Nürnberger Kodex

Der Nürnberger Kodex wurde in der Urteilsbegründung des Gerichts verlautbart. Unter dem Titel »Zulässige Humanexperimente« gliederte sich der Kodex in zehn Abschnitte, die, wie folgt, lauten:

1. Die freiwillige Zustimmung des Menschen ist absolut wesentlich. Dies beinhaltet, dass die betreffende Person rechtlich die Möglichkeit haben sollte, ihre Zustimmung zu geben; sie sollte ferner so gestellt sein, dass sie in freier Wahl entscheiden kann, ohne Einwirkung irgendeiner Spur von Gewalt, Betrug, Täuschung, Zwang, Übervorteilung oder anderweitiger Form von Nötigung oder Willenseinschränkung; sie sollte ferner genügend Kenntnis und Einsicht in die betreffende Angelegenheit haben, so dass sie dadurch zu einer verständnisvollen, vernünftigen Entscheidung befähigt wird. Dies letztere erfordert, dass vor der Abgabe einer zusichernden Entscheidung durch die sich dem Experiment unterziehende Person diese von der Natur, der Dauer und dem Zweck des Experiments in Kenntnis gesetzt wird; von der Methode und Art und Weise, wie es ausgeführt wird; von allen Ungelegenheiten und Zwischenfällen, die zu erwarten sind, und von den Auswirkungen auf ihre Gesundheit oder Person, die sich möglicherweise aus der Teilnahme am Experiment ergeben könnten. Die Verbindlichkeit und Verantwortlichkeit, die Qualität der Einwilligung zu bestimmen, liegt bei jeder Person, die bei einem Experiment einleitend, anordnend oder auffordernd beteiligt ist. Es ist eine persönliche Verbindlichkeit und Verantwortlichkeit, die nicht ungestraft auf eine andere Person übertragen werden kann.

2. Das Experiment sollte so beschaffen sein, dass es fruchtbare Resultate für das Allgemeinwohl der Gesellschaft erbringt, die durch andere Methoden oder auf andere Art der Bemühung nicht zu erhalten sind, und es sollte nicht aufs Geratewohl veranstaltet werden und somit eigentlich unnötiger Natur sein.

3. Das Experiment sollte so ausgeführt werden und derart auf die Ergebnisse von Tierexperimenten und auf die Kenntnis der Natur der Erkrankung oder der sonst in

---

[285] Vgl. G. HERRANZ, *Der Eingang der 10 Nürnberger Postulate in berufsständische Ethik-Kodizes. Ein internationaler Vergleich*. In: Ethik und Medizin 1947 – 1997. *Was leistet die Kodifizierung von Ethik?* Hrsg. v. TRÖHLER U. – REITER-THEIL S., Göttingen 1997, 171-187.

T.L. KRAUSE – W.J. WINDSLADE, *Fünfzig Jahre Nürnberger Kodex*. In: Ethik und Medizin 1947 – 1997. *Was leistet die Kodifizierung von Ethik?* Hrsg. v. TRÖHLER U. – REITER-THEIL S., Göttingen 1997, 189-219.

Betracht kommenden Probleme gegründet sein, dass die zu erwartenden Resultate die Ausführung des Experiments rechtfertigen.

4. Das Experiment muss so durchgeführt werden, dass jeder unnötige körperliche und seelische Schaden und jedes überflüssige Leiden vermieden wird.

5. Kein Experiment sollte ausgeführt werden, wenn von vornherein Grund zu der Annahme bestünde, dass Tod oder Invalidität eintreten könnte. Ausgenommen vielleicht solche Experimente, bei denen die experimentierenden Ärzte selbst auch als Versuchsobjekt dienen.

6. Der eingehaltene Risikograd sollte niemals die Grenzen der humanitären Bedeutung des Problems, das durch das Experiment gelöst werden soll, überschreiten.

7. Ordnungsgemäße Vorbereitungen müssen getroffen werden, und angemessene Möglichkeiten sollten vorgesehen werden, um das Versuchsobjekt zu schützen gegen die auch entferntesten Möglichkeiten einer Verletzung, von Invalidität oder gar Tod.

8. Das Experiment sollte ausschließlich durch wissenschaftlich qualifizierte Personen ausgeführt werden. In allen Stadien des Experiments muss der höchste Grad von Können und Sorgfalt von denjenigen, die leitend oder teilnehmend bei der Durchführung des Experiments tätig sind, verlangt werden.

9. Während das Experiment läuft, sollte die menschliche Versuchsperson die Freiheit haben, das Experiment beendigen zu lassen, wenn sie in einen physischen oder seelischen Status kommt, in dem ihr die weitere Fortsetzung des Experiments unmöglich erscheint.

10. Während der Dauer des Experiments muss der leitende Wissenschaftler darauf eingestellt sein, das Experiment in jedem Stadium zu beenden, wenn er triftigen Grund hat, anzunehmen, dass, obwohl er in gutem Glauben gehandelt hat und sein bestes Können sowie gesunden Menschenverstand eingesetzt hat, eine Fortsetzung des Experiments möglicherweise zu Schädigung, Invalidität oder Tod der Versuchsperson führen könnte[286].

Wie wir sehen, ist der erste und wichtigste Abschnitt des Kodex der Notwendigkeit gewidmet, auf der Basis einer ausreichenden Information die Zustimmung des Teilnehmers für die beabsichtigte Forschung zu erhalten. Dieser Abschnitt hatte vier fundamentale Elemente:

1. Die Versuchsperson muss nach dem Gesetz zurechnungsfähig sein, um ihre Einwilligung zu geben.
2. Die Einwilligung muss freiwillig gegeben werden, ohne «irgendwelche Elemente von Gewalt, Täuschung, Betrug, Nötigung, Übergriffe oder moralischen Zwang».
3. Die Versuchsperson muss über die Natur, die Dauer, Absicht, Methode, Risiken und mögliche Nebenwirkungen des Experiments informiert werden.

---

[286] Wir haben die deutsche Übersetzung entnommen aus: *Ethik und Medizin 1947 – 1997. Was leistet die Kodifizierung von Ethik?*, Hrsg. v. TRÖHLER U. – REITER-THEIL S., Göttingen 1997, 517*f.*

4. Die Versuchsperson muss diese Bedingungen (d.h. die in 3. genannten) soweit verstehen, dass sie imstande ist, eine aufgeklärte Entscheidung darüber zu treffen, ob sie sich beteiligen will.

Der erste Abschnitt schließt mit der Bemerkung ab, dass der Forscher eine nicht übertragbare Pflicht hat, sich der Qualität der Einwilligung zu vergewissern.

Die folgenden sieben Abschnitte des Kodex behandeln besondere Aspekte des beabsichtigten Experiments. Die Abschnitte zwei und drei betreffen die Notwendigkeit des beabsichtigten Versuchs. Diese Abschnitte fordern, dass die Bedeutung der antizipierten Versuchsergebnisse den Einsatz menschlicher Versuchspersonen rechtfertigt. Der vierte, fünfte, siebte und achte Abschnitt fordert, dass das Versuchsprotokoll, das von ausgebildeten Untersuchern geführt werden muss, körperliches oder geistiges Leiden oder den Tod der Versuchsperson ausschließt. Interessanterweise macht der fünfte Abschnitt eine Ausnahme von dieser Regel für Ärzte, die sich selbst zum Versuchsgegenstand ihrer Forschung machen. Der sechste Abschnitt fordert, vielleicht ein wenig vage, dass das Risiko für die Versuchsperson nicht den möglichen Nutzen überschreitet, den man von den Ergebnissen des Experiments erwartet.

Die letzten beiden Abschnitte betreffen den Abbruch eines Experimentes. Der neunte Abschnitt erlaubt dem Probanden, seine Einwilligung für die Teilnahme am Experiment jederzeit zurückzuziehen, im Falle, dass er seine Meinung ändert. Der letzte Abschnitt des Kodex erlegt dem Forscher die Verpflichtung auf, das Experiment zu beenden, wenn er glaubt, dass die Fortsetzung Verletzungen, Invalidität oder den Tod des Probanden verursachen könnte.

Im Blick auf den Hippokratischen Eid werden hier zwei Elemente deutlich herausgestellt, das gewissensorientierte Urteil über den Sinn des Experimentes und über das Können und Vermögen des Arztes oder Forschers rückgebunden an das «Nihil non nocere». Was hier, grundgelegt im Eid, weitergeführt und vertieft wird, ist die Achtung und Respekt vor der menschlichen Person, der Versuchsperson. Unterstrichen wird das noch zusätzlich durch den Vorrang der Autonomie der Versuchsperson vor dem möglichen Nutzen und Wohl der Allgemeinheit. Mit anderen Worten: ein mögliches positives Ergebnis einer Versuchsreihe, das dem Allgemeinwohl dienlich und nützlich ist, steht nicht über dem freien Willen und dem Wert der Person. Womit etwa einem utilitaristischen Denken vorgebeugt wird.

4.2 Die Erklärung von Helsinki und ihre Modifikationen

Der Weltärztebund beschloss auf seiner Versammlung 1964 in Helsinki eine Deklaration, die, wie bereits erwähnt, vier weitere Revisionen erfuhr. Einerseits steht die Helsinki-Deklaration in der Tradition ärztlicher Selbstverpflichtung seit dem Hippokratischen Eid, andererseits machten vor allem Erfahrungen mit den inhumanen Experimenten der Medizin in der Zeit des Nationalsozialismus die Konzentration auf das Thema „Forschung" nötig.

Die Deklaration muss als „Wendepunkt der Bioethik"[287] gelten. Gemäß der Absicht des Weltärztebundes sollte sie als berufsständischer Konsens vom jeweiligen nationalen Recht übernommen werden. Die Zielsetzung einer Deklaration ist zuallererst die Selbstverpflichtung eines Berufsstandes, die nach außen wie nach innen die Darstellung eines idealen Selbstbildes leisten soll. Sie antwortet damit auf die Zweifel von Berufsstand und Gesellschaft an der Universalität der medizinischen Verpflichtung. Dieser Zweifel betraf vor allem die Stellung des kranken Menschen im Medizinsystem und die Autonomie seiner Forschungsteilnahme.

Eine zentrale Stellung nimmt darin der *informed consent* ein, der die Selbstbestimmung des Menschen bedeutet, also die Möglichkeit, eigene Ziele zu wählen und sich davon bestimmen zu lassen. Die Helsinki-Deklaration ist somit ein Meilenstein auf dem Weg, den medizinischen Versuch an den Informed Consent zu binden. Sie unterscheidet im Wesentlichen zwischen zwei Arten von Versuchen: «Klinische Versuche» («Medizinische Forschung in Verbindung mit ärztlicher Versorgung») und «Nichttherapeutische biomedizinische Forschung am Menschen».

Neben dem Gedanken der Aufklärungspflicht waren Kontrasterfahrungen der Medizin für die Informed-Consent Lehre ausschlaggebend. Während die Einwilligung in medizinische Maßnahmen um die Jahrhundertwende herum eher als ein passives Sich-Fügen in diese Maßnahmen verstanden wurde, gilt sie gegenwärtig eher als aktiver Prozess, der auf Informiertheit beruht, also als Verstehen und Akzeptieren von Bedeutung, Tragweite und Konsequenzen eines Versuchs.

Die Helsinki-Deklaration respektiert grundsätzlich, dass Forschung am Menschen für die Weiterentwicklung der medizinischen Wissenschaften sowie adäquate Behandlung künftiger Patienten absolut notwendig sind. Um die Rechte des einzelnen Patienten, Probanden, der in die Forschung einbezogen wird, zu schützen, schreibt sie für klinische sowie für nicht-therapeutische Forschung Kontrolle durch eine Ethik-Kommission vor. Als unabhängiger Ausschuss leistet sie «Beratung, Stellungnahme und Orientierung» medizinischer Forschung.

Eingegangen wird ebenso auf die so genannten High-risk-Versuche, die einen irreversiblen Schaden für den Patienten oder Probanden riskieren und die daher als unüberschreitbare Grenze gelten. Zu einer Risiko-Nutzen-Abwägung, welche diese Grenze respektiert, ist jeder Forscher in der Medizin verpflichtet. Dazu gehört auch vor allem für randomisierte Versuche die später so genannte «Equipoise», die vom Arzt fordert, entweder persönlich oder gemäß beruflichem

---

[287] D. V.ENGELHARDT – S. SPINSANTI, *History of medical ethics: Europe, (D) Contemporary period*, in: W.T. REICH (Hrsg.): *Encyclopedia of Bioethics*. Bd. 3. New York u.a. 1995, 1554-1556.

Standard von der Gleichgewichtigkeit aller Forschungsarme überzeugt zu sein. Wenn das nicht der Fall ist, muss die entsprechende medizinische Forschung als unethisch betrachtet werden.

Wichtig sind zwei Erklärungen am Schluss der Helsinki-Deklaration. Die eine betrifft die klinische Forschung: Wenn ein Arzt auf die Aufklärung verzichtet, muss er «die besonderen Gründe für dieses Vorgehen» seiner Ethik-Kommission in einem Versuchsprotokoll dokumentieren. Die andere betrifft die nichttherapeutische biomedizinische Forschung: Bei Versuchen am Menschen darf das «Interesse der Wissenschaft und der Gesellschaft» niemals für wichtiger gehalten werden als das Wohlbefinden der einzelnen Versuchspersonen.

Will man hier einen kurzen Vergleich mit dem Nürnberger-Kodex anstellen, so findet man, dass folgende Elemente Eingang in die Helsinki-Deklaration gefunden haben:
- Freiwillige Zustimmung der Versuchsperson
- Vorausberechnetes fruchtbares Ergebnis des Experiments
- Vorausgehen eines Tierversuches
- Ausschluss von Leiden und unnötigen Verletzungen
- Ausschluss von Todesgefahr oder Invalidität
- Das Gefahrenmoment darf die erwarteten Vorteile nicht überschreiten
- Schutz gegen die geringste Möglichkeit der Verletzung, der bleibenden gesundheitlichen Schäden oder des Todes
- Wissenschaftliche und technische Kompetenz der Experimentatoren
- Möglichkeit der Versuchsperson, ihre Zustimmung zurückzuziehen
- Pflicht des Experimentators zum Abbruch des Versuchs, wenn er sich als gefährlich erweist.

Die Kritiken an dieser Erklärung gehen in verschiedene Richtungen und das mitunter nicht zu Unrecht.

So wird z.B. die nur marginale Erwähnung angeführt, dass in Versuchen am Menschen sein Recht auf Schutz der Privatsphäre gewahrt wird. Sehr wichtig ist dieser Schutz, wenn Studien Daten über genetische Risiken, sexuell übertragene Infektionen (z.B. Infektion durch HIV, Drogenabhängigkeit, psychische Erkrankungen usw. erheben; wenn entschieden werden muss, welchen Kontrollorganen („Monitoring") und welchen Mitbetroffenen (z.B. Verwandte bei Untersuchungen zur Humangenetik, zur Gewebeverträglichkeit usw.) diese Daten weitergegeben werden dürfen; wenn an Gewebe, das bei einem früheren Anlass entnommen wurde, durch Studien nachträgliche Erkenntnisse über Krankheitsrisiken gewonnen werden. In diese Richtung gibt die Helsinki-Deklaration auch in ihren Revisionen für diese aktuellen Probleme keine Orientierungen.[288]

---

[288] Vgl. dazu F.J. ILLHARDT, *Helsinki-Deklaration*, in, Lexikon der Bioethik. Bd. 2. Hrsg. im Auftrag der Görres-Gesellschaft von Korff W. u.a. in Verbindung mit Honnefelder G. u.a. Gütersloh 1998, 214*f.*

Zum anderen sind zwei nicht unbedeutende Elemente in diese Erklärung nicht eingegangen. Einerseits die große persönliche und unübertragbare Verantwortung aller Personen, die ein Experiment einleiten, leiten oder durchführen, sich vom ethischen Wert der Zustimmung zu überzeugen. Zum anderen das Recht der Versuchsperson zur Beendigung ihrer Teilnahme am Experiment, wenn ihr eine Weiterführung unmöglich erscheint.

4.3 Erklärungen einiger Europäischer Staaten

In nicht wenigen europäischen Staaten haben Aussagen des Nürnberger-Kodex und der Helsinki-Deklaration Eingang in die jeweils staatlichen Kodizes gefunden.
So hat z.b. die Schweizerische Akademie der medizinischen Wissenschaften in ihre Empfehlungen alle Prinzipien aufgenommen.
Das Prinzip der freien Zustimmung der Versuchsperson ist in alle Kodizes eingegangen. Auch einige andere Punkte wurden weithin anerkannt. Zu ihnen zählen der Tierversuch als Vorbedingung zum Humanexperiment, die Auflage zur Vermeidung oder Minimierung von Folgeschäden an Probanden, ein positives Nutzen-Risiko-Verhältnis und schließlich die Forderung nach einer wissenschaftlichen Qualifikation der Forschenden. Andere Prinzipien sind nur sehr begrenzt in die Kodizes übernommen worden, wie z. B. Schutz gegen die geringste Möglichkeit der Verletzung, der bleibenden gesundheitlichen Schäden oder des Todes.
In vielen Fällen jedoch wird die Lücke fehlender Richtlinien dadurch ausgefüllt, dass zahlreiche Kodizes ausdrücklich auf die verschiedenen Fassungen der Deklaration von Helsinki als verbindliches Bezugssystem für die Ethik in der biomedizinischen Forschung verweisen. Dies ist der Fall in Deutschland, Dänemark, Spanien, Finnland, Irland, Island, Norwegen, Schweden und der Schweiz. Frankreich verweist auf das Wort des Gesetzes, das als ethischer Leitfaden für Forschungsuntersuchungen am Men-schen zählt. Dasselbe gilt auch für Österreich: Die Österreichische Ärztekammer hat nie einen medizinethischen Kodex herausgegeben; medizinische Experimente werden im Rahmen der gesetzlichen Bestimmungen für Ärzte, für die Pharmakologie und für gesundheitliche Einrichtungen geregelt. Trotzdem hat die Österreichische Ärztekammer den Nürnberger Kodex und die Deklaration von Helsinki anerkannt.[289]

---

[289] Vgl. G. HERRANZ, *Der Eingang der 10 Nürnberger Postulate in berufsständische Ethik-Kodizes. Ein internationaler Vergleich*, in, *Ethik und Medizin 1947 – 1997. Was leistet die Kodifizierung von Ethik?* Hrsg. v. TRÖHLER U. – REITER-THEIL S., Göttingen 1997, 177*f.*

4.4 Die Bedeutung von Ethik-Kodizes

Wir haben aus der Fülle an Material und Vorlagen, Gelöbnissen, Kodizes und Erklärungen, die in den letzten Jahrzehnten entstanden sind, einige wenige, auch nur solche außermedizinischer Institutionen gewählt. Es soll nicht vergessen werden, dass von medizinischen Institutionen ebenfalls eine Reihe von Erklärungen verfasst wurden, wie z.b. das Genfer Gelöbnis, der Internationale ärztliche Ethikkodex (International Code of Medical Ethics von 1949) des Weltärztebundes, gedacht als Ergänzung zum Genfer Ärztegelöbnis, oder der vom Internationalen Rat der Krankenpflegenden (International Council of Nurses) 1953 herausgegebene Kodex für Krankenpflegende, der mehrmals inzwischen überarbeitet und neu gefasst wurde[290]. Oder zu denken ist auch an die nationalen Standesordnungen, die kontinuierlich den Gegebenheiten angepasst werden.

Vor allem der Weltärztebund hatte sich bei seiner Gründung im Jahr 1946 zur Aufgabe gestellt, sich um die Wahrung eines traditionell aufgefassten ärztlichen Ethos und um die Kodifizierung ethischer Prinzipien für einzelne Bereiche der Medizin zu bemühen[291]. Seither wurden rund 20 Deklarationen zu unterschiedlichen Themen verfasst. U. Tröhler weist darauf hin, daß diese Erklärungen zwar auf dem Boden des traditionellen ärztlichen Ethos stehen, aber «weniger bei allgemeinen ethischen Prinzipien, wie z.B. der Menschenwürde, der Gerechtigkeit, der Freiheit oder fundamentalen Menschenrechten ansetzen»[292].

Erwähnt muß auch werden das neuderdings vom Europäischen Parlament verabschiedete «Übereinkommen über Menschenrechte und Biomedizin», das über den Rahmen der Helsinki-Erklärungen hinausgeht[293]. Es handelt sich um ein Dokument des internationalen Rechts, das erstmals einen völkerrechtlich verbindlichen, d.h. Sanktionen unterliegenden, Verhaltenskodex enthält. U.a. werden der Umgang mit Gentechnik, Embryonenforschung, Organtransplantation und Bestimmungen für Humanversuche festgelegt. Erwähnt sei auch, dass in Art. 4 an die beruflichen Pflichten und Standards der im Gesundheitswesen Tätigen erinnert wird. Neu ist hier, dass sich der Europarat die Menschenwürde sowie die daraus resultierenden Grundrechte und -freiheiten als Orientierung für einen ethisch-rechtlichen Rahmenkonsens gewählt hat[294].

Welche Bedeutung haben nun heute Ethik-Kodizes auf die man sich zunehmend mehr zu konzentrieren scheint?

Der oben ausgeführte kurze Abriss in der Frage nach Ethikkodizes im ausgehenden Jahrhundert verdeutlicht, wie sehr die Frage nach Regeln, Vorschriften und Normen in der medizinischen Forschung und Tätigkeit notwendig geworden

---

[290] Vgl. U. TRÖHLER, *Das ärztliche Ethos und die Kodifizierung*, 46.
[291] Vgl. ID., 49.
[292] ID.
[293] Vgl. ID., 56; J. REITER, *Bioethik und Menschenwürde*, 579-589.
[294] Vgl. ID., 582.

sind und wie sehr sie auf der anderen Seite in einem noch weiteren Prozeß diskutiert und erweitert werden müssen.

Die weitgehende Säkularisierung unserer Gesellschaft zeichnet sich in einer Diskussion konkurrierender weltanschaulich abhängiger Argumente und persönlicher Wertesysteme ab, die hinsichtlich der täglichen Praxis und der Lebensgestaltung des Menschen einen gemeinsamen Konsens benötigen. Welchen Vorteil sollen nun Kodizes haben, wenn Eidesformeln als solche, wie z.B. die Hippokratische, heute gewissermaßen nur mehr eine symbolhafte Bedeutung haben? U. Tröhler meint dazu, dass die Vorteile der Regelung auf der Ebene von Kodizes ganz allgemein in der im Vergleich zu einem Gesetzgebungsverfahren schnelleren Festlegung und der offenbar nötigen Anpassungsfähigkeit an die technischen und moralischen Entwicklungen liegen. Zudem stärken solche Kodizes das Vertrauen in die Ärzteschaft, die sie wiederum leichter annimmt. «Als Nachteile fallen um-gekehrt die stark medizinische Ausrichtung und Legitimation ins Gewicht. Ärztliche Richtlinien begründen auch keine eigentliche Rechtssicherheit; denn sie haben als solche keine rechtlichen Wirkungen». Im Falle einer Missachtung ergibt sich das Problem der Sanktionen. In zivil- oder strafrechtlichen Verfahren können sie aber z.B. von Gutachtern als Abgrenzungsmaßstäbe herangezogen werden. Jedenfalls haben sie einen gewissen indirekten Einfluss auf Parlamente und Rechtssprechung ausgeübt[295].

In ihren Bedeutungsgehalten kann man zwei Arten von moralischen Kategorien unterscheiden: eine «quasi» und eine «eigentliche» moralische Kategorie. Unter der Ersteren sind allgemeine ideale Forderungen, wie etwa die Achtung des Lebens, das Erkennen der Kompetenzgrenzen und konkrete Minimalstandards, wie die Schweigepflicht oder kein Missbrauch, gemeint. Sie dienen dem Ansehen des Arztes, zu dem noch die geforderte Kompetenz und Kollegialität beitragen, die in der verbesserten Zusammenarbeit und dem Schutz vor Ausnutzung auch dem Patienten zugute kommen. Die andere Kategorie gehört zu den äußeren Aspekten der Ethik des professionellen Handelns, die im Kodex auch fomuliert sind. Die inneren Aspekte, wie das Gewissen, spielen andererseits eine nicht unerhebliche Rolle in einer ethischen Entscheidung, was ja durchaus zu Konfliktfällen auch mit den Inhalten eines Kodex führen kann. Wie dieses Zu- und Ineinander von äußeren und inneren Aspekten ist, bleibt eine kontinuierliche Herausforderung.

Daher wird man sehen müssen, dass solche Kodizes auf drei Elementen aufbauen: den Werten, den Pflichten und den Tugenden. Da die Gewissensentscheidung ein wesentliches Moment im ethischen Handeln ist, wird man auch verstehen, weshalb nicht selten expizit oder implizit in sehr vielen Kodizes von Tugenden gesprochen wird. Wir können an die Tugenden der griechischen Antike, wie Wissen, Gerechtigkeit, Tapferkeit und Mäßigung, auch an die christ-

---

[295] U. TRÖHLER, 52*f.*

lichen Tugenden Glaube, Hoffnung und Liebe denken. Sie sind, wie Tröhler ausführt, Teil jener säkularen Tradition in der Ethik, die ihr Augenmerk mehr auf den Handelnden, seine Motive und seinen Charakter denn auf das Ergebnis seiner Handlungen gerichtet hat[296]. Es ist durchaus richtig, dass Charakter und Motivation mehr Vertrauen, Rücksicht und Ansehen schaffen als die bloße Beachtung von Kodizes, was uns ja der tägliche Umgang miteinander auch immer wieder vor Augen führt. Man wird sich als einer, der im medizinischen Bereich arbeitet, die Frage stellen müssen, ob der Umgang miteinander überhaupt letztendlich kodifizierbar oder regulierbar ist. Hier kommt dieses persönliche Moment mehr als anderes zum Vorschein, von dem sehr viel abhängt. Wir wagen durch-aus zu sagen, wer ein anerkannter und geschätzter Kollege oder Mitmensch sein möchte, hat von sich aus diesen Beitrag zu leisten, den kein anderer für ihn erledigen kann, noch in der Hand hat und der auch nicht geregelt werden kann. Daher besitzt ärztliches Ethos als persönliche Grundhaltung, Einstellung und Verhalten nach wie vor seine genuine Bedeutung. Es ist aber keine Frage, dass angesichts der Handlungsmöglichkeiten in der Medizin Neuformulierungen und neue ethische Orientierungen notwendig sind.

Den weiten Bogen, den wir ausgehend von der Antike bis heute in der Frage nach Elementen eines ärztlichen Ethos, gespannt haben, führt uns ein variantenreiches Bild vor Augen. Ohne dieses hier weiter zusammenzufassen, was später in der Diskussion eines ärztlichen Ethos von heute geschehen wird, wenden wir uns im folgenden Kapitel dem Selbstverständnis der modernen Medizin zu. Dieses Selbstverständnis von Medizin hat unserer Ansicht nach eine wesentliche und einflussreiche Bedeutung für das Selbstverständnis des Arztes, der Ärztin.

---

[296] ID., 58.

KAPITEL III

Das Selbstverständnis der modernen Medizin
und ihr gesellschaftlicher Kontext

Eines der prägenden Kennzeichen der westlich-abendländischen Medizin ist die naturwissenschaftliche Erforschung des menschlichen Organismus[1]. Es darf nicht wundern, wenn das im vorausgegangenen Kapitel dargestellte heilkundliche Selbstverständnis der Antike und des Mittelalters sich uns als eine fremdgewordene Welt darstellt. Die Gründe für diesen Unterschied haben verschiedene Ursachen, eine davon ist die angesprochene Form der Wissenschaft, die sich am Beginn der Neuzeit radikal verändert hat. Theoriebildung und das Ringen um das Selbstverständnis der Medizin sind zwar ein altes Thema der Medizin, erfuhren aber an der Schwelle zur Neuzeit eine neue Ausrichtung, die in den naturwissenschaftlichen Disziplinen der Physik und Mathematik ihre Grundlegung fand. Gemeint ist damit im Besonderen die Vernaturwissenschaftlichung und Technisierung der Medizin in den letzten 150 Jahren. Am Übergang zum 19. Jh. hat der Straßburger Internist B. Naunyn diese Entwicklung folgendermaßen zusammengefasst: «Die Medizin wird eine Wissenschaft sein oder sie wird nicht sein»[2]. Hat er Recht behalten? Das heutige Profil der technisch hochentwickelten Medizin gibt Naunyn Recht. Jedoch der Erfolg dieses Weges ist gesäumt von kritischen Anfragen und offenen Problemstellungen, die sich in einem Bogen vom Selbstverständnis der Medizin bis hin zur Frage nach dem Menschen in dieser Medizin spannen. Ist die Medizin Kunst oder Wissenschaft: Naturwissenschaft, Humanwissenschaft, Handlungswissenschaft, praktische Wissenschaft? Eine Schlüsselfunktion in dieser Frage spielen die Begriffe Gesundheit und Krankheit. Mit diesen hängt eine Reihe von grundlegenden Fragen zusammen, in deren Beantwortung, je mehr sie ins Detail gehen, oft mehr Dissens als Konsens herrscht.

Die Untersuchungen der Medizingeschichte haben reichhaltiges Material über die neuzeitlichen Entwicklungen erhoben, die sich als komplex und

---

[1] Organismus, Körper, Leib werden zumeist synonym verwendet, auch wenn dies im Grunde nicht zulässig ist. Philosophisch und medizinisch bedeuten sie durchaus Unterschiedliches. Beispiele aus der klinischen Alltagssprache unterstreichen das nur, wenn wir z.B. in der Endokrinologie oder Immunologie vom Organismus, in der Internen Medizin und Chirurgie vom Körper und in der Psychiatrie vom Leib sprechen.
[2] Vgl. B. NAUNYN, *Ärzte und Laien*, 1348; vgl. auch Kapitel I, Anm. 34.

verschlungen darstellen. Über diesen Weg hat die Medizin ihre heutige Gestalt erhalten. Strichartig wollen wir einige Daten aus der Fülle des Erhobenen dieser Zeitepoche für die hier angezielte Fragestellung anführen. H. Schipperges bemerkte einmal: «Wir wollen dahinterkommen, was eigentlich los war, weil wir den Verdacht nicht mehr los werden, dass sich gerade in der Tiefenschicht des vergangenen Jahrhunderts jene Züge eingespiegelt haben, die das Gesicht unserer Zeit bestimmen»[3].

In diesem Sinne soll einigen Fragen, die im Zusammenhang mit dem Verständnis von Medizin stehen, nachgegangen werden. Da Gesundheit und Krankheit Kernbegriffe der Medizin sind, sollen sie den Beginn dieser Darstellung einleiten.

1. Gesundheit und Krankheit

Die Frage nach dem Selbstverständnis der Medizin eröffnet das weite Feld der wissenschaftstheoretischen Diskussion. Entgegen dem Fortschritt und der Leistung der (natur-)wissenschaftlichen Medizin, die sie den gesunden Menschen in der Vorsorge wie den erkrankten Menschen anbietet, bleibt sie umstritten. Am Verständnis von Gesundheit und Krankheit kann man das ersehen. Diese beiden Begriffe stellen die Grundlage des Eigenverständnisses, der Handlungsmotivation und des Handlungszieles der Medizin dar. Beide scheiden heute noch die Geister, wie das Folgende zeigen wird.

1.1 Krankheit und Gesundheit als Begründungsbegriffe der Medizin

Seit den ältesten Zeiten standen Gesundheit und Krankheit im Interesse des Menschen. Sie gehören zu seinen existentiellen Grundbefindlichkeiten. Heilkunde und Heilskunde erregten daher in gleicher Weise das Interesse des Menschen, der als ein hinfälliges Wesen in seiner befristeten Existenz grundsätzlich Heilung und Heil anstrebt.

Im menschlichen Leben und Dasein wird Krankheit seit jeher als Krise, als Verlust freier Selbstbestimmung und selbsverantwortlichen Handelns erlebt. Es zeigen sich die Grunderfahrungen vom Verlust des Gleichgewichtes, von Krankwerden und Sterben oder Heilung und Heil. Der Kranke stößt in den Raum der existentiellen Fragen nach dem Sinn des menschlichen Lebens vor. Unter der Schwere der Erkrankung oder Verletzung kann sich das Leben vollständig verändern. Ertragen- und Erduldenkönnen von Schmerz und Leid vermögen den Lebenswillen zu brechen.

In den älteren Hochkulturen war die Heilkunst jedoch auch ein Wissen um die gesunde Lebensführung und ein Bemühen um die Bildung einer gesunden Le-

---

[3] H. SCHIPPERGES, *Moderne Medizin im Spiegel*, 292.

bensordnung. Gesundsein wurde nach diesen Vorstellungen als ein idealer, gottgewollter Status gedacht, das sich in der Grundkonstitution des Menschen äußert. Krankwerden hingegen wurde als eine «Destitution», als ein Abfall und eine Verkehrung, Deformierung und Disintegration interpretiert. Heilung war demzufolge die «Restitution», die Wende und Kehre, die Bekehrung und Versöhnung, Wiederherstellung und Eingliederung, das Unterwegssein zum Heil[4]. Metaphysische Deutungen schlossen sich nicht aus.

Mit dem Beginn der Neuzeit zeichnet sich eine Möglichkeit ab, dem Phänomen der Krankheit neu und anders auf den Grund zu gehen. Der Gedanke, dass Krankheit einen natürlichen Grund und daher erklärbare Ursachen hat, ist zwar alt und wird schon auf Hippokrates zurückgeführt. Die Technik gibt einen neuen Modus des Umgangs mit Krankheit vor. Dadurch wird ein neues Kapitel in der Medizingeschichte aufgeschlagen.

Es geht nicht nur um die Überwindung von Krankheit, sondern auch um die Erhaltung der Gesundheit. Bei Plato können wir z.b. schon lesen, dass er die Medizin als Gesundheitslehre bezeichnete. Zudem bemühte sich die Medizin ausdrücklich um den Beistand bei chronischen Erkrankungen und um die Hilfe und Begleitung im Sterben. «Die Höhe der Humanität», meinte K. Jaspers, «misst sich an der Tiefe der Erinnerung»[5].Damit zeigt sich die europäische Kultur und Medizingeschichte reich an verschiedenen Auffassungen von Gesundheit und Krankheit[6].

1.2 Gesundheit und Krankheit im christlichen Mittelalter

Wie wir bereits festgestellt haben, wurden in der Antike Krankheit und Gesundheit kosmologisch und anthropologisch gedeutet. Im christlichen Mittelalter dominierte die religiöse Perspektive. Gesundheit und Krankheit, Arzt und Therapie erhalten einen religiösen Sinn. Hinter einem jeden Arzt tritt die Figur des «Christus medicus» und hinter einem jeden Kranken die «Passio Christi» hervor. Die Fragen nach dem Sinn von Krankheit und Tod richten damit den Blick auf die Vorstellung einer Urdifferenz in Gott, aus der die Schöpfung mit Krankheit und Sterben entsteht[7].

Hildegard von Bingen stellte in dieser Weise Gesundheit, Krankheit und Heilung in einen heilsgeschichtlich gedeuteten Rahmen. Sie bezieht die eschato-

---

[4] Vgl. H. SCHIPPERGES, *Gesundheit – Krankheit – Heilung*, 53*f.*
[5] K. JASPERS, *Ein Beispiel: ärztliche Therapie*, 121-129.
[6] Vgl. dazu G. CANGUILHELM, *Das Normale und das Pathologische*, in: K.E. ROTHSCHUH, *Konzepte der Medizin*.
[7] *Hildegard von Bingen* und *Petrus Hispanus* «stellen die Phänomene von Gesundheit und Krankheit in eine Sicht der *Zeitlichkeit* menschlicher Existenz, die vom christlichen Glauben an die Schöpfung, Erlösung und Vollendung der Welt und des Menschen geprägt ist». Vgl. P.C. CHITTILAPPILLY, *Zwischen Kosmos und Zeit*, 152.

logische Weltbewegung vom Paradies (= costitutio) über die irdische Existenz (= destitutio) auf die Auferstehung (= restitutio)[8]. Die Erkrankung und die Genesung spiegeln den heilsgeschichtlichen Prozess wider. Nach H. Schipperges deutet Hildegard von Bingen Kranksein als ontologisches Defizit. Das Kranksein zeigt sich als ein Deformieren. Der Krankheitsprozess ist eine Fehlentwicklung und eine partielle Vernichtung[9]. Ziel dieser Überlegungen ist, die Krankheit als einen notwendigen Bestandteil des irdischen Lebens annehmen zu können. Das therapeutische Bemühen des Arztes wird keinesweg als überflüssig angesehen. Vielmehr konnte Hildegard auf dem Hintergrund der antiken Elementelehre und Humoralpathologie die Krankheit auch biologisch erklären, da sie sich der naturhaften Gegebenheiten und gesetzmäßigen Bedingungen bedient[10]. Mit diesem Verständnis war Gesundheit und Krankheit der Antike gegenüber, in der körperliche Gesundheit mit sinnlich-sittlicher Vollkommenheit gleichgesetzt war, neu bewertet.

Ein anderes Charakteristikum bestand darin, dass die Krankheit nicht nur negativ gesehen wurde. So sprach man auch von der *heilsamen Krankheit* (infirmitas salubris)[11]. Gesundheit wurde andererseits nicht immer positiv verstanden, indem man die Vorstellung von der *gefahrvollen Gesundheit* (sanitas perniciosa) vor Augen hatte[12]. Diese Einstellung wurde in der Folgezeit mehrfach von Dichtern, Philosophen und Theologen vertreten. Gesundheit galt im Mittelalter nicht so sehr als Freisein von Schmerz und Leid, sondern vielmehr als Fähigkeit, Krankheit und Behinderung auszuhalten und in das Leben zu integrieren. Die so genannte Lebensqualität sollte sich an der Nähe zu Gott und nicht an der Arbeitsfähigkeit oder sozialen Bedeutung messen. Die Kunst des Sterbens (ars moriendi) gehört zur Kunst des Lebens (ars vivendi). Aus diesem Grund gab es auch den Ratschlag, dass ein jeder Mensch sich während des Lebens einen Menschen suchen sollte, der ihn in der Stunde des Sterbens begleitet[13].

---

[8] «Constitutio prima» benennt sie den paradiesischen Zustand des ursprünglichen Menschen, der in Adam bildlich repräsentiert ist. Durch den Verlust des göttlichen Hintergrundes und des kosmischen Halts verliert der Mensch seine ursprüngliche *natura gloriosa*. In seinem heutigen irdischen Leben führt er als *homo destitutus* eine Existenz der Sorge und Angst. Somit ist die Krankheit des Menschen ein Mangel angesichts seiner ursprünglichen Natur. Sie ist *natura deficiens*, die durch die Menschwerdung Christi geheilt wurde. In gläubiger Hoffnung erwartet der Mensch die *restitutio* seiner Natur, die als gottgeschenktes und vollendetes Heil und göttliche Heilung erfahren wird. Vgl. ID., 153*f*.; D. v. ENGELHARDT, *Gesundheit*, 110; H. SCHIPPERGES, *Hildegard von Bingen*, 37.

[9] Vgl. ID.

[10] Vgl. P.C. CHITTILAPPILLY, 153.

[11] Vgl. K. SUDHOFF, *Eine Verteidigung der Heilkunde*, 228.

[12] Vgl. ID.

[13] Ein zeitgenössischer Biograph von Hildegard von Bingen beschrieb ihr lebenslanges Leiden als ein «kostbares Sterben». Die Betonung des Spirituellen schloss aber andererseits das Engagement im Bereich der Gesundheitspolitik und Gesundheitserziehung nicht aus.

Wenn in irgendeiner Epoche die Medizin den Anfang eines gewaltigen Schrittes in ihren Handlungsmöglichkeiten gemacht hat, dann wohl in der dem Mittelalter folgenden Neuzeit. Das Verständnis von Krankheit und Gesundheit, das Selbstverständnis der Medizin wird hier eine neue Wandlung erfahren mit all ihren Konsequenzen und Folgen.

1.3 Aufbruch und Wende – Die Neuzeit

Wie für die Philosophie mit Descartes der Beginn der Neuzeit festgelegt wurde, so wird Gleiches für die Naturwissenschaften mit Galilei, Kepler, Kopernikus, Newton getan. Der entscheidende Punkt in dieser Zeitepoche der Wende und Umwandlungen liegt vor allem in der Ausrichtung des suchenden und forschenden Geistes des Menschen auf die physische, objektiv vorliegende Natur. Alles was beobachtbar, messbar ist, wird der Untersuchung unterzogen. Langsam schreiten die Entwicklungen der hierfür notwendigen Instrumentarien voran und ermöglichen dem Menschen Einblick in Bereiche der Natur. Diese Wende vollzieht sich in der Abkehr von Metaphysik und Transzendenz. An ihre Stelle trat eine neue Sinngebung des menschlichen Forschens, die Suche und Gewinnung des — etwas vereinfacht gesagt — irdischen Paradieses, die Beherrschung der vorgegebenen Natur mit Hilfe von Mathematik, Physik, Astronomie, Mechanik usw.

Im medizinischen Bereich spielte der Gedanke der ewigen Jugend und ewigen Gesundheit eine Rolle. Im Verständnis von Gesundheit und Krankheit, wie auch im Konzept der Medizin traten die Natur, das Individuum und die irdische Welt in den Vordergrund. Die Ideale der Vergangenheit sollten nun mit Hilfe der Naturwissenschaften im irdischen Leben erreichbar sein[14].

Krankheit und Gesundheit erscheinen nun in einem neuen Licht und in einem neuen Verständnis. Dazu dient das von Galilei, F. Bacon und Descartes propagierte mechanistische Weltbild. Descartes unterschied auf der Grundlage seiner philosophischen Konzeption des Dualismus res extensa und res cogitans. Der menschliche Körper schien der Maschine ähnlich. Offensichtlich beeindruckt durch die maschinenartigen Konstruktionen seiner Zeit schrieb er: «Wir sehen Uhren, künstliche Brunnen, Mühlen und ähnliche Maschinen, die, obwohl nur von Menschenhand gemacht, doch fähig sind, sich von selbst auf verschiedene

---

Auch nach mittelalterlichem Denken sollte der Körper als Gefäß der Seele gepflegt werden. Eine Vielfalt spezifischer Gesundheitsregeln wurde daher für die unterschiedlichen Stände, Berufsgruppen, Altersstufen, beide Geschlechter und besondere Situationen entwickelt (*Regimina Sanitatis*). Ein repräsentatives Beispiel war das *Regimen Sanitatis Salernitanum* (Italien) aus dem 13. Jahrhundert, von dem sich viele Vorschläge in zahlreichen Sprachen bis heute erhalten haben. So zum Beispiel die Aufforderung, nach dem Essen sollst du ruhn oder 1000 Schritte tun. — Vg. D. v. ENGELHARDT, 110.

[14] Vgl. ID., *Gesundheit*, 111.

Weise zu bewegen ... Ich sehe keinerlei Unterschied zwischen Maschinen, die von Handwerkern hergestellt wurden, und den Körpern, die allein die Natur zusammengestellt hat»[15]. Wie nun die Mechanik, im Sinne von Galileis Physik, Leitbild aller Naturforschung geworden ist, münzt Descartes diese auf den menschlichen Körper um. Das Bewegende dieser Mechanik im menschlichen Körper ist die Seele, die den Menschen vom Tier unterscheidet. An anderer Stelle schreibt er wesentlich deutlicher: «Für mich ist der menschliche Körper eine Maschine. In Gedanken vergleiche ich einen kranken Menschen und eine schlecht gemachte Uhr mit meiner Idee von einem gesunden Menschen und einer gut gemachten Uhr»[16]. Mit dieser Vorstellung, ausgesprochen vor vier Jahrhunderten, befinden wir uns heute noch, wenn man einmal genauer hinsieht, in bester Gesellschaft. Krankheit bedeutet demnach einen Defekt, mit heutigen Worten gesagt, des physiologischen Mechanismus. Gesundheit hingegen «störfreier» Lauf. Durch diese Aussage Descartes war die Betrachtung der Lebewesen als Maschinen initiiert und der Versuch, alle lebenden Phänomene auf rein physikalische oder biologische Prozesse zu, reduzieren eingeleitet.

Dass dieses Verständnis am Beginn der Neuzeit vor allem in der Medizin nicht so ohne weiteres geteilt wurde, zeigt das ganzheitliche Verständnis des Paracelsus[17] von Gesundheit und Krankheit. Die Medizin ruht nach ihm auf vier Säulen: Philosophie, Astronomie, Chemie und Tugend des Arztes. Krankheit wie Gesundheit sind auf die Dimensionen der Natur und Zeit, der Konstitution und Kultur sowie der göttlichen Schöpfung zu beziehen. Diesem entsprechend muss auch die Therapie ausfallen. Nach Paracelsus liegen im Leib des Menschen «alle Gesundheit, alle Krankheit mit ihrem Samen. Derselbe wächst, fällt ab, wächst wieder»[18]. Mit der Theorie des «Samens» ist nach Schipperges beinahe der moderne Gedankengang vorgezeichnet, dass «die Gesetze, unter denen Gesundheit und Krankheit sich zu bilden vermögen, dieselben sind»[19]. So können etwa die inneren Samen als Dispositionen, die äußeren als toxische oder psychische Störungen verstanden werden[20].

Im bewussten und ausdrücklichen Gegensatz zu den positivistischen Tendenzen in der Medizin der Neuzeit positionierte sich das Zeitalter des Idealismus und der Romantik um 1800. Ihr Anliegen beruhte auf der Grundlage metaphysisch-philosophischer Interpretationen, Gesundheit, Krankheit und Heilung, Arzt und Patient mit den Begriffen Leib und Seele, Materie und Bewusstsein in einen Zusammenhang zu bringen. Die Überlegungen waren geleitet von der

---

[15] Zit. bei F. CAPRA, *Wendezeit. Bausteine für ein neues Weltbild*, 61.
[16] Vgl. ID.; vgl. auch L. OENING-HANHOFF, *Der Mensch in der Philosophie Descartes'*, 377.
[17] Vgl. oben Kapitel II, 3.2.4.
[18] H. SCHIPPERGES, *Die Entienlehre des Paracelsus*, 85.
[19] ID.
[20] Vgl. P.C. CHITTILAPPILLY, 164.

Feststellung, dass der Mensch zur Natur gehört, die Natur zum Geist. Neben der Kausalität wurde auch die Finalität beachtet, sodass die Krankheiten nicht allein physische Ursachen, sondern immer auch Sinn haben[21].

Für Novalis z.b. ging mit der Epoche der Aufklärung «die Berührungsstelle mit der unsichtbaren Welt» und damit zugleich die wahre Perspektive für Leiden und Sterben verloren. Nach Novalis können Krankheiten zu «Lehrjahren der Lebenskunst und Gemütsbildung» werden. In der bloßen Verlängerung des Lebens kann für ihn nicht das wahre Ziel der Medizin gelegen sein. Er schreibt: «Das verdünnteste Leben ist das längste Leben»[22]. Auch Hölderlin erinnert in seinem Gedicht «An die Parzen», dass nicht alle Blütenträume reifen können. Er ruft aber zugleich zu einem erfüllten Leben auf, wenn er schreibt: «Die Seele, der im Leben ihr göttlich Recht nicht ward, sie ruht auch drunten im Orkus nicht»[23].

Gesundheit, Krankheit und Tod wurden von den Philosophen Schelling[24] und Hegel als zentrale Stufen in der Genese des Geistes aus der Natur interpretiert. Krankheit gehört nach Hegel notwendig zum Leben, ist Antizipation des Todes, jeder Organismus trägt seit der Geburt den «Keim des Todes» in sich. Der Tod des Individuums ist aber notwendig für die Entstehung der überzeitlichen Wirklichkeit der Wissenschaften, Künste, Philosophie und Religion, auch der Gesetze und Institutionen, der Familie, der Gesellschaft, des Staates[25].

Zur entscheidenden Zäsur in der europäischen Kultur- und Medizingeschichte in der Deutung von Gesundheit und Krankheit wurde das vergangene 19. Jahrhundert. In diesem positivistischen Zeitalter mit seinen faszinierenden und wohltätigen Fortschritten in Diagnostik und Therapie kommt es auch zu Verlusten und zur Reduktion. Die Diätetik verliert ihren umfassenden Sinn und wurde auf Diät, Haferschleim und Kamillentee reduziert. In den Worten von Dr. Grabow aus Thomas Manns «Buddenbrooks» (1901) mag das sehr eindrucksvoll

---

[21] Vgl. zu dieser Zeitepoche der Medizin in der deutschen Romatik die umfangreiche Arbeit von U. WIESING, *Kunst oder Wissenschaft*.
[22] Zitiert nach D. v. ENGELHARDT, *Der Wandel der Vorstellungen*, 31.
[23] Zitiert nach ID.
[24] Zu Schellings Naturphilosophie und Einfluss auf die Medizin vgl. U. WIESING, 188-213. — Wiesing legt dar, daß Schelling die Medizin stets unverblümt wegen ihrer mangelhaften Wissenschaftlichkeit kritisiert. Sie sei im jetzigen Zustand zum "seichte-sten Empirismus" verkommen, sie berufe sich auf "das letzte trostlose Asyl der Unwissenheit". Um hier eine Lösung zu finden, bemüht sich Schelling zunächst um eine Krankheitsdefinition, in der er sich vom Gedanken leiten lässt, dass Krankheit einen qualitativ anderen Zustand als Gesundheit darstellt und sich nur über die Dimensionen eines Organismus definieren läßt. Vgl. ID., 200f. — Schelling wurde mit seinen naturphilosophischen Überlegungen zum Protagonisten der «Wissenschaftlichkeit» in der Medizin. Für ihn war die Medizin nicht unmittelbar Dienerin des therapiebedürftigen Patienten, sondern der Triumph des forschenden Arztes. Vgl. ID., 206. 209.
[25] Vgl. D. v. ENGELHARDT, *Gesundheit*, 112.

klingen, wo es heißt: «ein wenig Taube, ein wenig Franzbrot»[26]. Eine Tradition von über 2000 Jahren fand nun ihr Ende. Medizin konzentrierte sich unter dem Vorbild der Naturwissenschaften auf die Behandlung von Krankheiten und gab zunehmend die Dimension des Beistandes auf. Der Kranke wurde immer mehr zu einem Objekt, auf Naturgeschichte und Krankheitsgeschichte reduziert und immer weniger als Subjekt, als Krankengeschichte wahrgenommen.

1.4 Vom 19. zum 20. Jahrhundert

Die eigentliche Änderung in den Auffassungen von Krankheit und Gesundheit erfolgte im Übergang vom 19. zum 20. Jahrhundert. Wie weit diese geht, mag Folgendes zeigen. An der Wende vom 19. zum 20. Jahrhundert breiteten sich auch Stimmen zur Legitimation der aktiven Euthanasie aus — in der Literatur, in den Geistes- wie den Naturwissenschaften, auch in der Medizin. Besondere Beachtung gewann damals das Buch des Juristen Karl Binding und des Psychiaters Alfred Hoche «Die Freigabe der Vernichtung lebensunwerten Lebens» aus dem Jahre 1920[27]. Wurde in dieser Schrift noch die Einwilligung der Betroffenen, die «Achtung des Lebenswillens aller, auch der kränksten und gequältesten und nutzlosesten Menschen», für entscheidend erklärt, kam es zur verbrecherischen Anwendung ohne Zustimmung und gegen den Willen der Betroffenen im Nationalsozialismus.

Gleichzeitig können aber auch die zahlreichen Fortschritte nicht übergangen werden, die zur Verbesserung und Verlängerung des menschlichen Lebens wesentlich beigetragen haben. Anästhesie, Antisepsis, Asepsis, Schockbehandlung, Bakteriologie sind hierfür bezeichnende Stichworte.

Beginnend in der Mitte des 19. Jahrhunderts wurden die noch teilweise ontologischen Krankheitsauffassungen allmählich von *analytischen Krankheitsbegriffen* abgelöst. Im Laufe dieses Prozesses verlor der Begriff der Natur seine metaphysische Dimension. Der Übergang von naturalistisch-ontologischen Krankheitsdeutungen zu naturwissenschaftlich-analytischen Krankheitskonzepten vollzog sich wechselhaft. Der möglichst analytische Umgang mit empirischen Krankheitsbeobachtungen und die exakte Klassifikation pathologischer Prozesse in nosologischen Systemen waren das Programm, das in dieser intendierten «Erneuerung der gesamten Heilkunde» verfolgt werden sollte[28]. Der Idee der analytischen Krankheitsbeschreibung, pathologische Vorgänge als natürliche Prozesse im menschlichen Organismus zu verstehen[29], folgte die Notwendigkeit, die Phänomene, die man am Organismus beobachten konnte, auch ihrem Wert nach

---

[26] Zitiert nach ID.
[27] 2. Auflage 1922.
[28] Vgl. W. ROSER – C.A. WUNDERLICH, *Über die Mängel der heutigen deutschen Medizin*, I-XXX.
[29] R. VIRCHOW, *Über die heutige Stellung der Pathologie*, 185-195.

abzuwägen. Es galt somit, eine Entscheidung zu treffen, wann ein organischer Prozess tatsächlich pathologisch oder nur eine natürliche Abweichung des Physiologischen war. Dieses Problem, das sich direkt auf Grundfragen der Sinnhaftigkeit menschlicher Existenz auswirkt, wurde selbst in den am weitesten entwickelten pathologischen Konzepten des ausgehenden 19. Jahrhunderts nicht in seiner Tragweite erkannt[30].

Man war von der besten Absicht geleitet, ein gesichertes theoretisches Wissen über die Krankheiten für das ärztliche Handeln zu gewinnen. Denn damit hätte man die Möglichkeit geschaffen, die klinische Praxis zu überprüfen und zu kontrollieren. Mit der Bildung dieser Theorien auf der Grundlage der naturwissenschaftlichen Verfahren wurde nun gleichzeitig die Naturwissenschaftlichkeit in der Medizin zum Hauptkriterium der Qualität medizinischer Verfahrensweisen. Damit sollte die ärztliche Praxis aber nicht nur im Nachhinein überprüfbar werden, sondern auch eine zuverlässige Prognose im voraus zu einem konkreten praktischen Problem erlauben[31].

Verfolgen wir etwas näher die Versuche der Theoriebildung auf diesem einfach geschilderten Hintergrund, zeigt sich eine tiefer liegende Problematik im Verhältnis von Praxis und Theorie. Denn die Medizin ist weder durch den Begriff der (Natur-)Wissenschaft noch durch den Begriff der Praxis allein hinreichend charakterisiert.

Im Versuch, dieser Problematik einer Lösung näher zu kommen, meinte W. Wieland, dass die Medizin als Handlungswissenschaft den konkreten leidenden Menschen zum Ausgangs- und Endpunkt wählen soll. Aus den Einzelinformationen, die man vom Patienten gewinnt, soll man glaubwürdig begründbare und auf der Grundlage von Allgemeinsätzen nachvollziehbare Handlungsentwürfe ableiten[32]. Ihre Glaubwürdigkeit ist aber abhängig von unterschiedlichen Faktoren. Einmal von der präzisen Erhebung der Beschwerden des Patienten, andererseits von den in Allgemeinsätzen gefassten Krankheitsbildern. Damit wird aber deutlich, wie leistungsfähig Verfahren der Informationsgewinnung und -bewertung in der ärztlichen Praxis sind und welchen Nutzen theoretische Allgemeinsätze und Krankheitsbilder in der Medizin haben.

In dieser Auseinandersetzung macht N. Paul darauf aufmerksam, dass das «Wie» der vom Arzt letztendlich zu treffenden Entscheidung aber nicht eindeutig beantwortet werden kann. Denn das Wissen, das man aus Status und Anamnese und dem medizinischen Wissen erhebt, lässt immer einen Rest des Ungewissen über ihre Relevanz für die klinische Diagnose bestehen[33]. U. Wiesing zieht daraus den Schluss, dass es sich hier um die Anwendung eines *prag-*

---

[30] L.J. RATHER, *Zur Philosophie des Begriffs "Krankheit"*, 285-305.
[31] Vgl. A. LABISCH – N. PAUL, *Medizin*, 631f.
[32] Vgl. W. WIELAND, *Diagnose. Überlegungen zur Medizintheorie*.
[33] Vgl. N. PAUL, *Der Hiatus theoreticus der naturwissenschaftlichen Medizin*, 171-200.

matischen Wissens handelt, das oft unvollständig und vage ist und im günstigsten Fall einen exakt kausalen Schluss auf ein Krankheitsgeschehen zulässt[34].

Daraus folgt weiter, dass es nicht immer klar und eindeutig ist, ob nun ein Patient tatsächlich krank ist und dieser deshalb einer Abklärung oder Behandlung bedarf. So können oft nur eine Reihe von diagnostischen Verfahren oder Effekte einer bereits begonnenen Therapie Aufschluss über den tatsächlichen Krankheits- oder Gesundheitszustand des Patienten geben. Aufgrund dieser Tatsache zeigt sich, dass medizinisches Wissen in sich unterschiedliche Abstraktionsebenen aufweist, die häufig nicht weniger vage sind als die im Einzelfall vorgefundene Ausgangsinformation[35]. Diese Unsicherheit hängt letztendlich mit der schwierigen Deutung der Begriffe Gesundheit und Krankheit in der modernen Medizin zusammen.

P. Hucklenbroich meint deshalb, dass mit einer Klärung medizinischer Schlüsselbegriffe wie Gesundheit und Krankheit die explizite Formulierung einer medizinischen «Organismustheorie» sowie die Entwicklung einer «klinischen Methodologie» einhergehen müssten, da nur auf diese Weise die epistemologische Unsicherheit diagnostischer Aussagen eliminiert werden kann[36]. Für die theoretische Erfassung des Krankheitsbegriffes bedürfte es der Kombination biologischer, psychologischer und soziokultureller Interpretationsansätze, die A. Labisch und N. Paul als schwierig durchzuführen einschätzen. Welchen hohen Anspruch solche medizintheoretischen Konzepte einfordern, haben vereinzelte Ansätze, die diese Zielrichtung verfolgen, gezeigt[37].

Da Praxis und Pragmatik in der Medizin eine wichtige Rolle spielen, greift man eher auf jene Konzepte von Gesundheit und Krankheit zurück, die sich durch ihren größeren Wert an Funktionalität bewährt haben. Dass man sich aber in der «Medizintheorie» und insbesondere in der theoretischen Pathologie mit der klinisch-funktionalen Krankheitsbeschreibung nicht zufrieden gab, hat H. Schipperges aufgezeigt[38]. Nach ihm beteiligen sich beide bereits seit dem 19. Jahrhundert an der Klärung des Krankheitsbegriffes. Im Rahmen dieser Klärungsversuche sind in den medizinischen Einzeldisziplinen wissenschaftliche Erklärungen von Krankheit unternommen worden, die in den Begriff von Krankheit neben pathologischen Kategorien auch wissenschaftliche Erkenntnisse aus den Bio-, Sozial- und teilweise den Geisteswissenschaften aufgenommen haben. Womit eine Dynamisierung des Krankheitsbegriffes angestrebt war. Jedoch gestaltete sich offensichtlich der Austausch zwischen gesellschaftlichen

---

[34] Vgl. U. WIESING, *Verbindlichkeit als wissenschaftstheoretisches Problem?*., 35-42.
Vgl. ebenso U. WIESING, *Medizin zwischen Wissenschaft, Technologie und Kunst*. 121-130.
[35] Vgl. N. PAUL, *Medizinische Wissensbasen*.
[36] Vgl. P. HUCKLENBROICH, *Theorie und Praxis in der Medizin*, 133-155.
[37] Vgl. z. B. von T. V.UEXKÜLL – W. WESIACK, *Theorie der Humanmedizin*.
[38] Vgl. H. SCHIPPERGES, *Neue Beiträge zur theoretischen Pathologie*.

und wissenschaftlichen Auffassungen von Krankheit eher schwieriger, was seinen Ausdruck in der Wahrnehmung von Krankheit und in der klärenden Bestimmung, wann ein Organismus überhaupt als gesund oder krank bezeichnet werden kann, fand[39].

In diesem Ringen um die Deutung von Krankheit und Gesundheit muss aber darauf hingewiesen werden, dass die biomedizinisch-pathologische Deutung von Krankheit eine unter zahlreichen anderen darstellt. In unterschiedlichen Systemen wird sie immer wieder neu gesehen. Der Krankheitsbegriff wird auf der Grundlage jener Attribute, die im einzelnen Deutungsmodell als definierend für die Krankheit angesehen werden, teilweise erheblich modifiziert[40]. Ein Beispiel dafür ist, welche Bedeutung der Rolle des Patienten in der modernen Medizin, die maßgeblich von der Trennung von Krankheitswert und -beschreibung[41] bestimmt ist, zukommt.

Wie in der Suche nach einem klärenden Verständnis von Krankheit in der Moderne mit ihren verschiedenen Ansätzen zeichnet sich ein ähnliches Ringen um den Begriff der Gesundheit ab. Am bekanntesten ist die Definition der Weltgesundheitsorganisation (WHO), die die Gesundheit als «einen Zustand vollständigen körperlichen, geistigen und sozialen Wohlbefindens und nicht nur die Abwesenheit von Krankheit und Gebrechen» beschrieben hat[42]. Nicht ohne Grund hat diese Definition wegen ihrer Idealität auch erhebliche Kritik erfahren. Gesundheit wird man immer eher als relativ ansehen und davon Krankheit und Tod nicht ausschließen.

Dieser Tatsache eingedenk, wurde der Versuch unternommen, in der wissenschaftlichen Medizin diese Aspekte neu in Erinnerung zu rufen. So vor allem haben die Anthropologische Medizin Viktor von Weizsäckers[43] und die philosophische Psychiatrie Karl Jaspers[44] versucht wieder an die Rolle des Individuums, an die Stellung des Menschen zwischen Natur und Kultur, an die Abhängigkeit des Krankheitsbegriffes vom Gesundheitsbegriff, an die Bedeutung normativer Voraussetzungen zu erinnern. Mit der «Einführung des Subjekts in die Medizin» wollte v. Weizsäcker zwischen Patient und Arzt eine personale Beziehung entstehen lassen. Die Grundfigur der Medizin ist ein Mensch in Not

---

[39] A. LABISCH – N. PAUL, 633.

[40] Vgl. J. LACHMUND – G. STOLLBERG, *The social construction of illness*.

[41] Krankheitsbeschreibungen sind, «wie sie etwa die Pathologie vornimmt, im idealen Falle empirisch und theoretisch-logisch überprüfbar. Krankheitswerte hingegen sind in ihrem Kern nach wie vor sozial determiniert, d.h. die Zuschreibung eines Krankheitswertes zu einem körperlich-seelischen Prozess muss in einer Gesellschaft in bestimmter Weise akzeptiert werden — Wissen und Werte durchdringen sich folglich auch in wissenschaftlichen Begriffen». A. LABISCH – N. PAUL, 633; Vgl. G. CANGUILHELM, *Das Normale und das Pathologische*.

[42] Vgl. WHO, *Basic documents*, 1.

[43] Vgl. V. v.WEIZSÄCKER, *Der kranke Mensch*.

[44] Vgl. K. JASPERS, *Ein Beispiel: ärztliche Therapie*, 121-129.

und ein Mensch als Helfer. Krankheit und Gesundheit stellen nach K. Jaspers nicht nur Seinsurteile, sondern immer zugleich auch Werturteile dar. Die Medizin besteht nach ihm grundsätzlich aus naturwissenschaftlicher Erklärung und geisteswissenschaftlichem Verstehen. Krankheit dürfe daher weder verherrlicht noch verdammt werden. Seiner Ansicht nach ist die Forderung nach Isolierung des Kranken ein Rückfall in Barbarei, die «gehaltose Bejahung bloßen Glücks» ohne jede Beachtung der Werte des Lebens dagegen eine «Verkehrung christlicher Caritas»[45].

Zu einem allgemeingültigen Gesundheits- und Krankheitsbegriff ist es in der europäischen Kultur- und Wissenschaftsgeschichte aber bislang nicht gekommen. Auch über die Lebensqualität, von der in diesem Zusammenhang oft die Rede ist, werden die unterschiedlichsten Auffassungen vertreten. Neben der Medizin haben Literatur, Philosophie und Theologie[46] ihre Vorstellungen über Krankheit und Gesundheit, über ein geglücktes oder verfehltes Leben entwickelt. In Übereinstimmung mit der Tatsache, dass Gesundheit und Krankheit sich auf die verschiedenen Dimensionen der Wirklichkeit des Menschen und nicht nur auf den Körper beziehen, dass der Wert des Lebens nicht allein in seiner Dauer liegt, dass die Ziele des Lebens nicht nur auf körperliche Befriedigung, seelisches Wohlbefinden und soziale Anerkennung, sondern ebenfalls und vor allem auf geistige Erfüllung gerichtet sind, wurden solche Deutungsversuche unternommen. Als höchsten Wert des Lebens, dem auch Gesundheit und Krankheit untergeordnet sind, kann man den Einklang des individuellen Selbst mit der Welt und ihrem Grund verstehen.

In ihrer kosmologisch-anthropologischen Weite erinnern Gesundheit und Krankheit die Humanmedizin an ihre naturwissenschaftlich-geisteswissenschaftliche Doppelnatur. Gesundheit und Krankheit gehören wesentlich zum Leben. Das «Wie» des Umgangs mit ihnen - und letztlich mit dem Sterben - macht die Qualität des menschlichen Lebens aus. Medizin will Leben erhalten und muss dessen Endlichkeit ebenso hinnehmen, wie alle Menschen diese Endlichkeit akzeptieren müssen. Ohne die Mitarbeit des gesunden und des kranken Menschen und ohne das Engagement einer verständnisvollen und hilfsbereiten Gesellschaft wird sich eine Heilkunst oder noch allgemeiner eine Gesundheitskultur nicht erreichen lassen[47].

---

[45] Vgl. ID., *Schicksal und Wille*, 111.

[46] Eine umfangreiche Arbeit zum Krankheitsverständnis aus der Verbindung von Theologie und Medizin hat der von uns bereits erwähnte C. Casalone unter dem Titel: *Medicina, Macchine e uomini* vorgelegt. Darin wird das Krankheitsverständnis in Anlehnung an das Denken von J. Ladrière entwickelt.

[47] In der Darstellung dieses Abschnittes haben wir gehalten vor allem an: A. LABISCH – N. PAUL, *Medizin*, 630–642; D. v.ENGELHARDT, *Gesundheit*, 109–114; ID., *Der Wandel der Vorstellungen*.

Auf diesem geschichtlich gezeichneten Hintergrund von Gesundheit und Krankheit wollen wir nun in den folgenden Schritten einzelnen Aspekten nachgehen, die unserer Meinung nach das Selbstverständnis der modernen Medizin, die sie bestimmenden Inhalte und handlungsleitenden Maßstäbe, prägen oder ebenso in Frage stellen.

2. Zum Selbstverständnis der modernen Medizin

Medizin ohne das naturwissenschaftliche Theorem könnte heute nicht mehr gedacht werden. Unter dem Leithorizont naturwissenschaftlichen Forschens kann die Medizin Fortschritte und Erfolge für sich in Anspruch nehmen, die niemand letztendlich missen möchte. Dennoch hat sich dadurch eine Verschiebung der Perspektiven und Handlungsweisen der Medizin ergeben, die als umstritten gilt. Wie dieser Wandel sich genauerhin vollzog und welche Art von Wissenschaft Medizin sein könnte, dem soll nun nachgegangen werden.

2.1 Medizin und Naturwissenschaft

2.1.1 Der methodische Ansatz der Naturwissenschaften

Wie ja weithin bekannt ist und mehrmals bereits angesprochen wurde, hat die sogenannte naturwissenschaftliche Methode der Physik und im Besonderen der Mechanik, wie in anderen Disziplinen, auch in der Medizin ihren Eingang gefunden. Auf dem Hintergrund der Ansicht, dass Wissenschaftlichkeit nur der naturwissenschaftlichen Methodik zukomme, fokussiert sich die Auseinandersetzung um die Art der Medizin als Wissenschaft auf jene Fragen, ob die Medizin eine Naturwissenschaft ist und, ob der Naturwissenschaft allein das Prädikat der Wissenschaft oder Wissenschaftlichkeit zukommt. Letzteres stellt ja eines der zentralen Themen der Diskussion um die Definition von Wissenschaft dar. Da die Medizin gerade in ihrem Forschungsbereich und dem daraus gewonnenen Wissen für die klinische Anwendung an dieser Diskussion partizipiert und davon geleitet wird, gilt die Aufmerksamkeit diesem Ringen um die Frage nach der Definition von Wissenschaftlichkeit. Das Sichbewusstwerden dieses Ringens kann die zentralen Problematiken in der modernen Medizin deutlich machen. Aus diesem Grund scheint es angebracht, einige Aspekte aufzuzeigen, die den Anspruch der Naturwissenschaft, sich als Wissenschaft auszuweisen, dokumentieren.

Eine der wichtigen und ersten Ausgangsfragen besteht in der Frage nach der «Voraussetzungslosigkeit» der Wissenschaft. Natürlich weiß man heute, wie die moderne Wissenschaftstheorie gezeigt hat, dass es keine voraussetzungsfreie Wissenchaft gibt. Einerseits fließen in den empirischen Erkenntnisprozess sowohl ideologische, soziale, politische wie kulturelle, anthropologische, epistemologische und philosophische Voraussetzungen mit ein. Andererseits werden diese Vorbedingungen von der Wissenschaft in Bewegung gehalten, sodass zwischen beiden eine Art von zirkulärem Geschehen am Werk ist.

Beispiele dafür gibt es hinlänglich, und im Laufe des Fortganges der Diskussion um die Selbstbegründung der Wissenschaften wurde deutlich gemacht, dass z.b. etwa der völlig interessenlose Wissenschafter ein Mythos ist. Persönliche wie politische Vorurteile bringt jeder Forscher in seine Wissenschaft ein. Diese beeinflussen teilweise die Erkenntnis der Forschungsrichtung. F. Nietzsche hat bereits zum Ideal des klassischen Rationalismus, dass in der Wissenschaft Überzeugungen keinen Platz haben, festgestellt, da dieses Ideal selbst wieder eine Überzeugung darstellt, die so gebieterisch und bedingungslos ist, «dass sie alle anderen Überzeugungen sich zum Opfer bringt. Man sieht, auch die Wissenschaft ruht auf einem Glauben, und es gibt gar keine ‚voraussetzungslose' Wissenschaft»[48].

Unter diese kritische Feststellung fällt ebenso der Begriff der Voraussetzungslosigkeit, wie ihn das positivistische oder neopositivistische Denken beansprucht. Denn jede Tatsachenfeststellung setzt immer schon das erkennende Subjekt voraus, welches «aus seiner ‚Welt' heraus der Aussage einen bestimmten Sinn verleiht»[49]. Das Moment der Subjektivität ist in gewisser Weise in der Objektivität immer mitgesetzt, weshalb die Wissenschaften den Tatsachen ihr aus den eigenen Resultaten folgendes Weltbild aufzwingen. Weltbild versteht sich hier als eine Vorstellung von Wirklichkeit, die dem Menschen eine Ordnung in der ansonsten sinnlosen Vielfalt der Tatsachen bietet. Die Problematik der Begründbarkeit religiöser Weltbilder durch die an der naturwissenschaftlich-positivistischen Methode orientierten Wissenschaften löste zwar die Suche nach einem begründbaren Weltbild aus, blieb aber in der erkenntnisabgesicherten Suche nach dem richtigen Weltbild verstrickt[50]. F.H. Tenbruck bemerkt dazu, dass nicht bedacht wird, dass der Wissenschafter zwar auf seine Sachen blickt, aber nur «durch Gläser, in welche die gewachsenen Annahmen von Jahrhunderten eingeschliffen sind»[51]. Diese Verhältnisspannung von Subjektivität und Objektivität verweist auf eine andere unkritisch hinterfragte Annahme der Wissenschaften, dass sie die Rolle der Philosophie übernehmen könnten.

Bereits Francis Bacon, der als einer der Begründer der modernen Wissenschaften gilt, hat gefordert, dass die Wissenschaften von der Naturphilosophie ausgehen und auf diese wieder zurückgeführt werden müssen. Nach ihm sei das notwendig, um zu verhindern, dass alle Wissenschaften «auf der Oberfläche der Dinge wankend umherschweifen. Denn seitdem jene Wissenschaften so ver-

---

[48] Vgl. F. NIETZSCHE, *Die fröhliche Wissenschaft*, 207.
[49] E. CORETH, *Die Welt des Menschen als Phänomen und Problem*, 41.
[50] Vgl. F.H. TENBRUCK, *Die unbewältigten Sozialwissenschaften*, 56.
[51] ID., 269.

einzelt und zersplittert sind, erhalten sie ihre Nahrung nicht mehr von der Naturphilosophie, ihrer gemeinschaftlichen Mut-ter, welche allein ihnen gründliche und wahre Ansichten über Bewegung, Licht, ... über Affekte und Verstandeswahrnehmungen mittheilen könnte»[52]. Die Wissenschaften können sich demnach nicht der Philosophie entledigen. Vielmehr können die Wissenschaften als Ausgangspunkt und Herausforderung für das philosophische Denken angesehen werden, welches selber die «Anstrengung des Begriffs» auf sich nehmen muss und nach ei-genen Gesetzen abläuft. I. Kant z.B. meinte, dass eine der Aufgaben der Philosophie, der es um Wahrheit und nicht um Nützlichkeit geht[53], darin liegt, die einzelwissenschaftlichen Disziplinen auf überzogene Ansprüche und problematische Voraussetzungen in der Grundlegung ihrer Methodik zu überprüfen.

Diese kritische Funktion der Philosophie deckt einen weiteren Aspekt in den Vorbedingungen zu den Wissenschaften auf, der zumeist verdeckt bleibt. Gemeint ist die Grundkonzeption oder der paradigmatische Horizont, in dem die Wissenschaften arbeiten. Unter Paradigmata versteht man «allgemein anerkannte wissenschaftliche Leistungen, die für eine gewisse Zeit einer Gemeinschaft von Fachleuten maßgebende Probleme und Lösungen liefern»[54]. Da diese dem wissenschaftlichen Arbeiten vorausliegen, repräsentieren sie eine bestimmte Grundkonzeption, auf die hin die erhobenen experimentellen Resultate interpretiert werden. In der Regel bleibt aber die Grundkonzeption als Gesamthorizont unhinterfragt. Die daraus folgende Konsequenz besteht nach R. Löw darin, «jedes Faktum, jedes experimentelle Ergebnis ist eo ipso in einem Interpretationszusammenhang gesehen, so dass der Natur nicht nur eine Frage gestellt wird durch das Experiment, sondern der Bereich möglicher Antworten schon sehr eingegrenzt ist»[55]. Ähnlich sieht T.S. Kuhn die Problematik der Nichtinfragestellung des paradigmatischen Horizontes, in den die «normale Wissenschaft» die verschiedenen Phänomene einbaut. Die Veränderung eines Paradigmas ist nur dann möglich, wenn eine genügende Zahl von Widersprüchen durch das bestehende Paradigma nicht mehr gelöst werden können. Einzelne Widersprüche hingegen reichen aber noch nicht aus, um den «Glauben» an ein Paradigma zu erschüttern. Kommt es zu einem Paradigma-Wechsel, so geht es dabei um einen Austausch von Weltbildern.

In Bezug auf den Wissenschafter bedeutet das, dass sich die Welt zwar nicht verändert, aber er arbeitet in einer anderen Welt. «Es ist fast, als wäre die Fachgemeinschaft plötzlich auf einen anderen Planeten versetzt worden, wo vertraute Gegenstände in einem neuen Licht erscheinen und auch unbekannte sich

---

[52] Vgl. F. BACON, *Neues Organ der Wissenschaften*, 59.
[53] Vgl. I. KANT, *Der Streit der Fakultäten*, 290.
[54] T.S. KUHN, *Die Struktur wissenschaftlicher Revolutionen*, 10.
[55] R. LÖW, *Naturwissenschaften: Theorie und Geschichte*, 84.

hinzugesellen»[56]. Demnach gibt es viele Welten, an deren Aufbau gearbeitet wird. Eine umfassende Erklärungstheorie ist hier aber nicht mehr durch unmittelbare Erfahrung angestrebt, sondern durch die Überprüfung des gesamten Systems von Aussagen auf seine Tauglichkeit für die Erfahrungserkenntnis. Dass der Wechsel eines Paradigmas durch einen geschichtlichen Kontext bedingt ist, wird nicht mehr wahrgenommen. H. Henninger führt dazu aus, dass die naturwissenschaftlichen Erklärungsmuster nicht nur von der Naturerfahrung abhängen, «sondern auch vom soziokulturellen Hintergrund ..., vor dem die Naturwissenschaft arbeitet»[57].

Ein besonderes Beispiel stellt die sogenannte Soziobiologie dar, die ihre Schatten ebensosehr auf die Medizin wirft. Die von ihr vertretenen Thesen im Rahmen der Genmanipulation und Forschung am menschlichen Genom beeinflussen, wenn nicht explizit, so doch implizit in verdeckter Weise, sei es in der Gehirnforschung (Psychiatrie – Neurologie) oder im Aufdecken von krankheitsverantwortlichen Genfaktoren, das Verständnis vom Menschen in der Medizin[58]. Außerwissenschaftliche Faktoren, wie beispielsweise eine einseitige Medienpolitik oder der soziokulturelle Hintergrund, haben für die Entstehung und Verbreitung ihrer Theorien eine erhebliche Rolle gespielt[59].

Eine vorurteilsfreie und wertneutrale Wissenschaft bleibt offenbar viel mehr ein Wunschdenken, als dass sie realisierbar wäre. Dass es die reine jederzeit wiederholbare, subjektunabhängige, homogene Erfahrung nicht gibt[60], erweist

---

[56] T.S. KUHN, *Die Struktur*, 123. 145; vgl. auch P. SITTE, *Das Weltbild der Naturwissenschaften*, 378.

[57] H. HEMMINGER, *Das Wirklichkeitsverständnis der Naturwissenschaft*, 17.

[58] Vgl. dazu weiter unten Punkt 2.1.2.

[59] Kurz, aber auch unzureichend beschrieben, definiert sich die Soziobiologie als «Evolutionismus». Basierend auf der Theorie der Evolution führt sie über die wissenschaftliche Evolutionstheorie hinaus, indem sie diese Theorie zur Grundlage einer Gesamtdeutung von Welt und Mensch macht, was nichts anderes bedeutet als eine «Totaltheorie» der Welt zu liefern. Ihr Konzept beruht auf dem des Gens. Nicht mehr die Art oder das Individuum ist wirklich, sondern das Stückchen Chromosom, das nach seiner Erhaltung «strebt» und dem Ewigkeitscharakter zugesprochen wird. Nur die Gene «betreiben» eine planmäßige Strategie eigener Existenz, während die Individuen nur den Trick der Gene darstellen, um sich selbst zu vermehren. So sind es die Gene, die handeln, und nicht der Mensch. Die Soziobiologie beansprucht nicht nur die Herrschaft des menschlichen Sozialverhaltens, sondern auch die Erkenntnis und das Denken des Menschen und schließlich das Phänomen der menschlichen Ethik von ihrer evolutiven Entstehungsgeschichte her zu erklären. — Vgl. dazu A. KNAPP, *Soziobiologie und Moraltheologie*, 170f. Wir werden uns hier im Folgenden an dieser ausgezeichneten Arbeit orientieren.

Wer in der Medizin arbeitet, weiß, dass sich die wissenschaftliche Medizin immer mehr in Zukunft auf den mikromolekularbiologischen Bereich ausstrecken wird – man denke hier an die Genmanipulation und mögliche Gentherapien. Gerade aus diesem Grunde gewinnt eine ethisch kritische Auseinandersetzung mit dieser Disziplin eine ganz besondere Bedeutung.

[60] Vgl. R. SPAEMANN, *Was ist das Neue?*, 19.

sich auch aus der Tatsache, dass Sinnesdaten bereits interpretierte Sinnesdaten sind. Gleiches gilt für Beobachtungssätze, die bereits theoriegeleitet sind. Die Ansicht, «die hypothetiko-deduktive Sicht dürfte die Naturwissenschaften zutreffender ... charakterisieren als die lange Zeit herrschende Annahme einer induktiven Arbeitsweise»[61], erinnert daran, dass eine jede Behauptung im Grunde von einer Theorie geprägt ist. Der die Wissenschaften begleitende Schatten der Spekulation kann bei allen Bemühungen kaum abgestreift werden, da die Wahrnehmungen allenfalls zur Prüfung von Hypothesen, die ihrerseits wiederum Produkte von Spekulationen sind, dienen können. Die Fakten werden daher nie von den theoretischen Vorgegebenheiten losgelöst werden können, die der Wissenschafter mehr oder weniger bewusst in den Forschungsprozess einbringt. Die Konsequenz, die sich daraus schließen lässt, weist auf eine Unzulänglichkeit der naturwissenschaftlichen Methodik hin, dass sie auf bestimmte Zusammenhänge verzichtet, zugunsten anderer Aspekte, die im jeweiligen Einzelfall von Interesse sind[62]. Die Natur darf oder kann daher nur das zeigen, was die Naturwissenschaft als Deutungsmuster vorgibt. Die naturwissenschaftliche Frage trifft somit eine Vorentscheidung über den jeweiligen Wirklichkeitsausschnitt. In der «Kritik der reinen Vernunft» hatte I. Kant bereits die These vertreten, dass die Vernunft nur das einsieht, was sie selber nach ihrem Entwurf hervorbringt.

Die Vernunft muss mit ihren Prinzipien, nach denen allein übereinkommende Erscheinungen für Gesetze gelten können, in einer Hand, und mit dem Experiment, das sie nach jenen ausdachte, in der anderen, an die Natur gehen, zwar um von ihr belehrt zu werden, aber nicht in der Qualität eines Schülers, der sich alles vorsagen lässt, was der Lehrer will, sondern eines bestallten Richters, der die Zeugen nötigt, auf die Fragen zu antworten, die er ihnen vorlegt[63].

Die naturwissenschaftliche Methode orientiert sich demnach an jenem Verständnis von Erkenntnis, wonach sich die Gegenstände nach unserer Erkenntnis richten und nicht, wie bisher angenommen, die Erkenntnis nach den Gegenständen. Diese Wende, als kopernikanische Wende der Erkenntnisform bezeichnet, vollzieht die ausschließliche Wendung zum Subjekt, das die Gesetze erlässt, nach denen sich die Gegenstände zu richten haben[64]. Die Antworten sagen daher mehr über den aus, der die Fragen stellt, als über den Befragten. In diesem Sinn versteht sich auch die Bemerkung von E. Chargaff: «Der Mensch ist der Maßschneider aller Dinge»[65].

Eine ähnliche Tendenz, die Wirklichkeit einer reduktionistischen Sichtweise zu unterwerfen, zeigt der Rekurs auf das Kausalprinzip, auf dem naturwissen-

---

[61] D.ST. PETERS, *Biologische Einsicht*, 4.
[62] M. MÜLLER, *Philosophische Anthropologie*, 14.
[63] I. KANT, *Kritik der reinen Vernunft*, 23.
[64] Vgl. J. MEURERS, *Metaphysik und Naturwissenschaft*, 16.
[65] E. CHARGAFF, *Warnungstafeln*, 183.

schaftliche Erklärungen aufbauen. Das Hempel-Oppenheim-Schema[66] z.B. greift nur einige Ausgangsbedingungen heraus, wodurch somit eine willkürliche Wahl getroffen wird. Wollte man aber eine kausale Beziehung zwischen zwei Ereignissen nachweisen, müssten «alle» Ausgangsbedingungen berücksichtigt werden[67]. Es existiert «für kein Ereignis in der Welt eine wissenschaftlich haltbare Kausalerklärung»[68]. Nicht anders äußert sich L. Wittgenstein, wenn er Folgendes schreibt, dass die moderne Weltanschauung der Täuschung unterliegt, «dass die sogenannten Naturgesetze die Erklärungen der Naturerscheinungen seien»[69].

Im Licht dieser kurzen Anmerkungen erscheint der Erfahrungsbegriff der Naturwissenschaft eingeschränkt. Das Diktum, jede Erfahrung müsse experimentell zugänglich sein, bedeutet, dass es sich um eine geplante und homogenisierte Erfahrung handelt. Die durch das Experiment gestellte Frage kann nur mit Ja oder Nein beantwortet werden, wobei das Experiment als solches nie in Frage gestellt wird. Die Anlage des Experimentes ist daher so gestaltet, dass der Wissenschafter nicht zuhört, was die Wirklichkeit etwa von sich aus zu sagen hätte»[70], sondern es wird der Natur vorgeschrieben, worauf sie zu antworten hat. «Die Präzision des wissenschaftlichen Terminus besteht darin, dass unter einem genau bestimmten Aspekt ein Teilphänomen sauber aus dem komplexen Sachverhalt herausgeschnitten und, sozusagen als isoliertes Präparat, der Untersuchung dargeboten wird»[71]. Die etwa von T. v.Uexküll und W. Wesiack beklagte Unzulänglichkeit einer wissenschaftlichen Theorie im Hinblick auf zu treffende menschliche Entscheidungen in der ärztlichen Praxis findet hier eine ihrer Erklärungen, insofern eine wissenschaftliche Theorie nur so viel beinhaltet, wie ihre Prämissen und deren Perspektiven hergeben. Folglich ist einerseits die Wirklichkeit nie vollständig präsent[72], andererseits abstrahiert sie im Blick auf den Menschen von anthropologischen Implikationen, die das «Leben» oder die «Natur» mitkonstituieren. Diese Einschränkung des Erfahrungsbegriffes durch die Naturwissenschaft erklärt sich im Wesentlichen aus den Bedingungen, die für wissenschaftliches Arbeiten gefordert sind: Reproduzierbarkeit (Machbarkeit), Gesetzmäßigkeit (Prognosefähigkeit) und Quantifizierbarkeit.

Dem Kriterium der Reproduzierbarkeit liegt die Ansicht zugrunde, dass wir nur das verstehen, was wir «machen» können. Erfahrung bedeutet daher nur

---

[66] Eine Kausalerklärung im Sinne des Hempel-Oppenheim-Schemas erfordert die Angabe von Ausgangs- und Randbedingungen sowie eines Naturgesetzes, gemäß dem die Ausgangsbedingungen das zu erklärende Ereignis hervorbringen.
[67] Mit dieser Problematik ist z.B. die statistische Erhebung der Anwendbarkeit sowie Verträglichkeit von Therapien jeglicher Art in der Medizin konfrontiert.
[68] W. Stegmüller zitiert bei R. LÖW, *Leben aus dem Labor*, 86.
[69] L. WITTGENSTEIN, *Tractatus logico-philosophicus*, 79.
[70] R. SPAEMANN, *Die christliche Religion*, 258.
[71] J. PIEPER, *Der Philosophierende und die Sprache*, 229.
[72] Vgl. J. HÜBNER, *Die neue Verantwortung für das Leben*, 205.

technische Reproduktion. Die Wiederholbarkeit als Kriterium stellt sich selbst insofern in Frage, als es ein Sich-exakt-Wiederholendes in der Natur nicht gibt. Jedes Ereignis hat aber seine individuelle Prägung, sodass die Ermittlung von Gesetzen nur gelingen kann, wenn von den jeweiligen Besonderheiten abgesehen wird. Auf die gänzliche Ausschöpfung eines einzelnen Falles muss daher verzichtet werden, sodass sich die Wahrnehmung zwangsläufig einer Selbstbeschränkung unterwerfen muss. Ähnliches gilt für die Quantifizierbarkeit oder Messbarkeit von Phänomenen, wozu Galilei bemerkte: «Man muss messen, was messbar ist, und was nicht messbar ist, messbar machen»[73].

Bereits die Antike kannte die Problematik der Messbarkeit von natürlichen Prozessen. Aristoteles meinte dazu, dass die Mathematik nicht geeignet sei, diese zu beschreiben, da sich geometrische Figuren nicht bewegen können. Den Vorsokratikern galt das Messbarmachen-Wollen der Welt sogar als unvermessen und das Wägen-Wollen als zu gewagt[74]. Anders klingt dagegen am Beginn der Neuzeit die Forderung von Leonardo da Vinci: «Kein menschliches Forschen darf wirklich wissenschaftlich genannt werden, wenn man es nicht mathematisch demonstrieren kann»[75].

Mit der Beschränkung auf die Messbarkeit von Phänomenen wird bereits der Typus des Resultates festgelegt, da die Bestimmung der Maßeinheiten über die Ergebnisse entscheidet. «Je sorgfältiger wir die Zifferblätter unserer Messinstrumente beobachten, um so deutlicher sehen wir die Widerspiegelung unserer Gesichter», schreibt Holton G[76]. Eine Geschichte, die der Physiker A. Eddington erzählt, veranschaulicht noch deutlicher die Problematik, die sich mit der Quantifizierbarkeit verbindet. Ein Fischkundiger, der sein Netz ins Wasser wirft, schließt aus dem Fang, dass kein Seegeschöpf weniger als zwei Zoll lang ist und dass alle Seegeschöpfe Kiemen haben. Auf die Frage nach der Möglichkeit, dass es doch auch kleinere Fische geben könnte, die durch die Maschen gehen, antwortet er: «Alles, was mit meinem Netz nicht gefangen werden kann, liegt *ipso facto* jenseits des Rahmens fischkundlichen Wissens und ist kein Teil des Fischreiches, wie es als Gegenstand fischkundlichen Wissens definiert wurde. Kurz gesagt, was mein Netz nicht fangen kann, ist kein Fisch»[77]. Da das Netz m. E. nur eine Teilwirklichkeit sichtbar machen kann, ist die Antwort des Fischkundigen auch nur eine metaphysische Behauptung. C.F. v.Weizsäcker äußert sich in dieser Hinsicht mit Bezug auf das physikalische Weltbild mit der Bemerkung, dass das Weltbild der Physik nicht mit dem Unrecht hat, was es behauptet, sondern mit dem, was es verschweigt[78]. Nicht anders sieht es der Physiker W. Heit-

---

[73] Zitiert bei F.M. WUKETITS, *Evolution, Erkenntnis, Ethik*, 155.
[74] K. LORENZ, *Der Abbau des Menschlichen*, 90.
[75] Zitiert bei P. DAVIES, *Gott und die moderne Physik*, 25.
[76] Zitiert bei J. ECCLES, *Gehirn und Seele*, 142.
[77] Zitiert in: Christlicher Glaube in moderner Gesellschaft (CGMG), Bd. 2, 210.
[78] C.F. v.WEIZSÄCKER, *Zum Weltbild der Physik*, 25.

ler: «Die quantitativ-kausal-deterministische Richtung der Wissenschaft schenkt uns eine Teilwahrheit. Eine Teilwahrheit ist aber auch eine Teilunwahrheit, und sie wird zur ganzen Unwahrheit, wenn wir den Teil für das Ganze ansehen»[79].

In die Auswahlsproblematik der Kriterien der Erfahrung reiht sich weiters die Fragwürdigkeit, menschliche Sinnesorgane und Denkkategorien als ausschließliche Grundlagen des Erkenntnisgewinnes heranzuziehen[80]. Die Unmöglichkeit der Vorstellung der vierten Dimension und die Widersprüchlichkeit in der Beobachtung von Korpuskel und Welle beim Licht gelten als Beispiele jener Kritik, die auf die Grenzen der menschlichen Erkenntnis hinweist. Aus diesem Grund wird auch die Forderung geäußert, dass die Naturwissenschaften auf ihren totalitären Erklärungsanspruch verzichten sollten[81].

Für die Physik des 20. Jahrhunderts spielte in der Frage, ob ein Lichtquant als Welle oder als Teilchen erscheint, die Erkenntnis, dass dies abhängig ist vom «Beobachterstandpunkt», eine wichtige Rolle. Diese Erkenntnis bedeutet, dass der Mensch immer schon in das Geschehen eingreift, was umso mehr gilt, wenn er ein atomares Geschehen und dessen Eigenschaften, die er beobachten möchte, zudem hervorrufen muss. Die Quantentheorie brachte die Einsicht, dass die bewusste Entscheidung, wie ein Elektron beobachtet wird, bis zu einem gewissen Maße die Eigenschaften des Elektrons mitbestimmt[82]. Aus diesem Grund ist der von Descartes festgelegte Dualismus fragwürdig geworden. «Der Mensch besteht viel zu sehr aus Natur und ist viel zu sehr von der Natur abhängig, als dass er sie als reines Gegenüber betrachten könnte»[83]. Der Beobachtungsstandpunkt einerseits wie die Abhängigkeit und Zugehörigkeit zu dieser Natur andererseits konterkarieren den Versuch des Menschen, die Natur und ihre Phänomene als Außenstehender zu entschlüsseln. Im Betrachten mischt er sich in das Geschehen ein, indem er dessen Ablauf stört, wie auch mitbestimmt. Das Resultat des Beobachteten ist daher ein konstruiertes und nicht ein unmittelbar aus der Natur sich zeigendes. Weiters ist dadurch die Wissenschaftssprache eine dem Resultatentyp entsprechende Sprache, mithin auf diese Art von Resultat präzise Sprache. Über diese sprachliche Aussagbarkeit hinaus existiert aber keine Exaktheit mehr[84]. Diese Feststellung lässt an L. Wittgensteins Aussage am Ende seines «Tractatus logico-philosophicus» — wenn auch in einem spezifischen Zusammenhang geäußert — erinnern: «Wovon man nicht sprechen kann, darüber muss man schweigen»[85].

---

[79] Zitiert bei CH. LEUTHOLD, *Plädoyer für ein lebendiges Denken*, 274.
[80] Vgl. K. POPPER, *Objektive Erkenntnis*, 150.
[81] K. LORENZ, *Vergleichende Verhaltensforschung*, 90f.
[82] Vgl. C.F. v.WEIZSÄCKER, 30.
[83] H. SACHSSE, *Der Mensch als Partner der Natur*, 48.
[84] Siehe R. LÖW, *Die Aktualität von Nietzsches Wissenschaftskritik*, 402.
[85] L. WITTGENSTEIN, *Tractatus logico-philosophicus*, 115.

In der Auseinandersetzung mit der Erkenntnismethodik den Naturwissenschaften zeigte sich ein anderes charakteristisches Moment, das als «erkenntnisleitendes Interesse» bezeichnet wird. Darunter versteht man ein dem Erkenntnisvorgang vorausliegendes Interesse, das den Teil der Wirklichkeit, der erforscht wird, bestimmt, und somit die Methodik des Forschens beeinflusst. Das erkenntnisleitende Interesse der Neuzeit bestand nicht mehr in der Frage, was ein bestimmtes Naturphänomen ist, sondern wie es funktioniert. Im Vordergrund stand die Naturerkenntnis, die vormals der Kontemplation diente und diese in ihrer Funktion der Naturbetrachtung verdrängte[86].

Diese neue Tendenz drückt sich im ausgehenden Mittelalter im Wandel der Furcht, von Gott verlassen zu sein, in die Sorge um den Verlust von Selbstgewissheit und intellektueller Beherrschung der Lebenswelt aus. Der göttliche Ordo, der Geborgenheit zu vermitteln suchte, wich dem Glauben des Menschen, die Welt durch Berechnen beherrschen zu können. Selbstverunsicherungen werden durch die Faszination des ständig fortschreitenden technischen Könnens verdrängt. Menschliches Wissen und Können fallen für Francis Bacon († 1626) zusammen. Das Glück der Macht ersetzt das Glück der Betrachtung[87]. Wahrheit und Nützlichkeit sind für ihn identisch, da das wahre Ziel der Wissenschaft «die Bereicherung des menschlichen Geschlechts mit neuen Kräften und Erfindungen»[88] ist. Um diese Erkenntnisse zu erlangen, soll die Natur daher auf die Folter gespannt werden, bis sie ihre Geheimnisse preisgibt. Denn die Natur der Dinge verrät sich eher unter der Tortur der Kunst als in ihrer natürlichen Freiheit[89]. Das Ziel dieser Bemühungen ist im Grunde die Selbsterlösung des Menschen. Nach Bacon hat der Mensch durch den Sündenfall die Herrschaft über die Mitkreaturen verloren. Durch die neuen Erkenntnisse kann er sie nun wiedergewinnen und sich am Ende selber zum Ebenbild Gottes machen[90].

Die neuzeitliche Naturwissenschaft verzichtete damit auf eine symbiotische Naturerkenntnis. Das Interesse galt nicht mehr dem, «was uns die Natur als unseresgleichen verstehen lässt»[91]. Das Ziel war «Herrschaftswissen» (Scheler), was Hobbes prägnant formulierte: «Eine Sache kennen heißt zu wissen, was wir mit ihr machen können, wenn wir sie haben»[92]. Das Verständnis der Herrschaft,

---

[86] Einer der Ersten, der bereits im Hochmittelalter in diese Richtung tendierte, war Roger Bacon († nach 1292), der mit Hilfe seiner Naturerkenntnis Macht gewinnen wollte. Sein Anliegen war ein missionarisches, da er davon überzeugt war, dass die Mohammedaner nur mit mathematisch sicheren Beweisen bekehrt werden könnten. — Vgl. L. OEING-HANHOFF, *Zur Geschichte und Herkunft*, 55; L. SCHEFFCZYK, *Die Theologie und das Ethos*, 353.
[87] F. BACON, *Neues Organ der Wissenschaften*, 26.
[88] «tantum scimus quantum possumus» — ID., 60.
[89] Vgl. dazu H. JONAS, *Orgnismus und Freiheit*, 284.
[90] F. BACON, 236.
[91] R. SPAEMANN, *Unter welchen Umständen*, 104.
[92] Zitiert bei R. LÖW, *Zur Auflösung der Qualitätenlehre*, 209.

die dem Menschen im mittelalterlichen ordo einer Lebenspyramide zukam, verkehrt sich in eine Haltung der Unterwerfung der Natur auf der Grundlage progressiver Objektivierung und Denaturierung.

Da die Normen der Rationalität einer Praxis entsprechen, welche primär auf Naturbeherrschung abzielt[93], verengt sich nun das Verständnis der Vernunft auf ein instrumentelles. Die genannten Kriterien der naturwissenschaftlichen Erfahrung, nämlich Quantifizierbarkeit, Reproduzierbarkeit und Gesetzmäßigkeit, weisen auf dieses Ziel der Naturbeherrschung. Sie sind «Bedingungen für effektive Eingriffe in die Natur mit technischer Zielsetzung»[94].

Die Schlussfolgerung, die sich daraus ergibt, lässt keinen anderen Eindruck zu, als dass die Naturwissenschaften nicht in der Lage sind, die Wirklichkeit in ihrer Ganzheitlichkeit darzustellen. «Sie liefern eine besondere Art des Wissens und beruhen deshalb auf einem irgendwie gearteten Interesse an dieser Art von Wissen. Logisch geht also eine aktuell verdeckte Wertentscheidung voraus, die diese Art von Wissen für wissenswert erklärt. Ob es das ist oder nicht, darüber lässt sich jedenfalls wissenschaftlich nicht mehr bündig entscheiden»[95], schreibt F.H. Tenbruck.

Damit setzt sich die Forderung der «wertfreien» Forschung selbst der kritischen Anfrage nach ihrer Rechtfertigung aus. «Eine empirische Wissenschaft vermag niemanden zu lehren, was er *soll*, sondern nur, was er *kann*, und — unter Umständen — was er *will*»[96]. In dieser Weise formulierte Max Weber die klassische Form der These von der wertfreien Wissenschaft. Demnach lässt ein Wissen über Tatbestände noch kein Urteil über deren Wert zu. Eine echte Erkenntnis des Sein-Sollenden war für ihn nicht möglich[97].

Schließlich wurde die These von der Wertfreiheit auch als Imperativ in der Forschungsarbeit verstanden. Man habe die eigenen persönlichen Werturteile aus der Untersuchung herauszuhalten. Für die Wissenschaft gilt die Objektivität und die Selbstbeschränkung auf den Bereich der reinen Fakten[98].

Auf dem Hintergrund des bisher Ausgeführten wird deutlich, dass die letztere Interpretation in der Praxis nicht konsequent durchführbar ist. Es gibt zwar Teilbereiche, in denen eine relativ unabhängige Forschung von Wertsystemen möglich ist. Dennoch ist das umfassende Paradigma, in dessen Rahmen wissenschaftlich gearbeitet wird, nicht wertfrei. Das Postulat der Wertfreiheit stellt bereits selbst eine ethische Entscheidung, eine Wertentscheidung und kein Erkenntnisurteil dar. Wiederum war es Nietzsche, der die Wissenschaften in ihrer Wertbeladenheit entlarvte: «Es gibt, streng geurteilt, gar keine ‚voraussetzungs-

---

[93] M.W. FISCHER, *Wissenschaftskritik und Naturrecht*, 581.
[94] R. LÖW, *Zur Interpretation evolutionärer Entwicklungen*, 23.
[95] F.H. TENBRUCK, *Die unbewältigten Sozialwissenschaften*, 272.
[96] Zitiert bei G. RADNITZKY, *Wertfreiheitsthese*, 82.
[97] Vgl. L. STRAUSS, *Naturrecht und Geschichte*, 43.
[98] Vgl. H. JONAS, *Technik, Medizin und Ethik*, 81.

lose' Wissenschaft ..., ein ‚Glaube' muss immer erst da sein, damit aus ihm die Wissenschaft eine Richtung, einen Sinn, eine Grenze, eine Methode, ein *Recht auf Dasein* gewinnt»[99].

Abschließend können wir festhalten, dass die Wissenschaften immer nur einen Teilaspekt der Wirklichkeit behandeln und diese in ihrer Ganzheitlichkeit nicht in den Blick bekommen. Es handelt sich eher um eine Karikatur, die von der Wirklichkeit gezeichnet wird. Einige Aspekte werden mehr hervorgehoben als andere. Die Wirklichkeit an sich wird von der «objektiven» Erkenntnis nicht erfasst. Vielmehr ist die Objektivität eine bestimmte Art, die Phänomene zu betrachten. In ihrer Vorgehensweise kann sie die Phänomene entscheidend verändern[100]. Unter Objektivität wird man daher nicht Voraussetzungslosigkeit verstehen können, sondern «Transparenz auf die Legitimität der Existenz wie Wirkweise der Voraussetzungen hin»[101]. Aus diesem Grund wird sich der Mensch der Subjektivität aller Erkenntnis bewusst bleiben müssen, weshalb er wachsam und darum bemüht sein muss selbstkritisch Rechenschaft abzulegen. «Der Mythos reiner Objektivität wäre Flucht vor der Subjektivität, vor der Begrenztheit menschlichen Erkennens, vor der Einsicht in die Unmöglichkeit einer absoluten Vernunft. Objektivität wäre ein Mittel, sich selber loszuwerden, und zwar, nach Nietzsche, aus Geringschätzung»[102].

2.1.2 Das mechanistische Weltbild und der menschliche Organismus

Nachdem wir nun einige Erhebungen über den methodischen Ansatz der Naturwissenschaften unternommen haben, muss auch gleichsam eine Auseinandersetzung mit dem mechanistischen Weltbild folgen, das sich, wie wir bereits andeutungsweise gesehen haben, gleichzeitig mit der Entwicklung der Naturwissenschaften etablierte. Einen seiner Höhepunkte wird man in heutiger Zeit in der Soziobiologie Dawkins und Wilsons finden. Der Erstere meinte, dass alle Lebewesen einschließlich des Menschen als «Überlebensmaschinen» anzusehen seien. Wilson hingegen vergleicht den Menschen mit einem Roboter und versteht das menschliche Gehirn als Maschine[103]. Diese Ansicht über die Lebewesen und den Menschen ist im Grunde kein Ergebnis der naturwissenschaftlichen Forschung. Vielmehr liegt ihr Ursprung im neuzeitlichen Weltbild des *Mechanismus*. Seiner Entwicklung und seinem Einfluss auf die Medizin, im Besonderen die Pathologie, soll im Folgenden skizzierend nachgegangen werden.

Die Philosophie des Mechanismus, die die Naturwissenschaften vom 17. bis ins 20. Jahrhundert begleitete, setzt voraus, dass die materielle Wirklichkeit aus

---

[99] F. NIETZSCHE, *Zur Genealogie der Moral*, 890.
[100] M. DRIESCHNER, *Einführung in die Naturphilosophie*, 129.
[101] K. DEMMER, *Deuten und Handeln*, 17.
[102] R. LÖW, *Nietzsche – Sophist und Erzieher*, 156.
[103] O. WILSON, *Biologie als Schicksal*, 9.

unveränderlichen Urelementen zusammengesetzt ist. Alle Bewegung und Veränderung ist im Grunde nur eine neue Kombination dieser Urelemente[104]. Bereits bei Demokrit und vor allem bei Empedoldes von Agrigent findet sich eine solche konsequent mechanistische Theorie. Letzterer suchte die Lebewesen rein kausalmechanisch zu erklären, indem diese zufällig aus Schlamm bei Feuchtigkeit und Wärme entstehen und aus einem labilen Miteinander von Gegensätzen bestehen. Ebenso versuchte in ähnlicher Weise Theophrast, ein Schüler des Aristoteles, das Leben zu erklären, wobei er von der aristotelischen Teleologie abrückte[105].

Mit Galilei, Bacon und Descartes wurde wieder das mechanistische Weltbild propagiert. Zum Leitbild aller Naturforschung wurde Galileis Physik, die Mechanik. Das Messen und Zählen aller Dinge steht nicht mehr im Dienst, die Welt verstehen zu wollen, sondern diese zu erklären. Hatte das Mittelalter noch gefragt: Was ist es, das den Stein bewegt, wenn er fällt, so befassen sich Galileis Fallgesetze jetzt nur noch mit der Frage, wie der Fall im Einzelnen vor sich geht[106]. Newton erbrachte schließlich jene Beweise, die die ersten Ansätzen Galileis zum Durchbruch verhalfen. Mit Newtons Theorie konnten nun nicht nur die Bewegungen der Sterne erklärt werden, sondern auch die Bewegungen von Körpern auf der Erde, wie z.B. herabfallende Äpfel oder Geschosse. Im Gefolge dieser neunen Einsichten entstand die Hoffnung, diese Mechanik könnte schlussendlich auch Entscheidendes zur Erklärung der lebenden Organismen beitragen[107].

Eine metaphysische Grundlegung für das neue Weltbild lieferte R. Descartes. H. Jonas bezeichnete Descartes` Version des Dualismus, die Welt in eine res extensa als Natur und äußeres Sein und die menschliche Seele als res cogitans einzuteilen, als «metaphysische Magna Charta für ein rein mechanistisches und quantitatives Bild der natürlichen Welt, mit seinem Korollar der mathematischen Methode in der Physik»[108]. Im «Discours de la Méthode» zählte Descartes auch die Tiere zu den res extensae und hält sie für Maschinen und Automaten[109]. Einer der Gründe lag dafür wohl auch darin, dass die lebensähnlichen Maschinen des Barock auf ihn einen großen Eindruck machten. Das Verhaltnis Körper – Seele in dieser Betrachtungsweise zu erklären, legt sich daher nahe.

Descartes geht davon aus, dass der Mensch sich von den Tieren durch den Besitz der Seele unterscheidet, welche nach ihm ihren Sitz in der Zirbeldrüse im Gehirn hat. Da er aber den Tieren jegliche Art von Seele abspricht, erniedrigt er

---

[104] Vgl. A.G.M. van MELSEN, *Evolution und Philosophie*, 36.
[105] R. LÖW, *Philosophie des Lebendigen*, 27f.
[106] F.M. WUKETITS, *Zustand und Bewußtsein*, 78.
[107] D. POPPER, *Objektive Erkenntnis*, 219f.
[108] H. JONAS, *Organismus und Freiheit*, 116.
[109] R. DESCARTES, Discours de la Méthode, 91f.

sie zu gefühllosen Automaten[110]. Nicht anders sieht er den menschlichen Körper, den er als Maschine versteht und zu erklären sucht. Nach dem Grundprinzip der Mechanik bewegt die Seele den menschlichen Körper, indem sie in den Mechanismus der Verteilung der «Lebensgeister» im Körper eingreift. Diese bewegen sich durch Schläuche mit Poren und Ventilen[111]. «Für mich», so schreibt er, «ist der menschliche Körper eine Maschine. In Gedanken vergleiche ich einen kranken Menschen und eine schlecht gemachte Uhr mit meiner Idee von einem gesunden Menschen und einer gut gemachten Uhr»[112]. Auch Leonardo da Vinci hatte bereits den Versuch unternommen, den menschlichen Körper unter mechanistischen Gesichtspunkten zu studieren. Ein Zeugnis der Begeisterung dieses neuen Verständnisentwurfes gibt Andreas Vesalius, der 1543 den menschlichen Körper als Werkstatt beschrieb. Damit war die Betrachtung der Lebewesen als Maschinen angestossen und der Versuch, alle lebenden Phänomene auf rein physikalische Prozesse zu reduzieren, eingeleitet[113].

Später konnte sich auch der Materialist J.O. de La Mettrie auf Descartes berufen, wobei er diesem allerdings den Vorwurf machte, die «Seele» bloss um der Pfaffen willen angeflickt zu haben[114]. Für ihn ist die Seele auch ein empfindlicher materieller Teil des Gehirns, der als eine Haupttriebfeder der ganzen Maschine angesehen werden muss. Aus diesem Grund ist die Seele keine spezifisch menschliche Eigenschaft mehr. In Folge dessen werden nun Mensch und Tier einander so nah wie möglich angeglichen[115]. Zur Unterstützung seiner These interpretiert La Mettrie Nerven und Gehirn als Muskeln, indem er wissen lässt, «das Gehirn hat seine Muskeln, um zu denken, wie die Beine ihre Muskeln haben, um zu gehen»[116]. Das Denken hat sich daher auch für ihn aus der Materie entwickelt[117]. Nicht unbedeutend für die Medizin selbst ist die Tatsache, dass die Lehre vom Lebewesen als Maschine im Grunde die beherrschende Philosophie bis heute geblieben ist. Im Bogen der jüngsten Zeitgeschichte sind zwar die bedeutendsten mechanistischen Vorstellungen verfeinert worden, wie z.B. die Kenntnisse der Chemie, der Biochemie, der Elektrizitätslehre, der Physiologie usw., das Grundverständnis blieb aber unverändert. Wer heute z.B. das Studium

---

[110] Vgl. R. LÖW, *Leben aus dem Labor*, 62.
[111] R. DESCARTES, 92; vgl dazu R. LÖW, 85*f.*
[112] Zitiert bei F. CAPRA, *Wendezeit*, 61.
[113] A. BARUZZI, *Mensch und Maschine*, 30.
[114] L. OEING-HANHOFF, *Der Mensch in der Philosophie Descartes`*, 378. — Zu La Mettrie vgl. M. GRMEK, *A Survey*, 181-195.
[115] Vgl. G. PFLUG, *Julien de la Mettrie*, 523; R. LÖW, *Philosophie des Lebendigen*, 84.
[116] Zititiert bei A. BARUZZI, 87.
[117] Vgl. A. BAMMÉ, *Maschinen-Menschen*, 54*f.*

der Medizin absolviert, bekommt den Eindruck vermittelt, als sei der menschliche Körper eine komplex funktionierende organische Maschine[118].

Im Besonderen gilt dies für die Biologie, die zu einem der wichtigsten Partner der Medizin geworden ist. Die klassische Physik ist die Grundlage der Biologie geblieben, obwohl Darwins Evolutionstheorie die Geschichtlichkeit der Natur herausstellte. Ernst Haeckel spricht im Gefolge der neuen darwinistischen Ideen 1866 vom «allmächtigen und unabänderlichen Kausalgesetz», welches die gesamte Natur beherrscht[119]. Er ist davon überzeugt, dass die gesamte Geschichte der Natur einschließlich des menschlichen Bewusstseins auf die Bewegung der Atome zurückgeführt werden kann. Für ihn steht am Beginn aller Evolution «eine geistlose Mechanik von Atomen»[120].

Dieses kurz gezeichnete Weltverständnis des Mechanismus, ist, wie wir andeutungsweise bereits gesehen haben, nicht wirkungslos an der Medizin vorbeigegangen. Im Gegenteil hat dieses in der Erkundung und Erforschung der Ursachen der Krankheiten das Vorbild dazu abgegeben. Der Weg dieses Einflusses, der schließlich zu einem vollständigen Umbruch in der Medizin geführt hat, ist rasch beschrieben. Zurückzugehen haben wir hierbei wieder auf Descartes in seiner Trennung von Geist-Seele und Körper, die das Maschinenverständnis des Organismus in Bewegung setzte.

Für H. Schipperges ist die Mechanisierung des Weltbildes ein weitaus radikalerer Umbruch als die Kopernikanische Wende, wo das geozentrische Weltbild ins heliozentrische lediglich umgedeutet wurde. Nach ihm geht es jetzt darum, die anthropologischen Konsequenzen zu ziehen: Der mittelalterliche Ordo, ein Universum noch vom Mineralreich bis zur Welt der Engel, wird einfach umgelegt! «Anatomie, Physiologie, Iatromechanik wie auch die Physikotheologie sind nur die Medien des neuen Instrumentariums, dem nunmehr «Deus sive natura» zum ausschließlichen Objekt der Wissenschaft wird»[121]. Schipperges lässt diese Zeit mit einem Wort von Thomas Sydenham zusammenfassen: «die Dinge handeln auf dieselbe Art wie die Maschinen nicht auf Grund ihrer eigenen Entschließung, sondern im Sinne des Planes dessen, der sie schuf»[122].

Die Welt der Natur, so schreibt Schipperges, ist eine Maschine geworden, die von ihrem Schöpfer gelenkt wird: Aus dem «Deus ex machina» ist ein «Deus intra machinam» geworden, der die Welt in eine revolutionäre Bewegung versetzt.

---

[118] Man wird hier auch unmittelbar an die Computerforschung und -weiterentwicklung erinnert, die den Traum hegt, einen Megacomputer zu konstruieren, der die Arbeitsweise des menschlichen Gehirns nachahmt oder eine Kopie desselben darstellen soll.

[119] G. ALTNER, *Mensch – Natur – Zeit*, 42.

[120] ID., 42.

[121] H. SCHIPPERGES, *Krankheit und Kranksein*, 99. Für die geraffte Darstellung des Einflusses des mechanistischen Weltbildes auf die Medizin halten wir uns an die Ausführungen des genannten Buches von H. Schipperges.

[122] ID.

Schlag auf Schlag folgen nun die großen Erfindungen und Entdeckungen der Neuzeit: Pieter Paaw (1564 – 1617), Anatom in Leiden, begründet die Lehre von den tierischen Bewegungsvorgängen. Frederik Ruysch (1638 – 1731) entwickelt in Amsterdam ein neues Injektionsverfahren. Swammerdam und van Leeuwenhoek entwickeln und bedienen das Mikroskop, das Leibniz das «herrlichste Instrument zur Untersuchung der natürlichen Geheimnisse» bezeichnet[123]. In Leiden arbeitet seit 1687 der Anatom Anton Nuck (1650 – 1692) an einer Systematik der Drüsen- und Gefäßapparate, die als «Adenographia curiosa» in die Medizingeschichte einging. Reignier de Graaf gelingt es parenchymatöse Organe durch Injektion von Gefäßen mit erstarrenden Massen zu zeigen. Jan Swammerdam injiziert gefärbtes, geschmolzenes Wachs in Gewebe, um sie anschaulich zu machen. Malpighi konnte 1666 die roten Blutkörperchen entdecken, die 1673 Antoni van Leeuwenhoek sehr sorgfältig beschreibt. Im Jahre 1677 gelingt es dem Studenten Johann Ham in Leiden, die Samentierchen unter dem Mikroskop nachzuweisen. Stephan Blankaard verfasst (seit 1680) seine «Collectanea medico-physica» und Nicolaas Hoboken (1632 – 1678) hielt 1669 in Harderwyk seine Antrittsrede «Über die innere Verbindlichkeit des ärztlichen Berufes mit der Mathematik». Theodor Craanen erarbeitet (1689) als erklärter Schüler Descartes seine «Dissertatio Physico-Medica de Homine»[124].

Es war aber Johannes Alphonsus Borelius (1608 – 1679), der in seiner Vorrede zu «De motu animalium» (1679) dieses neue iatrophysisch orientierte Konzept kurz und bündig beschrieb:

Und gleicherweise geschehen die Verrichtungen der Tiere von mechanischen Ursachen, Instrumenten und Verhältnissen, nämlich durch die Waage, den Hebel, die Winde, das Heberad, den Keil, die Schraube usw. Und da die wissenschaftliche Kenntnis dieser überhaupt Mathematik ist, so wird es wahr sein, dass Gott bei der Konstruktion der Organe der Tiere Geometrie ausübt und wir bei dem Verständnis derselben der Geometrie bedürfen, welche die einzige und angepasste Wissenschaft ist, damit der göttliche, in den Tieren geschriebene Kodex gelesen und verstanden werden kann (ut legi possit et percipi codex divinus in animalibus conscriptus)[125].

---

[123] ID.
[124] Vgl. ID., 100.
[125] ID. — In dieser Schrift war Borelius von der Maschinentheorie des Organismus ausgegangen, um dann im Einzelnen der Ursache (facultas motiva) insbesondere der Muskelbewegung nachzugehen. Nach dem Beispiel der physiko-mathematischen Wissenschaften berief er sich auch hier auf die physikalischen Phänome als auf das Fundament allen Wissens, die auch bei den Organen der tierischen Bewegung, der Muskulatur, ihre Geltung hätten. Bei seinen Untersuchungen über Struktur und Funktion (contractio) des Muskels fand Borelli zwar eine charakteristische Aktivität (actio vitalis musculi), die aber nirgendwo über die Gesetze der Mechanik hinausreichte. Borelius schloss daraus, dass die Natur zu nichts imstande sei, «was über die Gesetze der Mechanik hinausgehe». Gegen die «Gesetze der Notwendigkeit», wie sie von der «göttlichen Weisheit» vorgeschrieben, könne auch die Natur nichts ausrichten. Aus dieser Gesetzmäßigkeit der natürlichen Abläufe wurden bald schon weit reichende

Dieses Verständnis vom Körper als einem organisierten Mechanismus konnte nun dazu dienen, mit den Mitteln der Mechanik, Statik, Hydraulik, Optik diesen auf seine physikalische Kausalität hin zu befragen[126]. So konnte auch Leibniz 1699 in diesem Zeitgeist an Friedrich Hoffmann[127] schreiben: «Auch meine Ansicht war stets, dass in der Körperwelt alles mechanisch geschieht, wenn wir auch die einzelnen Mechanismen nicht immer deutlich erklären können»[128].

Um der Faszination willen, die aus dieser Zeitepoche spricht, sei auch noch Baglivi erwähnt, der den Körper als geschlossene physikalische Einheit erläuterte. «Verdauung, Atmung, Stoffwechsel sind ihm ausschließlich mechanische Prozesse geworden. Die Lungen sind ein Blasebalg, der Blutkreislauf eine Wasserkunst, die Zähne sind Scheren, der Magen eine Flasche»[129]. An die Seite der Iatrophysik tritt dann auch die Iatrochemie, die Lehre von der Fermentation, die als legitimer Vorläufer unserer Physiologischen Chemie gelten kann.

Schon Leibniz hat 1712 ein vorrausblickendes Wort verfasst, dass die Heilkunde nur dann fortschreiten werde, wenn sie das Bild des Menschen nicht mehr durch geistvolle Spekulationen (ex ingenio) zeichne, sondern mit wissenschaftlicher Erfahrung (ex experientia). Die Medizin betrachtete er als ein gigantisches Experimentierfeld, wo Erfahrung und Bildung des Arztes (doctrina cum peritia), Beobachten und Experimentieren (usus artis cum experimentorum studio) möglichst innig miteinander verbunden sein sollten[130].

Gerade in der Pathologie zeichnete sich mit den zunehmend mechanistischen Vorstellungen und Deutungen des menschlichen Körpers ein entscheidender Einschnitt ab. Im Wesentlichen sind es drei Modelle, die Schipperges anführt, die sich hier entwickeln. Als Erstes das humoralpathologische Konzept, das am ehesten noch von Vertretern der Naturheilkunde beachtet wird. Das Zweite entsprach mehr einer neuralpathologischen Richtung, das getragen war von einem dynamischen Funktionsdenken. Und drittens die Solidarpathologie, die auf der

---

Schlussfolgerungen gezogen. Wenn Borelius alle Tätigkeiten der Knochen, Gelenke und Muskeln unter Anwendung der Hebelgesetze rein mathematisch-physikalisch erklärt hatte, lieferte er damit eine komplette Theorie der Körperbewegungen auf mathematischer Basis.

[126] Schipperges führt hier an, dass das Gleiche auch für die analogen Versuche des Franz de la Boe-Sylvius (1614-1672) und seine Hypothese, alle Krankheiten seien chemische Reaktionen, «Fermentationen der Humores», gelte. Vgl. ID.

[127] F. Hoffmann (1660-1742) war der große Systematiker der Barockzeit. In seinen «Fundamenta Medicinae» von 1695 schrieb er, dass niemand ein vernünftiger Arzt werden könne, wenn er kein «perfectus physicus» sei, ein Fachmann auf allen Gebieten der Naturkunde. Daher darf es nicht wundern, wenn er ganz selbstverständlich neben dem «Professor Medicinae» den Titel eines «Physicus Primarius» trug. Seine Werke erschienen posthum als «Opera Omnia Physico-Medica» (1748/49). Vgl. ID., 101.

[128] Zitiert nach ID., 100.
[129] ID., 101.
[130] Vgl. ID.

Basis des morphologischen Denkens zur Leitfigur der modernen Medizin geworden ist[131].

Nach Schipperges hat sich in erster Linie das solidarpathologische Konzept durchgesetzt, wie es von der Pathologischen Anatomie aufgebaut und vertreten wird. Begründer dieser Richtung war Giovanni Battista Morgagni (1682 – 1771), der die immer konkreter anwachsenden anatomischen Materialien mit dem neuen physiologischen Denken zu verbinden vermochte. Dargelegt hat er diese in seinem Hauptwerk: «De sedibus et causis morborum per anatomen indagatis» von 1761. Dieser Titel hat im Grunde als Programm bis zum heutigen Tag Geltung.

In Grundzügen von uns dargestellt, suchte Morgagni die «causa», Grund und Wesen der Krankheit, durch die «sedes», den Ort im Organismus zu erklären. Dadurch gelang es ihm, eine Brücke von der Anatomie zur Klinik zu schlagen. Es ging ihm aber nicht nur um den Sitz der Krankheit, sondern auch um ihre Ursachen, die therapeutisches Handeln notwendig machten. So kündigt sich bei ihm bereits eine neue Theorie der Medizin an.

Etwa 130 Jahre später wird Rudolf Virchow auf dem großen Internationalen Medizinischen Kongreß in Rom (1894) den historisch bedeutungsvollen, «anatomischen Gedanken in der Medizin» eigens zu feiern und damit auch seinen Begründer Morgagni zu rühmen wissen. Morgagnis Verdienst lag in der Überführung der Krankheitserkenntnis vom «Wesen» auf den «Sitz» der Erkrankung. Daher soll nach Virchow «kein Arzt ordnungsgemäß über einen krankhaften Vorgang denken», wenn er ihm keinen Ort im Körper zuweisen kann. Bezugnehmend auf den Fortgang der Studien über die Gewebe zu den Zellen meinte Virchow, dass die alte Humoralpathologie und die Solidarpathologie «in einer empirisch zu begründenden Zellularpathologie» vereinigt werden sollen. Diese, so hofft er, wird «die Pathologie der Zukunft» sein[132].

Nun darf man aber nicht glauben, dass dieser gezeichnete Weg der Medizin von allen geteilt wurde. Vielmehr zeigt sich ein reiches Spektrum, das diese Zeit charakterisiert[133]. Die Zeit der Aufklärung und Romantik gilt als der letzte systematische Treffpunkt von Philosophie und Medizin[134].

---

[131] Vgl. ID.
[132] Vgl. ID., 102.
[133] U. Wiesing verweist am Beginn seines Buch über die Medizin in der deutschen Romantik, neben naturphilosophischen Ansätzen auf die Brownianer, eine traditionalistisch-pragmatische Richtung um Hufeland, oder eine von Kant und F.W.J. Schelling, der zu einer der zentralen Figuren geworden ist, beeinflusste Richtung usw. Ein grundsätzlich verfolgtes Ziel war es, dass «man die im Laufe des 18. Jahrhunderts erlangten Kenntnisse in der Physiologie in die Therapie umsetzen wollte, die immer noch nach alten humoralpathologischen Grundsätzen praktiziert wurde und Gewissheit vermissen ließ». U. WIESING, *Kunst oder Wissenschaft?*, 34.
[134] Vgl. ID., 34f. mit Verweis auf D. v.Engelhardt und H. Schipperges.

Was die weitere naturwissenachftliche Entwicklung in der Medizin angeht, kam es bei dem französischen Physiologen, Pharmakologen und Spitalarzt Francois Magendie zu einem entscheidenden und definitiven Schritt. Vorraussetzung seines Systems war die Erkenntnis, dass alle Lebewesen denselben physikalischen und chemischen Gesetzen unterliegen wie die anorganischen Prozesse. Die Medizin habe daher ihren Rückstand gegenüber den anorganischen Wissenschaften aufzuholen. Sie muss lernen, die Gesetze der Naturkörper auch auf den menschlichen Organismus anzuwenden, weil die Prinzipien der Physik und Chemie für alle Lebewesen gelten. Physiologie und Pathologie sollen nach ihm der Physik und Chemie gegenüber autonome Disziplinen werden. Die Medizin ist nichts als «die Physiologie des kranken Menschen»[135]. Mit seinen Thesen, dass die Physiologie die Lehre von den Funktionen des gesunden Organismus ist, Pathologie die Lehre von den gestörten Funktionen, hat er das ganze Programm der modernen Krankheitslehre entworfen. Wie für ihn die Pathologie Pathologische Physiologie war, erklärte später Rudolf Virchow im Jahr 1857 die Pathologische Physiologie als «die wahre Theorie der Medizin». Nicht ganz ohne Grund wurde Magendie auch als der Begründer der modernen Medizin bezeichnet, wenn er die Lebewesen von denselben physikalischen und chemischen Prozessen wie die anorganischen Prozesse ansah. H. Schipperges fasst es in dieser Weise zusammen:

> Der Traum des großen Magendie trug demnach sehr reale Züge und enthielt ein ganz klares Programm: Die Pysiologie muss auf der Basis der naturwissenschaftlichen Physik und mit Hilfe des Experiments neu begründet werden. Und da die Prinzipien der Physik und der Chemie auch für die Lebewesen gelten, haben Physiologen, Pathologen und auch die Therapeuten sie nur noch „anzuwenden". Mit einem Satz: Die Medizin ist die Physiologie des kranken Menschen; Heilkunde ist eine angewandte Naturwissenschaft.[136]

Am Schluss sollte Claude Bernard (1813 – 1878) nicht unerwähnt bleiben. Er vertrat die unerschütterliche Überzeugung, dass Physiologie und Pathologie endgültig auf dem Weg zur Wissenschaft sind. Die «Methode der Wissenschaft» ist das Experiment. Er meinte, «sie wirft nicht nur das Joch der Philosophie und der Theologie ab, sie duldet auch nicht die persönliche Autorität in der Wissenschaft»[137]. Einzig allein gelten Hypothesen, die «durch logische Prüfung und experimentelle Kritik» abgesichert worden sind. Zwischen Krankheit und Gesundheit gibt es für ihn nur Gradunterschiede. Der Krankheitszustand ist demnach nichts anderes als eine Übersteigerung, Verzerrung, Disharmonie der normalen Phänomene. Diese Veränderungen können auch von physiologischen und sozialen Bedingungen abhängig sein.

---

[135] Vgl. H. SCHIPPERGES, 128.
[136] ID.
[137] ID., 129.

Der bezeichnende Titel seines Buches «Einführung in die experimentelle Medizin» von 1865 verrät bereits Bernards Gedanken, den lebendigen Organismus als «eine bewundernswerte Maschine, ausgestattet mit den wunderbarsten, verwickeltsten und zartesten Mechanismen» zu verstehen. Der Physiologe muss daher versuchen, «die elementaren Bedingungen der physiologischen Vorgänge zu determinieren und ihre natürliche Rangordnung zu erkennen, um dann die verschiedenen Verknüpfungen in dem vielgestaltigen tierischen Organismus zu verstehen und zu verfolgen»[138]. Die folgenden Worte lassen uns etwa an F. Bacon erinnern, wenn er der modernen Wissenschaft die Aufgabe zuweist, «die Natur zu erobern, ihr ihre Geheimnisse zu entreißen, sich ihrer zum Nutzen der menschlichen Zielsetzungen zu bedienen. Die Physik und die Chemie haben dem Menschen die Herrschaft über die leblose Natur gesichert. Die Physiologie wird sie ihm über die belebte Natur geben». Nur Physik und Medizin können unsere Welt verstehen und gestalten.

Der Schluss, den Claude Bernard zieht, besteht darin: «Wir können tatsächlich keinen wesentlichen Unterschied zwischen physiologischen, pathologischen und therapeutischen Vorgängen finden. Sie alle stammen aus Gesetzen, die der lebenden Materie eigentümlich sind; ihr Wesen ist dasselbe, und sie ändern sich nur entsprechend den verschiedenen Bedingungen, unter denen sie ablaufen». Als «Leitgedanken» seines gesamten wissenschaftlichen Lebens nannte er die Herausführung der Medizin aus der Empirie; sie sollte mittels der experimentellen Methode zu einer wirklichen Wissenschaft führen[139].

Diesem gezeichneten Einzug der naturwissenschaftlich-experimentellen Methode und dem damit verbundenen mechanistischen Weltbild in der Medizin verbindet sich ebenso die Wandlung des «Naturbegriffes» im 18. und 19. Jahrhundert, um dessen Definition, Bestimmung und Sinnhaftigkeit bis zum heutigen Tag eine bewegte Diskussion geführt wird.

2.1.3 Zum Verständnis des Naturbegriffes

Was bedeutete und bedeutet Natur in der Medizin? Die Medizin hat in jedem Fall mit der Natur des Menschen zu tun, worunter heute zumeist die biologische Natur gemeint wird. Aus der Philosophie wissen wir, dass Natur unterschiedlich verstanden werden kann, wie auch in vielen Wissenschaften, in denen der Naturbegriff eine Rolle[140] spielt, dieser nicht einmal innerhalb der gleichen Wissenschaft immer eindeutig ist. Die Sinnbedeutung, die man diesem Wort beilegt, spiegelt oft eine ganze Weltanschauung wider. Mit dem beginnenden Siegeszug der Naturwissenschaften hat sich das Verständnis dieses Begriffes in weiten Tei-

---

[138] ID.
[139] Vgl. ID.
[140] An dieser Stelle wollen wir auch daran erinnern, was wir dazu bereits im ersten Kapitel 3.1.2 und 3.1.3 ausgeführt haben.

len der Wissenschaften in Richtung eines vom mechanistischen Weltbild dominierten Verständnisses entwickelt, wie es sich aus dem bereits vorhin Dargelegten nahe legt.

Verstehen und begreifen suchen, was Gesundheit und Krankheit und alles was damit in der Medizin zu tun hat, bedeutet, ein bestimmtes und konkretes Verständnis auch von «Natur» zu haben.

Schon bei Hippokrates hatte die Natur eine entscheidende Bedeutung, die er im Deutungs- und Verstehensversuch von Krankheit aus der mythologischen und damit religiösen Deutung herauszulösen suchte. Natur blieb bei ihm natürlich im Verstehenshorizont der griechischen Philosophie pantheistisch geprägt. Angezielt war, dass Krankheit keine vom Schicksal oder von göttlicher Fügung geschickte Gegebenheit ist, sondern natürliche Ursachen hat. In der Natur der körperlichen wie geistig-seelischen Verfasstheit des Menschen liegt die Möglichkeit der Erkrankung. Damit ist der Rahmen abgesteckt, in dem im Laufe der Geschichte der Naturbegriff innerhalb der Medizin eine grundlegende Rolle spielte und spielt. So kann plastisch, etwas vereinfacht, die Vielzahl und Unterschiedlichkeit der Frage- und Problemstellungen zu- und eingeordnet werden.

Gehen wir vom Naturbegriff des klassischen Altertums aus, wie ihn die Heilkunde vorfand, mit ihm umging und für sich nutzbar machte, so besaß dieser eine gewisse Affinität zum Pantheismus. Auch Denker, die die Transzendenz Gottes grundsätzlich bejahen, sehen in der Naturbestimmtheit alles dessen, was ist, des Seienden, eine unmittelbare Gegenwart Gottes. Die Geschichte der Medizin ist bis in die Neuzeit nachhaltig beeinflusst von dem Satz des Aristoteles und der Stoiker: «Gott und die Natur tun nichts vergebens» (Deus et natura nihil faciunt frustra)[141]. Je nach der zugrunde gelegten gesamten Weltauffassung erfährt diese Aussage verschiedene Schattierungen.

Durch die ganze Geschichte der Philosophie zieht sich die Spannung zwischen statischem und dynamischem Naturbegriff hindurch. Parmenides sieht das ganze Weltbild und demnach auch die Natur des Menschen statisch. Er betont die ewige Gleichheit der Wesenheiten und Prinzipien. Am andern Pol steht Heraklit, der auch in bezug auf die menschliche Natur das ständige Werden betont. Was bedeutet jedoch dieses ständige Werden, wenn es gemäß dem griechischen Weltbild innerhalb des Kreises der ewigen Wiederkehr bleibt?

Das moderne Weltbild, das vom Wissen um Evolution und Entwicklung des Menschen bestimmt ist, betont vor allem die Geschichtsbedingtheit und, wenigstens teilweise, die Geschichtsmächtigkeit als Wesenszug der menschlichen Natur. Die heutige Philosophie betont in ihren verschiedensten Richtungen etwa von Heidegger bis Marcuse vor allem den werdehaften Charakter alles Daseins und auch der menschlichen Natur. Der Mensch kommt zu bewusstem Dasein im

---

[141] Zitiert nach B. HÄRING, *Der heilende Dienst*, 49.

Mut zum Werden. Die menschliche Natur ist bestimmt von der Spannung zwischen Essenz und Existenz.

Aber die Existenz, als das aus sich heraustretende Werden, erfährt stärkere Betonung als die Essenz, insofern sie auf ein in sich ruhendes Wesen hinweisen könnte. Nicht selten bezieht sich diese Philosophie auf das biblische Bild des ursprünglichen Chaos und will dann die gesamte Natur irgendwie in Griff bekommen als den Kampf zwischen Chaos und sinnhaftem Werden.

Es gehört auch zu den charakteristischen Zügen der modernen Philosophie, dass sie den Unterschied zwischen der Natur des Menschen und der Kultur betont. In dieser Sicht ist Natur irgendwie das Material der Kultur. Es gehört dann zum Wesen des Menschen — oder wenn man so sagen will, zur Natur des Menschen —, dass sich die menschliche Person vor allem als Verwalter des vorgegebenen und naturhaften Seins einschließlich des biochemischen Erbes und des unbewussten Unterbewussten versteht.

An diesen Deutungsversuchen der Natur partizipiert die Medizin. Der Naturbegriff der Medizin steht immer im Strahlungsfeld des Zeitgeistes, in einer Wechselwirkung mit dem Naturbegriff der Philosophie und in etwa auch der Theologie[142]. So unterliegt im Laufe der Medizingeschichte das angewandte Naturverständnis in der Medizin einem Wandel, wobei aber auch in einer Zeitepoche differierende Begriffe von Natur Vorgabe für die Heilkunde sein können[143]. Ein entscheidender Unterschied besteht zwischen philosophischer Spekulation über die Natur des Menschen und der Sicht und Erfahrungsweise der Ärzte, die *existentiell* nach dem Sinn des menschlichen Lebens, der Gesundheit und Krankheit und des Todes fragen. Der Ausgangspunkt des Arztes ist nie ein abstraktes Menschenbild oder ein allgemeiner Seinsbegriff. Seine Reflexion vollzieht sich im Anblick des kranken Menschen, in dessen Dienst er sich gestellt hat. Das Tor der Erkenntnis ist für ihn die verifizierbare Erfahrung in der Begegnung, worin seine Philosophie Weisheit im existentiellen Sinn wird. Ihren Antrieb nimmt sie aus dem Willen zu heilen und sucht deshalb eine klare Sicht und Richtung. Daher stellen der Arzt und die Medizin die Frage nach der Natur des Menschen im Blick auf Heilsein und heilendes Tun, wobei das rationale Verständnis von der Natur des Menschen stets neu anhand der Erfahrung überprüft wird[144]. Aus diesem Grund wird immer jenes Naturverständnis leitende Vorgabe sein, auf dessen Grundlage der größere Heilerfolg erzielt werden kann.

---

[142] Zur Beispielgebung brauchen wir nur an die antiken, christlich-mittelalterlichen und neuzeitlichen Auffassungen von Medizin denken, wie wir das bislang darzustellen versucht haben.

[143] Wir erinnern nur kurz an die in Kapitel II Anm. 101 genannten fünf verschiedenen Medizinschulen der Antike. Ein noch weiteres Spektrum zeigt die Neuzeit, wie oben erwähnt.

[144] Das aus der Antike und dem Mittelalter erhobene Arztbild führt uns das deutlich vor Augen. Von Hippokrates und den hippokratischen Schriften bis zu Paracelsus gilt die ernst gemeinte Forderung an den Arzt, sich stets um ein besseres Verständnis der Natur zu bemü-

Es zeigt sich aber innerhalb der wissenschaftlichen Medizin eine erstaunliche Polarisation in bezug auf das verschiedene Verständnis von der menschlichen Natur. Während der praktische Arzt immer den Blick für die Ganzheit des Menschen bewahrte, begrenzte sich zunehmend mehr die Sicht vieler Vertreter der klassischen Schule einer im Rahmen der Naturwissenschaften arbeitenden Medizin einseitig auf die biologische Natur des Menschen. Wiederum lässt die Geschichte der Medizin deutlich werden, dass dieses Verständnis von Natur innerhalb der Schulmedizin einhergeht mit der Einführung der naturwissenschaftlichen Methode in der Medizin. Grundlegendes Motiv ist die Art und Wiese des Erkenntnisgewinns über die Ursachen der Krankheiten, weshalb die Frage nach der leitenden Erkenntnistheorie wesentlich ist. Schrittweise ging diese Entwicklung vor sich, die sich in den zahlreichen Entwürfen zu einem «System der Natur»[145] in der Mitte des 18. Jahrhunderts äußert und inhaltlich zur Symbolisierung der Natur führt.

Die Gedanken kreisen um die Idee eines «Naturzustandes», der den Mythos des verlorenen Paradieses ersetzen sollte[146]. Die Ordnungen der Wahrheit, der Tugend, des Glücks, sie alle werden «in nomine naturae» proklamiert. Die tragenden Gesellschaftsverträge wie auch die verbindlichen Moralsysteme werden aus der «Natur» verfasst. Die Welt der Natur wird nun im Geist des Rationalismus als eine allgewaltige Mechanik gedacht, die von ihren Schöpfern autonom gelenkt wird. Aus dem «Deus ex machina» wurde der «Deus intra machinam», der die Welt nunmehr in eine revolutionäre Bewegung versetzt[147].

Mit I. Kant bekommt der Naturbegriff eine entscheidende Prägung. Bereits in seiner frühen Schrift «Allgemeine Naturgeschichte»[148] (1755), aber auch in seinen «Kritiken» hat er die Erkenntnisproblematik der Natur zu einem Problem

---

hen. Bei Galen von Pergamon z.B. haben wir gelesen, dass der Arzt «als Diener der Physis zum Meister des Nomos wird». In der beginnenden Neuzeit drückt sich dieses in der Betitelung des Arztes aus, wie z.B. der oben (Anm. 136) genannte F. Hoffmann vom Arzt als «Perfectus physicus» spricht.

[145] Man denke etwa an Buffon (1749), Maupertius (1751), Diderot (1753), Bonnet (1764), Holbach (1770). — Vgl. H. SCHIPPERGES, *Strömungen des Irrationalismus im Paradigmawandel*, 418.

[146] Vgl. z.B. J.-J. Rousseaus «Discours» und Erziehungsroman «Emile», in denen er anhand der Gedanken von den Naturwissenschaftern seiner Zeit Georges-Louis Leclerc de Buffon (1707-1788) und Charles Bonnet (1720-1793), die der Auffassung waren, dass sich der Mensch aus einem tierähnlichen Zustand entwickelt hat, eine Geschichte der Menschheit nach dem Vorbild der Comtschen Drei-Stadien-Lehre verfasste. Als Reaktion darauf schrieb z.B. Voltaire an Rousseau in einem Brief vom 30.8.1755: «Nie hat man soviel Geist darauf verwendet, uns wieder zu Eseln zu machen. Man bekommt Lust, auf vier Füßen zu gehen, wenn man Ihr Werk liest». Vgl. H. KÖSTER, *Urstand, Fall und Erbsünde*, 145-148 mit Anm. 32.

[147] Vgl. H. SCHIPPERGES, 418.

[148] Der vollständige Titel dieser Schrift lautet«Allgemeine Naturgeschichte und Theorie des Himmels», die Frucht einer ausgedehnteren naturwissenschaftlichen, astro-physikalischen Studie und stark philosophisch-theologisch geprägt ist. Vgl. TRE 17, 571.

ihrer rationalen Erkenntnis gemacht hat. Alle sinnlichen Phänomene, die wir in der Natur erfahren, sind bereits durch unsere eigenen Anschauungskategorien geordnet. Der Mensch findet immer nur ein System der Natur, das mit Notwendigkeit den mathematisch-physikalischen Gesetzen unterliegt. Eingeschränkt auf die Erfahrungsformen tritt dieser Natur im Menschen der Raum der Freiheit entgegen, der die kausale Notwendigkeit notwendig übersteigt. Natur ist nichts als «das Dasein der Dinge, sofern es nach allgemeinen Gesetzen bestimmt ist». Sie ist der «Inbegriff aller Dinge, insofern sie Gegenstände unserer Sinne, mithin auch der Erfahrung sein können, worunter also das Ganze aller Erscheinungen, d. i. der Sinnenwelt, mit Ausschließung aller nicht sinnlichen Objekte, verstanden wird»[149].

In seinem «Streit der Fakultäten» (1798) schließlich beruft sich Kant auf den mit ihm befreundeten Arzt Johann Benjamin Erhard (1766 - 1827), der alles Moralische in der Geschichte als «das Phänomen nicht einer Revolution, sondern der Evolution einer naturrechtlichen Verfassung» angesehen hatte[150]. Im Jahre 1792 schreibt Kant an Erhard, der «status naturalis», als ein Stand der Ungerechtigkeit, müsse organisch in den «status civicus» übergehen[151]. Hier deutet sich der Wandel des Naturbegriffes, der immer mehr auch ins Ordnungspolitische übergeht, an. Damit wird der mittelalterliche «ordo» überwunden, indem nun Raum und Zeit zu den kategorialen Rahmenstrukturen der Welt werden. Der Naturbegriff und die Theorie des Naturzustandes werden zu den bestimmenden Indizien des Zeitgeistes wie auch zu den Katalysatoren der neuen Wissenschaft von der bürgerlichen Gesellschaft. Die nun neu geschriebene Naturgeschichte der Lebewesen führte über eine physische Anthropologie und die Physikotheologie zu einer Naturgeschichte der Sozietäten und gesellschaftlichen Ordnungen[152].

Was die naturphilosophisch unterbaute Medizin dieser Zeit betrifft, so hatte im Jahre 1803 Jacob Friedrich Fries[153] erstmals versucht, seine rein philosophisch unterbauten «Regulative für die Therapeutik» aufzustellen. Als geltender Kantianer orientiert er sich an Kants kritischem Verfahren. Seine Ansicht war, dass die Physiologie mit Hilfe von philosophischen oder mathematischen Grundsät-

---

[149] I. KANT, *Metaphysische Anfangsgründe der Naturwissenschaft*, III.

[150] Nur aus Erfahrung und deshalb a posteriori können Erkenntnisse nach Erhard für das medizinische Handlen gewonnen werden. Mit dem Hinweis darauf, dass der Krankheitsbegriff funktional und nicht vielleicht auch onotologisch zu verstehen ist, argumentiert er mit dem Verweis auf die Wirksamkeit von Heilmitteln, die anzuwenden sind. Weiters meint er, dass man Heilung nur dann verstehen kann, wenn man die Funktion kennt. Die Medizin ist für Erhard Kunst, weil ihre konstitutiv praktische Ausrichtung diese Zuteilung bewirkt. Vgl. U. WIESING, 118-129. Erhard und andere Ärzte, die der Philosophie Kants folgen, werden im breiten Spektrum der Ärzteschaft als «Kantianer» bezeichnet.

[151] Vgl. H. SCHIPPERGES, 419.

[152] Vgl. ID.

[153] Zu J.F. Fries vgl. U. WIESING, 129-139.

zen prinzipiell nicht bearbeitet werden kann. Das gilt besonders für die Therapeutik, die wissenschaftlich zwar von der Physiologie, und damit der Naturwissenschaft, abhänge, pragmatisch aber auf die Komplexität des lebendigen Organismus angewiesen sei[154]. Wir sollten uns, meint Fries, gar sehr in Acht nehmen vor denen, welche die physiologischen Kombinationen nur aus ihren philosophischen Grundsätzen ableiten, «denn diese können nicht unbefangen beobachten, sondern sie sehen die Natur nur durch gefärbte Gläser, und finden nur das, was sie suchen, indem sie das Widersprechende nicht mit aufnehmen, sondern liegen lassen»[155].

In Anbetracht der methodischen Schwierigkeiten glaubte Fries, dass es vergeblich sei, «eine theoretische Physiologie aus empirischen Grundsätzen zu versuchen», um darauf dann die praktische Heilkunst zu errichten. Also hat sich ein Arzt lediglich praktisch zu orientieren, «um seine Mittel anwenden zu können». Sein Bedürfnis ist daher nicht die «Nosologie als Wissenschaft», sondern eher eine therapeutische Diagnostik, eine «Nosognomik»[156].

Mit Erhard und Fries wird deutlich, dass sich hier der rein naturwissenschaftliche Begriff der Natur zur Grundlegung des Krankheits-, Diagnose- und Therapieverständnisses noch nicht in seiner vollen Tragweite durchgesetzt hat. Die Natur behält noch immer in gewissem Sinn, wie im Verweis oben auf Schelling und Hegel ausgedrückt, ihre ontologische Dimension.

Kennzeichen der Epoche des 18. und 19. Jahrhunderts ist nach Schipperges «Klage zu führen über den prinzipiell eingeschränkten Gewissheitsgrad oder über den Mangel an Exaktheit bei aller Rationalität»[157].

Bekanntlich gehörte Goethe zu den geistig schärfsten Kritikern seiner Zeit. In den «Maximen und Reflexionen» lässt er seinen Gedanken über die neuen Wissenschaften freien Lauf. Er schreibt hier: «Ein großes Übel in den Wissenschaften, ja überall entsteht daher, dass Menschen, die kein Ideenvermögen haben, zu theoretisieren sich vermessen, weil sie nicht begreifen, dass noch so vieles Wissen hierzu nicht berechtigt». Dann fährt er fort: «Sie gehen im Anfange wohl mit einem löblichen Menschenverstande zu Werke, dieser aber hat seine Grenzen, und wenn er sie überschreitet, kommt er in Gefahr, absurd zu werden». Daraus zieht er den Schluss: «Des Menschenverstandes angewiesenes Gebiet und Erbteil ist der Bezirk des Tuns und Handelns. Tätig wird er sich selten ver-

---

[154] «Chemische und mechanische Processe, die Bildungsprocesse und höhere physische Processe vereinigen und durchschlingen sich in jeder Organisation auf solche Weise, dass an eine mathematische Konstruktion dieser Zusammensetzung gar nicht zu denken ist». Zitiert nach ID., 131.
[155] J.F. FRIES, *Regulative für die Therapeutik*, 98*f.*
[156] J.F. FRIES, 27*f.*; U. WIESING, 132-134.
[157] H. SCHIPPERGES, 420.

irren; das höhere Denken, Schließen und Urteilen jedoch ist nicht seine Sache»[158].

Wie scharf auch Goethes Kritik ausgefallen ist, hat sich das Verständnis von Natur als dem Gegenstandsbereich, der in damaliger Sichtweise durch die unveränderlichen Naturgesetze beschrieben werden könne und in dem sich exakte Erkenntnis gewinnen lässt, weit verbreitet. Im Sinne der neuzeitlichen Erwartung bringt der Erkenntnisfortschritt in steigendem Maß auch technische Anwendungen und Nutzungsmöglichkeiten mit sich, sodass schließlich Natur weitgehend als dem Menschen für die Sicherung seines Lebens verfügbar erscheint, als Ressource seines Strebens nach Wohlergehen. Wir verweisen hier nur auf Namen wie Virchow oder C. Bernard, für den die Klinik nur «die Vorhalle der wissenschaftlichen Medizin», nur ein erstes Beobachtungsfeld gewesen ist. Aus dem vorhin über Bernard Gesagten versteht sich, dass er das Laboratorium als das «wahre Heiligtum» ansah. Andererseits besteht das Hauptziel der Medizin für ihn in der Erhaltung des menschenlichen Lebens. Aus diesem Grund muss der Arzt «eine Menge Rücksichten familiärer und sozialer Art» nehmen, «die nichts mit Wissenschaft zu tun haben». Resümierend sieht Bernard aber die Medizin auf dem Weg einer revolutionären Umgestaltung, wenn er schreibt: «Die Zeit der Doktrinen und persönlichen Systeme ist vorbei; sie werden nach und nach ersetzt durch Theorien, die den jeweiligen Stand der Wissenschaft wiedergeben und in dieser Hinsicht das Ergebnis der Arbeit aller darstellen»[159]. Trotz seines Verweises auf die soziale und familiäre Situation eines Patienten verblasst diese lebensweltliche Dimension auf dem Hintergrund seiner naturwissenschaftlichen Medizintheorie, der die funktional-mechanische Natur des Organismus zugrunde liegt. Mit der Ansicht, dass man nicht über logische Deduktionen, sondern ausschließlich mit Hilfe des Experiments Einblicke in die verborgenen Vorgänge der Lebensmaschine gewinnen kann, um dann auch ihren Mechanismus in normalem und pathologischem Zustand zu verstehen und zu behandeln, nimmt er den weiteren Weg der modernen Medizin vorweg[160].

An dieser Stelle sei wieder Goethe mit einer kritischen Äußerung in den «Maximen und Reflexionen» zitiert, der bemerkte, «dass die Natur, die uns zu schaffen macht, gar keine Natur mehr ist, sondern ein ganz anderes Wesen als dasjenige, womit sich die Griechen beschäftigen»[161]. Mit dieser Kritik bereits am Beginn des Wandels des Verständnisses von der Natur bleibt Goethe nicht alleine. Es gelingt letztendlich aus heutiger Perspektive gesehen nicht, die Unsi-

---

[158] In einem Brief an Jacobe legte er noch zu, worin es heißt: «Francis Bacon jedenfalls komme ihm immer vor wie ein Herkules, der den Stall vom dialektischen Mist gereinigt hat, um ihn nun mit seinem Erfahrungsmist zu füllen!» Goethe zitiert nach ID., 420*f.*

[159] Vgl. H. SCHIPPERGES, *Krankeit und Kranksein*, 130; vgl. auch ID., *Strömungen des Irrationalismus*, 425.

[160] Vgl. ID., 443.

[161] Zitiert nach D. v.ENGELHARDT – H. SCHIPPERGES, *Die inneren Verbindungen*, 15.

cherheiten und Ungewissheiten im medizinisch-ärztlichen Handeln aus dem Weg zu räumen, so dass man innerhalb der Medizin eine gewisse Loslösung vom reduzierten Naturverständnis beobachten kann und wiederum mehr die alten Problemfelder um Mensch und Umwelt in den Mittelpunkt gerückt sind. Als Beispiel hierfür kann man auf die Tagungsthemen der «Gesellschaft Deutscher Naturforscher und Ärzte» verweisen. Geben die Dokumente dieser Gesellschaft im 19. Jahrhundert beredtes Zeugnis für den methodologischen Reduktionalismus einer sich als angewandte Naturwissenschaft verstehenden Medizin, so beschäftigt sich diese heute mit Themen, wie etwa «Bewältigung des Fortschritts», «Prioritäten in der Forschung», «Der Mensch und sein Lebensraum». Nicht zu vergessen sind die heute viel diskutierten Themen: «Darf der Mensch tun, was er kann?», «Verantwortung und Forschung» usw[162].

Inwieweit sich die Auffassung von Natur in der Medizin im Sinne des funktional-mechanistischen Verständnisses tatsächlich verändert hat, mag dahingestellt bleiben, solange jedenfalls angewandte Diagnose- oder Therapiemethoden nur nach erfolgter experimenteller Verfizierung ihrer Wirksamkeit als anerkannt gelten. Entscheidend ist dabei, dass man unter Verifizierung der Wirksamkeit die Klärung des «Mechanismus» meint.

Diese Auseinandersetzung mit dem Naturbegriff führt uns nun aber unweigerlich zur Frage nach der Anthropologie innerhalb der Medizin, die auf diesem geschichtlichen Verstehenshintergrund ebenso verschiedene Entwürfe hervorbrachte und wieder deutlicher in den Vordergrund gerückt ist. Leitend ist heute vor allem das Arzt-Patienten-Verhältnis.

2.1.4 Zur Anthropologie innerhalb der Medizin

Die Anthropologie stellt für alle Richtungen und Sichtweisen, die *eine* gemeinsame Frage: Wer oder was ist der Mensch? Bei der Anthropologie geht es um das Verstehenwollen und Interpretieren des Menschen und seiner Lebenswelt.

---

[162] Vgl. ID, 15*f.*; ebenso H. SCHIPPERGES, *Weltbild und Wissenschaft*, 27-69.
Ein Beispiel für diesen Wandel mag die Bemerkung von Professor Witte am Ende der Schlußsitzung einer der letzten Versammlungen der Gesellschaft Deutscher Naturforscher und Ärzte — 1974 in Berlin — sein, indem er feststellte: Der so schöne Traum des Descartes, «dass Wissenschaft nicht nur das Erkennen, sondern auch das Handeln der Menschen sicher leitet», dieser Traum habe sich leider nicht erfüllt. Als Rudolf Virchow auf der Berliner Tagung von 1886 sein Schlusswort gesprochen habe, da sei er noch enthusiastisch von der «siegesfreudigen Zuversicht» all derer ausgegangen, die mitten in der Naturforschung stehen. Er konnte voller Stolz hinweisen «auf das starke Vorrücken der Naturwissenschaften auf allen Gebieten», auf allen Gebieten des Wissens, Handelns, Denkens, so dass «wir die Natur zwingen, nicht bloß sich uns zu erschließen, sondern auch ihre Kräfte in unsere Hand zu geben». Vgl. H. SCHIPPERGES, *Strömungen des Irrationalismus*, 425*f.*

Auf dem skizzierten Hintergrund der Entwicklung der Medizin wird klar, dass der Mensch einer reduktionistischen Interpretation unterworfen worden ist. Die Fraugen der philosophischen Anthropologie nach den Existentialen menschlichen Lebens wurden nach und nach verdrängt. Das geschah im Bestreben der Naturwissenschaften, eine naturwissenschaftliche Ethik zu schaffen.

Der Wiener Professor Moritz Benedikt[163] z.B. war davon überzeugt, dass uns die naturwissenschaftliche Ethik von nun an eine Menschheit «in stetig fortschreitender Entwicklung» zeigen würde. Die Moral der neuen Welt ist seiner Ansicht nach keine Frucht der Offenbarung mehr, an die man doch nur glauben kann, sondern ein «Produkt unserer psychophysikalischen Anlage»[164], die über die natürlichen Gesetze nur noch organisch entwickelt werden muss. Er fährt weiter fort, dass wir diese Gesetze in unseren Laboratorien entdeckt haben, wo wir, die Naturforscher, stetig den geistigen Blick in die Tiefe und in die Höhe erweitern. «Die Wissenschaft hat genug gearbeitet, damit die Früchte der Moral auf dem Boden der Erkenntnis reifen; sie brauchen nicht erst von unberufenen Händen vom Himmel herabgeholt zu werden»[165].

Nach Benedikt bildet sich eine derart autonome und aus sich heraus evidente Weltanschauung zunächst auf rein induktivem Weg nur durch die Naturwissenschaft. Er ist davon überzeugt, dass diese psychophysische Morallehre, wenn sie fertiggestellt ist, «gleichsam als natürliche Offenbarung» in die Köpfe der Massen und in die Herzen des Volkes einsickern wird. Einmal Gemeingut geworden, wird sie die wahrhaft «positive Religion» sein.

Nicht viel anders sind auch andere bedeutende Wissenschafter dieser Zeit diesen Vorstellungen erlegen, die schließlich auch volkseugenisch propagiert wurden, wofür etwa der Name Wilhelm Schallmayer steht. In seinem Buch «Nationalbiologie» schreibt er: «Diese selektorische Auffassung der ethischen Entwicklung verleiht der Ethik eine dynamische Begründung und liefert uns dadurch auch einen Wertmaßstab für die Beurteilung ihres gegenwärtigen Entwicklungsstadiums und einen Wegweiser für die Richtung, die bei ihrer Fortbil-

---

[163] M. Benedikt beschreibt auf der 47. Versammlung Deutscher Naturforscher und Ärzte in Breslau im Jahre 1874 ein Bild seiner Zeit, in der er die Ströme der verschiedenen Naturwissenschaften immer mächtiger heranfluten sieht, um sich nun endlich zum Meere einer neuen, alles erklärenden Weltanschuung zu vereinigen. Aus den Wogen dieses Meeres muss nunmehr auch für die Massen ein «neues Evangelium» auftauchen, das alle Bedürfnisse der Gesellschaft befriedigen wird. Die Naturwissenschaften, so meint er, werden es sein, die einen allgemein verbindlichen Katechismus schaffen, der das geistige und sittliche Leben unseres Volkes und aller Völker beherrscht. Wie Physik und Chemie längst den Ballast der alten Metaphysik abgeworfen haben, so wer-den sich nun auch Psychologie und Moral nicht mehr mit leeren Hypothesen begnügen dürfen. Die Naturwissenschaft wird endlich und endgültig auch den kategorischen Im-perativ setzen für eine neue Ethik. Vgl. ID., 426 ff.
[164] Vgl. ID.
[165] ID.

dung erstrebenswert ist»[166]. H. Schipperges weist in diesem zusammenhang darauf hin, dass die rechtlichen und moralischen Normen unter strengen wissenschaftlichen Kriterien und immer auch rein humanitärer Motivation systematisch relativiert werden.

Diese Entwicklung blieb nicht ohne Folgen für das ärztlichen Ethos. In der berüchtigten Schrift über «Die Freigabe der Vernichtung lebensunwerten Lebens» (1920) von Binding und dem Psychiater August Hoche. Dort wird festgestellt, dass nirgendwo eine ärztliche Sittenlehre fixiert ist, da weder ein «in Paragraphen lebendes ärztliches Sittengesetz» noch eine «moralische Dienstanweisung» vorliegen. Auch «der Doktoreid der früheren Zeit» hat heute keine Existenzberechtigung mehr. Dem praktischen Arzte steht lediglich die blasse, rein formale Verpflichtung, «nach allgemein sittlichen Normen zu handeln», zur Verfügung. Dass eine ärztliche Sittenlehre «nicht als ein ewig gleichbleibendes Gebilde» angesehen werden darf, sondern sich jeweils nach den «Forderungen einer höheren Auffassung der Lebenswerte» zu richten habe, zeigt sich vor allem in kritischen Situationen. Diese Auffassung ist aber nicht unwidersprochen geblieben[167].

Mit diesen wenigen Beispielen ist gezeigt, welchen Einfluss eine konkrete Anthropologie auf den Zeitgeist einer Epoche hat. Die Reduktion des Menschen auf einen komplex funktionierenden Organismus schloss die weltanschaulichen Fragen konsequenterweise aus. Auf dem Hintergrund einer gedachten «voraussetzungslosen Naturwissenschaft», die unmerklich zu einer weltanschaulichen Haltung und damit zur Praxis der Lebensführung und Daseinsgestaltung geworden ist, kann man auch verstehen, was Rudolf Virchow mit «Anthropologie im weitesten Sinne» gemeint hat. Diese Anthropologie wurde in ihren Inhalten und Tendenzen sowohl von der Entwicklungslehre der Zeit als auch von der Sozialbewegung gefördert. Virchow versteht die Medizin als die höchste Wissenschaft, in der lang verloren gegangene Gedanken der Philosophenschulen des Altertums wieder wach geworden sind. Der Arzt wird daher seiner Auffassung nach zum Brückenbauer zwischen der Physiologie, der organischen Physik und Chemie und der sozialen Praxis[168].

---

[166] Zitiert nach ID., 428.

[167] Vgl. ID..

[168] Vgl. ID., 429; Schipperges erinnert hier auch an die Worte von Werner v. Siemens vor der Naturforscherversammlung 1886 in Berlin. Er proklamierte dort «das naturwissenschaftliche Zeitalter» als eine Epoche, in der das Leben des Menschen immer genussreicher und anspruchsvoller werde, ein Zeitalter, in dem alle Bedürfnisse zunehmend befriedigt und endgültig gesichert würden. Siemens ist der Überzeugung, dass der Mensch durch den Einsatz der «eisernen Engel» — gemeint sind die eisernen Arbeiter oder Maschinen — mehr freie Zeit gewinnt, die er seiner geistigen Ausbildung widmen wird. Sein Enthusiasmus überschlägt sich förmlich in der Feststellung, dass die Naturwissenschaften die Menschen in eine moralische und materielle Situation führen werden, die besser sind, als sie je waren. Er behauptet: «Das hereinbrechende naturwissenschaftliche Zeitalter wird ihre Lebensnot, ihr Siechtum mil-

Der Berliner Physiologe Du Bois-Reymond betonte in seiner Akademierede auf Werner v. Siemens im Jahr 1874, dass die «planmäßige Ausbeutung der Naturschätze» das erhabenste Ziel der Menschheit sei und den Menschen immer gottähnlicher machen werde. Der Mensch erfüllt nach ihm nun die Aufgabe, das zu schaffen, was der Gottheit bei der Erschaffung der Welt bloß vorgeschwebt hatte. Die Sinnerfüllung des Lebens besteht darin die Summe der Genüsse zu maximieren und die Entbehrungen zu minimieren[169].

Unverkennbar gilt das Nützlichkeitsprinzip mehr als das Gerechtigkeitsprinzip. Biologische Deutungsmuster scheinen sich hier mit hedonistischen und utilitaristischen Ideen zu einem Systemdenken zu verbinden. Das legen die von H. Schipperges ausführlich behandelten Wissenschafter und Ärzte nahe, die als Promotoren des Wissenschafts- und Fortschrittsoptimismus gelten. Die angeführten Beispiele machen aber auch deutlich, wie im 19. Jahrhundert von den Naturforschern und Ärzten im Sinne der Dreistadienlehre August Comtes die Forderung erhoben wurde, die Naturwissenschaft müsse nunmehr die Rolle der Philosophie und in Folge auch die Rolle der Theologie übernehmen[170]. Die weltanschaulichen Fragestellungen, die säkularisiert, übernommen oder verdrängt wurden, betreffen jene Grundkategorien, die im Fragefeld zwischen Medizin und Philosophie stehen. Es geht um die Fragen nach dem Sinn von Leben und Tod, Gebrechlichkeit und Geschichtlichkeit des Menschen, seine Geschlechtlichkeit, damit auch um die Fragen des Verständnisses von Natur und Geschichte, des Verhältnisses von Leib – Seele – Geist, um die Frage der Sorge um den Menschen und des Dienstes am Menschen, der Lebensführung und Daseinsgestaltung.

Es steht außer Zweifel, dass in den verschiedenen Wissenschaften ein enormer, kaum noch überschaubarer Informationszuwachs stattgefunden hat, der von neuem die Frage nach einer wissenschaftstheoretischen Bewältigung und philosophisch-theologischen Einordnung der humanen Grundkategorien fordert. Die heutigen Diskussionsthemen in der medizinischen Ethik zeigen das deutlich: die Diskussion um Lebenswert und Lebensschutz des Ungeborenen, die Frage nach dem Sinn der künstlichen Lebensverlängerung und Euthanasie, die ökonomischen Fragen, um nur wenige Beispiele zu nennen, machen das Bedürfnis und

---

dern, ihren Lebensgenuss erhöhen, sie besser, glücklicher und mit ihrem Geschick zufriedener machen».

[169] Vgl. ID., 430.

[170] Ernst Häckel hatte noch vor seinen «Welträtseln» im Jahr 1892 dieser Ansicht verstärkten Ausdruck verliehen, indem er schrieb, es seien die neue Art von Naturforschung als die Erkenntnis des Wahren, die Ethik als Erziehung zum Guten, die Ästhetik als Pflege des Schönen «die drei hehren Gottheiten, vor denen wir anbetend unser Knie beugen. In ihrer naturgemäßen Vereinigung und gegenseitigen Ergänzung gewinnen wir den reinen Gottesbegriff. Diesem ‚dreieinigen Gottesideale', dieser naturwahren Trinität des Monismus, wird das herannahende 20.Jahrhundert seine Altäre bauen!». Vgl. ID., 431. — Vgl. ebenso H. SCHIPPERGES, *Weltbild und Wissenschaft*, 51-69.

die Notwendigkeit der Auseinandersetzung mit den anthropologischen Fragen deutlich[171]. Selbstverdinglichung und Selbstinstrumentalisierung des Menschen stehen nach wie vor im Raum der Diskussion[172]. Die grundsätzliche Frage, die sich uns hier stellt, besteht darin, welche Anthropologie müsste die Medizin heute entwerfen, um ihrem Handlungsauftrag und dem Menschen gerecht zu werden? Die Probleme als solche sind erkannt, aber in einem hocharbeitsteiligen, Ressortmoral von Privatmoral trennenden, auf Sachkompetenz und Effizienz ausgerichteten Dienstleistungsbetrieb Gesundheitswesen auch nur schwer zu lösen[173].

Ehe wir in einem eigenen Punkt die Frage nach der Medizin als Wissenschaft abschließend behandeln, wollen wir kurz auf den gesellschaftlichen Kontext und jene Bereiche eingehen, die die Medizin im Rahmen des öffentlichen Gesundheitssystems mitprägen.

2.2 Der gesellschaftliche Kontext

Wir haben bereits mehrfach festgestellt, dass die Medizin in ihrem geschichtlichen Werde- und Fortgang immer auch dem gesellschaftlichen Kontext nicht nur verpflichtet, sondern ebenso von diesem beeinflusst worden ist. Hierin geht es nicht nur um die Definition ärztlichen Handelns, sondern es geht vor allem auch um eine Vielzahl von Faktoren, die die kulturelle, soziale, politische und weltanschauliche Verfasstheit der Gesellschaft charkaterisieren. Wir leben heute in einer offenen und pluralistischen Gesellschaft, in der der Wert menschlicher Freiheit und Selbstbestimmung eine dominante Rolle eingenommen hat. Verschiedene Interessensgruppen und Weltanschauungen stehen in einem beständigen Diskussionsprozess, in dem ein jeder versucht seine Ansichten plausibel zu machen um letztendlich im Konsens — oder auch nicht — eine Lösung der diskutierten Fragen und Probleme herbeizuführen. Die immer stärker werdende Bioethikdiskussion, ausgelöst durch den immensen technologischen Fortschritt in der Medizin, verdeutlicht heute die Konturen unserer Gesellschaft und des Wandels, in dem wir uns befinden. In diesem Diskussionskontext geht es nicht nur um den Gewinn des Wissens und Könnes durch die Wissenschaften, sondern es entwickelte sich vielmehr auch eine grundsätzliche Diskussion um

---

[171] Vgl. zu dieser Thematik aus der unzähligen Literatur z.B.: D. v.ENGELHARDT – H. SCHIPPERGES, *Die inneren Verbindungen*, 17-29. — H. SCHIPPERGES, *Moderne Medizin*, 279-292. Vgl. z.B. zu spezifischen Themen: F. NOICHL, *Verändert die Gentechnik*, 283-293; W.H. MICHA, *Die Eingrenzung des Leistungsspektrums*, 125-138; F.-J. BORMANN, *Ein natürlicher Tod*, 29-38; S. ERNST, *Habermas und die Biomedizin*, 611-623; F.S. ODUNCU, *Molekulare Medizin*, 245-253; G.L. MÜLLER, *Theologie der Personwürde des Menschen*, 259-270; E. SCHOCKENHOFF, *Der vergessene Körper*, 271-281.
[172] Vgl. z.B. J. HABERMAS, *Die Zukunft der menschlichen Natur*.
[173] Vgl. weiter unten Kapitel V.

Werte und Wertvorstellungen, nach denen wir unser gesamtes Leben, individuelles wie gesellschaftliches, ausrichten, wobei eine wichtige Frage auch ist, wie weit der Staat und ihre Verantwortlichen hier Richtlienien und Normen setzen sollen.

Dieser angesprochene Wandel im öffentlichen Wertebewusstsein geht zum Teil auf die gleichen Vorraussetzungen zurück, wie dies für die Medizin gilt. Denn das Projekt der Moderne, das zu der expansiven Entwicklung der empirischen Wissenschaften und ihrer technischen Anwendung geführt und damit die Bedingungen der modernen Medizin geschaffen hat, ist zugleich unlöslich mit den beiden Faktoren verbunden, die zur Veränderung unseres Wertebewusstseins geführt haben, nämlich der Differenzierung der Gesellschaft und der Säkularisierung und Pluralisierung ihrer Ethosformen. Erst durch die Unterteilung der einen vormodernen Gesellschaft in die Teilsysteme von Wirtschaft, Wissenschaft, Kultur, Religion, Kunst usw. und durch die Autonomisierung und die zweckrationale Organisation bestimmter Teilsysteme, wie vor allem der Wirtschaft und Wissenschaft, ist die Effizienz des Handelns möglich geworden. Zugleich haben sich aber durch diese Entwicklung die moralischen Wertgesichtspunkte aus den Teilsystemen heraus in die Wahl ihrer Globalziele und ihrer Randbedingungen verlagert. Sind die Ziele einmal gesetzt und die strukturellen Bedingungen festgelegt, funktioniert das Teilsystem ausschließlich nach den Regeln der optimalen Mittelwahl.

Das aber ist nur möglich, wenn die Gesamtgesellschaft auf ein Ethos verzichtet, das alles Handeln bis ins Einzelne bestimmt. Zur modernen Gesellschaft gehört es daher, die Verbindlichkeit eines solchen Ethos und seiner religiösen Verankerung aufzugeben und sich als Ganze auf ein Minimum von Grundwerten zu beschränken. Dieses Minimum soll aber noch auf dem Hintergrund unterschiedlicher religiöser Bekenntnisse und Weltanschauungen festgehalten werden können, im Übrigen aber den Raum offen lassen für Ethosentwürfe der verschiedenen Gruppen und Individuen, die in den betreffenden Gesellschaften leben. Die Ambivalenz, die diese Entwicklung in ihren Auswirkungen mit sich bringt, ist unübersehbar. Auf der einen Seite gibt sie in Form der Religions-, Meinungs- und Gewissensfreiheit den Raum frei, in dem sich über das gesamtgesellschaftliche Minimum hinausgehende Ethosformen ausbilden können. Das gilt vor allem für Glaubensgemeinschaften und jene Gruppen, die sich aufgrund einer bestimmten Überzeugung bilden. Auf der anderen Seite hat der Einzelne, was durchaus als Aufgabe verstanden werden kann, selbst die Ethosform zu wählen oder gar zu konstituieren, an der er sein Handeln orientieren und seine individuelle personale Identität gewinnen soll.

Auf diesem Hintergrund wollen wir in den folgenden Punkten einige Aspekte aus dem Gesagten herausgreifen und den Einfluss gesellschaftlicher Gegebenheiten auf das ärztliche Selbstverständnis deutlich machen.

2.2.1 Freiheit und Selbstbestimmung des Individuums

Der Wert und die Bedeutung menschlicher Freiheit, die heute zu den fundamentalen Rechten des Menschen gehört, kennen kennt eine lange geistesgeschichtliche Entwicklung. Blickt man zurück in die jüngere Geschichte und wiederum in jene Zeit, in der die moderne Medizin ihre ersten Anfänge und Schritte machte, dann sind Freiheit und Selbstbestimmung zu einem Schlagwort und zu einer Devise einer Bewegung geworden, die der nachfolgenden Geschichte wesentliche Prägungen hinterlassen hat, gemeint ist die Aufklärung. I. Kant hat in seiner Preisschrift «Was ist Aufklärung» (1784) dieser Bewegung ihre Definition gegeben. Sie beginnt mit den Worten:

> Aufklärung ist der Ausgang des Menschen aus seiner selbstverschuldeten Unmündigkeit. Unmündigkeit ist das Unvermögen, sich seines Verstandes ohne Leitung eines anderen zu bedienen. Selbstverschuldet ist diese Unmündigkeit, wenn die Ursache derselben nicht am Mangel des Verstandes, sondern der Entschließung und des Mutes liegt, sich seiner ohne Leitung eines anderen zu bedienen. Sapere aude! Habe Mut dich deines eigenen Verstandes zu bedienen! ist also der Wahlspruch der Aufklärung...[174]

Natürlich kann man immer wieder die Frage stellen, was davon geblieben ist und ob überhaupt etwas geblieben ist. Freiheit als Schlagwort für die eigene Selbstbestimmung ist als solches geblieben. Man denke nur an die weit geführten Diskussionen über Kulturabhängigkeit und Kulturbestimmung. Einerseits fühlt sich der Mensch der Kultur verbunden, andererseits aber auch durch sie eingeengt. Besonders tritt dies in der Diskussion um ethische Normen und Regeln zu Tage. Gerade auch in der Wissenschaft und besonders heute in der Biotechnologie und Medizin ist dieser Ruf nach Freiheit und Freiraum für die so genannte «wertfreie» Forschung nicht unüberhörbar. Freiheit und Selbstbestimmung sind im klinischen Alltag zu einer weit gehenden Tatsache geworden, was vor allem in der Patientenverfügung und Einwilligung des Patienten zu einem bestimmten Diagnose- oder Therapieverfahren zum Ausdruck kommt. Nicht nur das, sondern auch jedes klinische Experiment muss auf der Freiwilligkeit bei umfassendster Aufklärung des Probanden basieren. Andererseits fordert diese Freiheit ein anderes Moment mit ein, das nicht immer einfach einforderbar zu sein scheint. Freiheit und freie Selbstbestimmung fordern von sich aus Verantwortung und Verantwortlichkeit. Gerade in der Medizin zeigt sich heute immer wieder, dass die technologischen Innovationen die Situation im «Heildienst» nicht einfacher gemacht, sondern oft auch zu einer unbestreitbaren Problematik geführt haben. Man denke auch hier nur z.B. an die Intensivmedizin und die Möglichkeit des Behandlungsabbruches. Eine weitere Thematik, die hier die Freiheit des Einzelnen ins Gespräch bringt, ist die vieldiskutierte aktive Ster-

---

[174] I. KANT, *Was ist Aufklärung*, 35.

behilfe. Eine andere Tatsache zeigt sich hier immer offenkundiger, nämlich dass gerade bei schweren Erkankungen jeder Patient und jede Situation eimalig sind, nicht nur im Hinblick auf die Persönlichkeit des Patienten, sondern auch auf die klinische, patologische, diagnostische und therapeutische Situation.

Wer kann Verantwortung für wen oder was übernehmen? Gewiss wird man sich darüber einig sein, dass die Herausforderungen, die der Fortschritt mit sich gebracht hat, nicht von Einzelnen gemeistert werden können, sondern doch wieder nur durch alle gemeinsam, was die Mitverantwortung jedes Einzelnen einfordert.

Im Hinblick auf das Berufsethos des Arztes erhebt sich natürlich aus dem Anspruch nach Freiheit und Eigenbestimmung die Frage nach der Aufgabe und Rolle des Arztes. Wie weit reicht und worin besteht seine Verantwortung in seiner ärztlichen Tätigkeit? Wieweit kann und darf er dem Patienten verfügbar sein, d.h. ist er oder soll er nur der Willensvollstrecker des Patienten sein oder kann er sich auch aus Wissens- und Gewissensgründen Patientenforderungen verweigern? Besonders wichtig scheint uns dieser Aspekt in der Unterschiedlichkeit von Welt- und Lebensauffassungen von Arzt und Patient, auch auf dem Hintergrund der zunehmend spürbar werdenden multikulturellen Gesellschaft[175]. Hierfür gibt es einige Beispiele aus dem Klinikalltag, die seitens des Gesetzgebers auch geregelt wurden[176].

Dazu kommt natürlich auch die viel zitierte Anspruchserwartung, die an die Medizin herangetragen wird, die mit dem der Medizin vonseiten der Gesellschaft zugewiesenen Kompetenz- und Handlungsbereich verbunden ist. Vieles, was gewünscht, gehofft, gefordert wird, kann nur teilweise oder auch nicht erfüllt werden. Hoffnung und medizinisch-ärztliche Hilfeleistung, so eng sie miteinander verbunden sind, so weit können sie auch auseinander liegen. Gerade in solchen letzteren Situationen können Arzt und Patient in Bedrängnis geraten.

Dieses angesprochene Spannungsfeld zwischen Freiheit, Selbstbestimmung und Verantwortung führt zu der Thematik von Normen und Werten, die das Leben des Einzelnen und der Gesellschaft prägen. Sie spielen in der gegewärtig geführten Diskussion in der Medizin eine wesentliche und zentrale Rolle.

2.2.2 Werte und Normen

Seit einigen Jahren wird vom so genannten Wertewandel gesprochen. Was sich an Werten wandelt und was bleibt, darüber gehen die Meinungen weit auseinander. Manche sehen einen abendländischen Werthorizont untergehen und ein postmodernes, von Beliebigkeit bestimmtes Dasein heraufkommen. Für an-

---

[175] Vgl. z.B. C.B. COHEN, *Walking a fine line*, 29-39.
[176] Man denke hier an das bekannte Beispiele, dass «Zeugen Jehowas» die Bluttransfusion kategorisch aus religiösen Gründen ablehnen.

dere bricht eine naturrechtliche Ordnung zusammen und sie machen sich nur vage Hoffnung auf ein diese ersetzendes, mit verschiedenen Religionen abgestimmtes Weltethos. Dass das gegenwärtige Wertsystem zerfällt, davon zeigen sich viele überzeugt. Welches Referenzsystem aber gefunden werden soll, das im Wandel standhält und trotz Veränderungen tragend sein kann, darüber ist man sich im Unklaren. Mit diesem beklagten Wertewandel geht auch eine Veränderung der Normen und Regeln, die Handlungsanweisungen darstellen, einher. Deutlich wird dies in der konkreten Situation, in der man Entscheidungen zu treffen hat. Die immense Technologisierung unserer Arbeitswelt und des privaten Bereiches hat zur Hinterfragung des bislang geltenden Wertemaßstabes und Normenkatalogs geführt. Die gängige Aussage von «die Zeit bleibt nicht stehen» hat etwas in Gang gesetzt, vor dem wir, so erhält man manchmal den Eindruck, zuweilen ratlos stehen. Veränderungen und Umwälzungen gehen zuweilen schneller vor sich, als wir es in unserem diskursiven, reflektierenden Denken einholen und zugleich neu bewältigen können.

Die Praxis zeigt sehr oft, dass anstehende Klärungen von Entscheidungshilfen und Orientierungspunkten einen langwierigen Prozess darstellen. Bestehende Werte wie auch Normen geraten aus diesen Gründen in eine kritische Lage, da durch die Eröffnung neuer bislang nicht gesehener Möglichkeiten eine oftmals völlig neue Situation entsteht. Zuweilen unterliegen Veränderungen einem stillen Prozess, der erst dann an die Oberfläche tritt, wenn die Veränderung beinahe oder bereits vollzogen ist. Menschliches Streben nach Verbesserung der Lebenssituationen, in welchem Bereich auch immer, scheint einem Schicksal zu unterliegen, in dem man, obwohl man sich dessen auch immer wieder bewusst wird, nicht alle Gesichtspunkte in diesem Streben, getragen von Hoffnung, im Gesichtsfeld hat. Wenn man sich nun fragt, worin dieser Wandel besteht, die kritische Situation von Werten und Normen, der Ruf nach neuer Besinnung und der Suche nach Werten und Normen für unsere Zeit, so spiegelt dies unsere Situation in der Betonung auf das «freie» Wollen und Handeln wider. Es wird weiter unten die Aufgabe sein, diesem Aspekt näher nachzugehen, da er im Versuch der Bestimmung des Berufsethos eine nicht unerhebliche Rolle spielt.

Die eingebrachten Lösungsvorschläge auf diesem Hintergrund in der Medizin richten sich in dieser Hinsicht auf den Versuch, bei gleichzeitiger Nicht-Infragestellung fundamentaler Werte, eine handlungsorientierte Ethik zu entwerfen, die sich an der konkreten Einzelsituation zu orientieren sucht. Hierbei wird die pluralistische Gesellschaft als Grundvoraussetzung der Überlegungen angenommen in der Ansicht, dass es schwierig sei einen weiten Konsens über Werte und Normen zu finden. Orientierungsgrundlage muss deshalb die konkrete praktische Situation sein, in der alle erdenklichen Faktoren in der ethischen Abwägung Eingang finden sollen. Der Referenzpunkt ist dabei nicht ein philosophisch oder theologisch begründetes Wertsystem, sondern eine Werte- oder Normenskala, die dem Gedanken der Pluralität sich verpflichtet fühlt[177]. Der Diskurs um die Begründung von Werten und Normen spielt darin eine sekundäre Rolle. Die Problematik um die Bestimmung des Bezugspunktes ist aber nicht nur ein Thema der Medizin, sondern ist wesentlich auch ein Thema der Gesellschaft selbst, die ja den kulturellen Rahmen darstellt. Aus diesem Grund wird man nicht den Schluss ziehen dürfen, dass Fragen nach Werten und Normen in der Medizin ein ausschließliches Thema der Medizin selbst sind, sondern ebenso sehr die Gesellschaft in ihrer Mitverantwortung ansprechen. Darin wird die Spannung nun einsichtig, in der einerseits die Begründung vernünftigen Handelns und andererseits das Berufsethos sich befinden. Berufsethos, und das wird man zu Recht sagen können, ist nicht in erster Linie das Handeln selbst, sondern es äußert sich im «Wie» des Handelns und nimmt deshalb Bezug auf das Welt- und Lebensverständnisses des Arztes. Deshalb stellt sich die dringliche Frage, ob der Arzt auf eine bestimmte Weltansicht verpflichtet werden kann. Auch hier zeigt sich der bedeutsame Unterschied zwischen persönlicher Grundhaltung und Ethos. Normen und Werte spielen hier eine wichtige Rolle, da sie das Selbstverstädnis des Ethos mitprägen.

Gerade die Frage nach dem Begriff des Lebens bringt diese Auseinandersetzung in gewisser Weise auf den Punkt.

2.2.3 Der Begriff des Lebens

Der wohl wichtigste Begriff in der Medizin ist der Begriff des «Lebens». Die Medizin ist eine jener Disziplinen im wissenschaftlichen Betrieb, die ein Höchstmaß an Sensibilität und Verantwortung für das Leben des Menschen erfordern. All ihr Tun und Handeln ist ausgerichtet auf die Bewahrung des Lebens. Jede Situation, in der der Arzt nicht mehr helfen kann, wird bis zu einem guten Stück als eine Erfahrung der Hilflosigkeit oder der Grenzen des Helfenkönnens erlebt. Neben dieser Alltagserfahrung ist der Begriff des Lebens durch die rapiden Fortschritte in der Gentechnologie ins Zentrum der Diskussion gekommen[178]. Besonders diese Diskussion macht die Vielfalt der Verstehenswei-

---

[177] Vgl. hierzu z.B. H.-M. SASS, *Hippokratisches Ethos und nachhippokratische Ethik.* Ausdruck dieser Tatsache ist auch das Bemühen um eine Theorie der Humanmedizin, wie sie T.v. Uexküll und W. Wesiack zu entwickeln versuchen in ihrem Buch: *Theorie der Humanmedizin.*

[178] Unter den Problembereichen, die zur aktuellen Diskussion des Lebensbegriffes geführt haben und die dazu immer wieder führen werden, sind zu nennen der Abbruch der Schwangerschaft, die aktive Sterbehilfe, die intensivtherapeutische Behandlung von Komapatienten usw. Gerade die Diskussion um die technologischen Möglichkeiten rund um die Empfängnis zeigt die Aktualität. Von der Frage der möglichen «Selektion» bis hin zum «Wunschkind als Wunderkind» erstrecken sich die möglichen Folgen. Andererseits wird aber auch klar und deutlich, dass das Leben verschiedene Phasen durchläuft und einer ihr jeweils korrespondierenden Interpretation bedarf.

sen des «Lebens» deutlich. Der Naturwissenschafter wird den Lebensbegriff anders definieren als der Philosoph oder Theologe. Eine klare begriffliche Unterscheidung ist aber nicht nur ein Akt intellektueller Redlichkeit. Denn unpersönlich verstandenes «menschliches Leben» kann zum Objekt, zum Forschungsobjekt werden, das man als Sache behandelt, weil sich eine persönliche Beziehung zum Träger dieses Lebens nicht ergibt, sich zu erübrigen scheint, als überflüssig oder als lästig empfunden wird, weil es ein Vorhaben behindern oder gar ausschließen könnte. Die Forderung V. v.Weizsäckers das Subjekt in die Medizin einzuführen, gilt für den Arzt, den Patienten und die Wissenschaft[179]. «Objektivität ist nicht nur an physische Äußerlichkeit gebunden, es gibt auch Tatsachen des Bewusstseins von überindividueller oder allgemeiner Gültigkeit; der Begriff der Wissenschaft oder Wissenschaftlichkeit ist kein Privileg der Naturwissenschaften»[180].

Das Wort Leben hat im allgemeinen Sprachgebrauch mehrfache Bedeutung. Es meint zunächst die Seinsweise des Lebendigen in der Natur im Gegensatz zu den «bloßen Dingen», ausgezeichnet durch Selbstbewegung und Selbstgestaltung, auf die Verwirklichung des eigenen Wesens angelegt, dabei jedoch angewiesen auf die Auseinandersetzung mit dem Anderen, das ein Lebewesen umgibt.

Sprechen wir von «Ehrfurcht vor dem Leben», meinen wir damit mehr. Leben gilt uns hierin als schöpferisches Prinzip, als geheimnisvolle Wirkkraft, als ein wunderbares Geschehen, in dem wir das Numinosum göttlichen Schöpferwillens zu erahnen glauben. Die alten Griechen begegneten in der religiösen Grundhaltung des Pantheismus der Natur im Ganzen, dem Leben im Besonderen als dem rätselhaft-Geheimnisvollen, Wunderbaren, vor allem Unverfügbaren mit Ehrfurcht. Als größtes Vergehen galt, über dieses Unverfügbare verfügen zu wollen. Ein anderes Beispiel der Unantastbarkeit menschlichen Lebens finden wir bei dem schon erwähnten bekannten Arzt Ch.W. Hufeland im 19. Jahrhundert, der folgendermaßen formuliert hat:

Der Arzt soll und darf nichts anderes tun als Leben erhalten; ob es ein Glück oder ein Unglück sei, ob es Werth habe oder nicht, dies geht ihn nichts an und maßt er sich einmal an, diese Rücksicht mit in sein Geschäft aufzunehmen, so sind die Folgen unabsehbar und der Arzt wird der gefährlichste Mensch im Staat; denn ist einmal die Linie überschritten, glaubt sich der Arzt einmal berechtigt, über die Notwendigkeit eines Lebens zu entscheiden, so braucht es nur stufenweise Progressionen, um den Unwerth und folglich die Unnötigkeit eines Menschenlebens auf andere Fälle anzuwenden[181].

---

[179] Vgl. V. v.WEIZSÄCKER, *Der Arzt und der Kranke*, 9-26.
[180] D. v.ENGELHARDT, *Wissenschaftlicher Fortschritt im sozialkulturellen Kontext*, 155.
[181] C.W. HUFELAND, *Die Verhältnisse des Arztes*, 5-36.

Ganz in dieser Traditionslinie stehen die christlichen Kirchen, die besonders im Hinblick auf den Schwangerschaftsabbruch und aktive Sterbehilfe die Unantastbarkeit menschlichen Lebens einfordern. Für die christliche Sicht ist Gott «Quelle des Lebens»[182]. Leben ist danach Geschenk, Gabe, mit der man nicht leichtfertig umgehen darf. Zudem ist christliches Denken und Glauben davon getragen, dass das irdische Leben vom Leben Gottes umgriffen und transzendent ausgerichtet ist. Diese transzendente Ausrichtung des Lebens und damit die Erweiterung der irdischen Lebensdeutung durch die Auslegung von Leben als eschatologischem Heilsbegriff[183] unterscheidet die theologische Sicht von einer rein wissenschaftlichen Analyse von Leben wie von bloß philosophischer Interpretation. Die philsophische Tradition kennt eine Reihe von Interpretationsversuchen, die in der cartesianischen Wende eine wesentliche Veränderung erfahren haben. Mit dieser Wende kommt es zu einem Verlust der teleologischen Ausrichtung des menschlichen Lebens und führt bereits nach Descartes im «Vitalismus»[184] zur Postulierung einer Lebenskraft, die rein physikalisch nicht zu erklären ist.

Ein anderes Interpretationskapitel eröffnete die sogenannte «Lebensphilosophie» im 19. und 20. Jahrhundert, die im Anschluss an Nietzsche «Leben» zum Grundbegriff einer sich gegen die rationalistische Engführung wendenden Philosophie zu machen suchte. Der Aspekt der Sinnorientierung, den der naturwissenschaftliche Lebensbegriff nicht einzubeziehen vermochte, sollte mit Hilfe einer geisteswissenschaftlichen Konstruktion des Lebens als eines geistigen Phänomens eine Rehabilitierung erfahren. Ausgangspunkt der Überlegungen ist die für den Menschen typische Form des Lebens, wie sie aus der historischen Realität gewonnen werden kann. So verstand Dilthey das Leben als den «Zusammenhang der unter den Bedingungen der äußeren Welt stehenden Wechselwirkungen zwischen Personen»[185]. Nur das «geistige» Leben des Menschen macht sein eigentliches Proprium aus. Diese Auffassungsweise ist getragen von der Ansicht, dass nur aus der Analyse der Geschichte und der kulturellen Leistungen des Menschen dasjenige eruierbar ist, was man das Wesen menschlichen Lebens nennen könnte. Als geisteswissenschaftliche Haltung hat diese Historisierung des Menschenbildes großen Einfluss auf die Ausbildung der Geschichtswissenschaft und der Sozialwissenschaften, Psychologie und Soziologie, gewonnen. Doch konnte die Konstruktion eines rein geistigen und kulturellen Lebensbegriffes durch die im Ansatz festgehaltene Dichotomie von Natur- und Geisteswissenschaften weder die vom naturwissenschaftlichen Lebensbegriff offen gelassenen, noch die von der Ethik gestellten Fragen angemessen aufnehmen. Ähnliches gilt auch für die von Bergson begründete Form der Lebensphilosophie, die

---

[182] Vgl. Ps 36, 10.
[183] Vgl. 1 Kor 15,19; 1 Tim 4,13.
[184] Die Hauptvertreter des Vitalismus waren Christiand Wolff, Carl Gustav Carus.
[185] W. DILTHEY, *Der Aufbau der geschichtlichen Welt*, 228.

der für das Leben charakteristischen Kraft — *élan vital* — in der Introspektion nachgeht und Leben als irrationales Grundwesen der Welt versteht.

In diesem weiten Feld der Interpretationsversuche sind neben existenz-philosophischen Positionen, die auf dem Hintergrund der historischen Erfahrungen des 20. Jahrhunderts zur Ablehnung jeder wesensmäßigen Bestimmung des Menschen und seines Lebens kommen[186], diejenigen Versuche zu nennen, die aus den Einsichten der modernen Biologie einen allgemeinen Lebensbegriff abzuleiten bzw. in Anknüpfung an die Metaphysik den Gedanken der Naturteleologie zurückzugewinnen versuchen.

So postulierte Anfang der 70er Jahre der französische Mediziner und Nobelpreisträger Jacques Monod einen von den Ergebnissen der modernen Molekularbiologie ausgehenden Lebensbegriff, der den Menschen als das Produkt evolutionären Zufalls auffasst. Als «Zigeuner am Rande des Universums»[187] ist der Mensch für Monod notwendig der Verzweiflung ausgeliefert, was freilich die prinzipielle Berechtigung, ja existentielle Notwendigkeit der ethischen Reflexion nicht ausschließt. Wesentlich radikaler charakterisiert der Evolutionsbiologe Richard Dawkins unsere Sinnorientierung nicht nur als «Paranoia»[188], sondern führt alle ethischen Überlegungen letztlich auf die Uneinsichtigkeit eines Wesens zurück, das nicht erkennen will, dass der evolutionäre Fluss genetischer Reproduktion und Mutation prinzipiell frei von allen ethischen Forderungen gedacht werden muß, soll er funktionieren. «Das Universum, das wir beobachten, hat genau die Eigenschaften, mit denen man rechnet, wenn dahinter kein Plan, keine Absicht, kein Gut oder Böse steht, nichts außer blinder, erbarmungsloser Gleichgültigkeit»[189].

Im Gegensatz zu diesen Auffassungen, den Gedanken der Teleologie des Lebendigen wieder zu gewinnen und einer Ethik zugrunde zu legen, war der Versuch von Hans Jonas, indem er ein Konzept der Werte entwarf. Er postulierte einen «Imperativ des Daseins»[190], der als ontologisch gerechtfertigte «Idee des Seins»[191] für die Menschheit die Pflicht zu existieren begründet. Der Ansatz liegt für ihn in der Auffindung eines Zweckes, der nicht aufgrund der Interessen der Menschen Wert «hat», sondern der als «Wert an sich» Geltung beanspruchen kann. Diese «Nützlichkeit um ihrer selbst willen» oder diese «Selbstreferenz» findet er im Zweck «Existenz» bzw. für den Menschen im «Leben»[192]. Denn alles, das irgendeinen Zweck erreichen will, hat zumindest eine Bedingung zu erfüllen, es muss existieren. «In der Fähigkeit, überhaupt Zwecke zu ha-

---

[186] Vgl. M. RATH, *Albert Camus. Absurdität und Revolte.*
[187] J. MONOD, *Zufall und Notwendigkeit*, 151.
[188] R. DAWKINS, *Und es entsprang ein Fluß*, 112.
[189] ID., 151.
[190] H. JONAS, *Das Prinzip Verantwortung*, 90.
[191] ID., 92.
[192] ID., 143.

ben, können wir ein Gut-an-sich sehen, von dem intuitiv gewiss ist, dass es aller Zwecklosigkeit des Seins unendlich überlegen ist»[193].

Die kurz angesprochenen Deutungsmöglichkeiten und Verstehensweisen des «Lebens» sollen verdeutlichen, wie weit gestreut die Auffassungen sind, die bisweilen in Konkurrenz stehen und andererseits die Medizin selbst herausfordern, Festlegungen zu finden, die ihr verantwortungsvolles Handeln garantieren. Zugleich ist aber auch die Gesellschaft aufgefordert, sich dieser Herausforderung zu stellen. Denn es wird einsichtig sein, dass vernünftiges und verantwortungsvolles Handeln auch nur möglich ist, wenn es einen weit gehenden Konsens im Verstehen des «Lebensbegriffes» gibt. Es würde hier natürlich über unseren Rahmen hinausführen, dieser Frage noch eingehender nachzugehen, aber sie wird in unserer Arbeit präsent bleiben.

2.2.4 Die ökonomische und juristische Gebundenheit

Abschließend wollen wir uns noch einem Aspekt kurz zuwenden, der die Medizin und den Praxisalltag mitprägt und die aufgeworfenen Problematiken zusätzlich verschärft. Gemeint sind damit die ökonomische Zweckrationalisierung und die sich daraus ergebenden Konsequenzen und die zunehmende Juridifizierung ärztlichen Handelns.

Einerseits ist der medizinische Bereich als Gesundheitswesen einer Gesellschaft, eines Staates, seitens des Gesetzgebers in vielen Bereichen geregelt, von den Hygienevorschriften über die Vorsorgemedizin bis hin zum Schutz des Patienten. Die Veränderung der Medizin durch den erweiterten Einsatz von Technologien verschiedenster Art in Diagnose und Therapie hat eine Diskussion und Forderungen in Gang gesetzt, die den Gesetzgeber herausfordern, für die neu entstandenen Problemfelder Regelungen und Richtlinien für das ärztliche Handeln zu finden. So ist z.B. das Verständnis von Leben ein entscheidender Faktor in der Festlegung, wann das Leben beginnt, wie es schützenswert ist, wann das Leben sein Ende findet, welche Diagnoseverfahren angewendet werden dürfen. Man denke hier z.B. an die aktuelle Diskussion um die Einführung der verschiedenen Verfahren der PID (Präimplantative Diagnostik) usw. Aber nicht nur im praktischen Bereich ist der Gesetzgeber gefordert, auch im Hinblick auf das Ethos und die Berufsdefinition des Arztes. Es ist von Belang, wenn z.B., wie im Falle des erlaubten Schwangerschaftsabbruches, ein Arzt oder eine Ärztin mit dem ärztlichen Ethos vom Tötungsverbot und dem unbedingten Auftrag, Leben zu retten und zu schützen, in Konflikt gerät. Ein anderes Beispiel betrifft die intensivtherapeutische Behandlung von Komapatienten oder das Thema der aktiven Sterbehilfe. Ein weiteres Thema ist die Frage nach einer zunehmenden Verrechtlichung des Arzt-Patienten-Verhältnisses.

---

[193] ID., 154.

In jedem Falle findet die Frage nach der Juridifizierung der Medizin ihre Kritiker und Befürworter. Der Grundtenor der Kritiker besteht in der Befürchtung, dass die Juridifizierung den Kernbereich des Ärztlichen antaste und somit den Handlungsfreiraum wesentlich einschränke, in dem der Arzt seinem Heilungsauftrag nicht mehr adäquat und damit zum Schaden des Patienten nachkomme. Die Befürworter hingegen sehen in einer stärkeren Juridifizierung eine zusätzliche Unterstützung der ärztlichen Kompetenz und Verantwortung. Eines scheint gewiss zu sein, dass rechtliche Normen und die ihnen entsprechenden Pflichten immer nur ein bestimmtes äußeres Verhalten zum Gegenstand haben können. Denn nur äußeres Verhalten lässt sich notfalls erzwingen, Motivationen, Haltungen oder Einstellungen nicht.

Das Unbehagen an der Verrechtlichung der Medizin ist durchaus verständlich, wenn man einsieht, dass der Arzt sich nicht nur von seinem äußeren Verhalten her verstehen kann. Tatsache ist, dass der Arzt nie imstande ist, den Erfolg seines Handelns garantieren zu können. Das zwingt ihn, nichtobjektivierbaren Faktoren, wie seiner Gewissenhaftigkeit, seiner Sorgfalt, der Unbedingtheit seines persönlichen Einsatzes, eine zentrale Stellung in der Verantwortung für den Patienten einzuräumen. Das sind aber Dinge, die nicht in ihrem Kern, sondern bestenfalls in ihren Auswirkungen von rechtlichen Regelungen erreicht werden können.

Die Befürchtungen sind daher nicht unbegründet, dass durch ein dichter werdendes Netz von rechtlichen Normen letztendlich die als essentiell geltenden vorrechtlichen Normen geschwächt, wenn nicht sogar aufgelöst werden. Die Folge wäre eine Transformierung des Verständnisses des Arztes, aber auch der Einstellungen des Patienten. Veräußerlichung des Verhältnisses Arzt-Patient wäre eine Konsequenz, die dieses Verhältnis zu einer Geschäftsbeziehung macht, in der der Arzt zu einem Geschäftsmann wird, der hinter die von ihm angebotenen Leistungen zurücktritt. Das Verhältnis Arzt und Patient wäre damit nur mehr quantitativ und nicht mehr qualitativ[194].

Ähnliches können wir in der Frage nach der Ökonomisierung der Medizin feststellen. Es ist nicht von der Hand zu weisen, dass hinsichtlich der finanziellen Situation sich eine Reduktion der Vernünftigkeit auf Zweckrationalität breit macht. Die gerechte Verteilung der Ressourcen verlangt nach Werturteilen, die die Rationalität im Bereich des Handelns nicht auf die optimale Zuordnung von Mitteln zu gegebenen Zwecken reduziert. Wer oder was begründet die Zwecke? Diese Problematik der Ressourcenverteilung steigert sich zusätzlich durch die zunehmende Verrechtlichung der Entscheidungskonflikte des Arztes. Das äußert sich wiederum in der Befürchtung, daß der Arzt seinem Heilungsauftrag nicht angemessen nachkommen kann. Die innere Verbindung von Verrechtlichung und leistungsbezogener Ökonomisierung hat aber ihre Konsequenzen. Wenn z.

---

[194] Vgl. dazu W. WIELAND, *Strukturwandel der Medizin*, 74-90.

B. der Arzt immer mehr darum bemüht ist, falsche Handlungen, die ihm vorgeworfen werden könnten, zu vermeiden, und dabei sich zusätzlich mehr in seinem Handeln durch den Blick auf eine mögliche Rechtfertigung vor Gericht bestimmen lässt, wird er umso mehr zu Überdiagnostik und Defensivmedizin tendieren. Dies provoziert andererseits den Einsatz von vermehrten und teureren Diagnoseverfahren und möglichen teureren Therapien. Die Versuche und Vorschläge, dieser Tendenz gegenzusteuern, sind unzählig. Damit bricht aber auch eine andere Perspektive auf, die die Eigenverantwortung und den persönlichen Beitrag zur Gesundheitserhal-tung und -vorsorge des Einzelnen einzufordern beginnt. Damit wird man aber auch zugleich eine kritische Anfrage an die Leistungsfähigkeit und Leistungsgrenzen der Medizin und an das Anspruchsdenken und die Erwartungshaltung seitens des Einzelnen miteinschließen müssen.

Auf das Ganze hin gesehen kann man abschließend feststellen, dass die Gewährleistung und Sicherung des Gesundheitswesens Aufgabe aller ist und nur in einem verantwortungsvollen Miteinander die anstehenden Probleme gelöst werden können. Zwischen den Zeilen dieser beiden Problembereiche von Verrechtlichung und Ökonomisierung der Medizin kann man die bleibende und notwendige Bedeutung eines ärztlichen Ethos ebenso herauslesen.

3. Medizin zwischen allen Stühlen? – Medizin als Wissenschaft

Die Medizin wissenschaftstheoretisch zu begreifen ist ein Bemühen, das die gesamte Geschichte der Medizin durchzieht. Wer sich mit dem formalen Status der Medizin auseinandersetzt, weiß, dass er hier einigen Schwierigkeiten begegnet, die sich nicht ohne weiteres auflösen lassen. Sie sind mit dem Selbstverständnis eines jeden Arztes verbunden. Fragen, die die Diskussion um das Verständnis der Medizin in Bewegung halten, richten sich auf für vermeintlich irrational gehaltene Reste oder alternative Heilmethoden in der Tätigkeit des Arztes oder den psychologischen und sozialwissenschaftlichen Anteil. Schließlich ist dieses Selbstverständnis auch dort in Bewegung, wo die ethischen Fragen die Verantwortung im Handeln kritisch herausfordern. Ärztliches Handeln ist ethisch begründeten Regeln und Normen unterworfen, wobei aber kontrovers ist, ob diese mit dem für die Medizin spezifischen Wissenschaftscharakter zusammenhängen oder es sich hier um Inhalte handelt, die nur Ausdruck persönlicher Bekenntnisse oder Entscheidungen sein können, die außerhalb wissenschaftlichen und vernünftigen Begründens stehen.

3.1 Medizin zwischen Natur- und Geisteswissenschaften

Durch die für die Medizin bedeutsam gewordenen naturwissenschaftlich orientierten Grundlagendisziplinen, wie Physiologie, Pathologie und Mikrobiologie, konnten beachtliche Erfolge erzielt werden. Die Erkenntnisse, die vorlagen, waren theoretischer Natur und konnten noch nicht zu konkreten Therapiemaßnahmen führen, da gerade die durchbrechenden Erfolge der Pharmakologie z.B. wesentlich später erst gelangen[195]. So waren es zunächst nur Ausnahmen, in denen man in die erkannten Gesetzmäßigkeiten normaler und krankhafter Lebensvorgänge eingreifen konnte. Aufgrund dieser Tatsache mussten durch die zuwachsenden theoretischen Erkenntnisse die Grenzen der tatsächlichen Handlungsmöglichkeiten immer enger erscheinen. Das erklärt auch die Entstehung des «therapeutischen Nihilismus» an der Wiener und Prager Schule[196], der den immanenten Schluss zuließ, den Arzt als solchen auf einen reinen Naturforscher festzulegen. J. Dietl äußerte sich dahingehend einmal in folgender Weise: «Nach der Summe seines Wissens und nicht nach dem Erfolge seiner Curen muss demnach der Arzt beurteilt werden. Am Arzte muss der Naturforscher und nicht der Heilkünstler geschätzt werden»[197]. In diesem Kontext konnte sich noch der Glaube an die Heilkraft der Natur, die alte hippokratische «vis naturae medicatrix» halten, während andererseits der Nihilismus das Bild der «vis a tergo», das im Arzt den Naturdiener und in den Heilmitteln die Hände der Götter sah, auflöste[198]. So wird nun auch das eigentliche Anliegen Naunyns sichtbar. Es geht

---

[195] Man denke im Bereich der Infektionskrankheiten an die Entdeckung des Penicillins in den dreißiger Jahren des letzten Jahrhunderts durch Flemming. Daß die führenden und bekannten Ärzte durchaus auch verzweifelt waren, mag ein Zitat aus Wunderlichs «Archiv» von 1841 dokumentieren: «Was hilft es, wenn wir dem Publikum und uns selbst zu verbergen suchen, wo unsere Kunst zu Ende ist? Ist das Humanität, wenn man sich in Illusionen wiegt, wo sich's um Leben und Gesundheit der Mitmenschen handelt?» – Zitiert nach H. SCHIPPERGES, *Strömungen des Irrationalismus*, 422.

[196] Einer der Hauptvertreter dieser Schule war der Rokitansky-Schüler Joseph Dietl (1804-1878). Vgl. ID., 422f.

[197] Um die Verlegenheit in der Therapiefrage dieser Epoche plastischer werden zu lassen, wollen wir hier den ganzen Abschnitt bringen, in dem dieses Zitat zu finden ist. Dietl schrieb hier: «Warum verlangt man nicht vom Astronomen, dass er Tag in Nacht, vom Physiker, dass er Winterkälte in Sommerhitze, vom Chemiker, dass er Wasser in Wein umwandle? Weil es unmöglich, d.i. weil es nicht im Principe seiner Wissenschaft begründet ist, und weil Astronom, Physiker und Chemiker aufrichtig genug sind, zu gestehen, dass sie das nicht leisten können. Warum verlangt man vom Arzte, dass er Lungensuchten, Wassersuchten, Gicht, Herzfehler usw. heilen soll? ... Ist es etwa auch in dem Principe seiner Wissenschaft begründet? Mit Nichten! 'Nur die Natur kann heilen', ist das höchste Grundgesetz der praktischen Medizin, an das wir selbst dann noch werden festhalten müssen, wenn wir ein demselben untergeordnetes Heilprincip werden entdeckt haben. ... Die Medizin, als Naturwissenschaft betrachtet — kann sich nur die Aufgabe setzen, den Menschen nach allen seinen Richtungen kennen zu lernen, die Bedingungen zu erforschen, unter denen er sich entwickelt, besteht, erkrankt, genest und untergeht, mit einem Worte, eine aus der Naturgeschichte, Physik und Chemie hervorgehende, somit wissenschaftlich begründete Naturlehre des Menschen oder Anthropologie, zu entwerfen ... ». — J. DIETL, *Einige Worte über die Zuverlässigkeit*, 10*f.*

[198] So konnte Wunderlich in seiner Antrittsvorlesung in Leipzig 1851 dieses Zeitalter auch als das der «vollendetsten therapeutischen Anarchie» bezeichnen. Diese kritische Phase führte

ihm um die Überwindung des therapeutischen Problems im Teilnehmenlassen der Möglichkeiten des Handelns am wissenschaftlichen Fortschritt. Das erhoffte er offenkundig dadurch zu erreichen, dass er den Arzt zum Wissenschafter macht. Dass er hier aber auch Grenzen gesehen hat, scheint aus der folgenden Bemerkung hervorzugehen: «Eine Naturwissenschaft wird sie schwerlich jemals werden. Denn jede Wissenschaft steckt sich ihre Grenzen nach ihrem Können! Und dahin kann es die Medizin nicht bringen – dazu sitzt ihr die Humanität zu tief im Blute»[199]. Der Grund liegt im Auffinden einer wissenschaftlich begründeten Therapie, wobei die umfassende Verwissenschaftlichung der Medizin im Sinne einer strengen Vernaturwissenschaftlichung seiner Ansicht nach aufgrund der immanenten Grenzen, die sich im Bereich der Humanität, d.h. nach ihm dem Bereich des Normativen, zeigen, nicht möglich sein wird. Naunyn hat insofern Recht, als die Verwissenschaftlichung den gesamten Bereich der Medizin nicht abdecken kann, weil immer ein Rest im gesamten Bereich übrig bleiben wird, in dem sich der Arzt in seinem Handeln zu bewähren hat.

Akzeptiert man hier die nicht vollständig erreichbare Zuordnung der Medizin zu den Naturwissenschaften, weil sie über den Bereich der theoretischen Erkenntnisfähigkeit der Naturwissenschaft hinausgeht, so spricht man gerne von der Medizin als «angewandter» Naturwissenschaft. Womit man auch zum Ausdruck bringen möchte, dass man dem Einfluss, der von der Psychologie und den Sozialwissenschaften auf die Medizin heute stattfindet, positiv Rechnung tragen will, aber grundsätzlich davon überzeugt ist, dass die Medizin weiterhin Orientierung an den Methoden und Ergebnissen der naturwissenschaftlichen Forschung nehmen wird. Eine Alternative zum naturwissenschaftlichen Erkenntnisgewinn in der Medizin scheint es bislang nicht zu geben — eine Alternative, die dieselbe Erfolgsgarantie zuwege bringt.

Es mag etwas übertrieben klingen, wenn wir dem Wort «Anwendung» kurz Aufmerksamkeit zeigen, aber es ist zu bedenken, dass im Grunde damit nicht selten Schwierigkeiten verdeckt werden. So treten hier Fragen in den Raum, ob die Resultate einer Anwendung von Naturwissenschaft selbst wieder den Status einer Naturwissenschaft haben. Oder wie muss eine Instanz strukturiert sein, die befähigt ist, eine solche Anwendung durchzuführen? Oder gehört das, was mit dem Wort Anwendung gemeint ist, noch ohne Einschränkung in den Bereich des Kognitiven, oder handelt es sich hier um etwas, das seinem kategorialen Typus nach eine Handlung ist und somit als solche beurteilt und normiert werden muss? W. Wieland, dem wir hier im Gedankengang folgen, meint: «Doch auf jeden Fall verweist die mit dem Wort "Anwendung" bezeichnete Denkfigur, so

---

zwar zum Ende der alten «Materia Medica», wurde aber andererseits auch zur Wiege der modernen Pharmakologie. Vgl. H. SCHIPPERGES, 423f.

[199] Diese Worte folgen unmittelbar Naunyns Äußerung, dass Medizin nur einen Weiterbestand haben wird, wenn sie «Wissenschaft» ist. Vgl. N. NAUNYN, 1348.

sehr sie im Übrigen auch einer Differenzierung bedarf, auf jenen Raum, innerhalb dessen auch die Frage nach den Grundlagen der ärztlichen Ethik und nach der Humanität in der Medizin gestellt werden müssen»[200]. Selbst auf der Grundlage von formalen Gründen lässt sich bereits zeigen, dass Medizin als angewandte Naturwissenschaft nicht zweckmäßig beschrieben ist. Niemand würde die Medizin durch ihre Hilfsmittel oder Werkzeuge charakterisieren, vielmehr wird sie durch die Ziele, die sie verfolgt, bestimmt. Für die Medizin ist daher entscheidend, worauf sie diese Mittel anwendet und welche Ziele sie in ihrem Vorgehen anstrebt. Die angeführten Beispiele aus dem therapeutischen Nihilismus machen deutlich, dass die Medizin ihre praktische Dimension verliert, wenn sie auf das Wissenschaftsideal der neuzeitlichen Natuwissenschaften festgelegt wird. In einem solchen Rahmen kann aber der Arzt nicht mehr handeln und Verantwortung für sein Handeln übernehmen. Damit würde der Arzt, abgesehen von einigen sekundären Ausnahmen, außerhalb des Bereiches der so verstandenen Medizin handeln. Dass diese Ansicht, Medizin ist Naturwissenschaft, heute nicht mehr tragfähig sei, zeigt vor allem die hohe Sensibilität und das Interesse für ethische Probleme und Fragestellungen. Grundsätzlich wird man aber eingestehen müssen, dass wir noch einen weiten Weg vor uns haben, um die strukturellen Fragen im Selbstverständnis der Medizin als Wissenschaft einer befriedigenden Lösung zuzuführen. Unter dem Stichwort der Anwendung bezieht sich das auf die praktischen wie auch ethischen Probleme des handelnden Arztes, die nicht mit dem Begriff der Wissenschaft selbst, sondern mit jenem nicht-definierten Bereich, der unter das Wort Anwendung fällt, verbunden sind.

Obgleich die Medizin heute ein großes Wissen über Strukturen und Beschaffenheit von Dingen, Sachverhalten und Prozessen besitzt und davon ausgehend nicht selten auch die optimale Vorgangsweise zur Erreichung eines vorgegebenen Zieles, falls es erreicht werden kann, anzugeben vermag, kann sie wie die Disziplinen neuzeitlich-naturwissenschaftlicher Prägung keine verlässliche Auskunft über das, was man eigentlich wollen soll, geben. In der Frage nach der Berechtigung des Menschen, entsprechende Ziele zu verfolgen, kann sie durch ihre Mittel zu keiner Antwort kommen. Eine unbefriedigende Lösung bleibt es allemal, wenn man Faktisches und Normatives einerseits dem Bereich der Erkenntnis, andererseits demjenigen der Bekenntnisse zuordnen wollte.

Ähnliches gilt für die gelegentliche Zuhilfenahme der Geisteswissenschaften, der man im gut gemeinten Glauben um einer Vollständigkeit willen jene Elemente zuweisen möchte, die sich nicht in den Bereich der Naturwissenschaften einordnen lassen[201]. Die Geisteswissenschaften haben in ihrer Art, wie sie heute arbeiten, keine Möglichkeit, die Fragen nach der Legitimität von Normen sach-

---

[200] W. WIELAND, *Strukturwandel der Medizin*, 22.
[201] Vgl. ID., 27. — Hier geht es wiederum vornehmlich um die ethischen Probleme und die dem Menschen zugeordneten Lebensbereiche und –räume.

gerecht zu diskutieren[202]. Vielmehr muss man darauf hinweisen, dass die Naturwissenschaften und Geisteswissenschaften dem Bereich der theoretischen Wissenschaften angehören. Dagegen ist die Medizin dem Bereich der praktischen Wissenschaften zuzuordnen, die den theoretischen gleichberechtigt gegenüberstehen.

3.2 Medizin als praktische Wissenschaft

Nach Aristoteles' Definition ist jene Wissenschaft «praktisch» zu nennen, deren Ziel in einer Erkenntnis liegt, die konkret handlungsleitend ist. Damit sind praktische Wissenschaften derart konzipiert, dass sie Fragen nach dem, was zu «tun» ist, innerhalb ihres Gegenstandes erörtern und auf begründbare Weise zu beantworten suchen. Wenn die Medizin daher in diesem Sinn als praktische Wissenschaft verstanden wird, wird die ethische Reflexion innerhalb der Medizin nicht mehr die Stellung eines manchmal den Eindruck erweckenden Superadditums einnehmen[203]. Wie kann aber nun ein solcher Wissenschaftstypus, dem man die Medizin zuordnen möchte, charakterisiert werden? Im Gegensatz zu den theoretischen Wissenschaften, die es mit der Erkenntnis von Sachverhalten unter Voraussetzungen zu tun hat, geht es in der praktischen Wissenschaft um ein Ziel, das nicht den Gewinn von zutreffenden Sätzen über Handlungen anstrebt, sondern das Handlungen ermöglicht, begründet und rechtfertigt, gleich ob es um konkrete Einzelhandlungen oder um generelle Handlungsschemata geht[204].

Verifizierbarkeit und Gewissheit spielen heute in der Medizin eine wichtige Rolle nicht nur für den Arzt, sondern auch für den Patienten. Deshalb muss man hier andererseits zu bedenken geben, dass aber infolge der Zurückdrängung der praktischen Perspektivität der Medizin durch die, wie gezeigt, Theoretisierung des medizinischen Gegenstandes — was ist Krankheit?— eben gerade auch jene Inhalte verdrängt wurden, die man über die medizinethische Diskussion heute wieder in das Gesamt des ärztlichen Handelns zu integrieren sucht. Die Frage ist eben: Kann man eine dem theoretischen Wissen und dem praktischen Wissen eine vermittelnde Grundlage geben, die ebenso Gewissheit gibt. Ohne die Diskussion zu simplifizieren, muss aber zugestanden werden, dass die Erkenntnisse, gewonnen auf naturwissenschaftlicher Grundlage, in der Medizin nicht selten nur statistisches und damit prognostisches Wissen sind. Was nichts anderes

---

[202] Zu denken ist hier an die praktischen Disziplinen, die der sozialen Welt des Menschen zugeordnet werden, die nach der Aufgabe der Tradition des Naturrechts den Versuch unternahmen, mit Hilfe von historisch und später auch soziologisch begründeten theoretischen Disziplinen ihre Gegenstandsbereiche aufzuarbeiten. Vgl. ID., 28f.; Vgl. auch E. SCHOCKENHOFF, *Naturrecht und Menschenwürde*, 93-142.
[203] Vgl. W. WIELAND, 29.
[204] Vgl. ID., 30.

heißt, dass die gewonnenen Erkenntnisse nicht immer beim einzelnen Patienten zwingend notwendig zutreffen müssen. Dies ist eine eigene Problematik, die aber darauf aufmerksam macht, dass theoretische Erkenntnis keineswegs die Gewissheit vermitteln, die man ihnen allzu gerne zuspricht.

Damit verbindet sich nun der Umstand, dass praktisches Wissen sich nicht immer in derselben Weise verobjektivieren lässt, wie man das in den Formen des theoretischen Wissens erlebt. Das hat damit zu tun, dass ein guter Teil des spezifisch praktischen Wissens nicht in gegenständlicher, sondern in dispositioneller Gestalt vorliegt. Darunter kann man z.B. die Kompetenz verstehen, wie sie in der ärztlichen Tradition im Begriff der Kunst zum Ausdruck kam. Es gehört zu den Inhalten des praktischen Wissens auch die Kompetenz zur ethischen Reflexion, durch die der Arzt befähigt ist, konkrete Handlungssituationen zu erkennen, sie zu bewerten und auf dieser Grundlage verantwortlich zu entscheiden. So kommt auch die Perspektive der Mitteilbarkeit von praktischem Wissen in den Blick, was sich nicht allein durch begründete Aussagen vermitteln lässt. Es bedarf immer auch der Erwerbung in eigener Person und eigener Kompetenz. Hilfe kann man hier in Anspruch nehmen, vertreten kann man sich aber nicht lassen. Das beste Beispiel in der Medizin liefert der Begriff der so wichtigen praktischen «Erfahrung». Sie befähigt, konkrete individuelle Situationen zu bewerten und mit einer begründbaren Handlungsentscheidung auf sie zu reagieren. Daran ändern auch nichts die technischen Möglichkeiten, die heute in Diagnose und Therapie zur Verfügung stehen, da die Ergebnisse immer auch evaluiert und interpretiert werden müssen[205]. Da nun aber die Inhalte des praktischen Wissens immer verbunden sind mit der jeweiligen Person, können verständlicherweise Grundlagenprobleme der Medizin nicht ohne die personale Instanz des handelnden und verantwortlich entscheidenden Arztes diskutiert werden.

Medizin als praktische Wissenschaft zu verstehen intendiert also eine Zuordnung zu einem bestimmten Bereich der Wissenschaften, die als eine integrierende Funktion verstandern werden kann und die Komplexität an Inhalten der heutigen Medizin in einen einheitlichen Rahmen zu stellen vermag, nicht summarisch nebeneinander, sondern unter- und ineinander vernetzt. Die von uns hier vorgetragenen Gedanken geben im Wesentlichen, die von W. Wieland angestellten Überlegungen wieder, die er im Blick auf das vertretene Verständnis von Medizin als Naturwissenschaft oder als angewandte Naturwissenschaft entwickelt hat[206]. Die Literatur zu dieser Thematik ist beinahe unüberschaubar, wie

---

[205] Die sogenannten Expertensysteme, computerisierte Diagnoseunterstützung, haben vor allem in diesem Punkt zur Frage der Objektivierbarkeit dieser Systeme erhebliche Kitik erfahren. — Vgl. zu dieser Diskussion H.-M. SASS, *Zur ethischen Bewertung von Expertensystemen*.

[206] Vgl. W. WIELAND, 21-37.

U. Wiesing feststellt, dass auch die Quantität der Literatur zu einem Thema ein korrespondierendes Interesse an einem Thema zeigt[207].

Wiesing verweist darauf, dass sich heute in der Diskussion um die Bezeichnung der Medizin die Titel «Heilkunst», «Handlungswissenschaft» oder «praktische Wissenschaft» herauskristallisiert haben[208]. Ohne von unserer Seite dieser Diskussion weiter nachzugehen, beschränken wir uns auf ein Wort, das deutlich macht, welche Aufgabe in dieser Frage gestellt ist: Die Medizin «stellt eine eigene Art praktischer Wissenschaft dar, für die im modernen Denken der Begriff abhanden gekommen ist»[209]. Die Aufgabe besteht also darin, zu klären, was unter den genannten Titel zu verstehen ist.

4. Zusammenfassung

In diesem Abschnitt ging es um das Selbstverständnis der modernen Medizin und ihres gesellschaftlichen Kontextes, in den sie eingebettet ist. Der geschichtliche Aufriss des Krankheits- und Gesundheitsverständnisses, das medizinisches Handeln begründet und den Forschergeist des Menschen wachruft, zeigt, dass der jeweils erreichte Wissensstand zu neuen Verstehens- und Handlungsmöglichkeiten führt. Der naturwissenschaftlichen Methode ist es einerseits zu verdanken, dass wir Erfolge in der Heilkunst erleben können, andererseits hat sie wesentlich zur Veränderung des traditionellen Selbstverständnisses der Medizin und der Gesellschaft beigetragen. Die dadurch erfolgte Verengung musste zu Reaktionen und kritischer Auseinandersetzung führen, da menschliches Leben offenbar mehr ist als biologische Natur und der kranke Mensch nicht ein auf ein pathologisches Organ reduzierbarer objektiver Gegenstand.

Durch das Eingebettetsein in ein kulturelles und soziales Gefüge kommt der Medizin ihre besondere Stellung zu. Das folgt aus dem Wert der Gesundheit selbst, die erst dem Einzelnen die Möglichkeit gibt, sein Leben in die Hand zu nehmen und verantwortungsvoll zu gestalten. In dieser Auseinandersetzung hat sich gezeigt, dass eine pluralistische Gesellschaft, geprägt von unterschiedlichen Auffassungen und Meinungen, die für die Medizin wichtigen Werte um das menschliche Leben nicht unwesentlich beeinflusst. Die darüber geführten Diskussionen geben davon ein beredtes Zeugnis, die oftmals aber auch von mehr Dissens als Konsens geprägt sind.

Dieser Dissens zeigt sich aber nicht nur in akademischen Diskussionen darüber, welche Art von Wissenschaft die Medizin ist. Im gesellschaftlichen Kontext äußert sich der Dissens in Forderungen nach alternativer Medizin, zu der un-

---

[207] Vgl. U. WIESING, 302.
[208] Vgl. ID., 310.
[209] H.G. GADAMER, *Apologie der Heilkunst*, 216.

terschiedliche alternative Heilmethoden gerechnet werden, die den Anspruch größtmöglicher Naturnähe oder Natürlichkeit usw. erheben.

Die geführte Auseinandersetzung in diesem Abschnitt konnte soweit skizzenhaft verdeutlichen, dass die Entwicklung zur modernen Medizin zu einer Frage nach dem Menschen in der Medizin führte. Damit haben wir bereits den nächsten Abschnitt angesprochen, der nach den unterschiedlichen Ethiktheorien, die in der medizinischen Ethik vertreten werden, fragt. Grund für die ethische Reflexion ist die Stellung des Menschen in einer hoch technisierten Medizin.

KAPITEL IV

Ethikkonzeptionen in der modernen Medizin
— Versuche der Reduzierung eines Defizits?

«Das traditionelle ärztliche Standesethos ist zwar in seinem Kernbereich nach wie vor unverzichtbar, angesichts der gewandelten Voraussetzungen gegenwärtigen medizinischen Handelns jedoch ergänzungsbedürftig»[1]. Die Ergänzungsbedürftigkeit des ärztlichen Ethos — gemeint ist das die Medizingeschichte prägende hippokratische Ethos — wird durchwegs von vielen Autoren geteilt[2]. Die Situationsanalysen der gesellschaftlichen Rahmenbedingungen und die neuzeitliche Entwicklung der Medizin unter dem Leitbild der Naturwissenschaften kommen zu ähnlichen oder gleichen Ergebnissen, wie das vorausgegangene Kapitel gezeigt hat. Es kulminiert im angemahnten Verlust des Subjektes in der Medizin. Gesundheit und Krankheit werden unter dem Mikroskop naturwissenschaftlicher Objektivität, wertneutraler Erforschung des objektivierten Gegenstandes zu scheinbar technisch handhabbaren Dimensionen menschlichen Lebens. Die Perspektivität des ärztlichen Ethos verschiebt sich damit zugunsten eines Ethos der «Heiltechnik», deren Vereinseitigungstendenz man heute durch die Bezeichnung «patientenorientierte» Medizin begegnen möchte. Wird medizinische Ethik dadurch zum Instrument der Reduzierung eines Defizits, das sich durch die Vernaturwissenschaftlichung und Technologisierung der Medizin ergeben hat? Kann die medizinische Ethik den ganzheitlich angezielten Entwurfscharakter eines Ethos so ergänzen oder neu begründen, dass das Verloren- oder Zurückgedrängtgeglaubte unter anderen Rahmenbedingungen wieder eingeholt wird?

Welche Aufgabe kommt ihr daher innerhalb der Medizin zu, in welchem Verhältnis steht sie zu ihr, welchen Beitrag leistet sie zum Selbstverständnis des Arztes/der Ärztin? Genauerhin stellen wir uns die Frage, ob unter den verschiedenen Ansätzen der utilitaristisch orientierte Ansatz, der zunehmend mehr an Bedeutung gewinnt, als solcher geeignet, ist ein ärztliches Ethos auszubilden, das als tragfähig angesehen werden kann. Im Folgenden treffen wir deshalb auch eine Auswahl von den verschiedenen Ansätzen, die innerhalb der medizinischen

---

[1] G. PÖLTNER, *Grundkurs Medizin-Ethik*, 11.
[2] Als wenige Beispiele führen wir hier an: B. IRRGANG, *Grundriß der medizinischen Ethik*, 26; H.-M. SASS, *Hippokratisches Ethos*, 1. 16.

Ethik vertreten werden, da eine Behandlung aller Ansätze m. E. unseren Rahmen sprengen würde[3].

1. Die Problemstellung der medizinischen Ethik

1.1 Der Standort der medizinischen Ethik in der Medizin

Medizin ist kein «Flickwerk» von zusammengestellten unterschiedlichen Wissenschaftsdisziplinen, denen als übergeordneter und einheitsordnender Begriff der Titel Medizin dient. Medizin ist die Lehre von Gesundheit und Krankheit sowohl in theoretischer wie in praktischer Hinsicht. In der Diskussion, ob die Medizin als «angewandte» Wissenschaft verstanden werden kann, wird darauf hingewiesen, dass die Medizin unterbestimmt wäre, wenn sie sich nur von ihren Hilfsmitteln oder Werkzeugen her, deren sie sich bedient, charakterisierte[4]. Denn in diesem Sinne würde niemand Medizin als angewandte Biologie, Physik, Biochemie oder medizinische Ethik bezeichnen. Vielmehr muss sie sich von ihren Zielen her verstehen. Auf der Grundlage «Was zu tun ist», d.h. vom Ziel ihres Handelns her, kann sie als praktische Wissenschaft definiert werden. Damit würde sich die Medizin die Möglichkeit der freien Methodenwahl offen halten, ohne sich von vornherein auf eine bestimmte Methoden festzulegen oder festlegen zu müssen[5]. Die medizinische Ethik erhielte so den Platz eines «konstitutiven» Strukturmoments der Medizin[6] und wäre nicht mehr dem Verdacht ausgesetzt nur als Beiwagen oder «Superadditum»[7] zu fungieren. Diese hier

---

[3] Für eine vertiefte und eingehende Information über die medizinische Ethik ist an erster Stelle zu nennen: W.T. REICH, *Encyclopedia of Bioethics*; C. VIAFORA, *Vent' anni di bioetica*. – Dieses Buch liegt auch in französischer Sprache vor; G. RUSSO, *Bilancio di 25 anni di bioetica*; X. THÉVENOT, *La bioetica*. original franz. *La bioèthique. Dèbut et fin de vie*; G. RUSSO, *Le nuove frontiere*; Zur Literatur aus dem deutschen Sprachraum verweisen wir u.a. auf: J.S. ACH – C. RUNTENBERG, *Bioethik: Disziplin und Diskurs*; G. PÖLTNER, *Grundkurs Medizin-Ethik*; B. IRRGANG, *Grundriß der medizinischen Ethik*; H. M. SASS (Hg.), *Medizin und Ethik*; U. WIESING (Hg.), *Ethik in der Medizin*.

[4] Vgl. ID., 22; Nach G. Pöltner ist Medizin nicht der verlängerte Arm der Naturwissenschaften. Er ergänzt: «Im Kernbereich der Medizin geht es aber nicht um die Aufstellung allgemeiner Theorien, für die das Einzelne ein bloßer Fall ist, vielmehr geht es umgekehrt darum, zutreffende Einzelaussagen über Individuen mit dem Ziel einer entsprechenden Praxis zu machen. Das setzt die Urteilskraft, d.h. die Fähigkeit voraus, darüber zu entscheiden, ob ein Einzelnes unter eine allgemeine Regel fällt oder nicht». G. PÖLTNER, 24.

[5] Vgl. G. PÖLTNER, 22-26. — Wie W. Wieland, G. Rager u.a. versteht G. Pöltner Medizin als praktische Wissenschaft.

[6] «Wenn anders ärztliches Handeln sittlich verantwortbar sein muss, eine methodisch-kritische Reflexion auf das Handeln unter dem Gesichtspunkt der Sittlichkeit aber eine ethische Reflexion ist, dann bildet die Ethik ein *konstitutives Moment* der Medizin selbst, nicht aber einen ihr äußerlichen Zusatz». G. PÖLTNER, 25.

[7] W. WIELAND, *Strukturwandel der Medizin*, 29.

angezielte Standortbestimmung der medizinischen Ethik kehrt in unmissverständlicher Weise die Ineinanderverschränkung medizinisch-ärztlicher Praxis und ärztlicher Ethik hervor, die geschichtlich gesehen immer schon eingefordert wurde. Ärztliches Handeln bezieht seine Vertrauens- und Glaubwürdigkeit nicht nur aus der Sachkomeptenz, sondern immer auch aus seiner Transparenz auf Verantwortung, Redlichkeit und Rechtfertigung hin.

Der medizinischen Ethik nun die Aufgabenstellung zuzuweisen ein ärztliches Ethos auszubilden, entspricht aber ihrem eigenen Wissenschaftsverständnis nicht[8]. Was ihr aber zukommt, ist die Reflexion auf die in einem solchen Ethos bereits wirksamen Prinzipien, Regeln und Normen. «Als *kritisch-reflektierende* Reflexion des Ethos ist sie dessen Vertiefung und Verwandlung»[9].

Die von W.T. Reich stammende Definition der medizinischen Ethik: «the systematic study of the moral dimensions – including moral visions, decisions, conduct and policies – of the life sciences and health care, employing a variety of ethical methodologies in an interdisciplinary setting»[10], verdeutlicht dies noch einmal mehr, als dass Gegenstände der medizinischen Ethik das ärztliche und pflegerische Handeln, das Verhalten des Patienten und die ethischen Probleme des institutionellen Handelns[11] gelten. Damit reiht sich die medizinische Ethik in die Gesamtperspektive des von der Medizin als Heilkunde angestrebten praktischen Zieles. «Das Ziel einer praktischen Wissenschaft ist Erkenntnis im Dienste gelingender Praxis»[12].

Der Horizont oder Rahmen, in dem dieses Ziel verfolgt wird, sind das menschliche Leben und Dasein, Welt- und Naturverbundenheit wie –abhängigkeit. Damit zielt indirekt wie direkt die medizinische Ethik letztendlich durch ihr Bemühen auf die Diskussion und Klärungssuche nicht nach dem Sinn des Wertbegriffes Leben, sondern dem «Sinn des Lebens»[13].

Steht nun gelingende Praxis unter dieser Perspektive, gilt es die Schwierigkeit zu lösen, wie die mit dem naturwissenschaftlichen Verständnis verbundene Sachkompetenz medizinischen Wissens mit einer ethischen Sachkompetenz verbunden werden kann. Wenn man von der Medizin als praktischer Wissenschaft spricht, liegt gerade in diesem Zueinander beider Kompetenzbereiche eine der

---

[8] Medizinische Ethik gilt wie Wirtschafts-, Sozial- oder Umweltethik als spezielle Ethik der allgemeinen Ethik, die als Grundlagendisziplin diesen vorgeordnet ist. Vgl. F. RICKEN, *Allgemeine Ethik*, 9.
[9] G. PÖLTNER, 20.
[10] Vgl. WARREN T. REICH, *Encyclopedia of Bioethics*, XXI.
[11] Konkret angesprochen sind hier die Handlungssituationen in Klinik, Forschung, Krankenhaus, Pflegeheim, Gesundheitsfürsorge, außerdem die Verteilungsgerechtigkeit im Gesundheitswesen.
[12] G. RAGER, *Medizin als Wissenschaft*, 21.
[13] «Ci sembra che la storia dei metodi della bioetica di questo quarto di secolo, è stata ed è la storia della «ricerca di senso» della cultura contemporanea. La ricerca di senso non del valore *vita*, ma del *senso stesso della vita*». G. RUSSO, *Bilancio di 25 anni*, 17f.

entscheidenden Fragen. Medizinisches Sachwissen und sittlich-praktisches Wissen haben ihre eigenen methoden-kritischen Begründungsverfahren. D.h., wenn man medizinische Sachkompetenz hat, bedeutet das noch nicht, auch ethische Kompetenz zu haben, was auch umgekehrt gilt. Sittlich-praktisches Wissen ist daher ohne Sachwissen leer, wie auch Sachwissen ohne sittlich-praktisches Wissen blind ist[14].

Die Standortbestimmung medizinischer Ethik innerhalb der Medizin und die angezeigte Frage ethischer Kompetenz verweisen auf inhaltliche Problemfragen, die kurz angesprochen werden sollen.

1.2 Zur Kompetenz medizinischer Ethik

Wie ein unverrückbares Konglomerat, das seine langen Schatten über die Medizin wirft, wirkt die Sachkompetenz medizinisch-technischen Wissens gegenüber der Sachkompetenz ethisch-praktischen Wissens. Man wird heute der Medizin kaum den Vorwurf machen können, kein Gespür für ethisch-sittliche Fragen zu haben. W.T. Reich spricht in seiner Definition vom interdisziplinären Status der medizinischen Ethik[15]. Dieser Status ergibt sich einmal aus dem Unterschied von medizinischer und ethischer Kompetenz. In der Frage nach der Kompetenz medizinischer Ethik sieht etwa G. Pöltner eine Überschätzung wie Unterschätzung ihrer Aufgabenstellung[16]. Ihre genuine Aufgabe besteht in der argumentativen Begründung von praktischen Sätzen im Rückgang auf Prinzipien, Normen, Regeln und Kriterien. Damit kann sie helfen ein Problembewusstsein zu entwickeln, Kriterien für Güterabwägung und Methoden für ethisches Urteilen zu erarbeiten. Schon Aristoteles hat in der «Nikomachischen Ethik» darauf hingewiesen, dass man in der Ethik soviel an sicherem Wissen haben kann, als die Natur des Gegenstandes es zulässt[17]. Praktisch-ethisches Wissen kann daher mit den Maßstäben der naturwissenschaftlichen Wissenssicherung nicht gemessen werden, auch wenn die Versuchung dahingehend sich im-mer wieder bemerkbar macht. Medizinische Ethik hat dieser Versuchung zu widerstehen auch im Sinne ihrer kritisch-fragenden Funktion. Sie kann nicht zur Sachverwalterin medizinisch-technischen Wissens werden. Sie vermag aber den Weg zu bereiten zu einem kreativ-verantwortungsvollen, rechtfertigbaren und guten Handeln, insofern der Einzelne bereit ist sich auf diese Auseinandersetzung und den prozeßartigen Gewinn von Einsicht und Aneignung praktischen

---

[14] Vgl. G. PÖLTNER, 27.

[15] Vgl. auch D. MIETH, *Was wollen wir können?*, 66f.: Für Mieth ist Ethik interdisziplinäre angewandte Ethik, wie wir bereits im ersten Kapitel gezeigt haben. «Es geht also um disziplinär grundgelegte Interdisziplinarität und um Leistbarkeit in der Zeit – in Abwägung mit ethischer Fachlichkeit und gebotener Gründlichkeit».

[16] Vgl. ID.

[17] ARISTOTELES, *Nikomachische Ethik*, I, 1095a.

Wissens einzulassen. Ihre Kompetenz erhält die medizinische Ethik aber nun nicht durch den Erfolg oder Misserfolg dieses Unternehmens, sondern durch ihre normativ-praktische Aufgabe. Sie hat nicht nur auf die interdisziplinäre Problemdifferenzierung zu drängen, sondern ebenso sehr auf die ausgewogene Beweislastverteilung zu achten[18]. Ihre Kompetenz würde aber zu kurz greifen, wollte sie nur einen Interessensausgleich oder praktikablen Konsens anstreben. Dieses kann ein Moment ihrer Aufgabenstellung sein, entscheidend ist aber ihr verweisender Charakter durch Reflexion auf gelingendes und sittlich gutes Handeln hinsichtlich des Gesamthorizontes menschlich sinnvollen und gelingenden Lebens.

Im Bedenken der interdisziplinären Funktion zeigt sich aber auch noch ein anderes zu möglichen Kontroversen führendes Moment, die Frage nach der «Objektivität» des sittlichen Anspruches. Objektivität wird im Verweis auf Sachlichkeit allseits gefordert, um damit die jeweils eigene Kompetenz unterstreichen und ausweisen zu können. Nur um welche Objektivität handelt es sich, die hier gefordert wird? Die Diskussionen zwischen Naturwissenschaft, Philosophie und Theologie haben gezeigt, dass es die voraussetzungslose, wertneutrale Objektivität nicht gibt. Sie bleibt immer Utopie, weil der konkrete Vollzug jeder Wissenschaft immer schon eingelassen ist in den Raum der historischen Erfahrung. In ihrem Vollzug werden erkenntnistheoretische, anthropologische, kulturelle, soziale und auch ideologische Vorentscheidungen wirksam[19], weshalb Objektivität «Transparenz auf die Legitimität der Existenz wie Wirkweise der Voraussetzungen hin»[20] meint. Aus diesem Grund lässt sich auch eine «reine Autarkie wissenschaftlicher Einzelbereiche» nicht begründen. Vielmehr zeigt sich eine Interferenz und Inspiration zwischen den Wissenschaften[21].

Auf diesem Hintergrund des Netzwerkes von Voraussetzungen und Wechselwirkungen gilt es nach der Objektivität des sittlichen Anspruches zu fragen. Die Reflexion, die hier durchgeführt wird, richtet sich auf all jene Inhalte, die in den Akt der sittlichen Erkenntnis und des sittlichen Handelns, d.h. in deren Vollzug einfließen. «Das eigentümliche Objekt allen Reflektierens wie Argumentierens

---

[18] Vgl. G. PÖLTNER, 29; vgl. auch D. MIETH, 17f.: «Es ist ja davon gesprochen worden, dass auf den verschiedenen Ebenen der wissenschaftlichen Erkenntnis, der technologischen Herstellung, die ja oft schon innerhalb der Wissenschaft erfolgt, und der ökonomischen Anwendung, jeweils Wissenschaft, Technik und Ökonomie die »Bringschuld« haben, das heißt, sie haben die Beweislast. Die Frage der Beweislastverteilung ist eine wichtige Frage für die Urteilsfindung. Im Bereich der Ökologie heißt Beweislastverteilung beispielsweise: muss man erst einem Industrieansiedler nachweisen, dass er die Luft verschmutzt, bevor man eingreifen kann, oder muss ein Industrieansiedler selbst, bevor er sich ansiedelt, nachweisen, dass er die Luft *nicht* verschmutzt? Das ist entscheidend für ein Kriterium der ethischen Bewertung».
[19] Vgl. K. DEMMER, *Deuten und Handeln*, 16.
[20] Vgl. ID., 17.
[21] Vgl. ID.

ist also ein Vollzug, der sich auslegt, nicht ein Gegenstand, der sich anbietet»[22]. Hier hat die bereits vorhin erwähnte Sinneinsicht ihren Ort wie auch das Verständnis vom Menschen, das zugrunde gelegt wird. Geht es um das objektiv sittlich gute Handeln, so sind sittliche Wertvorstellungen mit dieser Sinneinsicht und den anthropologischen Voraussetzungen zu vermitteln. Übertragen auf die medizinische Ethik, besteht ihre Kompetenz — wenn auch schwierige Aufgabe — in der kritisch-systematischen Aufarbeitung und Darstellung dieser Wechselbeziehungen, womit der Beitrag zu einer besseren und vertiefteren sittlichen Einsicht geleistet wird. Erkenntniszuwachs besteht nicht in einem Vermehren an Tatsachenwissen, sondern im Zuwachs an Einsicht. Objektivität ist hier ein zu realisierendes Programm, ein denkend-reflektierendes Mitgehen und nicht eine für neutral gehaltene Objektanschauung.

Reine Objektivität wird es in der Ethik daher genauso wenig geben, da niemand aus sich selbst so heraustreten kann, dass er in einem Beobachterstatus sich gegenübersetzen könnte. Vielmehr steht der Einzelne immer schon im Vollzug seines Denkens, Urteilens und Handelns, das ihn in Anspruch nimmt. Medizinische Ethik sucht in diesem konkreten Lebensbereich von Gesundheit und Krankheit Momente und Dimensionen ärztlichen Tuns und menschlichen Erlebens und Daseins auf die sittlich-ethischen Implikationen und ihrer Bedeutung und Normativität in der Urteilsbildung hin aufzuschlüsseln.

Auf welche Art und Weise das versucht und gemacht wird, soll in einem kurzen Hinweis auf einige bedeutsam gewordenen Ethiktheorien gezeigt werden, ehe wir uns der oben angekündigten spezifischeren Auseinandersetzung zuwenden.

1.3 Ansätze von Ethiktheorien innerhalb der medizinischen Ethik

Die beinahe unzählig gewordene Literatur zur medizinischen Ethik zwingt zur Auswahl und knappen unzureichenden Skizzierung. Mancher spricht deshalb vom Pluralismus innerhalb der medizinischen Ethik[23]. Unterschiedliche Ethiktheorien stehen in Diskussion und Konkurrenz und versuchen von bestimmten Wertbegriffen, Kriterien oder Prinzipien her Antworten zu geben. Im Folgenden suchen wir anhand einiger Stichwörter die wichtigsten Richtungen kurz zu beschreiben.

---

[22] ID., 18.
[23] Vgl. G. RUSSO, 22; S. DONNELLEY, *Natural responsabilities*, 42; M. BENJAMIN, *Subway and Spaceship*, 27f.

1.3.1 Der Ansatz im Begriff der *Verantwortung*

Mit dem Begriff der Verantwortung als zentrales Kriterium ethischer Reflexion hat sich der Name *H. Jonas* unzertrennlich verbunden[24]. Mit seinen Überlegungen reiht er sich in jene Bewegung, die versucht im Rahmen der Diskussion um die Bedrohung der Natur durch die zunehmende Technologisierung und damit Instrumentalisierung der Natur die ethische Reflexion auf die Folgenabschätzung der Handlungen zu gewichten. Nicht weniger verbunden mit dieser Thematik ist der Name *Van Rensselaer Potter*[25], der seinen eigenen Angaben nach zum ersten Mal den Begriff «Bioethik» benützte und damit den Weg der bioethischen Diskussion in der Medizin initiierte. Die Verantwortungsethik hat intentional bereits eine lange Tradition innerhalb der Ethik, in der Vorsorge zu treffen auf der Grundlage vernünftiger Einsicht um die künftigen Lebenssicherung willen und das Bedenken der Konsequenzen einer Handlung mitbedacht wurden[26].

Das H. Jonas zugesprochene Verdienst besteht in seinem entschiedenen Einsatz und eindringlichen Hinweis «auf die neue Dimension der Folgenhaftigkeit menschlichen Handelns in Einbeziehung der Sorge um die Natur», wodurch er einerseits Mängel und Defizite der traditionellen Ethik aufgezeigt und somit unverzichtbare Beiträge zu einem neuen Zukunfts- und Verantwortungsbewusstsein geleistet hat[27]. In seinen Bemühungen ist Jonas nicht unkritisiert geblieben, aber es gilt auch heute angesichts des ethischen Pluralismus, wie S. Donnelley es ausgedrückt hat: «Sometimes it will be Jonas`s ethics of natural and moral *being* that may better move us into doing what we know, however imperfectly, is right. We need all the help we can get, from whatever quarter»[28].

---

[24] In der folgenden Darstellung halten wir uns im Wesentlichen an: G. MAIO, *Das Prinzip Verantwortung*, 87-99; S. DONNELLEY, *Natural responsabilities*, 36-43; H. JONAS, *Das Prinzip Verantwortung*; ID., *Technik, Medizin und Ethik*; ID., *Wissenschaft as Personal Experience*.

[25] Seinen eigenen Angaben nach benützte er den Begriff «Bioethik» zum ersten Mal gegen Ende der 60-iger Jahre. Dieser kam ihm in den Sinn, nachdem er im Jahr 1962 Studien zur Thematik des «Überlebens» begonnen hatte. — Zitiert nach G. RUSSO, *Bilancio di 25 anni di Bioetica*, 6.

[26] Vgl. G. MAIO, 96*f.*

[27] Vgl. ID., 98*f.*; «Jonas is the philosopher and ethical champion of organic and human *being*. He is less stunned by the innumerable material forms and processes of life than by the very fact of life itself and especially organic life`s capacity for moral responsability, evidenced in human beings. That in a vast universe characterized largely by inorganic, dead matter, there has emerged animate and moral being as a revolt against death and valuelessness — these are the realities above all that Jonas enjoins us to protect into the indefinite future». S. DONNELLEY, 42.

[28] ID., 43.; Vgl. zur Kritik G. MAIO, 93-95; vgl. z.B. zur Deutung von Furcht und Angst bei M. HEIDEGGER, *Sein und Zeit*, 140-142. 184-191.

An der Umformulierung des kantschen Imperativs, «Handle so, dass die Wirkungen deiner Handlungen verträglich sind mit der Permanenz echten menschlichen Lebens auf Erden»[29], können wir die Leitidee des philosophisch-ethischen Denkens von H. Jonas festmachen. Der Zuwachs an Wissen und technischem Können in seinem Doppelgesicht einer revolutionierenden Veränderung zum Besseren und Hilfe reichenden, gleichzeitig neue Problemfelder schaffenden Bewegung führt zu jenem Bedrohungspotential, das menschliches Handeln verursachen kann, wenn es nicht mit einsichtiger Vernunft kontrolliert wird. Drei Reflexionskreise, die ineinander greifen, konstituieren seinen Entwurf: Tatsachenwissenschaft von den Fernwirkungen, die existential-philosophische Reflexion auf Furcht und die Grundlegung einer «rationalen Metaphysik»[30].

Diese Reflexionskreise kulminieren in einem metaphysischen Grundlegungsversuch, der den cartesianischen Dualismus, mit seiner Mechanisierung von Natur und Mensch und zeitlich nachfolgenden Utopisierung technischer Machbarkeit — wie von uns oben gezeigt —, hinter sich lassen möchte. Angezielt ist der durch die neuzeitliche Entwicklung provozierte Pragmatismus in vielen Lebensbereichen unserer Zeit, «der kein altertümliches 'Furcht und Zittern' einer immer weiteren Ausdehnung des Reichs purer Dingheit und unbeschränkter Nutzung im Wege stehen lässt»[31]. Eine Möglichkeit der Überwindung dieses Dualismus sieht er in der klassischen Metaphysik[32], die es erlaubt, den Organismus unter den Begriff des Organismus als Ganzes einzuordnen[33]. Es gilt in diesem Zusammenhang nach Jonas, jene Grundstrukturen des Organismus oder Lebendigen, wie die naturimmanente Teleologie und Freiheit, als eine im Sein selbst universal angelegte Tendenz wiederzugewinnen. Aus dem inneren zentralen Grundstrukturmoment seiner metaphysischen Grundlegung, dem Vorrang des Seins vor dem Nichts[34], folgt nun die Frage nach den objektiven Werten, die von einem objektiven Sollen vorausgesetzt werden. Der teleologische Gedanke der Natur gewinnt hier dadurch wieder Bedeutung, indem Jonas unter einem Wert einen solchen versteht, der einen Zweck besitzt. Dieses «Haben» eines

---

[29] H. JONAS, *Das Prinzip Verantwortung*, 194.
[30] Zu einer kurzen prägnanten Darstellung der einzelnen Reflexionsbereiche vgl. G. MAIO, 88-90.
[31] H. JONAS, *Technik, Medizin und Ethik*, 236.
[32] Die klassische Metaphysik oder Ontologie geht von dem Ansatz aus, «wonach das Ganze früher und besser ist als seine Teile, dasjenige, um dessentwillen sie sind und worin sie daher nicht nur den Grund, sondern auch den Sinn ihrer Existenz haben». H. JONAS, 303.
[33] «Seine [des Organismus] eigene funktionale Identität fällt nicht mit ihrer substantiellen Identität zusammen». «In der organischen Konfiguration hört das stoffliche Element auf, die Substanz zu sein und ist nurmehr Substrat». ID., 125. 126.
[34] Mit dem Gedanken, das Sein habe Vorrang vor dem Nichts, knüpft Jonas an Leibniz an. Vgl. ID., 97ff.

Zwecks ist das Gut-an-sich³⁵. Dieses Verständnis, übertragen auf die Natur, bedeutet, dass der höchste Zweck der Natur das Leben selbst ist. Damit vermag Jonas nun auch die Werthaftigkeit der Natur aufzuweisen und gleichzeitig den Kreis zu schließen auf den kategorischen Verpflichtungscharakter der Erhaltung des menschlichen Lebens hin³⁶.

Auf dem Hintergrund dieses Entwurfes fordert Jonas in der Auseinandersetzung mit Themen der medizinischen Ethik, dass das aktive Töten nicht zu den Berufsaufgaben des Arztes gehören darf. Einmal spielt hier die Sorge um die Integrität des ärztlichen Berufsbildes, andererseits die Anerkennung und Bewahrung des durch die Naturordnung entstandenen Lebens eine entscheidende Rolle³⁷. Diese Haltung kann man auch begründet sehen in H. Jonas' nachdrücklichem Aufzeigen der Gefährdung des Daseins und der Würde des Menschen durch unkontrollierte Technik und Technologie, was den «technologischen Utopismus» in seine Grenzen weisen soll.

Kritik und Würdigung der Bemühungen von H. Jonas zeigen die Wichtigkeit und Bedeutung seines Anliegens. Vor allem heute z.B. in der Diskursethik, in der Suche nach konsensfähigen Ausgangspunkten medizin-ethischer Diskussionen spielt der Gedanke der Folgenabschätzung ärztlicher Handlungen sowohl im klinischen wie experimentellen Bereich eine große Rolle³⁸.

1.3.2 Principles of Biomedical Ethics - Ein Vermittlungsversuch

Wie soeben bei H. Jonas indirekt angeklungen, gehört die klinisch-experimentelle Medizin zu jenen Bereichen, die immer wieder Anlass zur Diskussion ethischer Probleme in der Medizin gaben. Der Entwurf der *Principles of Biomedical Ethics* von *Beauchamp* und *Childress*³⁹ steht in diesem Zusammenhang. Er hat seine Vorläufergeschichte in der Auseinandersetzung des amerikanischen Kongresses mit der Regelung der klinischen Forschung. Unter dem Titel «angewandte Ethik» (applied ethics) sollen nun die anstehenden Probleme einer Lösung zugeführt werden. Verstanden wird diese Ethik als eine Ethik, die keine

---

³⁵ «Als ontologisches Axiom» führt hier Jonas an, dass «die Zweckhaftigkeit aller Zwecklosigkeit des Seins unendlich überlegen ist». ID., 154*f.* — Womit dieses Axiom wieder in Parallele steht mit den Voranggedanken des Seins vor dem Nichts.
³⁶ Aristotelische Teleologie der natürlichen Zweckhaftigkeit wie metaphysische Grundlegung der Naturodrnung werden so zur normativen Begründung der Verpflichtung des Menschen.
³⁷ Vgl. G. MAIO, 92*f.* mit Verweis auf H. JONAS, *Mitleid allein begründet keine Ethik*, 9-12.
³⁸ Vgl. z.B. D. MIETH, *Was wollen wir können?*. – D. Mieth verweist unter dem Begriff «ethische Grenzen» auf folgende Regel: «Eine allgemeine Faustregel gegenüber wissenschaftlich-technischer Innovation lautet: kein wissenschaftlicher und technischer Fortschritt sollte so realisiert werden, dass die erkennbaren Probleme, die er erzeugt, größer sind als die Probleme, die er löst». ID., 126.
³⁹ T.L.BEAUCHAMP – J.F.CHILDRESS, *Principles of Biomedical Ethics*.

eigenen obersten Prinzipien hat, sondern die die allgemein ethisch handlungsleitenden Prinzipien auf einen besonderen Bereich des Handelns anwendet[40]. Die als geeignet erscheinenden obersten Prinzipien werden im «Belmont Report»[41] als die «in unserer kulturellen Tradition allgemein akzeptierten Prinzipien»[42] bezeichnet. Gemeint sind die heute weitgehend zum Allgemeingut gewordenen Prinzipien: die «Achtung vor der Würde der Person» (respect for persons), die «Selbstbestimmung» (autonomy), die «Fürsorgepflicht» (beneficence), die «Gerechtigkeit» (justice)[43]. Das Hippokratische Ethos mit seinem Gebot «Primum nil nocere» wie auch der Nürnberger Kodex von 1947, in dem die 10 Bedingungen für die Zulässigkeit von Versuchen am Menschen formuliert wurden, werden als Belege für die kulturelle Tradition, die man bewusst fortführen möchte, genannt[44].

---

[40] Zum Gelingen einer so verstandenen Ethik ist es unabdingbar, durch eine umfassende Untersuchung die «grundlegenden ethischen Prinzipien (basic ethical principles) zu identifizieren, die bei der Durchführung von biomedizinischen und sozialwissen-schaftlichen Forschungen zu beachten sind, bei denen Menschen als Versuchspersonen dienen». — Soweit die Festellung, die dem Text zu entnehmen ist, der im Zusammenhang mit der Einrichtung einer *National Commission of the Protection of Human Subjects of Biomedical and Behavioral Research* durch den amerikanischen Kongress im Jahr 1974 verfasst wurde. — Die Zitationen entnehmen wir: L. HONNEFELDER, *Medizin und Ethik*, 67-77. hier 72. — Da man zu dem Anwendungsbereich nicht nur das therapeutische Handeln des Arztes, sondern auch das gesamte Gesundheitswesen und die biologische und medizinische Forschung (»Biomedicine«, als Kurztitel für »Science, Medicine and Health Care«) zählte, wurde der Titel »Bioethics« oder »Biomedical Ethics« vorgezogen. Vgl. ID.

[41] Der Belmont Report, geführt unter dem Titel: THE NATIONAL COMMISSION FOR THE PROTECTION OF HUMAN SUBJECTS OF BIOMEDICAL AND BEHAVIORAL RESEARCH, Ethical Principles and Guidlines for the Protection of Human Subjects of Research, befindet sich im Anhang des Gesetzes, des *National Research Act*, vom Jahr 1979. Vgl. ID., 73 mit Anm. 8.

[42] Vgl. ID.

[43] In einem vor wenigen Jahren erschienen Artikel von E.J. Cassell im Hastings Center Report verweist der Autor im Rückblick auf die Einführung dieser Prinzipien auch in den klinischen Arbeitsalltag darauf hin, dass die Diskussion um die Finanzierbarkeit der Leistungen des Gesundheitssystems nicht auf Kosten einer Veränderung des Arzt-Patienten-Verhältnisses, das durch die im Belmont Report genannten Prinzipien eine eigene zwischenmenschliche Prägung erfahren hat, verloren gehen darf. Durch eine Sichtweise, die das Arzt-Patienten-Verhältnis zu einem «marketplace» machen könnte, würde letztendlich die einmal eingeforderte Wiedereinführung des «Subjektes» in der Medizin gefährden. «Scientific, legal, and marketplace world views have increasingly defined the participants and their actions, with medicine reflecting changes that have occurred in the surrounding society. There are, of course, countervailing forces in which the patient rather than the disease is the object of medicine, but they offer no more than an alternative viewpoint at this time». E.J. CASSELL, *The Principles*, 21.

[44] Vgl. L. HONNEFELDER, 73.

Beauchamp und Childress greifen diese Prinzipien auf und versuchen sie für eine medizinische Ethik im klinischen Alltag fruchtbar zu machen. Geringfügig werden diese Prinzipien dahingehend verändert, dass sie von vier Grundnormen sprechen: Autonomie, Prinzip der Schadensvermeidung, Fürsorgepflicht und Gerechtigkeit (autonomy, non-maleficence, beneficence, justice). Diese gelten als Prinzipien erster Ordnung, die solange als bindend anzusehen sind, bis gleichwertige oder stärkere Verpflichtungen auftreten, also in Konfliktfällen gegeneinander abgewogen werden müssen. Weiters verstehen sie die im traditionellen ärztlichen Ethos fest verankerten Grundhaltungen, wie die der Wahrhaftigkeit, der Schweigepflicht, der Wahrung der Privatsphäre und der Vertrauenswürdigkeit (veracity, confidentiality, privacy, fidelity), sowie bestimmte Leitbilder (ideals) und Handlungsdispositionen in Form von Tugenden (virtues) als Prinzipien zweiter Ordnung[45].

Aufgrund der Tatsache, dass es unter den vier ersten Prinzipien keine allgemein verbindliche Rangordnung gibt, müssen in einem Konfliktfall unter der Beachtung aller genannten Prinzipien und in Berücksichtigung aller Betroffenen die verschiedenen Optionen herausgearbeitet und in ihren jeweiligen Gegengründen geprüft werden. Erst in der Wahl zwischen mehreren Optionen spielt es eine Rolle, von welcher Hintergrundtheorie man sich bestimmen lässt, ob man beispielsweise als Utilitarist dem Prinzip des Nutzens oder als Anhänger einer deontologischen Position einem anderen Prinzip den Vorzug gibt[46].

Nach Beauchamp und Childress liegt der Vorteil dieses Entwurfes in der Unabhängigkeit von unterschiedlichen Ethosformen, religiösen und kulturellen Traditionen. Als Sammlung von «Prinzipien mittlerer Reichweite» ärztlichen Handelns ist er unabhängig von einer übergeordneten ethischen Basistheorie. Stärke wie Schwäche verbinden sich in diesem Entwurf, als dessen einzig legitimierende Momente die Traditionsverbundenheit und die Wiedergabe von geltenden Moralvorstellungen angeführt werden können[47].

Zugleich werden diese zum Ausgangspunkt der Kritik. Dieses Modell findet seine Grenzen in der verbleibenden Rückbindung an eine bestimmte ethische Tradition und im Mangel eines Rangkriteriums beziehungsweise einer Metaregel für den Konkurrenzfall der Prinzipien erster Ordnung. Der Prinzipienrahmen — wie an der Ergänzung durch Ideale und Tugenden ersichtlich — reicht offensichtlich nicht aus, «um die ethische Struktur des ärztlichen Handelns in seiner ganzen unverzichtbaren Konkretion zu erfassen»[48]. Auf einen ersten Blick gese-

---

[45] Vgl. ID.
[46] Vgl. ID.
[47] Vgl. G. PÖLTNER, *Grundkurs Medizin-Ethik*, 45.
[48] L. HONNEFELDER, 74. Positiv bewertend führt Honnefelder aus, dass dieses Modell verständlicherweise seinen Vorteil gegenüber einem konkreten, in bestimmten Tugenden sich auslegenden Ethos darin vorweisen kann, indem es von «mittleren» Prinzipien ausgeht. Sie können auf Handlungsfelder angewendet werden, für die es aufgrund ihrer Neuartigkeit noch

hen vermag zwar dieser Entwurf eine plausible und einfache Handhabung zu versprechen, und im Rahmen eines unkomplizierten und normalen Arbeitsalltags sich bewähren. Aber eine Ethik im Sinne dieser Prinzipienethik reicht nicht aus, um neu auftauchende Probleme normativ-kritisch zu behandeln[49].

1.3.3 Erfahrung und Sorge – W.T. Reich

In Antwort auf die Prinzipienethik von Beauchamp und Childress verweist W. T. Reich auf die Bedeutung der moralischen «Erfahrung», die wir in den unterschiedlichsten Lebensbereichen machen. Diese Erfahrung übersteigt die Abstraktheit der Prinzipien, die die Fülle des sittlichen Lebens nicht in ein rigoroses Korsett einfangen können. Deshalb kommt der Erfahrung eine Prioritätsstellung zu. Intuition und Vorstellung haben im Raum der Erfahrung eine tragende Rolle[50].

Um der Gefahr eines zu einseitigen Subjektivismus zu entgehen, besteht die interpretative Aufgabe im ethischen Dialog, worin die begründende Argumentation einen wesentlichen Platz einnimmt, vor allem dann, wenn Prinzipien zur Lösung von Konflikten in einer pluralistischen Gesellschaft eingeführt werden. Damit werden aber die Prinzipien als solche nicht aufgehoben, sondern beide, moralisch-sittliche Erfahrung und Prinzipien, fließen gleichermaßen in die bioethische Diskussion ein[51].

In der medizinischen Ethik ist für Reich der Begriff der «Sorge» zu einem zentralen Begriff geworden.

Wenn wir unfähig zur Sorge um eine Sache oder einen Menschen sind, dann sind wir auch unfähig zu jeglicher Moralität. In diesem Sinn kann es folglich keine Ethik geben, solange wir uns zuvorderst nicht die Frage gestellt haben: Worum sorgen wir uns — um welche Dinge, welche Personen, welche Werte? Wenn uns weder

---

gar keine habituell gewordenen Handlungspositionen gibt. Der Rahmen der akzeptierten Regeln erlaubt eine Beurteilung des einzelnen Falles in Form eines rationalen Diskurses, der als unverzichtbares Element in die etablierte klinische Diagnose integriert sowie innerhalb der medizinischen Ausbildung eingeübt und schließlich als Grundlage für die Diskussion schwieriger Probleme in Ethikkommissionen benutzt werden kann. vgl. ID., 73f.; vgl. auch G. PÖLTNER, 43-45. — Auch O. O'Neill verweist in seiner kritischen Auseinandersetzung mit den Prinzipien von Beauchamp und Childress und der Bedeutung von Prinzipien im «praktischen Urteil» darauf hin, dass ein praktisches Urteil kein Gegenstand (matter) der Interferenz von Prinzipien oder von mit festgelegten und reflektierten Urteilen über den Kontext und die Situation verbundenen Prinzipien sein kann. Er meint: «It is a matter of working to make practical judgments that do not violate requirements, and of actively acknowledging and seeking to make good any remaining failure to meet important requirements». O. O'NEILL, *Practical Principles & Practical Judgment*, 18. 22; vgl. ebenso J.H. EVANS, *A Sociological Account*, 31-38.

[49] Vgl. G. PÖLTNER, 45; vgl. ebenso G. RUSSO, 19f.
[50] Vgl. W.T. REICH, *Il paradigma bioetico basato sull'esperienza*, 165-168.
[51] Vgl. G. RUSSO, 20.

Krankheit noch Leid bekümmern, wenn die Menschen darüber keine Besorgnis mehr verspüren, dann werden auch moralische Prinzipien wie Wohltätigkeit oder Gnade oder Gerechtigkeit oder Autonomie dieses nicht mehr zu ändern vermögen[52].

Die Sorge wird für ihn zum eigentlichen Ziel und Zweck der Medizin. Sie umfasst einerseits die persönliche Tugend jedes Einzelnen zur Selbstsorge und andererseits das menschlich reifste Prinzip der öffentlichen Moral, wobei aber das Prinzip der Gerechtigkeit nicht relativiert wird[53]. Für den Arzt wie das Pflegepersonal ist daher die Verantwortung zur Fürsorge übertragen. Dabei haben sie sich aber immer nach zwei Seiten hin zu vergewissern, dass sie nicht in ein «selbstloses Dienen» oder in einen manipulativen Paternalismus abgleiten[54].

Der Begriff der Sorge wird in seiner allgemeinen und spezifischen Bedeutung auch zum Korrektiv gegen Manipulation, Missachtung und Entwürdigung jeglichen menschlichen Lebens, wie auch des Missbrauchs des Gesundheitssystems eines profitorientierten Ansinnens[55]. Im Verweis auf die Hippokratischen Schriften nennt er die «guten Ärzte» jene, «die sich aus fremden Leiden eigene Sorge bereiten».[56]

In diesem Entwurf der Sorge als eines existential-philosophischen Begriffes gewinnt Reich eine Ausgangsbasis, die ärztliches, medizinisches wie institutionelles Handeln im Gesundheitssystem in einen ganzheitlichen Verantwortungshorizont stellt. Ausgehend von den Überlegungen zur Erfahrung in einer medizinethischen Reflexion kann das «Sorgetragen» zur allgemeingültigen Orientierung in der Bioethik oder medizinischen Ethik werden[57].

1.3.4 Die Tugendethik

Einen nicht weniger prominenten Platz nimmt in der medizinischen Ethik der Entwurf der Tugendethik ein. Aufgegriffen werden hier Überlegungen von Aristoteles, Thomas v. Aquin und Alasdair MacIntyre[58]. Nicht wenige Autoren un-

---

[52] Dieses Zitat und die noch folgenden entstammen aus dem Referat von W.T. Reich, gehalten am 12. 10. 1997, bei dem wir selber anwesend sein konnten. Die Zitationen entnehmen wir teils eigener Mitschrift, teils und den Ausführungen von K. Dörner in: K. DÖRNER, *Der gute Arzt*, 23-26.
[53] Vgl. ID., 24.
[54] Dahinter steht der Gedanke M. Heideggers, dass das existentielle Spannungsverhältnis, das das Dasein des Menschen im In-der-Welt-Sein durchstimmt und insofern Selbstsorge ist, beständig in Gefahr ist, aufgelöst zu werden. Vgl. ID., 25.
[55] «Wie bei anderen Haltungen und Tugenden müssen wir uns auch der Fürsorge beständig versichern und sie gegen Manipulation schützen». ID.
[56] Vgl. ID.; an dieser Stelle können wir auch erinnern an die Ausführungen im zweiten Kapitel, die dieses Selbstverständnis des Arztes in der Geschichte von Epoche zu Epoche immer wieder hervortreten ließ.
[57] Vgl. W.T. REICH, *La Bioetica negli Stati Uniti*, 143-175.
[58] A. MACINTYRE, *After Virtue*; vgl. G. RUSSO, 21.

terschiedlichster Provenienz sehen in den Tugenden einen Angelpunkt, durch den sich ärztliches Handeln letztendlich auszeichnet.

Auch hier gilt in der ethischen Reflexion das Interesse für den Begriff der «Erfahrung» und des «Subjektes», insofern der Mensch eine moralisch-sittliche Person ist. Die zentralen Anliegen kreisen um Fragen, wie, welche Art von Person man sein muss, oder wie man sich verhalten muss, um gut handeln zu können? Im Blick auf die Ärzte und das Pflegepersonal liegt das Ziel des guten Handelns in ihrer Tätigkeit: «zu heilen» und «zu pflegen». Aus diesem Grund charakterisieren die Tugenden als «Charakterzüge» und Persönlichkeit des Arztes/dieÄrztin, des Pflegers/der Krankenschwester, den «guten» Arzt usw.[59].

Einer der bekanntesten Vertreter der Tugenethik ist E.D. Pelegrino, der «auf den aristotelisch-thomistischen Begriff der Tugend und dessen Verhältnis zu den Endzielen und Zwecken des menschlichen Lebens» zurückgreift[60]. Für ihn ist die Situation des kranken Menschen in seiner Verletzlichkeit und Abhängigkeit Grundlage der Reflexion. Der kranke Mensch muss zum Arzt «Vertrauen haben» können, nicht auf der Grundlage des «Rechtes», sondern hinsichtlich der Person des Arztes, «der er ist». Somit kann nach Pellegrino nur durch Tugendhaftigkeit die Tätigkeit als Arzt Erfolg haben[61]. Ziel der Tätigkeit ist das Wohl des Patienten[62]. Näherhin führt Pellegrino aus, wie dieses Ziel der Medizin erreicht werden kann.

Um das so gefasste Endziel der Medizin zu erreichen, um die Medizin tugendhaft zu praktizieren, sind gewisse Dispositionen erforderlich: gewissenhafte Beachtung des technischen Wissens und Könnens sicherlich, aber auch Mitleid — ein Vermögen, sich einzufühlen in des Patienten Krankheitserfah-rung und seine Vorstellungen von dem, was der Mühe wert ist; Hilfsbereitschaft und Wohlwollen — dem Patienten Gutes tun und ihm nutzen wollen; Ehrlichkeit, Treue gegenüber Versprechungen, vielleicht zuweilen auch Tapferkeit — die ganze Liste der von Aristoteles spezifizierten Tugenden: »Gerechtigkeit, Tapferkeit, Maß, Seelengröße, Edelmut, Großzügigkeit, Versöhnlichkeit, Klugheit, Weisheit« (rhet. 1c 13666,1-3). Nicht jede dieser Tugenden ist in jeder Entscheidung erforderlich. Was wir vom tugendhaften Arzt erwarten, ist, dass er sie unter Beweis stellt, wenn sie gebraucht werden, und dass er gewohnheitsmäßig dazu disponiert ist, so dass wir uns darauf verlassen können. Er wird das Wohl des Patienten über sein eigenes stellen und dies Wohl erstreben, es sei denn dessen Verfolgung auferlege ihm ein Unrecht gegen sich oder seine Familie oder zwinge ihn zu einer Verletzung des eigenen Gewissens[63].

---

[59] Vgl. ID.
[60] E.D. PELLEGRINO, Der tugendhafte Arzt, 51.
[61] Vgl. E.D. PELLEGRINO – D.C. THOMASMA, For the Patient's Good.
[62] «Das Patientenwohl ist das Endziel der Medizin, das die besonderen Tugenden, die zu seiner Erreichung erforderlich sind, formt». ID.
[63] ID., 54f.

In diesen Worten tritt die Geschichte des ärztlichen Ethos wie bündig zusammengefasst hervor. Dieser Tugendkatalog zielt auf die Überwindung des Egoismus, die im Dienst an den anderen Voraussetzung ist[64]. Durch diese Tugendethik steht aber nicht nur das Wohl des Patienten im Zentrum des Interesses, sondern auch die Autonomie des Patienten und die soziale Nützlichkeit. Auf dieser Grundlage des Wohles des Patienten hat das persönliche Interesse des Arztes zurückzutreten. Verantwortung und Pflicht zur Hilfeleistung, wenn der Patient in Gefahr ist, und die Wichtigkeit der Erziehung zu einem solchen ärztlichen Verhalten werden dadurch zur Forderung[65].

Für Pellegrino wird das Bemühen um eine Tugendethik des Arztes zu einer Aufgabe, in der die Verknüpfung einer Theorie des Patientenwohls und einer Theorie der Rechte und Pflichten zu einer «Grundlage für eine Rekonstruktion des medizinischen Berufsethos liefern» könnte[66]. Eine Leitidee in diesen Bemühungen könnte nach ihm ein Rat in Shakespeares «Hamlet» sein, wo es heißt: «Nehmt eine Tugend an, die Ihr nicht habt. [...] denn die Übung kann fast das Gepräge der Natur verändern»[67].

1.3.5 Zum Dialog in der medizinischen Ethik

Unter dem Begriff «Dialog» kann man nun sehr viel verstehen. Einerseits, so wie z.B. Johannes Paul II. in der Enzyklika «Evangelium vitae» die Bioethik oder medizinische Ethik als einen Ort des wichtigen Dialoges zwischen philosophischen und theologischen Visionen bezeichnet und damit als eine «offene Begegnung aller» darstellt, andererseits wird er gleichzeitig als ein Dialog des «Verstehen-Wollens» der Argumente des anderen aufgefaßt werden können[68].

Unter diesem Verständnis von medizinischer Ethik, die das Gespräch der unterschiedlichen Auffassungen und Richtungen sucht, wird z.B. ausdrücklich von H.T. Engelhardt ein Versuch unternommen. Er entwirft daher einen «Säkularen Humanismus», der in seiner Sprache so gewählt sein soll, dass er frei ist von ethischen Überzeugungen[69]. Als Basis hierfür soll ein «neutraler Grund» dienen, der darauf abzielt, dass ethisch kontroversielle Auffassungen durch eine religionsneutrale Minimalgrammatik gelöst werden können. Die Kritik an diesem Grundentwurf ist nicht ausgeblieben, insofern schon ein jeder ausgeschlossen ist, der eine andere Freiheisauffassung vertritt als die individualistische. Außerdem stellt sich die Frage, ob tatsächlich ein solcher neutraler Grund überhaupt existieren kann. Die berechtigte Frage, die hier G. Russo stellt, ist: «wie kann

---

[64] Vgl. G. RUSSO, 22.
[65] Vgl. L. PALAZZANI, *Paradigmi bioetici*, 157-164; vgl. G. RUSSO, 22.
[66] E.D. PELLEGRINO, *Der tugendhafte Arzt*, 66.
[67] ID., 67.
[68] Vgl. G. RUSSO, 22.
[69] Vgl. H.T. ENGELHARDT, *Bioethics and Secular Humanism*.

man als Katholik, Protestant oder Atheist usw. die Inhalte seiner eigenen Vernunft entleeren?»[70]

In diesem nur kurz angedeuteten Dialog zwischen den einzelnen Ethiktheorien in der medizinischen Ethik, zu dessen Durchführung viel Bemühen heute aufgewendet wird, gehört auch in diesem Rahmen das Gespräch über den «Pluralismus» in der medizinischen Ethik[71]. Freiheit und Autonomie, die in ihrer Grundlegung heutigen allgemein gewordenen Verständnisses auf die kantsche Philosophie zurückgeht, können als eines der Momente für den Pluralismus in der medizinischen Ethik angegeben werden. Diesen Pluralismus versucht man in verschiedenen Ethiktheorien, wie z.B. in der «Diskursethik»[72] oder in der sogenannten «Vertragstheorie»[73], aufzugreifen und Methoden zu entwickeln, die eine «Konsensbildung» ermöglichen. Im Rahmen der Vertragstheorie, zu deren Vertretern u.a. R.M. Veatch[74] gehört, wird der «informed consent», als Einwilligung in eine Behandlung nach vorheriger Aufklärung vor allem über die Risiken, als geeignetes Vertragsmittel zwischen Arzt und Patient entwickelt. Diese Theorie beschränkt sich auf das Arzt-Patienten-Verhältnis, das als ein Vertragsverhältnis aufgefasst wird.

Angesichts der vielfältigen Problemstellungen und Meinungsverschiedenheiten in der modernen Medizin wie im öffentlichen Gesundheitssystem ist der Drang nach geeigneten Methoden für eine Konsensfindung nicht nur einsichtig, sondern ebenso sehr notwendig. Gemeinsame Bezugspunkte in Wertvorstellungen sind zu suchen und zu finden. Auf diesem Problemhintergrund gewinnt der Begriff der «Menschenwürde und -rechte» immer mehr an Bedeutung, da diese als unverrückbare Werte gelten und als solche angenommen sind.

In einem vorerst letzten Punkt soll daher ihrer Bedeutung im Diskurs der medizinischen Ethik nachgegangen werden.

1.3.6 Medizinische Ethik auf der Grundlage der «Würde» des Menschen

Die Anerkennung des Gedankens der Menschenwürde, auf der eine Medizinethik aufbauen kann, besteht in der Überlegung, dass in einer pluralen Weltgemeinschaft mit pluralen Ethosvorstellungen dieser Gedanke eine Akzeptanz er-

---

[70] G. RUSSO, 23.

[71] Vgl. z.B. den bereits zitierten M. BENJAMIN, *Subway and Spaceship*, 27*f*.

[72] Vgl. J. HABERMAS, *Erläuterungen zur Diskurethik*.

[73] Vgl. J. RAWLS, *Eine Theorie der Gerechtigkeit*. — Rawls benennt als seinen Ansatz: «Der Leitgedanke ist vielmehr, dass sich die ursprüngliche Übereinkunft auf die Gerechtigkeitsgrundsätze für die gesellschaftliche Grundstruktur bezieht. Es sind diejenigen Grundsätze, die freie und vernünftige Menschen in ihrem eigenen Interesse in einer anfänglichen Situation der Gleichheit zur Bestimmung der Grundverhältnisse ihrer Verbindung annehmen müssen». ID., 28.

[74] R.M. VEATCH, *A Theory of Medical Ethics*; ID., *The Patient-Physician Relation*.

fährt, die zumindest als hinreichend tragfähig erfahren wird. Neben jüdisch-christlicher Beiträgen hat dieser seinen Ursprung in der griechischen Stoa und besitzt unabhängig von irgendwelcher Weltanschauung unumstößliche Gültigkeit.[75] Der Vorteil der Idee der Würde des Menschen besteht in ihrem «Selbstzweckcharakter», wonach der Mensch nie als «bloßes» Mittel benutzt werden darf, wie I. Kant formulierte[76].

L. Honnefelder gewinnt dem Gedanken der Menschenwürde eine grundlegende Handlungsanweisung ab, wenn er feststellt:

Als Prinzip der Achtung der Menschenwürde bzw. des *respect for persons* verstanden, kann das oberste moralische Prinzip auch als personale Vorzugsregel formuliert werden, in der gefordert wird: Diejenigen Handlungen und Regeln haben den unbedingten Vorzug, die das sittliche Subjektsein selbst, d. h. die Fähigkeit zur Selbstbestimmung des Handelns durch Vernunft sichern. .. In dieser Form hat das oberste praktische Prinzip auch für die medizinische Ethik fundamentale Bedeutung. Da Leib und Leben Bedingungen des sittlichen Subjektseins und mit der Person eng verbunden sind, darf der Arzt nur denjenigen Eingriff in die leibliche Integrität vornehmen, den der Patient selbst verfügt.»Der Wille des Kranken ist oberstes Gesetz (*voluntas aegroti suprema lex*)«, heißt es daher in der tradierten Standesethik. Und die neuere medizinische Ethik in den USA spricht von der *autonomy* des Patienten"[77].

Die auf diese Weise begründete Selbstbestimmung im klinisch-praktischen Alltag ist von einer doppelten Zustimmung anhängig. Einerseits hat der Patient das Recht auf Aufklärung (informed consent) und der nachfolgenden Zustimmung oder Verweigerung. Andererseits kann der Arzt nicht zu einer vom Patienten gewünschten Handlung gezwungen werden, die der Arzt aus sittlichen Gründen ablehnt oder die dem Sinnziel ärztlichen Handelns widerspricht — immer im Sinne des «nach bestem Wissen und Gewissen».[78]

Mit dieser Ableitungsmöglichkeit aus dem Prinzip der Menschenwürde zur Charakterisierung des Arzt-Patienten-Verhältnisses ist aber noch nicht das Problem der Feststellung inhaltlicher Kriterien des moralischen Handelns gelöst. Da die Menschenwürde Ausdruck für Sittlichkeit und Freiheit des Menschen ist, kann sie keine inhaltlichen Anweisungen für sittliches Handeln vorgeben. Wäre dies der Fall, würde das, so B. Irrgang, zu einer engeren Festlegung dieses Begriffes führen und damit im Grunde den Anspruch auf allgemeine Gültigkeit im Sinne eines begründenden Prinzips verlieren.[79] Deshalb muss dieser Begriff of-

---

[75] Vgl. dazu G. PÖLTNER, *Grundkurs Medizin-Ethik*, 52.
[76] Vgl. ID., 54.
[77] L. HONNEFELDER, *Ärztliches Urteilen und Handeln*, 158f.
[78] G. PÖLTNER, 57.
[79] So hält B. Irrgang fest: «Menschenwürde ist von ihrer philosophischen Begründung her Ausdruck für Sittlichkeit und Freiheit des Menschen. Daher würde eine zu enge Festlegung des Begriffes die Freiheit, die er gerade ausdrücken sollte, aufheben. Dieser Begriff eignet

fen bleiben hin auf die zusätz-lich zu gewinnenden inhaltlichen Kriterien und Normen. G. Pöltner verweist hier in Bezugnahme auf Honnefelder[80] auf drei Kriterien. Zum ersten soll die menschliche Natur — als zweite Begründungsebene der ethischen Reflexion — Berücksichtigung finden. Dann das gesellschaftliche Ethos und schließlich das persönliche Ethos der indivduellen Lebensgestaltung — diese beiden Ethosformen gedacht als dritte Begründungsebene ethischer Reflexion.

G. Pöltner führt nun weiter aus, dass die vorgegebene Natur als conditio humana als dynamisch zu verstehen ist. Sie ist nicht vorgegeben als Norminstanz, sondern sie ist uns zum Vollbringen aufgegeben, im Sinne der von uns immer schon verstandenen und zu interpretierenden Natur. Im Erstellen von Güterhierarchien nach Fundamentalität und Dignität wird sie von uns gestaltet. Durch die praktische Vernunft entscheiden wir darüber, ob es im Handeln vernünftig oder gut ist, der Naturdynamik zu folgen oder nicht. Aus den Sachgesetzlichkeiten der Natur lassen sich daher noch keine Handlungsnormen gewinnen. Die Natur ist so verstanden ein auf unseren Lebensentwurf hin offenes Gefüge von Antrieben, wodurch uns ein Rahmen vorgegeben ist, innerhalb dessen wir konkrete Handlungsnormen zu finden haben. «Das dynamische Gefüge der menschlichen Bedürfnisnatur stellt die inhaltlichen *Rahmenbedingungen für die Ermittlung von konkreten Normen* dar und bildet die *zweite Begründungsebene* ethischer Reflexion (Ebene der Kriterien, Vorzugsregeln)»[81].

Es werden für die Ermittlung von Normen unter diesen Rahmenbedingungen das Fundierungskriterium und das Sozialkriterium angegeben. Das Fundierungskriterium besteht in der so genannten naturalen Vorzugsregel: das ‚Dringlichere hat den Vorzug vor dem Ranghöheren'. Grundgelegt ist dieses Kriterium in der leiblichen Natur des Menschen, die das Medium der spezifisch menschlichen Daseinsgestaltung ist, weshalb im Blick auf eine Güterabwägung jene Bedürfnisse den Vorzug genießen, die die fundamentale Bedingung für das Subjektsein

---

sich nicht dazu, axiomatisch in seinem Bedeutungsgehalt festgelegt zu werden, um aus ihm Grenzen medizinischer Forschung oder ärztlicher Behandlungsverpflichtungen ableiten zu können. Wer von einem inhaltlich zu eng definierten Begriff von Menschenwürde aus argumentiert, erhebt das eigene, gruppenspezifisch, kulturabhängig oder religiös interpretierte Verständnis des Menschen zu einem allgemeingültigen Begriff. Um dies zu vermeiden, ist der Begriff Menschenwürde als Voraussetzung sittlichen Handelns in gewisser Weise offen zu halten. Dann kann man zwar aus diesem Begriff keine klaren ethischen Grenzziehungen ableiten, aber es bleibt immerhin möglich, bestimmte Verletzungen oder Verstöße gegen die Menschenwürde zu vermuten oder namhaft zu machen. Der Begriff der Menschenwürde hat daher negativ-ausgrenzenden, nicht positiv-festlegenden Charakter. Fundamentalistische Positionen mit ihren klaren Begriffen und absoluten Grenzziehungen erfreuen sich zwar in der Öffentlichkeit hoher Beliebtheit, ethischen Standards genügen sie jedoch nicht». B. IRRGANG, *Grundriß der medizinischen Ethik*, 91.

[80] L. HONNEFELDER, 166-184.
[81] G. PÖLTNER, 59.

des Menschen darstellen. Z.B. hat das Überleben einen Vorrang vor der Steigerung der Lebensqualität. Gleiches gilt für den Arzt, dass er in erster Linie Leben zu retten und Leben zu sichern hat, auch wenn der Patient nicht in der Lage ist, seine Zustimmung zu geben. Intendiert ist aber nicht eine Lebensverlängerung um jeden Preis in einer Situation, in der irreversible Schäden diagnostiziert sind. Daher kann z.b. eine intensivmedizinische Betreuung legitimerweise abgesetzt werden[82].

Das Sozialkriterium hingegen bezieht sich auf den Menschen als relationales Wesen. Angezielt ist hier die Gleicheit der Bedingungen, die für alle gelten. «Unter gleichen Bedingungen haben die Ansprüche der *vielen* (aller) den Vorzug vor den Ansprüchen des *Einzelnen* (der wenigen)»[83]. Problematisch erweist sich dies im medizinischen Handeln, wenn es um die Frage nach dem Ausmaß der Behandlung des einen zu Lasten der Behandlung anderer geht. Wie ist eben eine gerechte Verteilung der knappen Ressourcen möglich? Eine nach dem utilitaristischen Nützlichkeits- bzw. Glücksmaximierungsprinzip orientierte Lösung wird hier abgelehnt. Für eine konkrete Lösung im Konfliktfall müssen nach Honnefelder andere Vorzugsregeln zugezogen werden[84]. Für ihn greift «die soziale Vorzugsregel nur unter der Vorraussetzung, dass die personale Vorzugsregel gewahrt ist»[85].

Zur dritten Begründungsebene gehören sowohl das gesellschaftliche wie das persönliche Ethos, denen Rechnung getragen werden muss. Einerseits ist das gesellschaftliche Ethos Ausdruck des kulturellen Rahmens, in dem der Mensch lebt und von dem er im Verständnis etwa von Leben, Gesundheit, Krankheit, Behinderung, Tod geleitet wird. Andererseits ist das persönliche Ethos

---

[82] Vgl. ID., 59*f.*

[83] ID., 60.

[84] «Auf den ersten Blick scheint die soziale Vorzugsregel und die Ordnung der Liebe für die medizinische Ethik keine große Rolle zu spielen, ist doch das Handeln des Arztes primär auf den einzelnen individuellen Patienten bezogen. Anders ist es jedoch, wenn wir die vielen Situationen betrachten, in denen der Arzt begrenzte Ressourcen auf eine Mehrzahl von Patienten verteilen muss. Das beginnt mit der Bemessung der eigenen Zeit und Aufmerksamkeit, geht über die Verordnung teurer und knapper Medikamente, die Anwendung aufwendiger Therapien bis zur Präferenz bei der Transplantation knapper Organe und zur Abwägung bei der Finanzierung des gesamten Gesundheitssystems. Stets sind hier Entscheidungen zu treffen, für die neben den medizinischen Indikatoren im engeren Sinn ethische Vorzugsregeln in Anwendung gebracht werden müssen. Darüber hinaus spielen alle diejenigen ethischen Normen eine Rolle, die in die sozialen Institutionen »eingebaut« sind, in denen der Arzt als Arzt tätig wird: Dies beginnt bei der elementaren Rolle als Arzt (die beispielsweise Hilfeleistung bei Unfällen in einem Maß vorschreibt, die über das der Nicht-Ärzte hinausreicht), geht über die jeweils spezifische Funktion in Kooperation mit anderen Ärzten und dem Pflegepersonal (wie etwa im Betrieb der Klinik) und die Interaktion im Zusammenhang des Gesundheitssystems bis hin zur Wahrnehmung der Rechte und Pflichten innerhalb der Gremien der Standesvertretung». Vgl. L. HONNEFELDER, 172*f.*

[85] ID., 172.

Ausdruck der persönlichen Lebensgestaltung, die als ein gelingendes Leben verstanden wird. Dieses Ethos erhält aber Form und Gestalt nur durch die Realisierung einzelner Handlungsziele. Ausdruck dieser Realisierung muss die Konkretion des sittlichen Grundanspruches sein, das als gut Erkannte zu tun und das als schlecht Erkannte zu unterlassen. Hier kreuzen oder vereinigen sich das gesellschaftliche wie das persönliche Ethos im individuellen Lebensentwurf. Als solcher tritt dieser in die moralische Urteilsfindung ein. Für das ärztliche Handeln besteht darin heute insofern ein wesentlicher Aspekt, als dieser Rücksicht zu finden hat in der Entscheidung über Behandlungsbeginn, Behandlungsverzicht, Behandlungsmodifikation oder –reduktion. Gegebenenfalls wird auf die Befragung der Angehörigen zurückgegriffen[86].

Mit diesem etwas breiter dargestellten Entwurf, der die Menschenwürde zur Grundlage medizinethischer Überlegungen macht, ist wiederum ein anderer Versuch unternommen, in einer pluralen Wertgemeinschaft eine mögliche Handlungsstrategie im medizinischen Alltag zur Hand zu haben. Die Freiheit und das Gewissen des Einzelnen sind die grundlegenden Prinzipien, die die anzustehenden Entscheidungen leiten. Hier werden das kantsche Prinzip von der Würde des Menschen mit der Strategie der Konsensfindung, sprich Güterabwägung, in der ethischen Urteilsbildung verknüpft. Wir werden nicht fehl in der Annahme gehen, wenn wir behaupten, dass dieses Modell einer medizinischen Ethik in Respektierung der Würde des Patienten heute die ärztliche Praxis weitgehend bestimmt.

Der Vorzug dieses Modells besteht in der Grundlegung des Arzt-Patienten-Verhältnisses im Respekt vor jedem Beteiligten in diesem Verhältnis. Es garantiert sowohl die Autonomie, die Freiheit und das persönliche Gewissen des Patienten und des Arztes und bietet somit einen Schutz vor etwaigen Ausuferungen oder Verzerrungen, die sich in einem solchen Verhältnis ergeben können. Die ethische Urteilsfindung im Bezug auf die ärztliche Behandlung wird auf die Basis der Konsensfindung gestellt, wobei in den meisten Fällen der Wille des Patienten Vorrang genießt, insofern der Arzt selbst nicht aus schwer wiegenden Gründen anderer Meinung ist. Hier ist eine Grenze ärztlichen Handelns, aber auch ärztlicher Verantwortung erreicht, wenn der Patient sich anders entscheidet, als ihm mit bestem Wissen und Gewissen vom Arzt vorgeschlagen wird. Dies soll deshalb erwähnt werden, da gerade oft junge, mit viel Idealismus und Hingabe arbeitende Ärzte Probleme haben, mit solchen Situationen umzugehen. Es muss und will auch gelernt sein, die Entscheidung eines Patienten zu respektieren.

---

[86] Im Verlauf der Anamnese sollte bereits ein individuelles Werteprofil („value history') des Patienten erhoben werden. Zeigt sich der Patient aufgrund seiner Erkrankung oder eines anderen objektiven Umstandes nicht in der Lage, seinen «Willen» kundzutun, werden notfalls Angehörige befragt. — G. PÖLTNER, 62.

Erwähnt soll noch eine andere Thematik werden, deren sich dieses Modell der Ethik angenommen hat, die den Fragenkomplex rund um die Humangenetik betrifft, ob aus dem Prinzip der zu achtenden Menschenwürde Kriterien zur Beantwortung gewonnen werden können. So stellt sich u.a. die Frage, inwieweit dem Embryo oder Fötus die Menschenwürde zugesprochen werden kann oder nicht. Womit auch die Frage nach dem Zeitpunkt des Anfangs menschlichen Lebens verbunden wird. Diese Fragen stellen sich im Hinblick auf die Zulässigkeit der embryonalen Stammzellforschung, auf die Klonation wie die Abtreibungsdebatte, die präimplantative Diagnostik und — von manchen Forschern als in der Zukunft realisierbar angenommene — präimplantative Therapie. Für jene Autoren, die sich an der Idee der Menschwürde orientieren, entscheidet sich die Beantwortung dieser Fragen an mehreren Faktoren. Z.B. was versteht man unter Achtung der Menschenwürde[87]. Letzten Endes entscheidet über die Antworten, welches anthropologische Menschenbild zugrunde gelegt wird[88].

Diese unterschiedlichen Ansätze, die wir versucht haben kurz zu beschreiben, zielen auf das Gelingen ärztlichen wie institutionellen Handelns. In ihren je eigenen Ansätzen wird deutlich, welch unterschiedliche Ansatz- und Ausgangsmöglichkeiten für die ethische Reflexion gewählt werden können. Bei weitem haben wir m.E. das weite Feld nicht ausloten können. Wichtig schien uns hierbei, Ideen und Gedanken aufzuspüren, die für unsere Auseinandersetzung mit dem ärztlichen Ethos einen Weg vorzeichnen können.

Im Folgenden wenden wir uns nun der Diskussion utilitaristischer Theorieansätze zu, die in der Güterabwägung eine Schlüsselfunktion für die Lösung medizinethischer Themen sehen.

2. Utilitaristische Ethikentwürfe und ärztliches Handeln

2.1 Geschichtliche Aspekte

Der Utilitarismus, der seinen Ausgang im anglo-amerikanischen Sprachraum nahm und in weiten Teilen, vor allem in der Wirtschaftsethik, einen bedeutenden Einfluss gewonnen hat, entstand in einer Zeit, in der man den Theorien, die nicht empirisch zu belegen waren, skeptisch gegenüberstand. Ähnlich der Beur-

---

[87] Vgl. L. HONNEFELDER, *Humangenetik und Menschenwürde*, 220. — An dieser Stelle führt Honnefelder aus: «Achtung kann nämlich derjenigen Würde entgegengebracht werden, die jedem Menschn als einem Individuum zukommt, sie kann sich aber auch auf die Würde beziehen, die der Natur der Gattung Mensch eigen ist, und sie kann sich schließlich darauf beziehen, was wir meinen, wenn wir von einem menschenwürdigen Leben sprechen. Im ersten Fall bezieht sich die Würde auf das individuelle Subjekt, im zweiten Fall auf die ihm eigene Gattungsnatur, im dritten Fall auf das gelungene Leben, in dem diese Natur zu ihrer Erfüllung kommt».
[88] ID., 236.

teilung von Naturgesetzlichkeiten mittels empirischer Daten, wie etwa im Falle von Beobachtung und Experimenten, sollten Intuition und Offenbarung nicht mehr länger zur moralischen Beurteilung von Handlungen dienen. Der Utilitarismus interessiert sich daher vornehmlich für Entscheidungskriterien richtigen Handelns. Alles, was bei einer Tat von außen, objektiv beurteilbar ist, ist ihr Ergebnis, und zwar insofern es von Bedeutung oder Wert für die von der Handlung Betroffenen ist. Darin zeigen sich zwei objektive, kalkulierbare Maßgrößen, zum einen der Wert der Handlung, zum anderen die Zahl der Betroffenen. Die moralisch richtige Handlung ist demnach ausschließlich abhängig von der Qualität ihrer absehbaren Folgen, einschließlich der nicht beabsichtigten Nebenfolgen. Die Folgenqualität wird nun nach der Summe des durch die Handlung bewirkten positiven oder negativen Nutzenzuwachses für alle von der Handlung Betroffenen bemessen. Wie dieses Nützlichkeitsprinzip zu verstehen ist, wird von den verschiedenen Vertretern dieser Richtung unterschiedlich gedeutet.

Jeremy Bentham (1748 - 1832), der als eigentlicher Begründer des Utilitarismus gilt, gibt dafür folgende Erklärung: «By the principle of utility is meant that principle which approves or disapproves of every what-soever, according to the tendency which it appears to have to augment or diminish the happiness of the party whose interest is in question»[89].

Gegen die Gefühlsethik, der Bentham Relativismus und Subjektivismus vorwirft[90], behauptet er die Notwendigkeit eines objektivierbaren Prinzips, ohne das die Ethik keine Wissenschaft werden kann. Wie bereits bei Locke legt er hier einen ethischen Hedonismus zugrunde, den er aber mit der Zuversicht verbindet, dass das Streben des Einzelnen mit dem Glück der Gemeinschaft nicht in Widerspruch stehen soll[91]. Die Begriffe *sollen* und *richtig oder falsch handeln* haben für ihn keinen anderen Sinn als den der Übereinstimmung mit dem Prinzip der Nützlichkeit. Was nützlich ist, bestimmt sich nach dem möglichen Beitrag, den es zur Gesamtsumme der Freuden leistet. Auf diese Weise kann eine Handlung auch dann weniger nützlich sein als eine andere, wenn ihre unmittelbare Folge in mehr Freude besteht.

Einen Schritt weiter ist *John Stuart Mill* (1806 – 1873) gegangen, der zwar mit Bentham die Vorraussetzung der Notwendigkeit eines objektivierbaren Prinzips teilt, aber das Nützlichkeitsprinzip nicht auf ein Individuum oder eine Gruppe, sondern auf die Menschheit bezieht. Weiters weist er auf die qualitativen Unterschiede in den Freuden hin, da das Gefühl der Befriedigung oder der

---

[89] «Unter Nützlichkeitsprinzip ist jenes Prinzip zu verstehen, das schlechthin jede Handlung in dem Maß billigt oder missbilligt, wie ihr die Tendenz zu eigen zu sein scheint, das Glück der Gruppe, deren Interesse in Frage steht, zu vermehren oder zu mindern». J. BENTHAM, *The Principles of Morales*, I, II; zitiert nach L. KRÜGER – B. THÖLE, *Empirismus*, 574.
[90] Vgl. ID.
[91] Vgl. ID.

Wert, den man in dem jeweiligen Handeln verwirklicht, qualitativ verschieden ist. Werten, die dem Wesen des Menschen entsprechen, d.h. kulturellen und humanitären, misst Mill für die Erreichung des Glückzustandes eine höhere Stellung zu als sinnlichem Genuss[92]. Nicht unerwähnt soll Mill`s Ansinnen bleiben, dass er keinen Unterschied zwischen seiner Ethiktheorie und der des Christentums sieht. In der goldenen Regel sei die Nützlichkeitsethik vollendet ausgesprochen[93].

Henry Sidgwick geht über diese Konzeption weiter hinaus, indem er nicht nur fordert, dass das Gesamtwohl in die Handlungsüberlegung miteinbezogen wird, sondern dass zur Förderung des Gesamtwohls ebenso eine Verpflichtung besteht. Sidgwick schreibt dem allgemeinen Menschenverstand (common sense) jene Fähigkeit zu, die über die eigene Glücksüberlegung zum Gedanken an das Wohl anderer führt: «Die Vernunft zeigt mir, dass, wenn mein Glück erstrebenswert ist und ein Gut darstellt, das gleiche Glück für andere ebenso erstrebenswert sein muss»[94]. Dem Utilitarismus wird nun das Universalisierungsprinzip und das Prinzip der Gerechtigkeit eingefügt. Aus dem Ergebnis, das als Maximierung des Wohls für die Gesamtheit (Sozialprinzip) verstanden wird, folgt die sittliche Qualität einer Handlung,[95].

Der sittliche Stellenwert einer Handlung bestimmt sich aus der Konsequenz für die Gesamtheit (Konsequenzprinzip). Um den Wert der Gesamtheit der Konsequenzen zu beurteilen, wurde die Unterscheidung von instrumentellen Werten und solchen Werten, die in sich wertvoll sind (Selbstwerte), eingeführt. Als instrumentelle Werte gelten jene Mittel, die man anstrebt, um jene Güter zu verwirklichen oder zu erhalten, die in sich wertvoll sind. Unter Selbstwerten hingegen werden etwa Gesundheit, Schmerzfreiheit, Wissen, Freundschaft, Liebe usw. verstanden. Wenn es um die Wertmaximierung geht, so handelt es sich um eben jene Werte an sich[96].

Eine andere modifizierte Richtung des klassischen Utilitarismus, der auf dem *Prinzip der gleichen Interessenabwägung* basiert, stellt der *Präferenzutilitaris-*

---

[92] Die qualitativen Unterschiede sind nach Mill aber nur demjenigen zugänglich und beurteilbar, der sie erfahren hat oder erfahren kann («hedonistic expert»). Vgl. A. EBERHARD, *Ethisches Denken in der Medizin*, 61 Anm. 4.

[93] «Der Utilitarismus fordert von jedem Handelnden, zwischen seinem eigenen Glück und dem der andern mit ebenso strenger Unparteilichkeit zu entscheiden wie ein unbeteiligter und wohlwollender Zuschauer. In der goldenen Regel, wie sie Jesus von Nazareth aufgestellt hat, finden wir den Geist der Nützlichkeitsethik vollendet ausgesprochen. Die Forderungen, sich den andern gegenüber so zu verhalten, wie man möchte, dass er sich einem selbst gegenüber verhält, und den Nächsten zu lieben wie sich selbst, stellen die utilitaristische Moral in ihrer höchsten Vollkommenheit dar». Zitiert nach ID., 61.

[94] Sidgwick zitiert nach ID.

[95] Vgl. ID.

[96] Vgl. ID., 6*f.*

mus dar[97]. Der Präferenzutilitarismus geht davon aus, daß die Sittlichkeit einer Handlung an die gleiche Ernstnahme der Interessen aller Betroffenen gebunden ist, unabhängig davon, wessen Interessen es sind. So kann es sich z.b. um Interessen von jetzt lebenden Erwachsenen, von Embryonen, von Tieren handeln. Gegenstand des Interesses können auch vergangene Handlungen sein, wie auch das Interesse an etwas Vergangenem, etwa das Interesse, als Embryo nicht abgetrieben worden zu sein. «Nicht die Maximierung von Lust und Minimierung von Unlust bildet den Beurteilungsrahmen der Sittlichkeit einer Handlung, sondern die Präferenz der Interessen»[98].

Zusammengefasst kann man das utilitaristische Prinzip in folgender Weise charakterisieren, dass es in sich das teleologische Prinzip, das Nutzensprinzip und das Universalisierungsprinzip oder Sozialprinzip vereinigt. Die Handlungen werden von ihren Konsequenzen, von ihrer Wirkung her betrachtet. Für eine gute Handlung ist ihre Wertmaximierung entscheidend, d.h. am Ende soll die Größe der Werte die der Unwerte überwiegen.

Weiters soll in der Abwägung der Gesamtkonsequenz die Wertmaximierung in Bezug zu allen Betroffenen gesetzt werden und schließlich ist der letzte Werthorizont repräsentiert von Gütern, die in sich wertvoll sind.

Die scheinbaren Vorteile des Utilitarismus liegen im Gebrauch von rationalen, nachvollziehbaren Methoden (Güterabwägung) und im Bezug zu inhaltlich konkreten Werten. Dieses Verfahren ermöglicht zudem die starke Einbindung empirischer Erkenntnisse in die Güterabwägung. Ebenso sein Blick auf das Allgemeinwohl lässt ihn besonders für Verteilungsproblematiken geeignet erscheinen[99].

Der Nachteil und die Schwäche aber liegen darin, dass der Utilitarismus das spezifisch Sittliche des Verhältnisses der Menschen zueinander nur äußerlich betrachtet. Es bleibt auch das sittliche Verhältnis des Menschen zu sich selbst oder das des Menschen zum Unbedingten (Absoluten, Gott) unberücksichtigt. Problematisch bleibt ebenso die Letztbegründung des Guten. Weiters gelingt weder eine hinreichende Bestimmung der Selbstwerte noch die Bestimmung ihres Verhältnisses zueinander. Zudem wird man auch feststellen müssen, dass der Ansatz letztendlich rein subjektivistisch ist. Das Ergebnis einer Handlung können wir nie völlig vorausplanen. Es wird immer auch von Zufällen und Faktoren, die wir nicht bestimmen können, mitbeeinflusst. Selbst wenn wir es könnten, ist es doch immer die je eigene Auffassung vom Ziel, die uns leitet. Es stellt sich daher die Frage, wie die je verschiedene Zielauffassung allgemeinverbindlich, normativ werden kann. Durch diese kritische Anmerkung zeigt sich, dass der utilitaristische Ansatz nur *ein* Strukturmoment der Handlung, nämlich

---

[97] Vgl. G. PÖLTNER, 40-43.
[98] ID., 41.
[99] Vgl. A. EBERHARD, 62.

deren Folgen, berücksichtigt. Er lässt das Problem der Gerechtigkeit offen, wie z.b., eben gesagt, das Problem der gerechten Verteilung des größtmöglichen Glücks. «Wo der Gerechtigkeitsgedanke in Form der Fairness eingeführt wird, handelt es sich um ein bloß empirisches Argument. Nicht weil Gerechtigkeit etwas unbedingt Gesolltes ist, sondern weil sie zur Maximierung des sozialen Wohlergehens beiträgt, ist ihr nachzukommen»[100].

Außerdem lässt der Utilitarismus, wie G. Pöltner ausführt, eine Funktionalisierung des Einzelnen im Hinblick auf das allgemeine Wohlergehen zu. Da der Gesamtnutzen einer Handlung das einzige Gerechtigkeitskriterium ist, gibt es keine unverletzlichen individuellen Rechte, weshalb die elementarsten Menschenrechte — Recht auf Leben, Gesundheit, Freiheit — um eines höheren Gesamtnutzens willen verletzt werden können[101]. Auch wenn der Präferenzutilitarismus mit seinem Rekurs auf Interessen plausibler erscheinen mag, steht er ebenfalls vor dem Abwägungsproblem von den verschieden und unterschiedlichsten Interessen. Pöltner meint daher, dass wir uns fragen werden müssen, ob alle faktisch artikulierten oder nur wohlverstandenen Interessen in die Abwägung einzubeziehen sind? Und wiederum, welches ist das Kriterium, das zwischen berücksichtigungswürdigen und nicht berücksichtigungswürdigen Präferenzen unterscheiden lässt[102]?

Dieses kurze Streiflicht über die Idee des Utilitarismus soll uns als Ausgangspunkt dienen für eine weitere Auseinandersetzung mit dieser ethischen Theorie, wie sie, von einigen Autoren vorgeschlagen, in ärztlichen Konfliktsituationen zur Anwendung gebracht werden kann. Geht man davon aus, dass die Medizin der empirischen Wissenschaftsmethode verpflichtet ist, erscheint es logisch, dass eine Ethiktheorie, die auf der Basis empirischer Datengewinnung steht und sich weiteren Grundsatzdebatten entzieht, zur Gewinnung von Lösungen in Konfliktfällen eine vorerst größere Plausibilität vorzuweisen vermag.

2.2 H.-M. Sass – Utilitaristische Güterabwägung in ärztlichen Konfliktsituationen

2.2.1 Die Problematik konsensfähiger Wertvorstellungen

Den Fragen, denen sich H.-M. Sass im Rahmen der medizinischen Ethik stellt, sind mannigfaltig und verfolgen das Ziel, ethische Lösungsvorschläge in die heute thematisierten Problemfelder der Medizin einzubringen. Die Themenfelder sind nicht nur deshalb vielfältig geworden, weil die Medizin durch ihre Aufsplittung in Fachbereiche und wiederum untergeordnete Spezialgebiete eine

---

[100] G. Pöltner, 42.
[101] Vgl. ID.
[102] Vgl. ID., 43.

derartige Komplexität, aufgrund des gewonnenen Wissens und Könnens, angenommen hat, sondern auch wegen der gesellschaftlichen Veränderungen, die von einer monarchischen oder «ständisch» geordneten Gesellschaft zu einer demokratisch wertpluralen Gemeinschaft von Bürgerinnen und Bürgern geführt hat. Freiheit und Autonomie des Einzelnen, die zentralen Forderungen seit der Aufklärung, haben sich in unseren Ländern den Weg gebahnt und bestimmen in weiten Teilen unser gesellschaftliches, kulturelles, wirtschaftliches wie politisches Leben. Nicht unberührt, ja mit in diesen Sog gezogen, findet sich das Gesundheitswesen wieder, wenn es darum geht, Gesundheit zu erhalten, Krankheiten rechtzeitig vorzubeugen, zu heilen oder chronisch kranke Menschen betreuend zu begleiten. Die zentrale Frage, die sich stellt, besteht im einfachen und doch schwierigen Wunsch: Wie kann man alles unter einen Hut bringen? Die strittigen Fragen verweisen immer wieder auf ethische Werte, Normen und Regeln, welche in diesem bunten Szenarium Gültigkeit besitzen. Die Meinungen darüber gehen oft weit auseinander und lassen nicht selten nur einen Minimalkonsens zu.

Diese Situation macht sich H.-M. Sass zu eigen und sucht dieser gerecht zu werden. Das übergreifende Hauptaugenmerk darin widmet er dem Verhältnis von Arzt und Patient, das für ihn zum Ausgangspunkt der ethischen Überlegungen wird. Die pluralistische Wertgesellschaft hat ihre Eigendynamik und Eigengesetzlichkeiten, die dieses Verhältnis von Arzt und Patient mitprägen und die Reflexion auf das ärztliche Ethos und die Ethiktradition in der Medizin herausfordert.

In Bezug auf das tradierte Ethos meint Sass, dass

> der hippokratische Eid und hippokratische Ethos dem medizinischen Beruf wie sonst keinem anderen Berufsstand von außen Autorität und Anerkennung und von innen Richtschnur und Regeln der Integration von Ethik und Expertise gegeben haben.

> Aber der hippokratische Eid gehört heute eher in die Geschichte der Medizin, denn in die moderne Klinik. Wir können heute wenig mit ihm anfangen, können und dürfen ihn nur noch historisch verstehen... Der hippokratische Eid ist Teil der Medizingeschichte; unsere Probleme sind anders. Sie werden vom hippokratischen Eid nicht mehr voll abgedeckt und sein paternalistischer Ansatz, die Vorannahme, dass der Arzt schon wisse, was das Beste für den Patienten sei, ist für die allermeisten Szenarien der Patienten-Arzt-Interaktion in der modernen Medizin nicht nur überholt, sondern unangebracht, unakzeptabel und irreführend[103].

An anderer Stelle präzisiert er den Vorbehalt gegenüber der unveränderlichen Gültigkeit des hippokratischen Eides, wie folgt:

> Die Bioethik gehört so untrennbar zur Biomedizin wie der Kopf des Zentauren Chiron zu seinem vierbeinigen Körper. Im Abendland steht für die Ethik in der Medizin

---

[103] H-M. SASS, *Informierte Zustimmung*, 1.

fast synonym der Name des Hippokrates. Aber unsere heutigen ethischen Herausforderungen sind nicht mehr die des Hippokrates. Die Gründe für die Unaktualität mancher hippokratischer Prinzipien liegen teils in den technischen Fortschritten von Intervention und Prädiktion der biomedizini-schen Wissenschaften, teils in den Prozessen von Wertwandel und Organisationswandel der neueren Zeit. Nicht überholt allerdings ist das Ethos der hippokratischen Ethik, Wissen und Können nur zu einem Ziel einzusetzen: dem Wohl des Patienten. Sagen wir also Goodbye zu den Details des hippokratischen Corpus, aber verabschieden wir uns nicht vom Ethos des Chiron und seines Schülers Hippokrates[104].

Die Aufgabe in heutiger Zeit ist es, das Bewahrungswürdige der Tradition herauszufiltern und angemessen auf die Anforderungen der gesellschaftlichen kulturellen Gegebenheiten zu antworten. Wie das Letztere näherhin aussehen soll, ist nicht einfach zu erkennen. Die Tatsache, dass das traditionelle Berufsethos der Ärzte massiv ins Wanken geraten ist, gründet nicht zuletzt in der Ansicht, dass Grundsatzdebatten, in denen Werte und Normen erstellt werden sollen, kaum einen Konsens finden. Die Konsequenz dieses Umstandes nötigt dazu, Entscheidungs- oder Ethikmodelle zu entwerfen, die dieses Vakuum ersetzen. Die Fülle an solchen Modellen, die mehr oder weniger zur Anwendung kommen, sich bewähren oder wieder verworfen werden, zeigt andererseits, dass sie nicht unbestritten sind und dem geäußerten Wunsch nach Kohärenz im ärztlichen Handeln nicht uneingeschränkt genügen. Mit anderen Worten gesagt, wenn ein sinn- und handlungsleitendes Ethos sich aufzulösen beginnt, tritt als Folge an dessen Stelle der Versuch, in gewissem Sinne das Verlorene wieder zu gewinnen. Vor allem aus diesem Grund hat die «medizinische Ethik» ihre Relevanz erhalten. Dies wird auch darin deutlich, wenn Sass schreibt:

Ethik als konsensfähiger Inhalt rationaler Güterabwägung und verbal vermittelbar und diskutierbar und *Ethos* als Vorbild, vorgelebt und nicht verbal vermittelbar, sind in der heutigen Welt und Medizin nicht selbstverständlich. Deshalb sind die Sorge um das medizinische Ethos und die konsenorientierte rationale Arbeit an Prinzipien, Methoden und Zielen medizinischer Ethik nicht nur zufällig aktuell, sondern sachbedingt aktuell. Fortschritte in medizinischer Prädiktion, Intervention und Versorgung sowie gesellschaftlicher Wertpluralismus und individuelle Selbstbestimmung verlangen deshalb eine Erneuerung und Bestätigung des Ethos von Helfen, Heilen und Pflegen und der Entwicklung eines individuellen Gesundheitsethos; die Entwicklung einer transdisziplinären Wissenschaft biomedizinischer Ethik in Forschung und Lehre ist deshalb unverzichtbar. Eine Befragung der ethischen Traditionen wird sowohl in der Orientierung des gläubigen Gewissens am Gottesbild oder am Lehramt, oder des säkularen Humanisten an natürlichen und kulturellen Parametern der conditio humana und der Tradition erfolgen[105].

---

[104] H-M. SASS, *Hippokratisches Ethos und nachhippokratische Ethik*, 1.
[105] ID., 6f.

Aufgrund des gesellschaftlichen Wertpluralismus plädiert er dafür medizin-ethische Prinzipien zur Grundlage zu nehmen, die auf einer mittleren Ebene lebensweltlicher Normen angesiedelt sind, die weitgehend letztbegründungsneutral sind und den Streit um absolute Werte und Prinzipien überflüssig machen können[106].

Mit diesem Hinweis erinnert er an die utilitaristisch geprägte Prinzipienethik von Childress und Beauchamp. Das Anliegen, das H.-M. Sass hier verfolgt, liegt in der Einsicht, dass ein gelebtes Ethos des Arztes sehr wohl von Bedeutung ist und zu unterscheiden ist von ethischen Problemkreisen klinischen Handlungsfeldern. Einmal die Problematik der Ethosfrage in einer pluralistischen Gesellschaft beiseite gelassen, erhebt sich die dringliche Frage: Wie können ethische Konfliktsituationen in einem gesellschaftlichen Umfeld des Wertpluralismus gelöst werden? Er verweist hier auf die von ihm vorgeschlagene *Differentialethik*, die er «an dem Begriff der Differenzialdiagnose und der Forderung von Rudolf Groß nach einer engen und differenzierten Begrifflichkeit und der Abwägung und Integration verschiedener und unterschiedlicher Daten und Informationen»[107] festmacht.

Seinen eigenen Ansatz versteht er daher als den einer klassischen Güterabwägung nach technischen und ethischen Prinzipien im Sinne der differentialethischen Methodik mit engen sowohl technischen wie ethischen Begriffen wie Szenarien. Weiters schreibt er:

Ich sehe grundsätzlich die beiden Prinzipien des primum nil nocere und des bonum facere in Spannung, die nur im Einzelfall aufzulösen und für spezielle Szenarien vorzuentscheiden ist, ebenso die Spannung zwischen paternalistischer Verantwortung des Arztes und selbstbestimmender Autonomie des Patienten, die nur selten in idealen Formen der Partnerschaft, viel häufiger in asymmetrischen Formen der Interaktion zwischen Arzt und Patient sich ausdrückt; dies ist ein handlungstheoretischer oder risikotheoretischer Ansatz, der ethische Risiken, Unsicherheiten, Vorteile und Nachteile in die medizinischen Risikoüberlegungen einbezieht. Ich betone, dass die vier miteinander verschränkten Prinzipien des nil nocere, des bonum facere, der responsabilitas und der libertas niemals je allein, sondern stets in ihrer *Interaktion* bewertet werden und in eine differentialethische Entscheidung einfließen müssen. Quasi als Generalprobe wie als Mittel und Ziel der Arzt-Patient-Interaktion sehe ich das *Vertrauen* sowohl in sein an die Person gebundenes Ethos wie auch als ethisches Prinzip, ohne dessen Erhaltung und Stärkung überhaupt keine zwischenmenschliche und auf Werten basierende Interaktion möglich ist, erst recht nicht, wenn es um Krankheit, Schmerz, Leid und Tod geht. Als zusätzliche, aber für das einzelne Szenarium oder den Einzelfall noch zuzuschneidende Prinzipien sehe ich die Wahrheit am Krankenbett, die Schweigepflicht und die Zustimmung nach Aufklärung an; sie sind den vier genannten Gütern und auch dem Vertrauensprinzip

---

[106] Vgl. ID., 7.
[107] ID.

nachgeordnet und finden von dort ihre differenziertere Ausprägung. Insgesamt ist das Prinzip der Verantwortungspartnerschaft zwischen dem Experten und dem Laien handlungsleitend für die medizinische Intervention und/oder den Verzicht auf sie. Entscheidend bei diesem Modell einer differntialethischen wie partnerschaftlichen Gesundheitsfürsorge ist die Integration und Interaktion von Arztethik und Laienethik, von Arzt und Patient, welche insgesamt erst das Szenarium künftiger Gesundheitsethik und der für sie konstitutiven Kriterien für Intervention und Interaktion abgibt[108].

Mit diesem Zitat haben wir nun den Umriss und den Anknüpfungspunkt des ethischen Diskurses von H.-M. Sass eingefangen. Es wird hier deutlich, wie der Versuch unternommen wird, die aus der utilitaristischen Tradition stammenden Prinzipien des Belmont Reports und der Prinzipienethik von Childress und Beauchamp mit den Konkretionen einer klinischen Situation zu verknüpfen. Das Rahmenkonstrukt wird von der Interaktion von Arztethik und Laienethik getragen. Der Grundtenor dieses Modellentwurfes besteht darin,

dass es für das differentialethische Ausmessen der meisten Szenarien der Interaktion von Arzt und Patient genügt, eine kleine Liste von konsensfähigen mittleren ethischen Prinzipien abzuwägen, zu denen der Respekt vor der Würde des anderen als Person sowie saubere technische wie ethische Risikobilanzen gehören. <u>Ethische Prinzipien</u> werden in Büchern diskutiert, <u>Ethos</u> lernt man nicht aus Büchern, sondern im Leben. Über Ethik kann man diskutieren und räsonieren, Ethos wird gelebt[109].

Die angeführten Zitate, durch die wir H.-M. Sass selbst zu Wort kommen lassen wollten, verweisen selbstredend im Blick auf die Tatsache unserer heutigen pluralistischen Wertegesellschaft auf seinen Vorschlag einer Ethiktheorie, die in Anlehnung an die amerikanische Prinzipienethik von mittleren Prinzipien ausgehen soll und die als diskussionsneutral aufgefasst und von allen weitgehend akzeptiert werden kann. Wie dies im Einzelnen von ihm durchgeführt werden kann, wollen wir in den nächsten Schritten näher behandeln.

2.2.2 Der differentialethische Diskurs

Der Ausgangspunkt der Überlegungen von Sass besteht in der Interaktion von Arzt und Patient. In diesem Verhältnis entfalten sich die Situationen, die nach Maßgabe der Erkrankung des betroffenen Menschen ethisch relevant oder nicht relevant werden. Das Verhältnis von Arzt und Patient ist entschieden nicht mehr

---

[108] ID., 8f. — Wir haben deshalb diesen längeren Auszug wörtlich wiedergegeben, da dieser — so scheint uns — die Grundlage des ethischen Ansatzes von Sass umreißt. Dieser Gedankengang begegnet uns immer wieder in seinen verschiedenen Veröffentlichungen.
[109] ID., 10f.

das des alten Paternalismus, an dessen Stelle heute die partnerschaftliche Kooperation des Experten und des Laien tritt. Vom behandelnden Arzt wird Verantwortlichkeit verlangt, der Patient ist autonom und kann und soll frei entscheiden, was für ihn gut ist[110].

Der Arzt wird in dieser Interaktion geleitet von einigen Prinzipien, die Sass als «primum nil nocere» und «bonum facere» benennt. Die «Salus» unterliegt hingegen nicht mehr der Verfügungsgewalt des Arztes, denn nur der Patient kann m.E. sagen, was für ihn gut ist und was nicht. Damit ist eine aktive Zusammenarbeit von Arzt und Patient grundgelegt. Sass bemerkt dazu:

Die Moderne kennt eine ganze Reihe von unterschiedlichen Wert- und Lebenszielen, hedonistischen, solchen des Macht- und Gelderwerbs, der sozialen oder wissenschaftlichen oder politischen oder kulturellen Anerkennung, dem Wunsch nach einer Familie, nach Kindern, nach Schönheit, nach Schmerzfreiheit, nach Beendigung des Lebens, nach Lebensverlängerung usw; jeder von uns hat seine eigenen Prioritäten unter diesen Werten, wie soll der Arzt das wissen? Er kann es nur wissen, wenn er den Patienten fragt; - und damit beschreiben wir die kopernikanische Wende der Erwartungen an die Medizin in all den Fällen, in denen es um mehr geht als bloße Routinebehandlung mit implizit schon durch das Aufsuchen des Arztes vorausgesetzter und dokumentierter Zustimmung zur Behandlung[111].

Mit dieser Feststellung ist genau genommen ein in der modernen Medizin verloren gemeinter Aspekt angesprochen: die so genannte Ganzheitlichkeit der Person des erkrankten und Hilfe suchenden Meschen. In diesem Sinnbild liegt eine Reihe von Zündstoff an Diskussion, nicht nur die Frage, wer bestimmt, was das Richtige und Gute für den Patienten ist, sondern auch und wesentlich, wonach soll sich der Azt orientieren in Rücksicht auf die unterschiedlichen Lebensverständnisse der Patienten[112]. Wonach richtet sich die «Salus», wenn die Vorstellungen darüber zwischen Arzt und Patient divergieren? Für den Arzt sind das Nichtschadensgebot und das Hilfsgebot leitende Prinzipien und nehmen ihn in Verantwortung, mindestens im Sinne der Sachverantwortung. Dass es von verschiedenen Seiten die Forderung nach mehr Inhaltlichkeit an Verantwortung gibt, ist unbestritten, aber man findet zu keinem allgemeinen Konsens. Die Lösung dafür wurde im «Informed consent» gefunden, der für Sass eine wichtige

---

[110] Nebenbei angemerkt, ist diese Autonomie in der täglichen Praxis nur relativ. Es ist Tatsache, dass der Patient während eines Klinikaufenthaltes kaum darüber entscheiden kann, welcher Arzt ihn behandelt, und seine freien autonomen Entscheidungen sich lediglich darauf beschränken, ob er selbst oder ein von ihm ernannter rechtlicher Vertreter einer diagnostischen oder therapeutischen Maßnahme, nach entsprechend korrekter Aufklärung, zustimmt oder nicht.
[111] H-M. SASS, *Informierte Zustimmung*, 4.
[112] An dieser Stelle zeigt sich die Konfliktweite der modernen Medizin und pluraler Gesellschaften. Welche Wertmaßstäbe können hier sinnleitend sein?

Rolle spielt: dem Patienten wird Gelegenheit gegeben, «zu dem vom Arzt vorgeschlagenen und geplanten Weg zustimmend Stellung zu nehmen»[113].

Dass der «Informed Consent» nicht aller Weisheit letzter Schlussstein ist, dessen ist sich Sass bewußt, wenn es sich z.B um Fragen der pränatalen und präimplantativen Diagnostik oder um die Behandlung von akuten oder chronischen Erkrankungen handelt. Diesen Beispielen kann man aber auch noch weit genereller die Diskussion um den Krankheits- und Gesundheitsbegriff zur Seite stellen, die eine nicht weniger bedeutende Rolle im Verhältnis von Arzt und Patient spielt. Besonders hier zeigt sich ein wesentlicher Einfluss gesellschaftlicher Auffassungen auf das ärztliche Handeln. Daraus folgen unterschiedliche Situationen, die bewertet werden wollen.

H.-M. Sass, der wie in vielen anderen Fragen bemüht ist, Vermittlungsversuche zu unternehmen, sieht in der bereits erwähnten Differentialethik ein geeignetes Instrument für ärztliches Handeln.

Für den erfahrenen Kliniker ist diese Forderung nach der Differenzierung und Präzisierung der ethischen Befunderhebung ebenso wenig neu wie die Forderung nach der Differenzierung in der Differenzialdiagnose. Deshalb sprechen wir heute in der medizinischen Ethik auch von der Differentialethik, d.h. der Notwendigkeit, kontrolliert, nachprüfbar, begründet und vor allem differenziert über ethische Prinzipien und Implikationen bei der Prognosestellung, dem Gespräch mit dem Patienten und den Optionen der Therapie zu sprechen[114].

Ohne einen expliziten Bezug an dieser Stelle zu der Prinzipienethik von Beauchamp und Childress oder dem Belmot Report herzustellen, verweist er darauf, dass in der klinischen Praxis im Grunde genommen von mittleren ethischen Prinzipien ausgegangen wird. Zu ihnen gehören die Schweigepflicht, der Respekt vor der Intimsphäre des Patienten, das primum nil nocere, das bonum facere, der therapeutische Vorbehalt, das ‚beste Interesse des Patienten', die ‚Einwilligung nach Aufklärung', informed consent und das Gegenstück dazu, die ‚Verweigerung nach Aufklärung', informed denial. Diese Prinzipien stehen untereinander in Wechselwirkung und beschreiben das Verhältnis von Arzt und Patient. Vier von diesen sind als grundlegend anzusehen, wie das nil nocere, bonum facere, Selbstbestimmung des Patienten und ärztliche Verantwortung. Diese vier Prinzipien finden sich in allen Fällen wieder und werden vom fünften Prinzip des «Vertrauens» zusammengehalten und begründet. Die anderen Prinzipien sind von sekundärer Bedeutung.

Wenn das Verhältnis zwischen Arzt und Patienten als partnerschaftlich verstanden werden will, dann geht es in den ethischen Ansprüchen nicht nur um den Arzt, sondern ebenso sehr um den Patienten. Aus diesem Grund fordert Sass eine Patientenethik, die noch zu entwickeln ist und näherhin die Rechte und

---

[113] ID., 5.
[114] ID., 7.

Pflichten beschreibt. Diese könnten seiner Ansicht nach aus jenen möglichen Situationen, die sich im Arzt-Patienten-Verhältnis ergeben, erfasst werden. Er benennt dafür fünf «Szenarien» oder fünf unterschiedliche Rollen des Arztes, die sich in korrespondierenden unterschiedlichen Rollen des Patienten widerspiegeln. Der Arzt schlüpft in die Rolle des Partners, in die klassische Rolle des hippokratischen Arztes, des Beraters, des Forschers und des Funktionsträgers der organisierten Medizin. Von diesen Rollen abgeleitet wird dem Patienten die Teilverantwortung für Gesundheit und Lebensqualität auferlegt, das Verfassen von Patientenbrief und Patietentestament nahegelegt, eigene Gesundheitsvorsorge und Gesundheitserziehung mit Pflicht auf Wissen und Recht auf Nichtwissen — Gesundheitsmündigkeit — angeraten, sich beraten zu lassen und den informed consent einzufordern aufgetragen und als einem Funktionsträger innerhalb eines Systems organisierter Medizin das Prinzip der solidarischen Gesundheitsverantwortung und –mündigkeit sowie das Prinzip der solidarischen Kostenverantwortung und Versicherung in Verantwortung auszuüben übertragen[115]. Als konkreten Vorschlag zur Durchführung dieser Forderungen unterbreitet Sass eine Art von Tugendkatalog für den Arzt wie den Patienten, der folgendermaßen lautet[116]:

REGELN FÜR DEN PATIENTEN

1. Suche Dir einen Arzt Deines Vertrauens.
2. Entwickle Verantwortung und Mündigkeit für Deine Gesundheit und die Kriterien der Qualität Deines Lebens.
3. Vermeide Gesundheitsrisiken und nutze die Möglichkeiten der prädiktiven und präventiven Medizin.
4. Erwarte von der Medizin Heilung oder Milderung, aber sei Dir der Grenzen und der Risiken der medizinischen Intervention bewusst.
5. Sei ein verantwortlicher und zuverlässiger Partner für Ärzte und ihre Mitarbeiter bei einer notwendig werdenden Behandlung.
6. Erwarte vom Arzt, dass er Dich über Risiken und Ziele einer akuten Behandlung oder einer Prognose hinreichend informiert, und diskutiere diese mit dem Arzt.
7. Erkenne auch in Krankheit oder Behinderung Möglichkeiten und Herausforderungen zur Entwicklung individueller Lebensqualität.
8. Sei Dir bewusst, dass unterschiedliche Lebensstufen, auch das Alter, nicht durch reduzierte, sondern durch modifizierte Formen von Lebensqualität sich unterscheiden.
9. Diskutiere mit Deinem Arzt, mit Freunden und Familie, Deine Kriterien von Lebensqualität für den Fall, dass andere einmal für Dich über Behandlungsrisiken entscheiden müssen; halte Deine Vorstellungen schriftlich fest und beauftrage einen Vertrauten mit stellvertretenden Entscheidungen.

---

[115] Vgl. ID., 9ff.
[116] Vgl. ID., 17*f.*; H-M. SASS, *Hippokratisches Ethos und nachhippokratische Ethik*, 13-18.

10. Trage Deinen Teil bei zu einem verantwortlichen und solidarischen Umgang mit den Kosten des Gesundheitswesens.

REGELN FÜR DEN ARZT

1. Behandle Deinen Patienten als Mitmenschen, nicht nur seine oder ihre Symptome oder Krankheiten.
2. Hilf Deinem Patienten zu Gesundheitsverantwortung und Gesundheitsmündigkeit.
3. Integriere die Befunde von 'Blutbild' und 'Wertbild' Deines Patienten und mache sie zur Grundlage von Prognose, Intervention und Interventionsüberprüfung.
4. Sei Dir der Grenzen des technisch Machbaren bewusst und diskutiere diese mit deinem Patienten.
5. Entscheide, so weit wie möglich, in Partnerschaft mit dem Patienten über Optionen oder Verzicht von Intervention.
6. Entwickle eine differenzierte und individualisierte Strategie für Intervention und Beratung.
7. Hilf Deinem Patienten bei der langfristigen Erstellung von Wertbildern, die bei Koma, Demenz oder Multimorbidität adjuvantiv oder regulativ herangezogen werden können.
8. Wähle für klinische Studien Patienten nicht nur nach dem Krankheitsprofil, sondern auch nach ihrem Wertprofil aus.
9. Verbinde Ethik mit Expertise zur Reduktion technischer und zur Vermeidung ethischer Risiken.
10. Trage Deinen Teil bei zu einem verantwortlichen und solidarischen Umgang mit den Kosten des Gesundheitswesens.

Diese Konzeption des Arzt-Patient-Verhältnisses verdeutlicht den Grundzug des ethischen Diskurses von Sass, der ebenso in anderen von ihm besprochenen Problemfeldern, wie der Frage nach dem Lebensbeginn und Lebensende, dem Entwurf der Expertensysteme usw., wiederkehrt. Da unsere Zeit von Experten geprägt ist, wird der Ethiker nach Sass auch zum Experten.

Daher fordert er, wie wir gesehen haben, die Etablierung einer Güterabwägungsexpertise im Sinne einer Differentialethik. Die medizinethischen Fragen können seiner Meinung nach nicht mit generalisierenden Theorien beantwortet werden, sondern nur durch Differenzierung der Umstände und Folgen des ärztlich-pflegerischen Handelns. Damit ist eine Absage an den Ausgangspunkt von der abstrakten Ebene der ethischen Grundnormen verbunden, denn die ethische Arbeit hat mit der Analyse des konkreten Falles zu beginnen, und erst nach Klärung der Sachlage treten die rechtfertigenden Prinzipien ins Zentrum der Betrachtung. Wie relativ das letztere Ansinnen ist, wird in der Gewichtung und Bedeutung der geforderten Güterabwägung gegenüber dem Absolutheitsanspruch der einzelnen Grundnorm deutlich. Für Sass dienen Regeln und Normen, entwickelt von einer professionellen anwendungsorientierten Ethik, dazu, ethische

Güterabwägung und Folgenbewertungen im Sinne praktischer Vernunft als ethische Expertise zu konzipieren. Die Güterabwägung wird wegen der Komplexität des Einzelfalles wichtig und unverzichtbar, da in den konkreten Einzelfällen zumeist mehrere ethische Gesichtspunkte relevant werden, deren maximale Berücksichtigung nicht zu vereinbaren ist. Da aber die notwendige Güterabwägung, je nach Standpunkt und Interesse desjenigen, der sie durchführt, unterschiedlich ausfallen kann, zielt diese Ethik auf «kompromissfähige» Entscheidungen. Die Aufgabe in diesem Verfahren besteht in den rational zu begründenden Entscheidungen und verlangt darüber hinaus, durch Überzeugungsarbeit diese glaubwürdig und einsichtig zu machen. Von Bedeutung ist der Charakter einer solchen rationalen Begründung. Sie ist als Rechtfertigung einer Entscheidung zwischen gleichermaßen begründbaren möglichen Alternativen anzusehen und nicht als theoretisch zwingende Deduktion einer Position, die die Unmöglichkeit der Gegenposition beweist und diese prinzipiell ausschließt.

In der angewandten Ethik geht es nach Sass zunächst nicht um Begründung oder Richtigkeit der Prinzipien, sondern um Einzelfallanalyse und mittlere Prinzipien. Damit verzichtet er auf den Anspruch philosophischer Letztbegründung und wendet sich einer «Methodik der Konsensbildung» auf der Grundlage von mittleren Prinzipien zu. Der Versuch einer philoso-phischen Letztbegründung ethischer Positionen wird vielfach sogar als Manifestation eines gänzlich verfehlten Anspruchs auf dogmatische Verbindlichkeit verstanden, was mit den Erfordernissen einer freien Gesellschaft nicht in Einklang zu bringen ist. Sass meint:

> Ein solcher Versuch, neue Letztbegründungen für ein gemeinsames moralisches und kulturelles Handeln zu finden, wäre reaktionär und emanzipations- wie freiheitsfeindlich. Es würde die Mündigkeit des Bürgers und sein Selbstbestimmungsrecht zusammen mit seiner Selbstbestimmungsverantwortung nicht ernstnehmen und durch neue Formen von Heteronomie, wie sie noch in totalitären und teiltotalitären Gesellschaften herrschen, ersetzen[117].

Die angemessenste Form der Konfliktbewältigung ist deshalb der Ausgang von mittleren Prinzipien, die von Vertretern unterschiedlichster Auffassungen akzeptiert werden können.

Dass aber in der Entgegensetzung zwischen ethischem Prinzip und der Analyse des Einzelfalls eine korrespondierende Gefahr liegt, dessen ist sich Sass bewusst: «Ethik ohne Expertise bleibt im abstrakten Wolkenkuckucksheim, Expertise ohne Ethik ist gesellschaftlich und kulturell unproduktiv, ja gefährlich, weil sie Wertprobleme der modernen Gesellschaft technizistisch und ökonomisch missversteht oder gar nicht versteht»[118]. Eine Entgegensetzung der sicher notwendigen Fallorientierung gegen eine Argumentationsweise, die sich um die

---

[117] Zitiert nach G. MRAS, *Untersuchung zum Maß ärztlichen Handelns*, 30.
[118] ID., 31.

Begründung ihrer Prinzipien be-müht, muss die Ethik als Ethik zerstören. Auf diese Gefahr der Vereinseitigung soll hingewiesen werden, weil in der Auseinandersetzung um die Methode in der medizinischen Ethik solche implizite Entgegensetzungen nicht restlos auszuräumen sind.

Inwieweit nun der vorgeschlagene differentialethische Diskurs von Sass die medizinethische Diskussion voranbringt, bleibt offen. Die Stärke liegt in der Handhabbarkeit der genannten mittleren Prinzipien in weniger konfliktreichen Situationen. Teilen werden wir aber diese Strategie im Blick auf das Gesamtfeld der ethischen Problemfelder nicht können, da die mittleren Prinzipien und die Güterabwägung als Methodik der Konsensfindung nicht hinreicht, Lebens- und Wertfragen sinnvoll in Anwendung zu bringen. Zudem ist auch klar, dass aus der Analyse von Einzelsituationen allgemeingültige Prinzipien nicht gewonnen werden können. Aus diesen Gründen erweist sich diese Methodik der Ethik nur als eine Beschreibung von Handlungen und deren möglichen Folgen, die in die ethische Bewertung einfließen. Die Begründung der Sinnhaftigkeit einer Handlung, der genannten Werte, der Prinzipien bleibt sie allemal schuldig. Medizinische Ethik im strengen Sinn ist nicht nur Handlungsanweisung, sondern auch die Anstrengung, angewandte und anzuwendende Normen, Regeln, Kriterien und qualitative Werte zu begründen. Dies gilt umso mehr für das ärztliche Ethos, dessen Gültigkeit sich nicht nur in der Pflicht zur Hilfeleistung, Schadensvermeidung und im Respekt vor der Würde des Patienten erschöpft.

Im Anschluss an die Darstellung der Differentialethik von H-M. Sass wollen wir uns einen Augenblick dem ethischen Denken von H. Viefhues zuwenden, der in ähnlicher Weise wie Sass einen Rückgriff auf die amerikanische utilitaristisch geprägte Medizinethik versucht.

2.3 H. Viefhues — Der Minimal-Konsens

Ähnlich wie Sass sieht Viefhues den Unterschied zwischen der amerikanischen medizinischen Ethik und der europäischen in der von Kant stark geprägten Philosophie im deutschsprachigen Raum. Hier wurde der Paradigmenwechsel von einer deduktiven Methodik aus allgemeinen Grundnormen für die Beantwortung des ‚Was soll ich tun?' hin auf eine an dem Einzelfall praxisorientierten Methodik noch nicht vollzogen. Das steht nach Viefhues «in Zusammenhang mit der Entwicklung der deutschen Philosophie seit Kant, die sich in hochdifferenzierter Weise für die Fragen der allgemeinen Ethik interessierte, aber konkrete Antworten zu konkreten Fragen beiseite schob»[119]. Die Lösung dieses Defizits sieht er in einer Ethik, die sich die Fallstudienmethode zur Grundlage nimmt. Hierbei ist aber in der Diskussion ethischer Probleme, die den Anspruch auf Letztbegründung aufgegeben hat, ein Konsens notwendig. Dieser Konsens

---

[119] H. VIEFHUES, *Medizinische Ethik*, 20.

ist ein «Minimalkonsens»[120], der sich leichter unter den verschiedenen Weltanschauungen herstellen lässt. Er beruht aber nicht auf irgendeiner weltanschaulichen Grundlage, sondern bezieht sich auf mittlere Prinzipien, die von übergeordneten Weltanschauungen unabhängig sind und ebenso ihrer Begründung. Zusätzlich sind sie unabhängig von einer ethischen Theorie und können von Anhängern unterschiedlicher Ethosentwürfe akzeptiert werden[121]. Die Ethik, die sich am Einzelfall orientiert, wie sie uns hier wiederum entgegentritt, beruft sich in Umgehung der Begründungsfragen auf einen bereits vorhandenen Konsens in Berufung auf die so genannten mittleren Prinzipien. Die kritischen Stimmen, die gegen diesen vermeintlichen Konsens erhoben werden, merken an, inwieweit dieser Konsens überhaupt als vorhanden angenommen werden kann[122]. Viefhues stellt über den Inhalt dieses Konsenses fest:

> Wir sollten unserem Diskurs drei wichtige handlungsleitende Prinzipien unterlegen, die wir als *prima-facie*-Prinzipien verstanden wissen wollen. Sie sind in gewissem Sinne Leerformeln, die durch den Diskurs erst an Hand eines konkreten Falles präzisiert werden müssen. Ihre Unbestimmtheit bewirkt zunächst einmal den Konsens auf den ersten Blick und ermöglicht es aber, den Diskurs auch kontrovers je nach dem Wertsystem der Diskutanten zu führen und somit mit Inhalt zu füllen[123].

Die von ihm genannten «prima-facie-Prinzipien» sind Gesundheits- und Wohlbefindensfürsorge (einschließlich des Prinzips der Unschädlichkeit, der Selbstbestimmung und der sozialen Zuträglichkeit)[124]. Die Problematik, die sich hier eröffnet, liegt in dem schon unterstellten vorhandenen Konsens. Wenn das von Viefhues Ausgeführte zutrifft, wäre der unterstellte Konsens in Frage zu stellen. Man muss eben gerade von einem nicht Vorhandensein einer Übereinstimmung ausgehen, wenn die Einigkeit sich nur auf «Leerformeln» bezieht. Die Einigkeit oder die Gemeinsamkeiten sind dann nur scheinbar präsent.

Hinsichtlich des Ethos des Arztes ist im Blick auf die Einzelfallstudienmethodik zu fragen, ob sich dieses immer erst näherhin aus den jeweiligen Situationen bestimmen lässt, d.h. nicht vorausgängig definiert ist, sondern im Diskurs immer wieder neu, gemessen an der konkreten Situation, bestimmt und beschrieben werden muss. Was für ein Ethos wäre das? Es wäre und gäbe kein Ethos[125]. Dass ein bloß scheinbarer Konsens als Grundlage für die Lösung eines ethischen Konfliktfeldes dienlich ist, muss bezweifelt werden. Der Verlauf eines Diskurses wird gerade das Nicht-Vorhandensein des Konsenses deutlich werden

---

[120] Vgl. ID., 30.
[121] ID.
[122] Vgl. G.MRAS, 31.
[123] H. VIEFHUES, 31.
[124] Vgl. ID.
[125] Dieselbe kritische Anfrage muss man auch an Sass richten. Die Frage ist, ob mittlere Prinzipien als prima-facie-Prinzipien und der vermeintlich neutrale Nullpunkt als Ausgangspunkt hinreichen, ein ärztliches Ethos auszubilden.

lassen. Vor allem, wenn es um die Klärung von Einigkeit in Grundsätzlichem und Prinzipiellem geht. Die konkreten kontroversiell geführten Auseinandersetzungen geben davon reichlich Zeugnis.

In einem ersten Überblick und Rückblick auf die von Sass und Viefhues vorgetragenen Strategien zur Bewältigung medizinethischer Konflikte ergibt sich ein Resümee in einer angewandten Ethik, die am konkreten Einzelfall Ausgang nimmt und für einen «voraussetzunglosen wertneutralen» ethischen Diskurs plädiert. Die Klärung der ethisch relevanten Prinzipien und Kriterien soll sich aus dem Disput ergeben. Ob dies zum angestrebten Ziel führt wird allgemein bezweifelt, wie die Diskussion auf dem weiten Feld der Medizinethik oder Bioethik zeigt.

Um die Auseinandersetzung mit dem Utilitarismus zum Abschluß zu bringen, wollen wir uns noch einem Vertreter dieser ethischen Theorie, dem Mainzer Rechtsphilosophen N. Hoerster zuwenden.

2.4 N. Hoerster — Das Interessensargument

Ethik ist nicht Moral und Moral ist nicht Ethik. Diese Unterscheidung ist zu treffen, will man nach dem Wesen und der Aufgabe der Ethik fragen. Für das Selbstverständnis von Hoerster ist diese Unterscheidung wesentlich; sie soll festhalten, dass Moral das «Sittliche» meint, während Ethik die Reflexion auf die Begründungsprinzipien des moralisch Richtigen und Guten, die Analyse und Korrektur der Methoden des Begründungs- und Problemlösungsverhaltens im Bereich moralischer Reflexion und Argumentation unternimmt. Deshalb ist für ihn wichtig festzustellen:

> Nicht immer wird zwischen „Ethik" und „Moral" unterschieden. Trotzdem ist es nicht unzweckmäßig, eine solche Unterscheidung zu treffen — selbst wenn sich herausstellen sollte, dass die beiden entsprechenden Bereiche aneinander grenzen und dass eine *exakte* Grenzziehung kaum möglich ist. Deshalb wollen wir in Übereinstimmung mit einem in der Philosophie nicht ganz ungewöhnlichen Sprachgebrauch im folgenden „Ethik" als gleichbedeutend mit „Moralphilosophie" verstehen[126].

Die Moralphilosophie beinhaltet jene zwei Aufgabenaspekte der Ethik, die einerseits die *normative* Ethik, andererseits die *Metaethik* verkörpern. Die Sprache der Ethik oder Moralphilosophie ist ein reflektierendes Sprechen *über* die moralische Sprache, die ihrerseits das umgangssprachliche Reden über Handlungen, sofern sie einer kritischen Beurteilung unterzogen werden, umfasst.

Gegenstand der Ethik ist daher die Moral oder Sitte und Moralität oder Sittlichkeit. Der Unterschied zur Moral besteht in ihrer Bezugnahme nicht unmittelbar auf singuläre Handlungen, auf das, was hier und jetzt in einem bestimmten

---

[126] N. HOERSTER, *Texte zur Ethik*, 9.

Fall zu tun ist, sondern die Ethik thematisiert grundsätzlich auf einer Metaebene moralisches Handeln. Z.B. fragt sie nach dem Moralprinzip oder nach einem Kriterium zur Beurteilung von Handlungen, die Anspruch auf Moralität erheben, oder sie untersucht die Bedingungen, unter denen moralische Normen und Werte allgemein verbindlich sind. Die Differenzierung zwischen Moral und Ethik verdeutlicht, dass ethische Überlegungen nicht eo ipso moralisch sind, aber durchaus aus einem Interesse an einer bestimmten Problematik der Moral hervorgehen können, so wie umgekehrt moralische Überlegungen nicht eo ipso ethisch sind, aber durchaus zu ethischen Fragestellungen führen können.

In Anlehnung an die analytische Philosophie hat nach Hoerster Ethik Metaethik zu sein, die über den Sinngehalt moralischer Aussagen und Urteile zu reflektieren hat. Die normative Ethik im Unterschied dazu fragt nach den Prinzipien der richtigen, der gerechtfertigten Moral. Moralische Urteile, die menschliches Handeln oder Verhalten normieren, fallen in den Bereich eines normativethischen Diskurses. Solche Urteile haben nach ihm *als solche* noch keinen Handlungsbezug. Der Metaethik kommt die Reflexion auf Werturteile beziehungsweise moralische oder außermoralische Normen zu. Die Erhebung von allgemeinen Kriterien, die die letztgenannte Differenzierung ermöglichen, ist seiner Ansicht nach Aufgabe des Moralphilosophen.

Hoerster nennt drei Gesichtspunkte, die für moralische Handlungsnormen und -urteile im Unterschied zu außermoralischen Handlungsnormen und -urteilen erfüllt sein müssen. Erstens müssen sie menschliches Verhalten entweder primär, als solches, oder mit Rücksicht auf seine Auswirkungen auf das außermoralisch gute Leben bewerten. Zweitens müssen sie kategorischer Natur sein, und drittens müssen sie Anspruch auf allgemeine Gültigkeit erheben können[127].

Handlungsurteile außermoralischer Natur sind daher dadurch gekennzeichnet, dass sie letztendlich ein nichthandlungsbezogenes Werturteil zur Grundlage haben und dieses Werturteil nicht auf die Realisierung eines guten, in sich lohnenden menschlichen Lebens bezogen ist. Ferner sind sie nicht-kategorischer Natur, wenn sie dem Einzelnen lediglich instrumentale Anleitung zur geeigneten Verwirklichung seiner Ziel sind, und schließlich sind sie nicht verallgemeinerbar, d.h. ihr Gültigkeitsanspruch bezieht sich nur auf einen einzelnen Fall und nicht auf andere ähnliche Fälle. Im Unterschied dazu sind *Handlungsurteile moralischer Natur*, wenn sie stets entweder Wertungen über menschliches Handeln oder Wertungen über menschliches Leben oder Erleben ausdrücken. Zudem dienen sie dem Einzelnen nicht bloß als Anleitung zur klugen Verfolgung seiner mehr oder weniger zufälligen Ziele und Interessen, sondern sie fordern, was sie

---

[127] Vgl. ID., 17-20.

fordern, kategorisch im Sinne Kants, unabhängig davon, ob der Einzelne an dem Ziel der geforderten Handlung ein Interesse verspürt oder nicht[128]. Schlussendlich müssen sie allgemeine Gültigkeit beanspruchen können.

Abgesehen von der Verallgemeinerbarkeit des Gültigkeitsanspruches birgt dieser Anspruch nach Hoerster noch einen weiteren Aspekt in sich, nämlich ob dem Urteil in dem Sinne allgemeine Gültigkeit zukommt, dass es von einem überpersönlichen, objektiven Standpunkt abgegeben wurde und dass es einer rationalen Überprüfung standhält[129]. Der Anspruch auf Gültigkeit muss sich in rationaler Kritik bewähren und kann sich nicht auf irgendwelche Autoritäten berufen, die nicht mehr zu hinterfragen erlauben. All dies wäre Dogmatismus und Bevormundung, die dem Konzept der freiheitsorientierten pluralistischen Gesellschaft widerspräche. Dieses implizit Mitausgesagte verweist darauf, dass moralische Urteile nur dann und insofern allgemeine Gültigkeit besitzen, wenn sie auf der Grundlage von Autonomie und Freiheit des Gewissens gewonnen wurden. Dies veranlasst Hoerster die moralphilosophisch-metaethische Frage zu stellen: «Gibt es in der Ethik tatsächlich, ähnlich wie etwa in der empirischen Wissenschaft, eine rational fundierte Methode, mit deren Hilfe sich gewisse moralische Urteile als gerechtfertigt erweisen lassen?»[130]. Von der Beantwortung dieser Frage hängt es ab, ob es überhaupt eine Ethik geben kann oder nicht. Für eine normative Ethik hat nach Hoerster zu gelten, dass die metaethische Frage der Haltbarkeit des Gültigkeitsanspruchs unseres moralischen Urteilens im unmittelbaren Zusammenhang zu ihrer Existenzberechtigung steht. «Nur insofern prinzipiell überhaupt die Möglichkeit besteht, normativ-moralische Urteile intersubjektiv zu begründen, kann das Bemühen der normativen Ethik als einer philosophischen, auf Erkenntnis ausgerichteten Disziplin sinnvoll erscheinen, die Suche nach obersten Prinzipien des mo-ralisch richtigen Handelns in Angriff zu nehmen»[131]. Deutlich wird hier die Leitidee Kants, der davon ausgeht, dass der Mensch als Vernunftwesen unter dem unabweisbaren Anspruch steht, die verschiedenen inhaltlichen Ziele, die er verfolgt, verantworten zu können.

Das angegebene Ziel, oberste Prinzipien für das moralisch richtige Handeln zu finden, besteht nach Hoerster offenbar darin, eine rational fundierte Methode zu finden, die vergleichbar mit denen der empirischen Wissenschaften eine

---

[128] Hoerster bemerkt dazu: «Dass man seine faktischen, wie immer beschaffenen Ziele optimal zu verwirklichen sucht, ist eine Forderung der Klugheit, nicht der Moral. Dieses Kriterium (kategorisch) besagt *nicht*, daß in moralische Urteile *keinerlei* instrumentale Prämissen über Zweck-Mittel-Beziehungen eingehen könnten. Solche Prämissen werden vielmehr für die weitaus meisten unserer moralischen Alltagsurteile unverzichtbar sein. Denn allein sie können darüber Aufschluss geben, wie die letzten Ziele moralisch richtigen Handelns unter den jeweiligen empirischen Bedingungen zu verwirklichen sind». ID., 19.
[129] Vgl. ID., 22.
[130] ID.
[131] ID., 23.

intersubjektive Begründung normativ-moralischer Urteile ermöglicht. Die Thematisierung der Abtreibungs- und Euthanasieproblematik veranschaulicht Hoersters Versuch, auf der soeben skizzierten Grundlage eine solche Methode in Anwendung zu bringen. Der ethische Diskurs hat seiner Meinung nach auf einer rationalen, weltanschaulich neutralen Basis seinen Ausgang zu nehmen. Es geht nicht an, dass in einem aufgeklärten, säkularen Staat moralische Grundfragen in die alleinige Zuständigkeit von Kirchen und deren Theologen fallen. Das geforderte Abtreibungs- und Euthanasieverbot entspringt religiösen Wurzeln, die aber den rein rationalen Argumenten im Sinne des moralphilosophisch-ethischen Diskurses nicht standhalten und deshalb keinen absoluten Geltungs- oder Wahrheitsanspruch erheben können[132].

Einen voraussetzungslosen Standpunkt einnehmen zu wollen, bedeutet aber, weil man gar nicht anders kann, andere Kriterien, die man subjektiv für voraussetzungslos hält, in Anspruch zu nehmen. Aufgrund dieser Tatsache wendet sich Hoerster empirisch nachweisbaren und fundierbaren Kriterien zu, die, wie wir sehen werden, in der Frage nach Wert und Bedeutung menschlichen Lebens dieses auf das funktional realisierte «Bewusst-sein-Dasein» reduzieren. Um in diese Thematik näher einzutreten, ist festzuhalten, dass Hoerster hier eine utilitaristische Position einnimmt, die unter Lebensschutz einen *Interessenschutz* versteht. Menschliches Leben ist nicht deshalb schützenswert, weil es ein menschliches Leben ist, sondern nur unter der Bedingung, dass es zukunftsbezogene Wünsche und damit ein Interesse an seinem Leben ausgebildet hat oder ihm ein solches unterstellt werden kann. Das Leben ist deshalb schützenswert, weil für die Verwirklichung der zukunftsbezogenen Wünsche «das eigene Überleben eine notwendige und geeignete Bedingung ist»[133]. Daraus folgt, dass dort, wo das Überlebensinteresse nicht verletzt wird oder die Tötung im Interesse des Betroffenen liegt, kein Lebensschutz besteht. D.h., dass kein Verbot der Abtreibung oder der aktiven Sterbehilfe vorliegt. Nach Hoerster kann deshalb eine «Unterklasse menschlicher Individuen» ausgesondert werden[134]. Es «besteht kein hinreichender Grund», dass Menschen, die kein Überlebensinteresse haben,

---

[132] «Die wenigen für die Lösung des Abtreibungsproblems relevanten wissenschaftlichen Fakten sind seit längerem bekannt und über jeden Zweifel erhaben. Entscheidend für die Problemlösung ist deshalb nicht die Ermittlung anderer oder zusätzlicher Fakten, sondern die Erörterung moralischer Grundfragen. Moralische Grundfragen aber bleiben in unserer Gesellschaft gewöhnlich den Kirchen und ihren Theologen überlassen; deren Ergebnisse werden dann von den Politikern und Juristen — in leicht abgemilderter Form — übernommen. Dass auf diese Weise nicht selten religiöse Vorraussetzungen ausgesprochen oder unausgesprochen in die Rechtspolitik eingehen, kann nicht verwundern. Mit dieser Tatsache sollte man sich jedoch in einem säkularen Staat — insbesondere auf dem Gebiet des Strafrechts — nicht abfinden». ID., *Abtreibung im säkularen Staat*, 9f.
[133] ID., 73.
[134] Vgl. ID., 69.

ein Lebensrecht eingeräumt wird[135]. Ein individuelles Lebensrecht gibt es daher nicht und ist auch nicht aus der bloßen Wertschätzung des Lebens ableitbar[136]. Es ist hier nicht zu übersehen, dass Hoerster sich an die präferenzutilitaristische Position P. Singers anlehnt.

Für Singer bedeutet menschliches Wesen oder menschliches Individuum soviel wie «Mitglied der Gattung Homo sapiens»[137]. Die Gattungszugehörigkeit begründet aber noch nicht einen Lebensschutz. Diese Feststellung mündet im so genannten Speziesismusvorwurf, der jegliche biologische Fakten als moralisch irrelevant betrachtet[138]. Nicht anders sieht es Hoerster, der «die Einräumung eines Lebensrechtes an die *bloße* Zugehörigkeit zur biologischen Spezies *Homo sapiens* zu knüpfen» als reine Willkür erachtet. «Dies ist deshalb vollkommen willkürlich, weil es vollkommen willkürlich ist, die Einräumung eines Lebensrechtes an die bloße Zugehörigkeit zu *irgendeiner* biologischen Kategorie zu knüpfen»[139]. Dieser Argumentation folgt die Ablehnung des *Potentialitätsgedankens*, dass ein Embryo, der zwar eine potentielle Person ist, deswegen aber noch nicht den moralischen Status wirklicher menschlicher Personen besitzt. Aus der Potentialität lässt sich nicht ein größerer Anspruch auf Leben ableiten[140]. Der Unterschied zwischen potentiellen und aktuellen Rechten wird damit begründet, dass im Allgemeinen eine potentielle Person nicht auch sämtliche Rechte einer aktuellen Person hat. «Daraus, dass einer aktuellen Person ein bestimmtes Recht, wie beispielsweise das Lebensrecht, einzuräumen ist, folgt also nicht schon automatisch, dass auch einer potentiellen Person dieses selbe Recht einzuräumen ist»[141]. Die Konsequenzen, die sich aus dieser Lehre ergeben, führen dahin, dass einem menschlichen Individuum, das noch nicht oder nicht mehr die Fähigkeit hat, zukunftsbezogene Wünsche zu bilden, grundsätz-

---

[135] Vgl. ID., 70.
[136] Vgl. ID., 68.
[137] P. SINGER, *Praktische Ethik*, 106.
[138] «Die biologischen Fakten, an die unsere Gattung gebunden ist, haben keine moralische Bedeutung. Einem Leben bloß deshalb den Vorzug zu geben, weil das Lebewesen unserer Gattung angehört, würde uns in dieselbe Position bringen wie die Rassisten, die denen den Vorzug geben, die zu ihrer Rasse gehören». ID., 107.
[139] An dieser Stelle fährt er fort: «Anders ausgedrückt: Die Anknüpfung eines Lebensrechtes an eine biologische Kategorie ist nur dann *nicht* willkürlich, wenn sich in der Sache liegende *Gründe* für sie anführen lassen. Ohne solche Gründe hängt die Anknüpfung eines Lebensrechtes an *jede* biologische Kategorie vollkommen in der Luft — die Anknüpfung an die biologische Kategorie »Mensch« nicht weniger als die Anknüpfung etwa an die biologische Kategorie »Affe«, »Hund«, oder »Wirbeltier« ». N. HOERSTER, *Abtreibung im säkularen Staat*, 57. — Mit der Feststellung das «menschlich-biologische Leben habe nur einen extrinsischen oder instrumentalen Wert, es sei lediglich die Voraussetzung für die Realisierung von anderen moralischen Gütern und Werten», reiht sich H. Kuhse in diese Auffassung von Lebensrecht ein. Vgl. H. KUHSE, *Muß dieses Kind am Leben bleiben?*, 59.
[140] P. SINGER, 165.
[141] N. HOERSTER, *Forum: Ein Lebensrecht*, 172-178; Vgl. P. SINGER, 165.

lich das Lebensrecht abgesprochen wird. Begründet wird diese These damit, dass das einzig maßgebliche ethische Kriterium für die Festlegung des Personbegriffes und seine zeitliche Begrenzung die Frage nach der Möglichkeit eines Selbstbewusstseins ist. Selbstbewusst ist nur derjenige, der sich selbst mit Vergangenheit und Zukunft denkt und demnach Wünsche, vorallem den Wunsch zu überleben, äußern kann. Daher ist für Singer Lebensrecht nicht ein Menschenrecht, sondern ein *Personenrecht*[142]. Da aber Selbstbewusstsein und Rationalität Eigenschaften sind, die der Person-Entwicklung unterliegen, ist es schwierig, einen geeigneten Zeitpunkt für die Anerkennung des Lebens- bzw. Personenrechtes oder dafür zu finden, ein menschliches Individuum als Person zu definieren. Aus pragmatischen Gründen schlägt Hoerster deshalb den relevanten Zeitpunkt der Geburt des Kindes vor[143].

Eine ähnliche Argumentation finden wir deshalb in der Frage der aktiven Sterbehilfe wieder. Diese Debatte ist letztendlich das Spiegelbild dessen, was die Frage nach dem Zeitpunkt der Anerkennung des Lebensrechtes angeht. Hoerster begründet die Befürwortung einer Tötung auf Verlangen hauptsächlich mit drei Argumenten. Diese sind die Respektierung der Autonomie bzw. des Interesses des euthanasiewilligen Patienten, die Unerträglichkeit des Leidens und das Recht auf den eigenen Tod, und die moralische Irrelevanz des Unterschieds von Tun und Unterlassen. Das tragende Kriterium ist hier wieder das Eigeninteresse des todkranken Menschen, für den als Träger des Lebens dieses Leben nicht mehr als *lebenswert* gilt. Eine intersubjektive Einschätzung von Wert oder Unwert des Lebens ist deshalb nicht ausgeschlossen, weil von den meisten Gesundheit als etwas Positives, Krankheit hingegen als etwas Negatives verstanden wird. Wenn nun ein Mensch durch seine todbringende Krankheit sein Leben insgesamt als einen Unwert ansieht, ist eine Tötung für ihn «kein Übel, sondern eine Wohltat». Im umfassenden Sinn dient sie seinen Interessen, weshalb in einem solchen Fall eine Ausnahme vom allgemeinen Tötungsverbot zuzulassen ist[144]. Im Blick auf die Unerträglichkeit der Schmerzen, die das Mitleid eines jeden Menschen erwecken müssen, verabschiedet J-C. Wolf die Berufung auf die Arztpflicht und «Heiligkeit des Lebens» als eine zusätzliche Demütigung des bereits schwer Leidenden. Wolf meint: «Wenn ein Mensch sterben und von schweren Leiden befreit werden will, dann ist die Paternalisierung einer solchen Person unter Berufung auf Arztpflicht und ‚Heiligkeit des Lebens' eine unerträgliche Demütigung. Es werden ihr nämlich Ideale aufgezwungen, die sie gar nicht teilt. Diese Demütigung wird zu den Leiden des Patienten noch hinzugefügt»[145].

---

[142] ID., 115.
[143] Vgl. ID., 128ff.
[144] Vgl. ID., *Tötungsverbot und Sterbehilfe*, 293. — Vgl. auch ID., *Sterbehilfe im säkularen Staat*, 317-318.
[145] J-C. WOLF, *Sterben, Tod und Tötung*, 224.

Dass es keinen moralisch relevanten Unterschied zwischen Töten und Sterbenlassen gibt, bekräftigt D. Birnbacher, da in beiden Fällen «der Tod das Mittel der Leidensminderung» ist. Das Argument des «Unterschiedes in der Absicht» weist er damit zurück, dass dieses zu wenig tragfähig ist, da sowohl die beabsichtigte Tötung wie der in Kauf genommene Tod vorsätzlich geschieht[146].

Die Thematisierung der Abtreibungs- und Sterbehilfediskussion bei N. Hoerster, mit Ausgriff auf einige wenige Autoren, sollte uns deutlich machen, in welcher Perspektive medizinische Ethik im Rahmen des utilitaristischen Denkens durchgeführt wird. Zusammenfassend werden wir in Erinnerung an die Frage Hoersters, in welchem Maße Ethik sich als moral-philosophische Ethik erweist, festhalten müssen, dass er in der Forderung der Durchführung, dass Ethik sich als Metaethik darstellen soll, über die metaethische Fragestellung nicht hinauskommt. Ethik bleibt bei ihm Metaethik, weil die von ihm pragmatisch intendierten Prinzipien keinen Wahrheitsanspruch per se beanspruchen können. Zur Gewinnung normativer Prinzipien greift er auf den Präferenzutilitarismus oder die utilitaristische Interessensabwägung zurück. Er bleibt darin die Antwort schuldig, welches Interesse Vorang hat bei Interessenskonflikten. Eine normative Ethik ist nach ihm daher im Grunde nicht möglich. Beliebigkeitskriterien oder Eigenschaften, wie die Interessensbildung oder Wunschvorstellungen, als Kriterien einzuführen, muss sich die Kritik gefallen lassen, dass diese dem verallgemeinerbaren Gültigkeitsanspruch im Sinne einer normativen Ethik nicht genügen. Ohne weiter auf die diesbezügliche in der Literatur vielfach ausgedrückte Kritik Bezug zu nehmen, wollen wir damit die Ausführungen zu den utilitaristischen Ethikkonzepten abschließen.

Grundsätzlich werden wir im Blick auf den Utilitarismus in seinen verschiedenartigen Färbungen kritisch anmerken, dass dieser einen ethischen Relativismus intendiert und ihm Vorschub leistet. Ob ein ärztliches Ethos auf seiner Grundlage Bestand haben kann, ist fraglich, gerade wenn im Rahmen dieser Theorie u.a. die normative Fragestellung nicht beantwortet werden kann. Regeln, Normen, Grundhaltungen und Einstellungen, die ein Ethos mitprägen, müssen ihrerseits reflexionskritisch ausgewiesen werden, was aber die utilitaristische Theorie nicht bieten kann.

3. Zusammenfassung

Die Auseinandersetzung mit einigen Richtungen der Ethik, die in der wissenschaftlichen und allgemeinen Medizin Bedeutung gewonnen haben, macht deutlich, wie sehr um Lösungen in den verschiedenen ethischen Problemfeldern gerungen wird. Nicht nur die Frage, wie können unter den verschiedenen und mit anderen Ansätzen operierenden Ethiktheorien auf einen gemeinsamen Nenner

---

[146] Vgl. D. BINRBACHER, *Tun und Unterlassen*, 345f.

gebracht werden oder einen Konsens in der Diskussion finden, ist wesentlich, sondern es steht auch die Frage an, wie kann man dem menschlichen Leben in seiner ganzen Sinnfülle, wenn es leidet, wenn es krank ist, in verantwortungsvoller Weise gerecht werden. An Einsatz von Technologie, von Finanzkraft und menschlicher Zuwendung fehlt es zumeist nicht, auch wenn gerade heute die ökonomische Seite, die Finanzierbarkeit des Gesundheitswesens, ein Problemkind in unseren Gesellschaften darstellt.

Beginnend mit der Thematik der Stellung und Kompetenz der medizinischen Ethik innerhalb der Medizin über einige unterschiedliche Ansätze, die ein gemeinsam verbindendes Moment im Versuch eines ganzheitlichen Aspektes für das medizinisch-ärztliche Handeln zu gewinnen und darin zu begründen deutlich werden lassen, bis hin zu den verschiedenen Arten des Utilitarismus, der auf der Grundlage der Güterabwägung ohne Rekurs auf Begründung von Prinzipien und Normen, seine Theorie — wohl gemeint als praktische Theorie — entwirft, haben wir skizzenartig das Ringen um vertretbare Antworten gesehen. Die Entscheidung darüber, wer mehr Recht hat, steht zwar immer unausgesprochen im Raum der Diskussion, ent-scheiden wird sie sich aber immer unter dem Aspekt, inwieweit die Reflexion auf die Sinnfülle menschlichen Lebens und des Lebens im Ganzen mitberücksichtigt wird. In der ethischen Diskussion wird oft darauf aufmerksam gemacht, dass das zugrunde gelegte Menschenbild, die vertretene philosophische oder theologische Anthropologie, einen nicht unerheblichen Grund für die kontroversen Argumente und Positionen darstellt. Wir werden dem nicht vollständig widersprechen können, wobei aber immer auch darauf verwiesen werden muss, dass das zugrunde gelegte Menschenbild selbst kein statisches Konstrukt ist, sondern ein Verständnis vom Menschen, das selbst immer offen bleibt auf das, was ihm aus der Fülle und dem Geheimnis des Lebens entgegentritt. Angezielt ist, in den Bemühungen der Integrität der menschlichen Person gerecht zu werden. Andererseits stellt sich auch die Frage, ob es überhaupt einen «wertneutralen» Ausgangspunkt für eine ethische Diskussion und Reflexion geben kann. Die geistesgeschichtliche Entwicklung der Philosophie zeigt deutlich, dass ein solcher Ausgangspunkt einer ständigen Diskussion ausgesetzt war und ist. Insofern bleibt die Frage um das Verständnis des Menschen eine kontinuierliche Aufgabe. Aus dieser geschichtlichen Erkenntnis darf man aber auch schließen, dass der Mensch nie zu einem Ende kommt mit seiner Frage nach sich selbst und darum auf etwas hinweist, das größer ist als er selbst, d.h. dass er Grenzen erkennt und diese auch zu überschreiten vermag, was nicht zuletzt sein sittliches Verhalten mitbestimmt, ob bewusst oder unbewusst. Bereits die zentrale rein philosophische Frage nach Anerkenntnis von «Kontingenz» und «Transzendenz» des Menschen entscheidet über den ethischen Diskurs[147].

Aufgabe unsererseits ist es hier, nicht eine medizinische Ethik zu entwerfen, sondern der Frage nach der Möglichkeit eines ärztlichen Ethos in heutiger Zeit, in einer pluralen Wertgemeinschaft und einer immer komplexer werdenden technikorientierten Medizin nachzugehen. Alle Ausführungen, die wir bis zu diesem Punkt vorangestellt haben, sollten uns sensibilisieren und die Situation der modernen Medizin deutlich machen. So manches des bereits Gesagten wird wiederkehren oder andere Aspekte neu hinzugefügt werden. Eine leitende Idee, die uns führen wird, sehen wir in dem Satz von H.-M. Sass: «Über Ethik kann man diskutieren und räsonieren, Ethos wird gelebt»[148]. Wie ein solches gelebtes Ethos aussieht, worin es sich begründet, worin seine Sinnhaftigkeit besteht und inwieweit es das ärztliche Handeln, im Sinne sittlichen Handelns, leiten kann und leitet, werden wir im nachfolgenden Kapitel behandeln.

---

[147] Eine Antwort darauf suchen wir in der Diskussion des nächstfolgenden Kapitels über die Grundlegung des ärztlichen Ethos zu geben.

[148] H.-M. SASS, *Hippokratisches Ethos und Nachhippokratische Ethik*, 11.

KAPITEL V

Ärztliches Ethos und medizinische Technik

Vom Arzt und seinem Handeln wurde in jeder Kulturepoche, wie die in die Antike zurückreichenden Textquellen berichten, das Bewusstsein, in Verantwortung zu handeln, eingefordert. Reglementierung, Normierung, Forderungen sittlichen Anstandes und festgeschriebene Haltungen durch den Gesetzgeber wie durch die jeweilige Ärzteschule geben beredtes Zeugnis davon. Unser «Streifzug» durch die Geschichte hat versucht, das deutlich zu machen. Verantwortliches Handeln sollte sowohl in der Wesens- und Charaktergrundlage eines korrekten ethisch-sittlichen Umganges mit dem Kranken wie auch in einem immer vertiefter anzustrebenden Verständnis von Leben und Natur gründen. Empirie in unserem heutigen wissenschaftlich-technischen Verständnis gab es zwar nicht, aber die sorgfältige Beobachtung der Krankheitsverläufe und der Versuch, die Gründe der Erkrankungen in natürlichen Ursachen zu suchen, zeugen vom Bemühen um eine objektive Erkenntnis[1].

Mit dem Beginn der Neuzeit sollte sich eine Veränderung und Wendung vollziehen, die im Verstehen und in der τεχνη-Ausübung des ärztlichen Berufes einen gewaltigen Schritt nach vorne bedeutete. Wie jeder Fortschritt bringt ein solcher die Doppelseitigkeit des Gewinnes und des Verlustes, des Positiven und des Negativen, des Guten und des Bösen wie besorgniserregender Folgen und Konsequenzen mit sich. Nicht nur Comte's «Dreistadiengesetz»[2], sondern bereits vorher die etwas vereinfachte Formel Bacon's «wenn wir wissen, dann können wir», impliziert die neue Denkweise und die sogenannte «kopernikanische» Wende auf verschiedenen Ebenen. Die Einbettung des Menschen in eine Welt des Mikro- und Makrokosmos, die Ursachenerklärung von unbekannten Phänomenen auf dem Boden der Verquickung von Transzendenz und Immanenz verloren im aus-gehenden Mittelalter im Übergang zur Neuzeit an Bedeutung.

---

[1] Hippokrates und die hippokratische Medizin gelten in der Geschichte der Medizin als jene Ärzteschule, die diesen Paradigmenwechsel herbeigeführt haben. Die Erkenntnisse über die Heilkraft der Natur wie auch das Wissen von der Hygiene waren nicht gering. Andeutungsweise haben wir das im zweiten Kapitel bereits gesehen.

[2] «Kraft der Natur des menschlichen Geistes, so sagte er, muss jeder Zweig unseres Wissens in seinem Fortgang notwendig drei verschiedene theoretische Stadien durchlaufen: das theologische oder fiktive Stadium, das metaphysische oder abstrakte Stadium und schließlich das wissenschaftliche oder positive Stadium». Zitiert nach H. DE LUBAC, *Über Gott hinaus*, 95.

Das Vertrauen der wissenschaftlichen Erklärbarkeit der Phänomene der Natur erhielten nun zunehmend mehr Mathematik und Physik, die eine rational begründete Anschauung und ein Verstehen durch Gesetze, wie die Naturgesetze z. B., erlaubten. Die Erkenntnis solcher Gesetzlichkeiten in der Natur und die Vorstellung von mechanisch-prozessualen Abläufen nährten die Hoffnungen eines Fortschrittes, der das Leben in ein neues Zeitalter führen wird, in dem bislang noch für unmöglich Gehaltenes verwirklicht werden kann. Andererseits verflüchtigte sich die Bedeutung von Transzendenz in Begriffe wie den des «Deus ex machina»[3]. Man könnte den Eindruck gewinnen, der Mensch nimmt erst jetzt durch den naturwissenschaftlichen und technischen Fortschritt Platz in dieser Welt.

An dieser Entwicklung partizipierte die Medizin nicht weniger als andere Wissenschaftszweige. Sie erlebte in der Übernahme der naturwissenschaftlichen Methodik gewaltige Veränderungen. Die Idee und der Wunsch der Machbarkeit sind in dieser Entwicklung eine treibende Kraft, deren Instrumente das Wissen und die Technik darstellen. Angewandt auf Gesundheit und Krankheit, existentielle Grundbefindlichkeiten des Menschen, führten sie zu einem noch nie in der Menschheit da gewesenen Erfolg in Diagnose, Prognose und Therapie. Dieser Erfolg kann aber andererseits nicht über die Tatsache hinwegtäuschen, dass Wissen und Technik eine Grenzartigkeit anhaftet, die ihnen die Natur in ihrer ambivalenten Komplexität gleichsam aufzwingt[4]. Dieser Umstand zeigt sich in vielen Situationen, wie etwa in der Sinnhaftigkeit der Anwendung von intensivtherapeutischen Behandlungen bis hin zu den Situationen der Unsicherheiten in Diagnose und Prognose. Nicht ohne Grund wird man heute die ethischen Diskussionen rund um die Medizin und das Gesundheitssystem in der Frage nach dem «Menschsein» in der modernen High-Tech-Medizin zusammenfassen

---

[3] Das Ziel ist die Befreiung des modernen Menschen von jeglicher Transzendenz und das Abschütteln jenes Joches, das er für unerträglich hält: den Glauben an Gott. Wiederum kann hier auf Comte stellvertretend für andere verwiesen werden. Nach Comte hatte der «Glaube» in allen Entwicklungsaltern des Menschen die Aufgabe, «die umfassende Ordnung, die die menschliche Existenz durchwaltet, zu begreifen und unser allgemeines Verhältnis zu ihr zu bestimmen. Heute sind wir endlich so weit, diese umfassende Ordnung in unserer Vorstellung von den durch frühere Zeitalter geknüpften «fiktiven Ursachen» zu lösen; wir wissen, dass sie auf allen Gebieten, von der Mathematik bis zur Moral, aus Gesetzen besteht, die ihr völlig immanent sind. Zum erstenmal findet der menschliche Geist dank der Erkenntnis dieser «realen Gesetze» und ihrer Hierarchie sein volles Gleichgewicht». Soweit Comte in seinem *Catéchisme positiviste*. Gemeint ist, wie er im *Cours de philosophie positive* schreibt, «ein gänzlich kohärentes Denken». ID., 159.

[4] «Wir wissen, dass bloße abstrakte Prinzipien niemals eine Mystik ersetzen, dass die tiefgründigste Kritik kein Atom Leben erzeugt, dass eine Geschichtsforschung, die noch dem kleinsten Ästchen, dem winzigsten Würzlein am Baume der Menschheit nachgeht, zur wahren Menschlichkeit nicht verhilft, der letzte Sinn aller Kultur ist. Von einer Scheidung zwischen Wissen und Leben darf nicht länger die Rede sein». ID., 58.

können. Der Preis der Vorstellung, dass der organischmensch-liche Körper wie eine Maschine funktioniere, ist im Grunde der Verlust des Respektes vor der Würde der menschlichen Person. Auch wenn diese Feststellung als überzeichnet angesehen werden mag, trifft es doch zu, dass die verobjektivierende naturwissenschaftliche und technische Sicht des Menschen, seines Lebens und seiner Lebenswelt tendenziell Defizite bewirkt, die die Sinn- und Wertfragen menschlicher Lebensgestaltung und das Verständnis des Menschen um sich selbst vereinseitigen, reduzieren und damit provozieren.

Auf diesem Hintergrund stellen wir die Frage nach einem ärztlichen Ethos in einer hochtechnisierten Medizin. Können Technik und Rationalität allein aufgrund ihrer augenscheinlichen Erfolgs- und Leistungspotentialität die vorrangige Sinnträgerschaft ärztlichen Tuns und Handelns übernehmen? Hat sich der Mensch der von ihm geschaffenen Technik anzupassen oder die Technik dem Menschen? Diese Frage etwa wird in der Medizin umso dringender, als der wissenschaftlich-technische Fortschritt mit einem Verständnis vom Menschen operiert, das mehr den wissenschaftlichen Gesetzlichkeiten verpflichtet scheint als dem «Erfahren» von Menschsein selbst. Kommt nicht gerade und vor allem durch diese Situation das traditionell-geschichtliche Arztethos in Bedrängnis?

1. Grundgehalte des ärztlichen Ethos

J. Pieper hat einmal bemerkt: «Wir verbinden mit dem Begriff Sittenlehre die Vorstellung einer Lehre vom Tun und vor allem vom Lassen, vom Dürfen und vor allem vom Nicht-Dürfen, vom Gebotenen und vor allem vom Verbotenen». Seiner Ansicht nach geht es in der Sittenlehre zunächst primär um ihren alles andere begründenden Eigengegenstand: «das richtige Sein des Menschen, das Bild des guten Menschen»[5]. Ethik und ethische Reflexion kommen demnach ohne die Reflexion auf den Menschen nicht aus. In der Begründung und Rechtfertigung des rechten, vernünftigen und verantwortungsbewussten Handelns, der Grundhaltungen, Normen, Prinzipien und Regeln spiegelt sich das zugrunde gelegte Verständnis vom Menschen wider. Diese Feststellung ist keine neue. Die heutige Ethikdiskussion findet gerade in diesem Punkt ihre kontroversielle Auseinandersetzung. Nicht das Bemühen um Verantwortungsbewusstsein, Konsens, rechte Haltungen usw. ist zunächst die primäre Herausforderung, sondern das Verständnis vom Menschen und seiner Sinnziele[6]. Daher zeigt sich bereits am Beginn einer Reflexion auf das ärztliche Ethos die Schwierigkeit des Ansatzes und der daraus folgenden Inhalte, die ein solches umfassen soll.

---

[5] J. PIEPER, *Über das christliche Menschenbild*, 9.
[6] Die präimplantative Diagnostik, Abtreibung, Euthanasie, Genforschung am Embryo können dafür als Beispiele angeführt werden.

1.1 Die philosophisch-ethische Grundlegung

1.1.1 Zur Methodenfrage

Weiter oben haben wir bereits dargelegt, dass wir unter Ethos nicht eine Systemganzheit von allgemeinen Regeln, Normen, Prinzipien und Grundhaltungen verstehen, sondern dass man von Ethos im Sinne eines «Musters», Projektes oder Vorprojektes sprechen muss[7]. Das ärztliche Ethos als Berufsethos bezieht sich auf das Handlungsfeld von Gesundheit und Krankheit, sodass es sich in seiner spezifischen Bezugnahme abgrenzt von anderen wie auch dem geltenden gesamtgesellschaftlichen Ethos. Dabei steht es zum Letzteren in einem engeren Verhältnis, sofern Inhalte des gesellschaftsrelevanten Ethos auch in diesem Berufsethos berücksichtigt und verwirklicht werden sollten. Zu denken wäre hier an die Menschenrechte und die Würde des Menschen, Freiheit, Toleranz, Gerechtigkeit, Solidarität[8]. Ihre Realisierung hängt aber nicht allein vom Arzt ab, sondern betrifft alle und auch jene Institutionen und Einrichtungen, die mit und im Gesundheitssystem arbeiten. Mit dem Berufsethos des Arztes/der Ärztin sind darüber hinaus Grundhaltungen, Prinzipien, Normen und Regeln gemeint, die sich an den Einzelnen richten und von diesem auch angenommen und zu verwirklichen gesucht werden.

Die Auseinandersetzung mit einigen Ethiktheorien im vorangegangenen Kapitel hat bereits deutlich gemacht, dass die Suche nach geeigneten Regeln, Normen oder Prinzipien keine einfache ist. Ansätze, wie die von Childress und Beauchamps, W.T. Reich, H.-M. Sass, E.D. Pellegrino, L. Honnefelder und G. Rager, H. Jonas, um an einige zu erinnern, gehen in unterschiedlicher Weise an die Thematik des ethischen Aspektes ärztlichen Handelns heran. Jedem liegt eine mehr oder weniger spezifische philosophisch-ethische Methodik zugrunde, von der aus die Entwürfe entwickelt werden. Das alle kennzeichnende Gemeinsame ist das sittlich verantwortete und verantwortbare Handeln. Richtiges und rechtes Handeln wirft aber eine Reihe von Fragen auf, die nicht durch das wissenschaftlich-technische Wissen und Können beantwortet werden, sondern auf Aspekte ausgreifen, die mit dem sinninterpretierenden Lebens- und Weltverständnis in Zusammenhang stehen. Als Mensch und Person ist der handelnde Arzt daher im-mer in gewisser Hinsicht in seinem Wesen und Daseinsverständnis in Anspruch genommen. Im Unterschied zur Reflexion auf die strukturell-formalen Inhalte ethisch verantwortbaren Handelns geht es hier daher um die

---

[7] Vgl. etwa W. KLUXEN, *Ethik des Ethos*, 22.
[8] Wir haben diese Begriffe gewählt, da sie in den unterschiedlichen Formen, etwa durch die Aufklärungspflicht, Einwilligungsbestätigung durch den Patienten, das in Diskussion stehende Patiententestament, gerechte Ressourcenverteilung, Zugang für jedermann zu medizinisch-ärztlicher Hilfeleistung, das gesellschaftliche Gesundheitssystem, realisiert sind oder zumindest in ernsthafter Erarbeitung ihrer Realisierung stehen.

Fragen nach Einstellung, Grundhaltungen und Dispositionen, Normen und Prinzipien, die das Arztsein prägen. Person wie Sachfeld des Berufes bilden dafür den Ausgangspunkt der Reflexion, die m.E. in einem inneren Zusammenhang stehen. Die ständig wiederkehrende Frage richtet sich daher einerseits auf dieses Verhältnis von Person und Sachfeld, andererseits darauf, wie jene Inhalte für Grundhaltungen, Dispositionen, Normen und Prinzipien erhoben werden können, die im Sinne eines ärztlichen Ethos als Ziel gelingender Berufsausübung sinnorientierend werden können.

Das Ringen um Antworten auf diese Fragen ist nicht unmittelbar Aufgabenstellung der Handlungsethik, sondern der Metaethik, insofern diese Fragen selbst auf jenen dem Handeln vorausgehenden Horizont verweisen, in den der Mensch als Mensch hineingestellt ist. Gemeint sind damit das Dasein, das Sein, die Natur, die in ihrer Erschließung den Sinnhorizont eröffnen, von dem her gehandelt wird[9]. Daraus ergibt sich auch die sinnvolle Denkbewegung von der Praxis zur Theorie und von der Theorie zur Praxis, die die Sinneinsicht in einem ganzheitlichen Horizont katalysatorisch mitformt. Angelpunkt der ethischen Frage nach dem Ethos bildet in diesem Rahmen die philosophische wie theologische Anthropologie, die mit der Frage: Wer oder was ist der Mensch?, Ethik erst sinnvoll macht. Für das ärztliche Ethos wie Handeln gehört somit das Verständnis vom Menschen zu den eigenen Grundlagen[10].

Diese Vorgaben geben für die Methodenfrage eine Orientierung, die m. E. nicht bei einem neutralen oder wertneutralen Nullpunkt beginnen kann[11]. Vielmehr denkt der Mensch immer schon «über» das Andere, ihm Gegenüberstehende, auch «über» sich selbst nach. Er denkt nicht sich selbst, um sich so zu

---

[9] Lässt sich die Diskussion des Ethos auf die Reflexion des Horizontes von Welt und Dasein ein, das in der traditionellen Philosophie als das «Sein» bezeichnet wird, muss man aber auch darauf im Vorfeld hinweisen, dass das Sein aber nicht eine Ablesetafel meint, von der man die Antworten auf die zu lösenden Fragen ablesen könnte. Vielmehr steht der Mensch in der Herausforderung des sich Erschließen-Müssens der Kriterien und Wesenselemente, die Orientierung geben können. Das Leitziel dieser Bemühungen ist das sinnvoll gestaltete Leben, das den Menschen zum Maß hat. Die anthropologische Implikation in der Ethosdiskussion führt deshalb nicht zum «Wie» der Handlungen, sondern zu Orientierungskriterien oder Prinzipien, die dem Handlungsfeld ein Grund-muster oder Vorprojekt der sinnvermittelnden Orientierung zur Verfügung stellen.
[10] Interessante Ansätze, wie die von W. Wesiack/T.v. Uexküll, K. Dörner oder J. Ladrière z.B., gehen von der anthropologischen Seite, dem Arzt-Patienten-Verhältnis, die Problematik des verantwortbaren ärztlichen Handelns an. — Es sei an dieser Stelle darauf hingewiesen, daß wir hier keine Anthropologie entwerfen können, sondern auf Gegebenes zurückgreifen, was wir mit Verweisen auf die Literatur anzeigen.
[11] In Bezug auf das Vernunftdenken des Menschen sei die Frage erlaubt, ob es eine «reine Vernunft» im abstrakten, leeren Sinn überhaupt gibt? Die menschliche denkende Vernunft ist immer schon eine sich durch den Vollzug des Denkens vermittelnde Vernunft, die nicht im reinen sich selbst erkennenden Denken bei sich verweilen kann. Erkenntnis wird immer schon als vermittelt erfahren und bleibt deshalb bruchstückhaft.

schaffen, sondern je näher er sich selbst kommt, «entdeckt» er sich selbst und in diesem Vollzug Sinngegebenheiten des Lebens. Diese Erkenntnisweise ist eine andere als jene der naturwissenschaftlich-technischen Erkenntnis. Sie unterliegt nicht dem strengen «Beweis», sondern dem «Aufweis», zu dessen Verfahren ebenso «Einsicht und Er-fahrung der Praxis» zählen[12].

In der Ethosdiskussion ist, wie angesprochen, jener Bereich zu reflektieren, der konkreten Handlungssituationen und Urteilen vorausgeht und sie gleichzeitig mitbestimmt, insofern dieser im Gedanken des sinngestaltenden Lebensvollzuges in jedem Urteil oder jeder Handlung präsent ist. Letztendlich geht es um den Geltungsanspruch von Wahrheit, der sich in einem schlußendlich als richtig und gut erkannten Handeln und Urteilen äußert. Gleiches gilt für das Ethos selbst, das an diesem Geltungsanspruch gemessen werden muss. Dabei ist festzuhalten, dass der Geltungsanspruch von Wahrheit allem Erkennen zwar vorausliegt, aber gleichzeitig immer auch gegenwärtig ist. Das damit sich zeigende Dilemma ist aber nicht dadurch zu lösen, sich diesen etwa durch Konsens oder technisch-empirischen Daten fügig machen zu wollen. Geht es um ein sicheres Kriterium verantwortlichen Handelns, gibt es keinen Dispens von einer erkenntnis-metaphysischen Grundlegung. Weder ein Konsens noch empirische Daten können einen ethischen Geltungsanspruch erheben[13]. «Wer Faktum und Geltung miteinander vermengt, begeht einen offenkundigen historischen oder genealogischen Fehlschluss»[14]. Diskursethiken, die die Konsensbildung nur auf der Grundlage von Interessen (Glück, Nutzen, Schadensvermeidung usw.) und empirisch festlegbaren Kriterien als einzig mögliche Lösung ansehen, laufen Gefahr, selbst in den Kreis von Totalitarismen zu geraten, die sie zutiefst ablehnen[15].

Gerade die Auseinandersetzung mit dem ärztlichen Ethos fördert diese Problematik in dem Sinn zu Tage, dass medizintechnisches Können, korrekter Umgang und bemüht gute Begleitung der Patienten die Frage nach den Grenzen, dem Sinn angewandter Medizintechnologie und medizinisch-ärztlichen Wissens nicht wirklich lösen können. Vielmehr greift die Problematik aus auf das Ver-

---

[12] Nicht ohne Grund wird man in Auseinandersetzung mit dem technischen Fortschritt und seiner lebensprägenden und -gestaltenden Charakteristik von einer doppelten Geschwindigkeit der Entwicklung sprechen können. Die ethische Aufarbeitung hinkt immer hinten nach.

[13] Das alte Wort von: «consensus non facit veritatem» behält seine Gültigkeit. Vgl. K. DEMMER, *Fundamentale Theologie des Ethischen*, 29 mit Anm. 49.

[14] Vgl. ID.

[15] Zu denken ist hier an das Recht auf Dissens, wie die Tatsache, dass die «Mehrheit» nicht unhinterfragt und bedingungslos im Besitzt der Wahrheit ist. «Das Recht auf Dissens ist also ein Element der Hoffnung angesichts der beständig lauernden Gefahr, dass sich das Recht des Stärkeren und nicht das stärkere Recht durchsetzt». Zu bedenken ist weiters, dass die Geltung von Wahrheit nicht an eine faktisch zuhandene Argumentationskompetenz gebunden ist, sondern eine zeitliche Distanz zwischen Geltung und argumentativer Einlösung besteht, die als Faktum menschlichen Lebens auszuhalten ist. — Vgl. ID.

ständnis von Leben und Dasein in den verschiedenen Phasen, die das Leben des Menschen durchläuft, wie der ganzheitlichen Perspektive. Das ärztliche Ethos, das traditionell-geschichtlich am Verständnis der Lebenswelten und des Menschen gewachsen ist und seine Unabhängigkeit unter dem Leitgedanken des «Heilungsauftrages» immer zu wahren suchte, muss sich gerade in einer wertpluralen Gesellschaft der Frage nach der Wahrung der Eigenständigkeit stellen. Diese Frage rückt die normative Reflexion der Praxis in den Vordergrund, der im Folgenden unsere Aufmerksamkeit gelten soll.

1.1.2 Die normative Reflexion der Praxis

Die bisher angestellten Überlegungen zur Methodenfrage mögen eines deutlich gemacht haben, dass die ethische Reflexion sich nicht begnügen kann mit der Feststellung, dass das Ziel nur die Erkenntnis des Rechten und Guten, sowie der möglichen Inhalte einer sinnerfüllenden Berufsgestaltung ist. Die Erkenntnis des Rechten und Guten um ihrer selbst willen begnügt sich nicht mit dem Wissen um sie, sondern Rechtes und Gutes will ihre Bestätigung in der Praxis, wodurch sie erst als Realitäten erfahrbar werden. Die Praxis ist somit die eigentliche Konkretion des Guten wie Wahren oder Rechten. Das, was als das Rechte und Gute in und durch die Praxis eingesehen und erfahren wird, zeigt sich in einer vielschichtigen Bedeutung.

Der Mensch, das menschliche Bewusstsein erfährt sich unter der Perspektive des praktischen Handelns in einem Beziehungsgeschehen sowohl zu sich selbst wie zu anderem (Sachen) und anderen (Mitmenschen). Auch wenn zu den existentiellen Grundlagen menschlichen Daseins Freiheit und personale Individualität gehören und diese als unantastbare oberste Wesenseigenschaften des Menschen gelten, erfährt der Mensch auf der Grundlage dieser seiner ureigensten Voraussetzungen sich eingebunden in die ihm vorgegebene Welt und Natur. D. h., er kann nicht tun und lassen, wie er möchte. In seinem erfahrbaren zunächst unbestimmten Beziehungsdasein erfährt er einen Sollensanspruch, wie er sich verhalten soll. In der philosophisch-ethischen Reflexion auf dieses unvermittelte Wissen rückt daher der so genannte normative Aspekt in den Mittelpunkt des Interesses.

Was bedeutet aber der normative Aspekt? Wie bereits angedeutet, erfährt sich das menschliche Selbstbewusstsein immer auch als sittliches Bewusstsein[16]. Ungeachtet der Tatsache, dass der Mensch in eine ihm vorgegebene Welt hineingeboren wird, weiß er sich in ein Beziehungsgeschehen eingebunden, dem er nicht uneingeschränkt frei gegenübersteht. Entscheidungen und Urteile sind zu fällen, auch wenn man diesen in irgendeiner Weise aus dem Weg gehen möchte. Psychologische wie soziologische Daten können für das Verhalten, auch das

---

[16] Vgl. F. FURGER, *Begründung des Sittlichen*, 14.

sittliche, angegeben werden, die in die ethische Reflexion miteinfließen müssen. Angezielt ist aber nicht eine Beschreibung oder reine Feststellung von Verhaltensweisen, sondern die Grundlegung von Sittlichkeit zum einen, wie die konkrete Normierung des wirklichen Handelns zum anderen. Die ethische Fragestellung ist daher nicht, wie sich die Menschen verhalten, sondern wie sie sich verhalten sollen. Damit ist aber in einem jeden Falle die schlichte Erfahrung angesprochen, mit der jeder Einzelne in seinem Werdeprozess konfrontiert wird: die Herausforderung der Lebensgestaltung und –bewältigung in Beziehungsfeldern. Diese erstrecken sich von der kleinen Gruppe über den größeren Rahmen der gesellschaftlichen Gruppen oder Institutionen, des Staates bis zur weltweiten Gemeinschaft der Menschen.

Auch bei größtmöglichem Gestaltungsfreiraum zeigen diese Beziehungsfelder ein Netzwerk von inhaltlichen Bedingungen, die sich dem Einzelnen wie auch der Gemeinschaft in ihrer beliebigen Verfügbarkeit entziehen, aber den Menschen zum kreativ-gestalterischen Umgang herausfordern. Gemeint sind damit natürliche Bedingungen, zu denen neben den physischen ebenso die moralisch-sittliche Bindung gehört. Zur Gestaltung dieser Bindung können zwar Kriterien wie Nutzen, Glück, Interessen, Schadensvermeidung usw. herangezogen werden, an der Wurzel steht aber die Frage nach der Differenz von Gut und Böse. Diese Differenz wird im Handeln des Menschen als menschlichem erfahren, eine Differenz, die von der Ethik nicht zu begründen ist, da sie die Voraussetzung der ethischen Reflexion ist. Vielmehr wird aber die Ethik die einzelnen Handlungen den Polen die-ser Differenz zuordnen. Als Leitsatz dient ihr dazu: Das Gute ist zu tun, das Böse ist zu lassen. Gilt dieser Satz als oberste Norm und nicht als bloße Wertung, vermag sie den praktischen Charakter der Ethik zu indizieren. Philosophisch, weltanschaulich oder religiös motivierte Gründe für das Ideal der Verwirklichung des Guten müssen in diesem ersten Sinne nicht angeführt werden. Erst in einer weiteren Reflexionsstufe können unterschiedliche Formen ethischer Handlungsnormierung und die Ziele kritisch gegeneinander abgewogen werden[17].

Ist die menschliche Erfahrung der genannten Differenz Voraussetzung ethischer Reflexion auf die Praxis — das Verhalten und der Handlungsvollzug des Menschen —, werden wir mehrere Momente festhalten können, die diese Erfahrung charakterisieren. Zunächst wird man sich bewusst machen müssen, dass die

---

[17] Nimmt man hier im Rahmen der Frage nach dem ärztlichen Ethos z.B. Bezug auf auf das biblische Gleichnis vom Barmherzigen Samariter (Lk 10,29-37), gewinnt das Erkennen und Tun des Guten und Rechten eine erweiterte Dimension. Das im christlichen Glauben gewonnene Verständnis vom Nächsten – in diesem Fall ein Mann, der Opfer eines Überfalles geworden war und schwerverletzt liegen gelassen wurde — rückt das gesamte Heil und Wohlergehen des Verletzten bis zu seiner Genesung, ins Be-wusstsein. Nicht nur die Hinwendung zum Verletzten ist entscheidend, sondern gleich wesentlich die «Garantie» der Fürsorge bis zu seiner Gesundung.

eigenen Motivationen und das Wissen um Gemeinsamkeiten wie Unterschiede von anderen Auffassungen zur Voraussetzung gegenseitigen Verständnisses und Austausches gehören. Allen gemeinsam ist die Erfahrung, dass eine menschliche Handlung erst dann erkannt ist, wenn sie als «zu tun» oder «zu lassen» eingesehen wird. Je mehr dieses Einsehen als Erkenntnis dem Konkreten näher kommt, desto gewisser wird diese Erkenntnis. Zugleich kann in der konkreten Handlung die Erfahrung der Wirklichkeit des Guten und seines absoluten Anspruches gemacht werden, sofern immer auch das Charakteristikum des Sinnes einer Handlung mitvollzogen wird. Darin zeigt sich aber auch, dass die Wirklichkeit einer konkreten Handlung nicht nur allein von der Vernunft gewirkt wird, sondern einen inhaltsreichen Vollzug des Menschen und seiner Vermögen darstellt. Die Vernunft für sich genommen übernimmt nur die Rolle der leitenden Funktion. In dieser Funktion kann sie aber versagen, da der Mensch auch «gegen» die Vernunft handeln kann.

Menschlich sittlich gestaltetes Leben, im Sinne eines gelungenen Lebens, ist zwar vernunftgeleitet, bleibt aber in einer gewissen Abstraktheit verhaftet, wenn die Vernunft in ihrer Erkenntnisweise als reine Vernunft für sich genommen wird. Drängt sittliches Bewusstsein von sich aus zur Verwirklichung des Guten und Rechten, tritt ein weiteres Moment erkennender und urteilender Art hinzu, das auf jene Totalität menschlichen Daseins und Lebens auszugreifen vermag, die nicht durch Normen, Regeln oder etikettierte Verhaltensweisen eingeholt werden kann[18]. Die Rede ist von der in der aristotelischen Tradition bezeichneten Tugendlehre. Genauerhin ist an die Klugheit (φρονεσις) gedacht, eine Fähigkeit, die im Abwägen, Einschätzen, Urteilen die mannigfaltigen Inhalte, die in das praktisch-sittliche Handeln einfließen, mitzuberücksichtigen versteht. Aristoteles hat von der Lehre der Mitte gesprochen, die man auch verstehen könnte, als, die Kunst das Gleichgewicht zu finden zwischen dem Menschen selbst und seinem Umfeld. Dazu gehören aber nicht nur die sozialen, psychologischen und materiellen Gegebenheiten, sondern ebenso die geistigen, die den Menschen in seiner Werthaftigkeit und Wesenseinmaligkeit auszeichnen. Die normative Reflexion auf die Praxis und damit auf das Verhalten des Menschen lenkt den Blick daher nicht nur auf die normativen Prinzipien des Handelns, sondern bezieht sich ebenso auf die Begründung von Sittlichkeit überhaupt.

---

[18] Das gilt ebenso für alle Regeln, Normen, festgeschrieben in Kodizes, Berufsprinzipien, die unerlässlich sind. Ihre Aufgabe besteht aber nicht nur darin, das Verhalten und die korrekte Anwendung des Sachwissens zu garantieren, sondern sie haben auch die Funktion, ein Bewusstsein zu schaffen, das über und durch das Maß der Verantwortung und durch den Verpflichtungscharakter, die sie zum Ausdruck bringen, in einem persönlichen und im Grundcharakter der Freiheit sich vollziehenden Reifungsprozess des Einzelnen die Sensibilität für jene ganzheitliche Sichtweise des Lebens und Daseins fördert, die dem Menschen unter dieser Perspektive versucht gerecht zu werden. Verwiesen sei noch einmal auf das vorhin genannte biblische Gleichnis.

Letzteres geht in die Frage nach dem Ethos über, insofern Sittlichkeit und sittliche Erfahrung einer Gesellschaft oder Gruppe oder eines einzelnen Menschen sich ausdrückt in einem immer schon normativ ausgelegten Lebens- und Daseinsverständnis.

1.1.3 Ärztliches Ethos als Projektentwurf gelingenden Handelns

Die Feststellung, dass das Lebens- und Daseinsverständnis in gewisser Weise immer schon normativ ausgelegt ist, verweist auf die Handlungsnotwendigkeit, mit der der Mensch konfrontiert ist. Die zahlreichen Diskussionen um die Abhängigkeit von weltanschaulichen Auffassungen im Urteilen und Handeln, der Versuch, ohne solche oder im Auffinden eines gemeinsamen Nenners in den unterschiedlichen Überzeugungen auszukommen, verdeutlichen noch eingehender, dass der Mensch nicht umhin kann zu handeln. Das gilt ungeachtet, ob er darin nun Erfolg hat oder nicht, sinnvolles Dasein zuwege bringt oder in Absurdität sich verliert. Die Frage des Menschen, wie es mit dem Ganzen der Welt und seiner Stellung darin steht, mag offen bleiben, aber es scheint kein menschliches Dasein zu geben, das nicht Handlungsregeln und Auffassungen darüber besitzt, was gut und böse, was sinnvoll oder sinnlos ist.

Die Deutung dieses ethischen Bereiches ist aber nicht die Leistung eines Einzelnen, sondern sie kommt ihm von der Gemeinschaft, der Gesellschaft, in der er lebt, zu. Von ihr her werden ihm eine erste Weltauslegung, Orientierungshilfen an die Hand gegeben, die zur Lebensbewältigung und –gestaltung wesentlich sind. In ihrem Rahmen erfährt er die Evidenz des Sinnes des Handelns. Damit ist aber nicht der allgemeine Bereich des menschlichen Handelns der eigentliche Ort sittlicher Erfahrung, sondern die normative Verfasstheit des Lebens einer konkreten Gesellschaft. Diese drückt sich in dem von der Gesellschaft oder Gemeinschaft gelebten Ethos aus. Wobei dieses Ethos — wie wir bereits weiter oben festgehalten haben — nicht die «Summe» von Regeln, Normen, Prinzipien, Grundhaltungen meint, sondern die Art eines Musters oder Projektes annimmt, in dessen Perspektive das Ziel eines gelingenden Lebens angestrebt wird.

Nun gilt in der Frage nach einem ärztlichen Ethos, das sich als berufsgruppenspezifisches Ethos versteht, eine detaillierte und konkrete Ausformulierung dessen, was als Ziel der Realisierung durch das Handeln angestrebt wird. Als solches steht es im Gesamtrahmen des gesellschaftlich geltenden Ethos, dessen Inhalte eine Vorgabe darstellen, aber auch wegen ihrer Geltung für «alle» andererseits eine andere Natur besitzen. In unserer Gesellschaft gelten Freiheit, Toleranz, Menschenwürde und Menschenrechte als jene absoluten Grundwerte, nach denen sich Normen, Regeln, Grundhaltungen zu richten haben. Nicht weniger gelten diese als Vorgaben für ein ärztliches Ethos, das in der konkreten Situation des Handelns seine Bewährung finden soll. L. Honnefelder gibt dafür an, dass nur der Rahmen der ethischen Orientierung des Arztes in Form von Prinzipien formulierbar ist. «Seine konkrete Ausfüllung geschieht durch die Haltungen, Einstellungen und Ideale, die sich die Beteiligten über diese Prinzipien hinaus zu eigen machen»[19]. Damit stellt sich die Frage nach den gegebenen Inhalten und Perspektiven, die die Ärzte im Rahmen ihrer Berufsausübung verfolgen, und welche verbindlichen Kriterien sich dafür finden lassen. Leitende Intention könnte darin das Verständnis eines ärztlichen Ethos sein, das sich als gelingende Berufsgestaltung und gelingendes Berufsleben — wie es auch bereits im Hippokratischen Eid formuliert wird — begreift. In der Formulierung eines solchen Ethos wird es aber nicht nur um die von der ärztlichen Tätigkeit, im Sinne des Sach- und Kompetenzwissens, angewandte Technik gehen, sondern ebenso sehr, und darin liegt ein wesentlicher Sinn des Ethos, um die mitzureflektierenden Sinn- und Wertfragen, die sich aus dem Verhältnis von Arzt-Medizin-Patient[20] ergeben.

Einige Elemente, die in diesem Verhältnis von Bedeutung sind, sollen nun kurz behandelt werden.

1.2 Personalität und Sozialität im ärztlichen Beruf

«Personalität ist potentielle Sozialität»[21]. Diese kurze und prägnante Feststellung weist auf die Wesensbestimmung des Menschen als Person und auf seine Entfaltung in seiner Lebenswelt hin. Der berufliche Aspekt menschlichen Lebens hängt unmittelbar mit dieser Bestimmung zusammen, da er zugleich die Selbstentfaltung des Menschen als sozial-gesellschaftliches Moment ausdrückt. Diese Bestimmung erinnert an die Wesensbestimmung der Person als naturae rationalis individua substantia bei Boethius, die die Person als den unverlierbaren und unmittelbaren Selbststand eines geistigen Wesens begreift, das seines Eigenseins sich bewusst und mächtig ist oder doch grundsätzlich bewusst und mächtig sein kann. Sein Eigensein ausdrücklich aufzugreifen, in Erkenntnis und Freiheit zu entfalten und zu erfüllen, charakterisiert die Personalität des Menschen. Sprechen wir von der menschlichen Person, gehört dazu auch die leibhafte Existenz und die damit verbundene Sozialität und Materialität. Personales Dasein verwirklicht daher der Mensch in dem Maß, als ihm der Umgang mit allen Schichten seines Wesens gelingt.

---

[19] L. HONNEFELDER – G. RAGER, *Ärztliches Urteilen und Handeln*, 177.

[20] Wir sprechen bewusst vom Arzt-Medizin-Patient Verhältnis, um dadurch an das in den vorausgegangenen Kapiteln Besprochene zu erinnern. Damit soll auch zum Ausdruck gebracht werden, welchen Einfluss das Verständnis der modernen technisierten Medizin auf das Verhältnis von Arzt und Patient ausübt und in nicht seltenen Fällen Anlass zu Konflikten unterschiedlicher Art gibt, die wir bereits erwähnt haben.

[21] Vgl. A. AUER, *Christsein im Beruf*, 147.

Dass der Mensch in dieser Verwirklichung seiner Personalität aber nicht in sich verschlossen bleibt, hat vor allem die personalistische wie dialogische Philosophie hervorgehoben. Der Begriff der Person ist demnach durch die dialogische Beziehung mit der umgebenden Lebenswelt wesenhaft mitbestimmt. Der Vollzug der Personalität ereignet sich erst in dieser Bezogenheit. Th. Steinbüchel bemerkte: «Jeder Akt der Selbsttreue, der Selbstverantwortlichkeit, der Selbstgestaltung und Selbstbejahung, der wagemutigen Selbstentscheidung, der Folgerichtigkeit des eigenen Verhaltens, des Stehens zum eigenen Wort, zur eigenen Tat und zum eigenen Selbst, jeder Selbsteinsatz überhaupt ist auf das Selbst als auf eine der Person an- und zugehörende Welt gerichtet. Nie ist Person 'welt'-los. Das hat die Phänomenologie der Person in aller Klarheit gesehen»[22]. Sozialität wie Materialität gehören wesenskonstitutiv zur menschlichen Person. Damit sind sowohl Selbststand wie Dynamik der Person angesprochen, was sowohl Bei-sich-Sein wie Zum-anderen-Sein bedeuten. R. Guardini spricht davon, dass Weltbezug und Selbststand «dialektisch voneinander abhängig»[23] sind. In einem solchen umfassenden Verständnis wird deutlich, welchen Höchstwert die menschliche Person besitzt.

Für uns ist in diesem Zusammenhang die bereits weiter oben angesprochene Erkenntnis von Bedeutung, dass die menschliche Person sich erst durch das Handeln verwirklicht. Auch wenn der Mensch seine eigene wie die ihm gegenüberstehende Natur — physiologische wie biologische — «nie restlos einholen»[24] kann, so drängt er doch dahin, die Natur zur höchstmöglichen personalen Verfügbarkeit zu bringen. Es mag dahingestellt bleiben, wieweit ihm das gelingt, wesentlich ist, dass jeder menschliche Vollzug, im Licht der Personalität, «menschlichen Charakter»[25] besitzt. Im Vollzug des Handelns verwirklicht der Mensch als Person nicht nur die Welt, sondern auch sich selbst.

Von daher kann man auch verstehen, wie dieses personal-philosophische Denken Bedeutung gewinnt für die Grundhaltung und Einstellung des Arztes in seinem Beruf, der wesentlich und grundsätzlich auf den Mitmenschen ausgerichtet ist. Die berufliche Tätigkeit dient zwar auch der Sicherstellung der materiellen Existenz, entscheidend für die Tätigkeit ist aber die Person selbst. «Wichtiger als alles Schaffen von Kulturgütern ist ... das Sein des Menschen selbst, ist die von sittlichen Werten durchleuchtete Persönlichkeit, ist der demütige, reine, wahrhaftige, treue, gerechte, liebende Mensch»[26]. Bezieht man diese Feststellung auf den ärztlichen Beruf, wird man an jene Anforderungen an die Grundhaltungen des Arztes in der Medizingeschichte erinnert, die z.B. vom Arzt als

---

[22] Vgl. TH. STEINBÜCHEL, *Die philosophische Grundlegung der katholischen Sittenlehre*, I, 348.
[23] Vgl. R. GUARDINI, *Welt und Person*, 137.
[24] Vgl. K. RAHNER, *Zum theologischen Begriff der Konkubiszenz*, 393.
[25] Vgl. R. GUARDINI, 132.
[26] Vgl. D. VON HILDEBRAND, *Sittliche Grundhaltungen*, 12.

dem Menschenfreund, dem tugendhaften Arzt sprechen. Die Verwirklichung der eigenen Person beschränkt sich aber nicht nur auf die berufliche Tätigkeit, so als ob diese die einzige Sphäre der persönlichen Entfaltung wäre. Vielmehr ist sie ein Bereich unter anderen, in denen sich menschliches Leben vollzieht. Wesentlich ist aber in der ärztlichen Tätigkeit das Beziehungsgeschehen, dem eine grundlegende Bedeutung zukommt.

Personalität wie Sozialität finden hier eine besondere Ausdrucksweise und Bedeutsamkeit, die der Frage nach den Tugenden als Entfaltungsweisen der Person des Menschen in der beruflichen Ausübung einen eigenen Stellenwert zuweisen.

1.3 Die Materialität im ärztlichen Beruf

Im soeben Vorausgegangenen wurde der Begriff der Materialität als zur Person des Menschen gehörend erwähnt. Sie ist, wie die Soziliät, Ausdruck der leibhaften Existenz des Menschen. Was ist aber genauerhin darunter zu verstehen, wenn sie auf den ärztlichen Beruf bezogen wird?

Mit der Entwicklung der Technik ist der Mensch angetreten, Technik im Sinne einer «Befreiung» zu nützen. Das menschlich berufliche Tun verfolgt damit eine wirtschaftlich-technische Auswertung und geistige Durchdringung und Beherrschung von Natur und Welt. M.D. Chenu hat einmal festgestellt: «Erst dadurch gelangt der Mensch zu seiner Vollentfaltung, dass er die Natur, seine eigentliche Herrschaftsdomäne, durch seine Entdeckungen und seine Vernunft, durch seine Macht und Kraft beherrscht und aus ihr eine neue Welt, eine menschliche Welt, gestaltet»[27]. Gelingen kann das letzten Endes aber nur, wenn die Gesetzlichkeiten als Funktionalitäten nicht die Transparenz der Sinnwerte verdrängen. Rationalisierung und Technisierung sind, wie R. Guardini meinte, dieser Versuchung der Überdeckung der Sinnwerte ausgesetzt.

Das Verhältnis zur Natur und das Werk, das den Menschen mit ihr verbindet, verlieren die Unmittelbarkeit, der technische Apparat schiebt sich dazwischen und verhindert die direkte Beziehung. Das Verhältnis zur Natur wird "indirekt". In dem Maße, wie es durch mathematische Zeichen und Apparate vermittelt wird, erscheint es nur noch als eine Summe von Relationen und Funktionen, es wird "abstrakt und formelhaft. Damit geht es aber auch seiner Erlebbarkeit verlustig: die Natur wird fremd, unansprechbar, unerfahrbar, die Beziehung des Menschen zu ihr wird "sachhaft und technisch"[28].

Um wieviel mehr gilt das für die medizinisch-ärztliche Tätigkeit, die mit der Natur direkt konfrontiert wird. Rein technische Beherrschbarkeit der Krankheiten geht im Grunde an dem, was Krankheit im Erleben des Betroffenen meint,

---

[27] M.D. CHENU, *Die Arbeit und der göttliche Kosmos*, 54.
[28] Vgl. A. AUER, 185.

grundsätzlich vorbei. Gemeint ist aber damit nicht nur das soziale und psychische Moment, das Krankheit miteinschließt, sondern ebenso sehr die existentielle Betroffenheit und Wesensdimension von Krankheit. Die «Hinfälligkeit» der Natur, nicht die Beherrschbarkeit der Natur, drängt zur Sinnfrage und damit auch zur Frage nach der Würde des Menschen. Aus dieser Perspektive können hintergründige Sinngestalten von Natur und Leben eine neue Wertbedeutung für das Handeln am Menschen abgeben[29]. Technik und Rationalisierung werden für den Menschen nur dann hilfreich sein und dienenden Charakter zu einer größeren Freiheit haben, wenn sie den geistigen Sinngestalten hinsichtlich eines gelungenen Lebens zugeordnet sind. Der Mensch ist nicht nur Vollstrecker von Zwecken, sondern Ausdrucksträger eines Sinnes. Er würde seine Würde verkehren, «wenn er das hintergründige Wesen, den wahren geistigen Bestand der Dinge — τα μεταφυσικα — ihrer vordergründigen Verfügbarkeit zum Opfer bringt». Gemeint ist nicht eine romantische oder ideologische Daseinsüberhöhung, sondern die Erkenntnis, die zur Ehrfurcht vor der Wirklichkeit führt[30].

Der einzufordernde verantwortliche Umgang mit Natur und Technik verdeutlicht einmal mehr, dass ein Berufethos nicht nur von der Gesellschaft her begründet werden kann. Offenheit oder Sich-Öffnen der Sache selbst ist ein wesentliches Moment in der ärztlichen Tätigkeit, die der Situation eines Patienten gerecht werden will. Bereits die griechische αληθεια meinte diese Ausdrücklichkeit, dieses Sich-Öffnen der Dinge, diese Unverborgenheit. Diesem Gedanken neue Belebung zu geben, wäre nicht fehl am Platz, in der Frage nach dem von uns intendierten Verständnis der Materialität des ärztlichen Berufes.

2. "Die Geister, die ich rief..."

Aus den vorausgegangenen Abschnitten, in denen wir in der Perspektive der Geschichte dem Verständnis von Medizin und Arzt nachgegangen sind, zeigte sich ein Verständnis des Arztes und der Heilkunde, in dem die Ausübung der beruflichen Technik eingebettet war in einen Rahmen philosophischer Reflexion, der sowohl die Natur wie das Dasein, das Leben und das Sein des Menschen in eins sehen konnte. Die wissenschaftliche Erforschung der Natur zunächst im Sinne des englischen Empirismus und im später folgenden Positivismus vollzog letztendlich den am Beginn der Neuzeit einsetzenden Bruch mit dieser alten Tradition. Der Kern der Problematik lag in der Wahrheits- bzw. Richtigkeitsfra-

---

[29] «Was der Mensch besitzt, was er hervorbringt, darf nicht mehr bloß die Spuren der Dienstbarkeit, die ängstliche Form seines Zweckes an sich tragen; neben dem Dienst, in dem es da ist, muss es zugleich den geistreichen Verstand, der es dachte, die liebende Hand, die es ausführte, den heiteren und freien Geist, der es wählte und aufstellte, widerscheinen». So F. Schiller in seinem 27. Brief "Über die ästhetische Erziehung des Menschen". Zitiert nach A. AUER, 186.

[30] Vgl. ID.

ge, dem gesicherten Wissen und Verstehen, das durch das nachprüfbare wissenschaftliche Experiment erhoben werden sollte. Erinnert sei hier als Beispiel in der Medizin an Claude Bernard, für ihn wurde das «Laboratorium» zum Sakralraum der Medizin. Medizinisch-ärztliche Wissensermittlung und die Theoriebildung in der Medizin waren damit zu einer Angelegenheit des im Labor ermittelten Wissens und nicht mehr die gewonnene «Erfahrung durch Beobachtung» des gesunden wie erkrankten Menschen geworden. Die Problematik, die sich mit dieser Entwicklung verband, kann man mit der Feststellung von Uexküll und Wesiack auch so formulieren:

> Die traditionelle Auffassung, nach der die Entwicklung von Theorien in der Medizin Aufgabe von Grundlagenwissenschaften sei, die sich nur vor einer ethisch neutralen wissenschaftlichen Wahrheit verantworten müssten, ist bereits das Produkt einer Theorie, die den Menschen aus der Realität eliminiert hat; sie mutet dem Arzt die unmögliche Aufgabe zu, aufgrund »unmenschlicher« Theorien menschlich zu verantwortende Entscheidungen zu treffen[31].

Damit ist eine der prinzipiellsten Grundfragen und zugleich Grundproblematiken der heutigen Medizin ausgedrückt. Welche Art von Sachwissen kann in der Medizin Gültigkeit beanspruchen? Welcher Stellenwert wird dem «wissenschaftlich» erhobenen Wissen, dem Beobachtungs- und Erfahrungswissen — ein Wissen, das erworben, aber wissenschaftlich experimentell nicht enträtselt werden kann — zugewiesen? Dieses Sachwissen steht andererseits im inneren Spannungsverhältnis mit dem ethisch-sittlichen Wissen. Beide Wissensbereiche zusammen prägen das praktische Ziel des ärztlichen Handelns. Wie kann nun im Sinne des Heilungsauftrages das Gute verwirklicht werden?

Welchen Platz nehmen in dieser Fragestellung das Ethos des Arztes und die medizinische Ethik ein, die sich heute der zahlreichen ethischen Fragen in der modernen Medizin annimmt? Die hier angedeutete Unterscheidung von ärztlichem Ethos und medizinischer Ethik soll hier — mit Verweis auf das einleitende Kapitel — kurz besprochen werden.

2.1 Ärztliches Ethos und medizinische Ethik

2.1.1 Die Aufgabe der medizinischen Ethik

Wie die Aufgabe der allgemeinen Ethik darin besteht, unser tägliches Handeln auf ihre Begründbarkeit und Richtigkeit hin zu untersuchen, kommt der medizinischen Ethik als einer lebensbereichspezifischen Ethik die Reflexion auf das verantwortete und zulässige Handeln in der Medizin mit dem Ziel, das Gute zu tun, zu. Erinnert sei an die von W.T. Reich formulierte Definition der medizi-

---

[31] T. v. UEXKÜLL – W. WESIACK, *Theorie einer Humanmedizin*, VII.

nischen Ethik, die lautet: «the systematic study of the moral dimensions — including moral visions, decisions, con-duct and policies — of the life sciences and health care, employing a va-riety of ethical methodologies in an interdisciplinary setting»[32]. Gemeint sind damit als Gegenstände der medizinischen Ethik das ärztliche und pflegerische Handeln, das Verhalten des Patienten und die ethischen Probleme des institutionellen Handelns[33]. Da das Ziel der Medizin als Heilkunde ein praktisches Ziel ist, reiht sich die medizinische Ethik in diese Gesamtperspektive ein, wie G. Rager festhielt: «Das Ziel einer praktischen Wissenschaft ist Erkenntnis im Dienste gelingender Praxis»[34].

Das menschliche Leben und Dasein, Welt- und Naturverbundenheit wie -abhängigkeit bilden den Horizont oder Rahmen, in dem dieses Ziel verfolgt wird. Damit zielt indirekt wie direkt die medizinische Ethik letztendlich durch ihr Bemühen auf die Diskussion und Klärungssuche nach dem Sinn nicht des Wertbegriffes Leben, sondern dem «Sinn des Lebens»[35].

Im Reflexionsprozess der Ethik ist die Frage nach dem Sinn des Lebens aber nicht eine theoretische, sondern eine praktische. In der Klärung der Sinnorientierung wird daher nicht das Wissen um des Wissens willen angestrebt, sondern vor allem das praktische Wissen. Das Gute ist ja nicht erst gut, wenn man darum weiß, sondern erst, wenn es durch die Tat realisiert wird. In der Reflexion darauf, wie wir dieses Ziel, das Gute zu realisieren, erreichen können, zeigt sich die Tatsache, dass wir im alltäglichen Leben von einem so genannten vorphilosophisch moralischen Bewusstsein geleitet sind und nicht erst weit ausgedehnte ethische Reflexionen anstel-len, ehe wir Entscheidungen treffen. Das ist erst dann der Fall, wenn wir in Konfliktsituationen stehen, die auf der Grundlage dieses Bewusstseins nicht mehr zu bewältigen sind. Indem wir aber andererseits durch dieses moralische Bewusstsein immer schon auch nach einer Begründung fragen, ist dieses Bewusstsein nicht von der Ethik zu trennen. Solange wir davon überzeugt sind, dass geltende ethische oder moralische Normen begründbar sind, werden wir sie befolgen. Damit ist in der «allgemeinen Überzeugung» ein erster Grund für die Geltung einer Norm angegeben. Weiters ist aber damit noch nicht klar, ob diese Norm auch tatsächlich Geltung an sich beanspruchen kann, da die Frage zu klären ist, ob diese Norm aus sich unabhängig von der allgemei-

---

[32] Vgl. WARREN T. REICH, *Encyclopedia of Bioethics*, XXI.
[33] Konkret angesprochen sind hier die Handlungssituationen in Klinik, Forschung, Krankenhaus, Pflegeheim, Gesundheitsfürsorge, Verteilungsgerechtigkeit im Gesundheitswesen.
[34] G. RAGER, *Medizin als Wissenschaft*, 21.
[35] «Ci sembra che la storia dei metodi della bioetica di questo quarto di secolo, è stata ed è la storia della «ricerca di senso» della cultura contemporanea. La ricerca di senso non del valore *vita*, ma del *senso stesso della vita*». G. RUSSO, *Bilancio di 25 anni*, 17*f.*

nen Überzeugung Geltung beanspruchen kann[36]. Dieser letztere Aspekt wird umso deutlicher zur Geltung kommen, wenn in einer Gesellschaft der Konsens über die normative Geltung moralischer Normen und Fragen schwindet und an dessen Stelle eine Pluralität von unterschiedlichen, nicht mehr vereinbaren Auffassungen tritt. In diesem Fall wird die ethische Reflexion unumgänglich und notwendig, wobei die Ethik dieser heute zunehmend mehr unter dem Stichwort des verantwortbaren Handelns nachgeht. Will ein Handeln als verantwortbar gelten, so müssen wir auf die Grundlagen des moralischen Handelns eingehen. Ein solches verantwortbares Handeln ist aber nur soweit möglich, als wir bereit sind, die leitenden Prinzipien oder Gesichtspunkte zu hinterfragen, die unser Handeln leiten. Soll verantwortungsbewusstes Handeln sich von der Erkenntnis des «Richtigen» bestimmen lassen, setzt hier nun eine Reihe weiterer Schritte ethischer Reflexion ein. So ist zu eruieren, was etwa das Richtige sein kann und mit welcher Methode — die wiederum über sich selbst Rechenschaft abzulegen hat — diese Reflexionen angegangen wer-den können.

Um bei der angeschnittenen Thematik noch zu verweilen, können wir z. B. auch an den technologischen Innovationen verdeutlichen, wie dringend die ethischen Fragestellungen gerade in diesem Punkt in unserer westlichen Gesellschaft geworden sind. Jedem ist irgendwie klar, dass der ungeheure Fortschritt in Technik und Medizin Konflikte hervorgerufen hat und hervorruft, die von einem alltäglichen moralisch-ethischen Bewusstsein nicht mehr bewältigt werden können. Es sind Hilfen notwendig, die Orientierung geben können. Bei ihrer Anwendung sind die alten Schwierigkeiten der Vermittlung von Ethik und empirischem Wissen immer wieder zu beobachten. Der Versuch, unwiderrufliche und unwiderlegbare empirische Eckdaten — wie z.B. in der Medizin — zu finden, unterstreicht zusätzlich die Konfliktsituation der Konsenssuche in ethischen Fragen. Diese Problematik ist, wie bereits angesprochen, auch darin zu suchen, dass die Ethik eine praktische Wissenschaft ist und es ihr um eine verantwortbare Praxis geht. Damit ist ein Konfliktthema berührt, das im ärztlichen Handeln eine lange Tradition kennt: Wie können die unterschiedlichen methodenkritischen Begründungsverfahren von medizinischem Sachwissen und sittlich-praktischem Wissen miteinander vermittelt werden? Theorie wie Praxis stehen hier auf einem Prüfstand, der durchaus deutlich machen kann, dass vereinseitigende Schwerpunktsetzungen wenig hilfreich sind. Gemeint ist damit, wenn man medizinische Sachkompetenz hat, bedeutet das noch nicht, auch ethische Kompetenz zu besitzen, was auch umgekehrt gilt. Sittlich-praktisches Wissen ist ohne

---

[36] Ein exemplarisches Beispiel dafür wären die Menschenrechte und Menschenwürde, die unabhängig von der allgemeinen Überzeugung Geltung und Richtigkeit beanspruchen können.

Sachwissen leer, wie auch Sachwissen ohne sittlich-praktisches Wissen blind ist[37].

Diese innere Verschränkung von medizinischem Sachwissen und sittlich-praktischem Wissen wird zur Thematik philosophisch-ethischer Reflexion, insofern das Ziel des Handelns die Verwirklichung des Guten und Richtigen sein soll. Medizinischer Ethik geht es daher darum, jene Strukturelemente und Implikationen zu ermitteln, die in dieses Handlungsgeschehen einfließen und die Entscheidungen und Urteile mitbestimmen. Somit dient ihre Reflexion der Entscheidungsfindung, die der Einzelne für sich zu treffen hat oder im Rahmen des institutionellen Handelns zu treffen ist. Hier soll darauf hingewiesen werden, dass die Ethik unser alltägliches Bewußtsein niemals vollständig einholen kann. Eine jede praktische Überlegung hat eine praktische Erkenntnis zum Ziel: was nämlich hier und jetzt in dieser konkreten Situation als das Richtige zu tun ist. Die Ethik kann darauf keine Antwort geben, weil sie als Wissenschaft im Bereich des Allgemeinen bleibt. Sie dient der Bewusstmachung all jener Faktoren, die im Handeln präsent sind. Sie hinterfragt sie auf ihre Gültigkeit und Richtigkeit wie auf ihre Berechtigung, berücksichtigt zu werden oder nicht. Die Ethik, wie die medizinische Ethik an sich, kann einem die Entscheidung nicht abnehmen. Wie F. Ricken bemerkt, ist das die «Aufgabe der praktischen Urteilskraft, die nicht aus Büchern gelernt, sondern allenfalls in einem langen Prozess der praktischen Erfahrung eingeübt werden kann»[38]. Nicht zu Unrecht hat bereits Aristoteles darauf hingewiesen, dass «Aussagen des Ethikers, insofern sie allgemeine Handlungsweisen beurteilen, keinen hohen Grad an Genauigkeit aufweisen. Es handle sich um vergröbernde Verallgemeinerungen, die das Besondere der konkreten einzelnen Situation nicht berücksichtigen. Was im einzelnen Fall richtig sei, könne nur der Handelnde in der konkreten Situation beurteilen»[39]. Aristoteles schreibt im ersten Buch der Nikomachischen Ethik: «Jeder beurteilt das zutreffend, wovon er ein Wissen hat, und ist hierin ein guter Richter. Auf einem begrenzten Gebiet urteilt also der darin Geschulte richtig, umfassend aber der allseitig Ausgebildete... Wer ... sein Streben und Handeln nach klarem Plan einrichtet, dem bringt das Wissen von diesen Gegenständen hohen Nutzen»[40]. An anderer Stelle kommt Aristoteles auf diese Bemerkung des «richtigen Planes» wieder zurück, den er in einer ersten Andeutung beispielhaft mit der praktischen Urteilskraft in der Kunst des Arztes und des Steuermanns vergleicht. Er schreibt an dieser Stelle:

> Wir haben ja schon eingangs ausgesprochen, dass die Form der Untersuchung, die wir verlangen dürfen, dem Erkenntnisgegenstand entsprechen muss. Im Bereiche

---

[37] Vgl. G. PÖLTNER, 27.
[38] F. RICKEN, *Allgemeine Ethik*, 19.
[39] Vgl. ID.
[40] Vgl. ARISTOTELES, *Nikomachische Ethik*, I, 1095a.

des Handelns aber und der Nützlichkeiten gibt es keine eigentliche Stabilität – übrigens auch nicht in Fragen der Gesundheit. Wenn dies aber schon bei übergreifenden Aussagen (in der Ethik) zutrifft, so kann Exaktheit noch viel weniger bei der Darstellung von Einzelfällen des Handelns vorhanden sein: diese fallen weder unter eine bestimmte »Technik« noch Fachtradition. Der Handelnde ist im Gegenteil jeweils auf sich selbst gestellt und muss sich nach den Erfordernissen des Augenblicks richten, man denke nur an die Kunst des Arztes und des Steuermanns[41].

Mit diesen Bemerkungen wird einerseits deutlich, welche Bedeutung die Erfahrung für das sittlich-ethische Handeln und Entscheiden hat. Andererseits weisen sie in die Richtung der von uns vorhin gestellten Frage, wie die im ärztlichen Handeln ineinander verschränkten medizinischen und ethischen Sachkompetenzen miteinander verbunden werden können. Mit Blick auf unsere eigene Aufgabenstellung können wir an dieser Stelle Aristoteles noch einmal zu Wort kommen lassen, der für uns diese Unterscheidung von Ethos und Ethik in der Beschreibung der Aufgabe der praktischen Philosophie andeutet. Er schreibt im voraus zum eben angeführten Zitat:

> Der Teil der Philosophie, mit dem wir es hier zu tun haben, ist nicht wie die anderen rein theoretisch – wir philosophieren nämlich nicht, um zu erfahren, was ethische Werthaftigkeit sei, sondern um wertvolle Menschen zu werden. Sonst wäre dieses Philosophieren ja nutzlos. Daher müssen wir unser Augenmerk auf das Gebiet des Handelns richten, auf die Frage, wie wir die einzelnen Handlungen gestalten, denn diese beeinflussen, wie wir gesagt haben, in entscheidender Weise das Wie der sich herausbildenden ethischen Grundhaltun-gen[42].

Damit ist uns eine Überleitung angeboten zur Bestimmung von Ethos in der Ausübung des ärztlichen Berufes. Über dieses nachzudenken und zu reflektieren ist auch Aufgabe der Ethik, aber nicht in dem Sinne wie medizinische Ethik sich all jener Themen annimmt, die sich in einem Bogen von der Reflexion auf medizinisch-ärztliches Handeln rund um den Lebensbeginn bis hin zu jenem im Blick auf das Lebensende spannen[43], einschließlich der Reflexion auf die Organisation des Gesundheitswesens, die wirtschaftlichen Aspekte, die Fragen der gerechten Ressourcenverteilung, der Rechte und Pflichten des Arztes wie des Patienten, die Fragen nach der Juridifizierung des Gesundheitssystems und des ärztlichen Handelns. Davon zu unterscheiden ist die Reflexion auf das Ethos selbst, das eine Art Vor-Entwurf oder Vor-Projekt ethisch-sittlicher Haltungen,

---

[41] ID., II, 1103b; näherhin führt er die Gedanken zur Bedeutung des «richtigen Planes» im Buch VI, 1138b und 1143b-1145a aus.
[42] ID., II, 1103b.
[43] Hierher gehören die Themenkreise der genetischen Forschung und ihrer therapeutischen Anwendungsmöglichkeiten, die Organtransplantation, die lebensverlängernden Maßnahmen, aktive wie passive Sterbehilfe, Medikamentenmissbrauch und Drogenab-hängigkeit usw.

Einstellungen, Regeln und Normen einerseits darstellt, und andererseits auf die Art, den Charakter, die Verhaltensweise des Menschen selbst verweist.

Das ärztliche Ethos kennt in dieser Hinsicht eine lange bewegte Tradition, die gewachsen ist und ständig zur Reflexion durch Umbrüche und Veränderungen unterschiedlichster Art herausgefordert wird. Den Rahmen dieser Reflexion bildet das Verständnis und der Umgang des Menschen mit seinen existentiellen Grundverfasstheiten: Gesundheit und Krankheit.

2.1.2 Das ärztliche Ethos

Bezug nehmend auf das ärztliche Ethos, wird, wie wir in geschichtlicher Perspektive gesehen haben, darunter die Ausübung der beruflichen τεχνη unter der Einbeziehung eines philosophisch-ethischen Horizontes verstanden. Es geht um das richtige Verhalten dem Patienten, seinem lebensweltlichen Umfeld und seiner Erkrankung gegenüber, um das Bemühen, Erkenntnisse und Erfahrungen über die Natur der Erkrankungen zu vertiefen. Die ärztliche τεχνη, so immer wieder die Forderung, soll das berufliche Wissen und Können und das ethisch-sittliche Verhalten in eins sehen. Auch wenn das fachliche, abstrakt medizintechnische Wissen und Können die Ausübung des Heilungsauftrages dominiert, erweitert die Arzt-Patienten-Beziehung die Anforderungen und Bedürfnisse für das Gelingen dieser Interaktion. Gerade die mit dem Fortschritt verbundene Aufsplitterung in zahlreiche Fachbereiche schafft eine Situation, in der diese Interaktion einerseits auf ein Minimum reduziert ist, andererseits ein Vertrauensverhältnis nie aufgebaut werden kann, wenn der Patient von einem Facharzt zum anderen weitergereicht wird. Der Patient begegnet zwar vielen Ärzten, kann aber kein wirkliches Vertrauensverhältnis aufbauen, das für ihn aber nicht selten vonnöten wäre. Sorge und Angst, die ihn im Gedanken an seine Erkrankung begleiten, verstärken sich besonders in der Anonymität des Klinikalltags, in der durch die Organisationsstruktur die Zeit für den Patienten seitens des Arztes oder der Ärztin auch bei gutem Willen sehr gering ist. Spätestens hier zeigt sich in dieser Situation, dass Gesundheit und Krankheit Lebensrealitäten und - dimensionen sind, die ein empirisch-materialistisches und rational-technisches Verständnis von Leben nicht einzuholen vermag. Gesundheit und Krankheit erfahren, erleben und durchleben ist etwas anderes, als einen organischen Zustand technisch-diagnostisch abzuklären, auf dieser Grundlage prognostisch zu evaluieren und therapeutisch zu behandeln. Etwas anderes ist es auch, ein Gesundheitssystem leistungsfähig und finanzierbar zu halten. Aus der Komplexität des Gesamtbereiches ergeben sich daher auch unterschiedliche Anforderungen an die im Gesundheitswesen Tätigen. Die Tätigkeit des Arztes steht daher, etwas vergröbernd gefasst, in diesem Dreiecksverhältnis von Institution, Wissenschaft und Arzt-Patienten-Beziehung. Wie kann man dieser Situation gerecht werden? Jeder dieser Eckpunkte hat seine eigenen Gesetzlichkeiten und inhaltlichen

Strukturen. In der Arzt-Patienten-Beziehung kulminieren diese unterschiedlichen Bereiche und beeinflussen diese wesentlich. Angesprochen sind damit in ethischer Hinsicht die Einhaltung von Landesgesetzen, die Beachtung von Rechten und Pflichten und schließlich die Praxis von Verhaltensweisen oder Tugenden.

Wenn wir hier vom ärztlichen Ethos sprechen, geschieht das im Blick auf die pluralistische Gesellschaft, in der wir leben. Damit dieses Ethos gesellschaftlich gelingen kann, sind Gesetze, Regeln und Prinzipien nötig, damit ein Minimum an moralisch-sittlichem Verhalten gewährleistet werden kann. Dieses Minimum reicht aber oft nicht aus, die komplexen und unvorhergesehenen Situationen der Entscheidungsfindung zu bewältigen. Davon betroffen ist ebenso der medinisch-ärztliche Alltag, der nicht selten mehr individuelle Situationen kennt, als standardisierte.

Auf diesem Hintergrund hat etwa bereits E.D. Pellegrino eine Neubesinnung auf die Tugenden gefordert, da sie im Sinne der aristotelischen wie auch thomanischen Ethik den Einzelnen zu ethisch-sittlichem Handeln befähigen können, wo Gesetze, Normen und Regeln nicht mehr greifen. Angewandt auf den Arzt meint er:

> Der tugendhafte Arzt handelt nicht aus unreflektierten, unkritischen Einsichten in das, was ihm gut dünkt. Seine Dispositionen sind im Einklang mit jenem »rechten Vernunftgrund« bestimmt, den Aristoteles wie auch Thomas als grundlegend für die Tugend erachten. Die Medizin selbst ist letztlich angewandte praktische Vernunft — eine rechte Weise des Handelns in schwieriger und ungewisser Lage zu einem spezifischen Zweck, d.h. zum Wohl eines Einzelnen, der krank ist. Gerade dann, wenn die Versuchungen des Eigennutzes immer dringlicher werden und unerwartete Nuancen von Gut und Böse auftauchen, treten die Unterschiede zwischen einer auf Tugend und einer auf Gesetz und/oder Pflicht gegründeten Ethik am klarsten zu Tage.
> Ein auf Tugend gegründetes Berufsethos zeichnet sich daher weniger durch Vermeidung offen unmoralischer Praktiken aus als vielmehr solcher, die an der Grenze der moralischen Verantwortung liegen[44].

Die wertplurale Situation, in der wir leben, lässt gerade diese Frage nach dem rechten Verhalten mehr denn je aufkommen. Je ausdifferenzierter und präziser unser Wissen und technisches Können werden, desto schwieriger werden die Entscheidungsfindungen in der konkreten individuellen Situation. Diagnose, Prognose und Therapie sind für den Arzt oder die Ärztin die handlungsleitenden Aufgaben, die sie auf den einzelnen Patienten hin anzuwenden haben. Die Durchführung und der Umgang mit diesen Aufgabenstellungen steht in Diskussion, wenn es um die Frage nach der Ethik und dem Ethos geht. Sowohl das Bemühen um die Aneignung von fachlichem Wissen und Können als auch die

---

[44] E.D. PELLEGRINO, *Der tugendhafte Arzt und die Ethik der Medizin*, 62.

korrekte und sinnvolle Anwendung zum Wohl des Patienten sind nicht technisch-fachliche Notwendigkeiten, sondern, insofern sie aus einem redlichen Bemühen um des praktischen Zieles wegen angestrebt werden, sind sie Ausdruck der moralischen Einstellung zum Beruf. Als ein zentrales Paradoxon in der Medizin nennt E.D. Pellegrino u.a. die Spannung zwischen Eigennutz und Altruismus[45]. Selbst ein intellektuell gut und klug verstandener Umgang mit Gesetzen, Regeln und Prinzipien vermag diese Spannung nicht aufzuheben. Das zeigen nicht selten die Beispiele der Tolerierung von unlauteren Praktiken, die in unserer Zeit der Konkurrenz, der Verrechtlichung und individuellen Maßlosigkeit auch Unterstützung finden. Das traditionelle Arztethos hat im Gegensatz dazu Wohlwollen, Hilfsbereitschaft und Verantwortung in einer Weise interpretiert, dass Eigennutz zu verringern und Altruismus zu vermehren sei. Gesundheit und Krankheit sind keine Ware, die man kaufen oder verkaufen könnte. Natürlich könnte man einräumen, dass die ärztliche Tätigkeit eine Dienstleistung ist. Ist sie das aber wirklich, wenn es sich bei diesen beiden um existentielle Grundbefindlichkeiten des Lebens handelt? Der medizinisch-ärztliche Bereich zeichnet sich daher letztendlich aufgrund seines Gegenstandes durch seine unmittelbare Partizipation am Lebensschicksal der Menschen aus. Daher kann es nicht gleichgültig erscheinen, unter welchem Sinn- und Werthorizont ärztliche Tätigkeit ausgeübt wird. Selbst ein engeres gesetzlich gefasstes und kontrollierendes Korsett kann hier kaum eine wirkliche Hilfe in die richtige Richtung abgeben. Noch bewährt sich zu aller Zufriedenheit die technische Abklärbarkeit und Präzisierung, mit deren Hilfe Diagnose, Prognose und Therapie durchgeführt werden können. Die Frage allein, ob technische Daten ausreichen, das Krankheitsbild und –geschehen eines Patienten adäquat zu beschreiben, verrät diese Problematik des Umganges mit dem heute zur Verfügung stehenden wissenschaftlich-technischen «Wissen und Können». Jeder, der als Arzt oder Ärztin tätig ist, weiß, dass es einen schwierig zu definierenden Überhang an Inhaltlichkeit gibt, der mit der Person des Arztes, des Patienten, dem Verständnis von Natur und Krankheit zusammenhängt. Die begrifflich-objektivierende Erfassung dieses Überhanges findet ihre Grenzen immer wieder in der Inkommensurabilität und Komplexität nicht nur der je individuellen Situation, sondern auch der Unvorhersehbarkeit der Phänomene, die in einem Krankheitsgeschehen auftreten können. Wissenschaftlich-technisches Wissen und Können muss damit rechnen und dies alles ernst nehmen, will es Glaubwürdigkeit und Vertrauen in die Zuverlässigkeit nicht verlieren.

Hier greift nun jene Problematik um das verfolgte Ziel in der ärztlichen Technik, das Gute und Richtige zu tun, ein. Wie lässt sich das Gute und Richtige bestimmen? Genügt es, die erwähnte Verschränkung von wissenschaftlich-medizinisch-technischem «Wissen und Können» mit sittlich-ethischer Kompetenz in

---

[45] Vgl. Ebd., 64.

das rechte Verhältnis zu setzen? Soll dies gelingen, kann es keinen Ansatz in einem von beiden geben, da dies zu einer Vereinseitigung oder zu einem Kompromiss führen würde, der seinerseits, wie jeder Kompromiss, seinen eigenen Schwächen und Unzulänglichkeiten erliegt. Geht es letztendlich nicht um das, was dieser inneren Verbindung vorausgeht, und in diesem Vorausgehen diese innere Einheit konstituiert? Kann aber eine solche innere vorausgehende Einheit adäquat eingeholt werden? Wenn ja, woran ist sie festzumachen und durch welche Inhalte soll sie entfaltet werden?

Das, was wir vorausgehende Einheit nennen, hat in der Tradition das ärztliche Ethos übernommen. Theoretisches und praktisches Wissen stehen hier unter einem Horizont, der auf eine offene Ganzheitlichkeit ausgerichtet ist. Ethos wird in diesem Sinne zu einem lebensinterpretierenden und sinnstiftenden Vor-Projekt, Vor-Entwurf, Raster oder Muster. Dieses gibt orientierungsgebende Perspektiven vor, unter denen das Werten, Urteilen und Handeln vollzogen werden. Dabei geht es aber nicht um das Handeln selbst, sondern angezielt ist das «perspektivische Wie und Was» des Handelnden.

In dieser Interpretations- oder versuchenden Ausgangsweise stehen wir in der Nähe der von Aristoteles begonnenen, entwickelten Tugendlehre, die er als die Lehre von der rechten Mitte bestimmt. Die Inhalte und Voraussetzungen dieser Lehre auf die wir später wieder zu sprechen kommen, haben wir bereits im einleitenden Kapitel behandelt, sodass wir uns darauf beschränken, an ein aristotelisches Wort aus der Nikomachischen Ethik zu erinnern. Aristoteles schrieb: Der tugendhafte Mensch «muss erstens wissentlich, zweitens aufgrund einer klaren Willensentscheidung handeln, einer Entscheidung, die um der Sache selbst willen gefällt ist, und drittens muss er mit fester und unerschütterlicher Sicherheit handeln»[46].

Kurz zusammengefasst sind für Aristoteles Charaktertugend und Vernunft, Gefühle, Dispositionen und das rechte Handeln von Wichtigkeit. Ziel ist das Gelingen eines sittlich guten Lebens, wobei das gute Leben in der Ausschöpfung des Potentials der menschlichen Natur liegt. Aus heutiger Sicht wird man sich fragen, welche Bedeutung diese Ausschöpfung des Potentials der menschlichen Natur hat. Das vor allem auch deshalb, weil wir dieses auf einen erweiterten Rahmen hin, nämlich das Verständnis von τεχνη und Technik, sehen, die zu den Grundlagen ärztlichen Handelns zählen. Dass τεχνη und Technik nicht dasselbe sind, zeigt der Blick in die Geschichte der Deutung dieser Begriffe. Antikes wie mittelalterliches Verständnis unterscheiden sich wesentlich von der neuzeitlichen Auffassung, die zugleich eine eigene Vorstellung von Weltverständnis und Lebensgestaltung entwickelt hat. Davon bleibt das traditionelle ärztliche Ethos nicht unberührt, weil es einem bestimmten, konkreten Welt- und Lebensverständnis verpflichtet ist, das mit dem modernen Technikverständnis

---

[46] ARISTOTELES, *Nikomachische Ethik*, 1105b.

nur schwer, wenn überhaupt vermittelbar ist. Nicht ohne Grund hat M. Heidegger auf diese Eigendynamik der Technik hingewiesen, die sie entwickelt hat. Er ist der Ansicht, dass eine vorgängige instrumentale Bestimmung der Technik auch ethisch in die Irre führt. Er schreibt: «Solange wir die Technik als Instrument vorstellen, bleiben wir im Willen hängen, sie zu meistern. Wir treiben am Wesen der Technik vorbei»[47]. Reflektieren wir über das ärztliche Ethos, so haben wir dem modernen Verständnis von Technik nachzugehen, das in weiten Teilen die heutige Medizin beherrscht. Informed consent, Patiententestament, Patientenverfügung, Teamwork von Ärzten und Pflegepersonal sind im Grunde nur Versuche, einem Technik-verständnis zu wehren, dem wir uns längst unbewusst untergeordnet und ausgeliefert haben und dessen Sinnhaftigkeit wir doch so sehr anzweifeln, weil es uns Probleme bereitet, die wir offensichtlich nicht so einfach zu lösen vermögen.

Aus diesem Grund wollen wir diese Frage des Verständnisses von Technik angehen, insofern dieser Begriff eine zentrale Rolle in der ärztlichen Berufsausübung spielt.

2.2 Der Begriff τεχνη und Technik in der Medizin

Man könnte ein eigenes Werk über diese Thematik verfassen und es würde möglicherweise nicht hinreichen, die Gesamtproblematik zu durchleuchten, zu erfassen oder zu lösen. Wie gesagt, die moderne Technik hat in ihrer Genese eine Entwicklung mitgefördert, in deren weiterem Verlauf sie selbst die dominierende Rolle übernommen hat. Die kurzen Ausführungen in geschichtlich vergleichender Weise machen bewusst, dass die Auseinandersetzung mit diesem Thema weitgreifender und umfassender anzusetzen ist als hier möglich. Kultur-, philosophie- wie wissenschaftsgeschichtliche Aspekte spielen eine wesentliche Rolle, die die Veränderungen bewirkt und Tatsachen geschaffen haben, die uns heute in diskursiver Bewegung halten, vor allem unter dem Aspekt der Sinnbewältigung moderner Technologien. Darin wird die Auseinandersetzung zu einer Frage nach Welt- und Lebensgestaltung, der Frage nach der philosophischen wie auch theologischen Sinninterpretation des von uns zu gestaltenden Lebens, persönlich wie auch gesellschaftlich.

2.2.1 *τεχνη* als Kunstfertigkeit

Die Auseinandersetzung mit dem Begriff τεχνη und dessen ersten ausführlichen Deutungen gehen auf die griechische Antike zurück. Sokrates, dem Platon darin folgt, verwendet τεχνη im Sinne von Wissen, etwas, worauf man sich versteht. Es meint ein Vertrautsein mit einer Sache und damit Umgehen-Kön-

---

[47] M. HEIDEGGER, *Die Frage nach der Technik*, 36.

nen, so wie wir heute noch jemandem unsere Anerkennung und vielleicht auch Bewunderung bekunden in dem Ausspruch: «Der versteht sein Handwerk»[48]. Mit dieser Feststellung ist aber ein Mehrfaches ausgesagt. Die τεχνη kommt einerseits ohne das Wissen nicht aus, ja ist von ihm unabdingbar abhängig, andererseits verkörpert sie eine Art von Verstehen (επιστασθαι), das das Können (δυνασθαι) und das Werk (ερ-γον) miteinschließt. Das «Verstehen» als Fähigkeit des Menschen, handwerklich tätig zu sein, meint aber hier bei den Griechen durchaus mehr als nur z.b. einen Tisch zu fertigen. Es meint ein «Vermögen», ein «verstehendes Umgehenkönnen», das auch als Ausdruck kultureller, geistiger und kreativer Fähigkeit und Tätigkeit verstanden wird. Ob Schuster, Arzt, Bildhauer oder Politiker, jeder hat zwar seine ihm je spezifische Art von τεχνη, die er anwendet, diese hat aber nicht nur einen instrumentellen Charakter, sondern ist wesentlich mitgetragen von der Wertfrage. In Platons Gorgias heißt es etwa, dass der gescheite Werkmeister auch ein guter Werkmeister ist[49]. Verstehen und Gelingen sind damit auf das angestrebte Ziel, das Gute zu realisieren, angelegt. Damit verbindet sich der τεχνη-Begriff mit der Frage nach dem Guten und Wertvollen, nicht abgekoppelt und neutralisierend unabhängig vom Menschen, sondern in innerer Verbundenheit mit dem Menschen selbst, der die τεχνη ausübt.

Wesentlich weiter und ausführlicher wird diese Thematik von Aristoteles behandelt. Zunächst bedeutet ihm τεχνη das Sichverstehen des Menschen auf die Herstellung von Werkzeugen und Gebrauchsgütern, das im umfassenderen Rahmen des künstlerisch-handwerklichen Schaffens oder Hervorbringens (ποιησις) steht. Wie die sittlich-handelnde (πραττειν) und denkend-betrachtende (θεωρια) Wissensweise ist dieses Hervorbringen für Aristoteles eine Wissensweise mit der der Mensch sich werkschaffend in der Welt einrichtet und entfaltet. In diesem weiteren Sinne ist τεχνη daher mit ihren «künstlichen» Werkzeugen und Werken «Kunst». Diese Kunst als Kunstfertigkeit bestimmt sich nach ihm aber nicht nur dadurch, dass der Menschen diese Fähigkeit besitzt, sondern auch in der Unterscheidung zu dem, was die Natur hervorbringt, das «von selbst» entsteht oder wird[50]. Beide unterschiedlichen Weisen des «Hervorbringens» verkörpern für Aristoteles keinen notwendigen Gegensatz, da der Mensch selbst Teil

---

[48] Nebenbei angemerkt, worauf wir später zurückkommen werden, überträgt Sokrates diesen Sinn von τεχνη, in dem der Begriff des Wissens miteingebunden ist, auf seine Überlegungen zur Ethik. Nach ihm ist «Tugend Wissen», das in der Neuzeit zur fäschlichen Umkehrung führt «Wissen ist Tugend». Bereits Sokrates musste sich dieser möglichen Interpretation stellen, dass Tugend deshalb lehrbar sei, weil sie durch Wissen angeeignet werden kann. In dieser Spannung bleibt er aber zeit seines Lebens verhaftet, ohne eine befriedigende Lösung zu finden. Nicht anders bei Platon. Erst mit Aristoteles wird es hier eine schärfere Präzisierung geben.
[49] Vgl. PLATON, Gorgias, 491a.
[50] Vgl. ARISTOTELES, Metaphysik, 1070a.

dieser Natur ist, aus der er hervorgegangen ist. Diese Natur gibt ihm erst den begrenzten Spielraum seines freien Wirkens durch das, was sie ihm selbst gegeben hat und bietet: die eigenen menschlichen Voraussetzungen und Kräfte wie auch die Werkstoffe, mit denen er arbeiten kann. Bekannt werden diese und das Wissen um ihren Gebrauch durch Erfahrung, und als «traditionelles» Wissen werden sie in ständiger Übung erlernt und gelehrt. Das Ziel der τεχνη ist demnach nicht der Versuch, die Natur sich zu unterwerfen, sondern zu verändern und zu verbessern auf eine Weise, die alle Natur ergänzt und vollendet.

An diesem Punkt setzt nach Aristoteles die Reflexion auf das Verständnis von Natur und die τεχνη als Kunst ein, beides zusammen als ein Diskurs einerseits über den schöpferisch-werktätigen Menschen und andererseits über die Bedeutung von Kultur, Schönheit, Ästhetik usw. Dadurch wird wiederum klar, wie wichtig die Reflexion auf den Begriff von Natur ist, der vom Menschen aber nicht eingeholt werden kann, insofern er sich ihr nicht gegenübersetzen kann wie ein neutraler Beobachter. Damit versteht sich von selbst, dass τεχνη hier nicht auf das «Beherrschen» Können ausgerichtet ist, sondern als eine Art Imitatio der Natur selbst angelegt ist.

An diesem Verständnis ändert sich in der späten Antike und im Mittelalter nicht viel. Kunst im engeren Sinn und Handwerk werden auch hier miteinander verbunden und in ihrer unmittelbaren Anlehnung an die Natur und in ihrem traditionellem Charakter gesehen. Τεχνη ist das verständige und geübte «Können» des Menschen. In dieser Epoche kommt es nun durch den christlichen Glauben zu einem Wandel in diesem Verständnis, insofern die antike Auffassung von der Natur als ein selbstgenügsamer und ewiger Wirkzusammenhang aufgesprengt wurde auf dem Hintergrund des Schöpfungsglaubens, dass die Welt von Gott als ein zeitlich-endliches Werk geschaffen wurde. In dieser Perspektive versteht sich der Mensch nicht mehr unmittelbar aus der Natur hervorgegangen, sondern aus Gottes Hand, und «in» die Welt gestellt. Damit erhält die Welt selbst einen künstlerisch-technischen Charakter, indem nicht mehr die Natur dem Menschen seine Freiheit gewährt, sondern sie ihm aktiv im Schöpfungsauftrag zugesprochen wird: «Die Erde sich untertan» zu machen ist nun seine Aufgabe[51]. Damit mussten sich alle Verhaltensweisen des Menschen zur Welt, das Erkennen, Handeln und Schaffen, verändern. Aber nicht der biblische Schöpfungsauftrag als solcher hat den Verständniswandel eingeleitet, sondern die Deutungen der Vermögensweisen des Menschen als Entfaltungen der ursprünglichen «ars humana» und als Abglanz der «ars divina», welche die Welt schuf, erhält und lenkt. Da sich aber dem menschlichen Selbstverständnis die gottgegründete Wahrheit, Allgemeingültigkeit und Beständigkeit der Weltordnung, das eigentliche Wesen der

---

[51] Vgl. Gen 1,28.

Dinge verbergen[52], der Mensch aber seine Welt einzurichten und zu gestalten hat, wird seine Stellung als Subjekt gegenüber den Dingen als Objekt grundlegender und bestimmender.

Auf diesem Hintergrund der Deutung von τεχνη präsentierte sich uns das Verständnis der Medizin in der Antike und Mittelalter. Unter der «ιατρικη τεχνη», der ärztlichen Kunst, wurden alle Fähigkeiten und Fertigkeiten verstanden, die medizinisches Denken und Wissen in ärztliches Handeln und Verhalten umsetzten. So bedeutete der Begriff τεχνη im Hippokratischen Schrifttum die wissenschaftliche Durchdringung der Krankheiten und das kunstvolle Geschick bei der ärztlichen Behandlung. Ebenso bedeutete τεχνη die Herstellung von Heilmitteln wie auch die chirurgischen Kunstgriffe, die in diesem Begriff mitenthalten waren. Die «ars medica» umfasste somit die von der Theorie geleitete und einem Ethos verpflichtete Praxis.

Die heutige Diskussion um ethisch-sittlich verantwortetes Handeln in und mit der modernen Medizin ist Ausdruck dieser alten ärztlichen Tradition, wie deren Gültigkeit und deren «Wie» in unserer Zeit weitergeführt werden können. Dieses Suchen und Ringen ist wesentlich Zeichen auch dafür, daß τεχνη und Technik im modernen Sinn nicht mehr dasselbe meinen wie in der antiken und mittelalterlichen Vergangenheit. Der Mensch als Subjekt drohte im Zuge der neuzeitlichen Entwicklungen in der Medizin an den Rand gedrängt zu werden. Τεχνη im alten Sinn ging nach und nach im sich neu entwickelnden Verständnis von Technik auf, das bis heute in einer kontroversiellen Diskussion steckt. Bei F. Nietzsche heißt es an einer Stelle: «Die Presse, die Maschine, die Eisenbahn, der Telegraph sind Prämissen, deren tausendjährige Conclusion noch niemand zu ziehen gewagt hat»[53]. Wird diese Konklusion jemals gezogen werden können?

---

[52] Diese Problematik wird im Konzeptualismus und Nominalismus eingehend diskutiert. Dem Nominalismus zufolge entspricht den allgemeinen Begriffen des Denkens kein Allgemeines im Sein selbst. Das Allgemeine verstehen ihre Vertreter nur als die Zusammenstellung der Ähnlichkeiten von Dingen im Bewusstsein, wodurch der Begriff selbst zur bloßen Sammel-Bezeichnung (nomen = Namen) wird. In diesem Sinne fehlt den Begriffen jede Möglichkeit, im Vorgriff auf die Dinge deren wesentliche und unwesentliche Merkmale voneinander zu trennen. So kann jede der Eigenschaften in der individuellen Eigenschaftsmannigfaltigkeit am Einzelding bedeutsam werden. Konsequenterweise sind nur diese Einzeldinge im eigentlichen Sinn wirklich. Damit fällt die Erkenntnis mit der empirischen Erfahrung zusammen. Mit dieser Verstehensweise stand im Grunde der Entfaltung der experimentellen Naturwissenschaft nichts mehr im Wege. Ähnlich wie der Nominalimus, begründet im 11. Jh. von Roscellin, sieht der Konzeptu-alismus, seinerseits aus dem Nominalismus hervorgegangen, dessen Hauptvertreter Okham war, das in den Begriffen (conceptus = Begriff) erfasste Allgemeine nicht in der Seinsordnung des Seienden selbst, sondern nur im Geist existierend. In philosophiegeschichtlicher Einordnung provozierte das den so genannten Universalienstreit. — Vgl. M. MÜLLER – A. HALDER, *Kleines philosophisches Wörterbuch*, 144. 190f.

[53] Vgl. F. NIETZSCHE, *Prämissen des Maschinen-Zeitalters*, 674.

Technik, die sich in das Kleid einer Weltanschauung gewandet hat, wirft hier mehr Fragen auf, als möglicherweise beantwortet werden können.

2.2.2 τεχνη als Weltanschauung

Naturwissenschaft ohne Technik wäre wie die physikalischen Kenntnisse über den Dampf ohne die Dampfmaschine, die die Industrielle Revolution und damit eine der grundlegendsten Veränderungen der menschlichen Kulturgesellgeschaft und -gemeinschaft herbeigeführt hat. Wir werden keine überzogene Behauptung aufstellen, wenn wir feststellen, dass die modernen Wissenschaften wesentlich weniger bedeutsam wären, würden sie sich nicht in eine praktisch-technische Handhabung umsetzen lassen. Forschung um Wissen und Erkenntnisse zu vermehren ist eine Sache, diese in die praktische Anwendung überzuführen eine andere. Hoffnung und Faszination haben die wissenschaftlichen und technischen Entwicklungen in den letzten Jahrhunderten insofern begleitet, als die erzielten Erfolge die Lebensgestaltung des Menschen entscheidend verbesserten und die Handlungsmöglichkeiten auf ein noch nie da gewesenes Maß ausweiteten. Kann Technik daher heute noch so verstanden werden, wie in den Kulturepochen vor uns? Moderne Technik hat heute eine eigene kultur- und gesellschaftsprägende Größe angenommen, deren Umfang und Einfluss uns mehr in ihren Bann zieht, als uns lieb ist. Man ist versucht, an die Worte aus Goethes Zauberlehring zu denken. Können wir so ohne weiteres die Technik-entwicklung als ein vorübergehendes kulturepochales Ereignis in der Menschheitsgeschichte ansehen, mit dem der Mensch umzugehen erlernen muss. Ein schlichtes Hinnehmen und Sich-daran-Gewöhnen wird nicht den Weg der Bewältigung darstellen, das aber nicht nur aufgrund der heute viel beschworenen Folgen- und Schadensreflexion, sondern auch aufgrund der möglicherweise noch dringenderen Frage nach der mit der Technik verbundenen Sinngestaltung und – orientierung menschlichen Lebens und Daseins.

Der Bereich der Medizin scheint uns ein «exemple par excellent» für diese Fragestellung. Lebensbeginn wie Lebensende, Akuterkrankungen wie chronische Leiden erscheinen im Licht der Technik nicht selten als handhabbare Situationen. Aber gerade eine solche Sichtweise lässt ihre Unzulänglichkeit im konkreten Umgang mit dem betroffenen Menschen erkennen. Moderne Technik hat ihre eigenen Charakteristika wie Instrumentalität, Mittel-Zweck-Relation, Neutralität, Ambivalenz, wobei damit aber ihr Wesen und wie sie auf uns Einfluss nimmt, noch nicht vollständig erfaßt ist. Nicht ohne Grund werden wir uns bewusst machen müssen, dass durch und mit ihr ein neues Verständnis von Leben und Welt mitbegründet worden ist. Sie ist nicht nur Instrument der Weltentdeckung, der Bemächtigung von Natur und Leben geworden, sie suggeriert zugleich im Machbaren das «Wie» der Welt und des Lebens. Hat damit der Mensch einen Ersatz für das Unaussprechbare, das Geheimnisvolle, das Unerwartete und Nicht-Begreifbare seiner Existenz und seines Daseins gefunden? Geht man dem Begriff von Technik nach, werden sich diese Fragen stellen, ohne dass man sich lange die Frage stellen muss, wie weit Technik Sinn macht. Den rein instrumentellen Charakter der Technik erheben zu wollen, verkennt, wie M. Heidegger festgehalten hat, die eigentliche Dimension welche die Technik in Verbindung mit den Naturwissenschaften verkörpert. Es wäre aber eine Illusion zu meinen, wir könnten hinter diese Entwicklungen und Errungenschaften zurückkehren. Zuviel an Positivem und Wertvollem haben sie dem Menschen gebracht und deutlich werden lassen, dass Technik ein Ausdruck der schöpferisch-kreativen Tätigkeit ist. Wenn sie das ist, stellt sich die Frage, ob der Mensch damit nicht einen — um es in einem biblischen Bild auszudrücken — Turmbau von Babel begonnen hat, dessen Fundamente, auf die er diesen errichtet, er nur teilweise kennt, und dessen Termin der Fertigstellung ihm immer weiter in eine unbekannte Zukunft entrückt wird, je weiter er in den Detailerkenntnissen voranschreitet. Damit wollen wir nun aber keine direkte Kritik verbinden, sondern darauf aufmerksam machen, dass Technik zwar in ihrem instrumentellen Charakter Neutralität besitzt, aber in ihrem operativen Charakter Ausdruck von Lebensinterpretation und -gestaltung gleichermaßen ist.

Damit schließt sich in gewisser Weise der Kreis zu dem Verständnis von τεχ-νη unter dem Einfluss des christlichen Schöpfungsauftrages, in dem die Stellung des Menschen gegenüber den Dingen der Welt eine distanzierend objektivierende wird. A. Halder hält für die weitere neuzeitliche Entwicklung fest:

> Erst mit der Loslösung jedoch aus den überlieferten religiösen Bindungen in der Aufklärung und der Autonomieerklärung des menschlichen Könnens entfaltet sich die neuzeitliche Technik als grundsätzlicher, nicht mehr an einen Auftrag, sondern nur mehr an sich selbst gebundener *Beherrschungswille* der Welt im ganzen, der diese in ihrer reinen Erscheinungshaftigkeit, ohne Rückgang auf "Wesen" und "Wesenordnung", sich durch quantitative Grundbestimmungen (Kraft, Größe, Masse, Dichte, Geschwindigkeit, usw.) als berechenbaren Mechanismus gegenüberstellt (Kopernikus, Galilei, Descartes, Kepler, Newton)[54].

Der Spielraum der handwerklichen Möglichkeiten und Regeln wird nicht mehr nur in unmittelbarer und traditioneller Erfahrung dessen, was die Natur bietet, gewonnen, sondern der wird durch den wissenschaftlichen Entwurf geöffnet und durch die selbstgeplante und beherrschte Erfahrung, das Experiment, erzwungen. Die Technik ist damit in ihrem Wesen kein «ethisch-neutrales Instrument» mehr, sondern ein Grundverhältnis des Menschen zur Welt, «das sich zu seiner Verwirklichung erst die Instrumente schafft»[55]. Hinsichtlich einer ethischen

---
[54] Vgl. M. MÜLLER – A. HALDER, 271.
[55] Vgl. ID., 272; Für M. Heidegger bedeutet dieses technische Verhältnis des Menschen zur Welt, das im 17. Jh. in Europa entstanden ist, «eine völlig neue Stellung des Menschen in der Welt und zur Welt». Vgl. M. HEIDEGGER, *Gelassenheit*, 17.

Auseinandersetzung mit der Technik sieht etwa M. Heidegger das Grundproblem nicht in einer «Ethik der technischen Welt», sondern in ihrer rein instrumentellen Betrachtungsweise[56]. Das Problem der Technik ist daher nicht unmittelbar ihr instrumenteller Charakter oder ihre Mittel-Zweck-Relation, vielmehr erscheint die Problemstellung an die Wurzeln des ureigensten Selbstverständnisses des Menschen in dieser Welt zu reichen.

Im Zuge der Technikkritik äußerte G. Anders, ob der Mensch überhaupt noch Subjekt hinsichtlich der Technik ist und nicht vielmehr die Frage darin besteht, «was die Technik aus uns gemacht hat, macht und machen wird»[57]. Nicht unwichtig erscheinen uns in diesem Zusammenhang die Äußerungen C.F. von Weizsäckers, der u.a. meinte: «Unsere heutige Kultur ist in der Tat nicht nur nicht asketisch, sondern sie ist bewusst antiasketisch ... Sie ist im Effekt technokratisch, auch dort, wo sie plan-wirtschaftlich auftritt: der Wert, der sich durchsetzt, ist der Fortschritt der Technik, auch wo wir in subjektiv ehrlichen Bekenntnissen andere Werte wie individuelle Freiheit oder Solidarität und soziale Gerechtigkeit höher stellen»[58]. In seiner kritischen Reflexion auf die Macht oder Übermacht der Technik, wie sie auf uns einwirkt und in ihren Bann zu ziehen sucht, fordert er eine Kultur der Askese oder Enthaltsamkeit:

> Technik als Selbstzweck kann in einer Entwicklungsphase förderlich sein, so wie zur Entstehung der menschlichen Kultur ohne Zweifel der Spieltrieb einen wesentlichen Beitrag geleistet hat. ... Aber der Mensch kann nicht bestehen, wenn er den Unterschied von Spiel und Ernst nicht begreift: Das nennt man Erwachsensein. Alles zu machen, was technisch möglich ist, ist ein letztlich untechnisches Verhalten, eine Kinderei. Erwachsener Gebrauch der Technik verlangt die Fähigkeit, auf technisch Mögliches zu verzichten, wenn es dem Zweck nicht dient. Es verlangt Selbstbeherrschung. Technik ist als Kulturfaktor nicht möglich ohne die Fähigkeit zur technischen Askese[59].

Versucht man die unterschiedlichen Kritiken und Auseinandersetzungen mit der Technik zu überblicken, bestätigt sich das eigendynamische Geschehen, welches die Technik angenommen hat. Sie entwirft uns ein Bild des handhabbaren Lebens, wobei sie nicht einem statischen Systemdenken folgt, sondern einem nach vorwärts gerichteten dynamisch-offenen System. Was kann diesem als Alternative gegenübergestellt werden, wenn es eine Integrationsfähigkeit besitzt, die scheinbar alles zunächst Entgegenstehende in der so genannten Vernetzung in sich aufnehmen kann, ohne daran Schaden zu nehmen? Vordergründig gesehen,

---

[56] Vgl. ID., *Beiträge zur Philosophie*, 353-359.
[57] Vgl. G. ANDERS, *Die Antiquiertheit des Menschen*, 7.
[58] Vgl. C.F. VON WEIZSÄCKER, *Deutlichkeit*, 57.
[59] Vgl. ID., 69.

erscheint dieses Modell plausibel und einsichtig, da nicht ausgrenzend[60]. Damit vermag sie den An-spruch eines ganzheitlichen Erfassens der Phänomene des Lebens zu proklamieren, was letztendlich aber doch eine trügerische Vorgabe ist. Denn nicht die Technik schafft sich, sondern der Mensch schafft sie und sie tut letztendlich das, was ihr der Mensch nach mathematisch-rasterhaftem Denken vorgibt. Außer Kontrolle gerät sie, wenn der Mensch selbst etwas übersieht oder einen Fehler begeht. Dabei kann dieses «Übersehen» mehreres bedeuten. Das Wesentlichste ist die Tatsache, dass in der systemimmanenten Logik der Technik das Chaos keinen Platz hat. Technik ist so angelegt, dass sie umgekehrt dem Chaos entweder Ordnung aufzwingen will oder es Stück für Stück entchaotisieren will, ohne daran zu denken, selbst in ein Chaos stürzen zu können. Damit eignet sich die Technik aber andererseits einen Zwangscharakter, ein totalitäres Gehabe an, das z.B. nicht mit der — wie auch immer zu verstehenden — Freiheit des Menschen rechnet. Wir werden nicht zu Unrecht behaupten können, dass Technik in sich die Neigung nicht nur zur Befreiung, sondern auch zur Knechtung hat. In letzter Konsequenz befreit Technik nicht, sondern zwingt oder verpflichtet. Weiters schließen diese Überlegungen auch die Frage nach den in der Technik als gültig und richtig anerkannten Grundlagen ein. Für die Technik gilt, wie für Naturwissenschaften, dass nur das «verwertbar» ist, was experimentell nachweisbar und damit verstehbar gemacht werden kann. Somit fällt aus dem Blickfeld der Technik, von ihren Grundlagen her gesehen, all das, was experimentell, d.h. aber auch positivistisch, nicht fassbar ist.

Damit zeigt sich aber, dass die Reflexion auf Technik und deren Wesen eine philosophisch-ontologische wird, will man Technik nicht nur aus einer negativierend abgrenzenden — z.B. Folgen und Schadenspotential ausgrenzender — Position heraus bestimmen. Die eigentliche Problematik liegt daher im Versuch, das Wesen der Technik und ihre Stellung im Gesamt des menschlichen Daseins und Lebens zu deuten und damit über die instrumentale und anthropologische Bestimmung hinauszugehen. Gerade die Technikproblematik in der Medizin kann ein solches Bewusstsein schärfen, dass Technik und innovative Technologie transparent gemacht werden sollten auf den ganzheitlichen Horizont menschlichen Daseins. Mit welchen Schwierigkeiten das verbunden ist, zeigt im Vorfeld die Diskussion zwischen Naturwissenschaft und Philosophie wie Theologie. Die Handlungssinnhaftigkeit in der Medizin ist zwar von der praktischen Frage geleitet, was hilft und was nicht hilft, aber es darf darin die Frage nicht vergessen oder verdrängt werden, wie Technik und technisches Können ein konkretes Krankheitsgeschehen interpretieren. Stößt die Technik an ihre Grenzen, bleibt nicht selten gähnende Ratlosigkeit und indifferente Distanziertheit. Aus diesem Grund werden wir wieder zurückgeworfen auf die genuin philosophi-

---

[60] Man denke hier an die «lernende» Technologie, wie etwa der Roboter- und Computerentwicklung.

schen und theologischen Fragen nach der interpretierend verstehenden Sinndeutung menschlichen Lebens, die zugleich Sinnorientierung werden kann. Leid, Tragik, Schmerz, Sinnlosigkeit z.b., die sehr oft das persönliche Erleben schwerer Erkrankungen begleiten, geben berechtigterweise Anlass zur Forcierung von Forschung und Technikinnovationen, weisen aber andererseits aus sich heraus auf die letzten Sinnfragen unseres Dasein. Zugegebenermaßen wird man von der Technik darauf keine Antworten erwarten können.

Technik und technologische Innovationen verstehen wir aber nicht als eigenständige Bereiche, die unvermittelbar diesen angezeigten philosophisch-theologischen Fragen gegenüberstehen. Das ist vor allem dort der Fall, wo Technik und Technologie zu einer «Gesinnungshaltung» werden und die Züge einer Weltanschauung oder Ideologie annehmen. Es versteht sich von selbst, wenn diese Gesinnungshaltung als Grundlage der medizinisch-ärztlichen Tätigkeit dient, kommen die Medizin und ihre Aufgabenstellungen dort an ihre Grenzen, wo die Technik selbst ihre Grenzen hat.

Unsere weitere Auseinandersetzung zielt auf die Problematik einer solchen Gesinnungshaltung. Es geht uns daher in erster Linie nicht um die Sinnhaftigkeit der Anwendung von Technik und Technologie, deren unschätzbaren Nutzen, Sinn und Wert wir nicht in Zweifel ziehen, sondern um die Perspektivität, unter deren Leitung Arzt-Sein und ärztliche Tätigkeit vollzogen werden.

Auf dem Hintergrund dieser allgemeinen Überlegungen zu τεχνη und Technik wollen wir im Folgenden der Frage nach dem ärztlichen Ethos und seiner sinnorientierungsgebenden Bedeutung nachgehen.

3 Ärztliches Ethos als Sinnorientierung im Beruf

Wie soll aber nun ein ärztliches Ethos formuliert werden, das den Anspruch der Sinnorientierung in der täglichen Praxis erheben kann. Im Ablauf unserer Auseinandersetzung haben wir unterschiedliche Aspekte, Rahmenbedingungen und Momente angesprochen, die die ärztliche Tätigkeit kennzeichnen und unterschiedliche Sinn- und Wertfragen aufwerfen. Eine der zentralen Fragen, die immer wieder diskutiert werden, richtet sich auf die «Verwissenschaftlichung» und Technisierung der Medizin. Inwieweit und in welcher Form hat sie die Medizin und das medizinisch-ärztliche Handeln verändert und im Zuge dessen auch das ärztliche Ethos? Eine der dringenden Fragen richtet sich deshalb auf die ethische Bewältigung dieser Entwicklung, die durch die Ausweitung der «Grenzfallsituation» die Sinnhaftigkeit der Handlungsmöglichkeiten in Diskussion bringt. Reicht deshalb das traditionell-ärztliche Ethos, verkörpert im Hippokratischen Eid, noch aus, dieser Situation gerecht zu werden? Die zahlreichen Antwortversuche fallen unterschiedlich aus und versuchen im Rahmen der medizinischen Ethik vorwiegend problemzentriert die einzelnen Sachbereiche ethisch aufzuarbeiten, vor allem auch aufgrund der Tatsache und Ansicht, dass die traditionel-

len Prinzipien, Normen und Regeln nicht mehr hinreichen, die sich in der Praxis ergebenden Konfliktsituationen zu bewältigen. Welcher Sinn und welche Bedeutung können deshalb noch einem ärztlichen Ethos zukommen, das handlungs- und sinnorientierend ist?
Der folgende Versuch geht auf dem Hintergrund des Vorausgegangenen dieser Frage nach.

3.1 Technikbewältigung durch die Tugendlehre?

Zunächst wollen wir festhalten, dass das ärztliche Ethos nicht unmittelbar handlungsleitend in dem Sinne ist, dass es Kriterien und Anweisungen enthält, wie in einer konkreten Situation bewertet, beurteilt und entschieden werden soll. Die Aufgabe des Ethos besteht in einer anderen Hinsicht, es will eine Gesamtperspektive schaffen, ausgedrückt durch Einstellungen, Grundhaltungen und Prinzipien, die zum Gelingen der ärztlichen Tätigkeit auf ein konkretes Ziel hin, nämlich das Heil und Wohlergehen des Patienten, zielt, seit alten Zeiten bezeichnet im Prinzip des «salus aegroti suprema lex». Damit zielt das ärztliche Ethos auf den Arzt/die Ärztin, die darin in ihrer Person in Anspruch genommen werden. Wie kann man und soll man diesem genannten Prinzip in der heutigen technologisierten Medizin als Arzt gerecht werden? Die vielfältigen Handlungsoptionen, gepaart mit der Resourcenfrage, scheinen, wie die medizinethische Diskussion zeigt, auf einen Streit der Interessensgruppen und auf ein Ringen um die anthropologischen Voraussetzungen, nämlich das Verständnis des Menschen als Person, hinauszulaufen. Eine der wichtigsten Vorentscheidungen scheint uns, ob es in der Tätigkeit des ärztlichen Berufes um Krankheit und Gesundheit, technisch-funktional gesehen, geht oder um den «erkrankten Menschen». Diese Vorentscheidung ist insofern wichtig, als der weitere Fortgang davon geleitet wird. Die Verwissenschaftlichung und Technologisierung der Medizin tendiert zur ersten Betrachtungsweise, der rationalen Erklärbarkeit und damit Beherrschbarkeit von Krankheit und Gesundheit. Die zweite negiert nicht die erste, sieht aber zugleich und auch zuerst den erkrankten Menschen.
Da uns diese letztere Sichweise näher liegt, treffen wir eine Entscheidung, der eine reflexive Methode zugrunde liegt, die den Menschen und damit eine gesamtheitliche Perspektive anpeilt. Diese Grundvoraussetzung intendiert weiters, dass — welcher Standpunkt auch immer eingenommen wird — eine interpretative Reflexionsart in beiden Fällen am Werk ist, ob nun mit einem ausdrücklich direkten weltanschaulichen Bezug oder nicht. Das Maß der Objektivität enthält, wie bereits oben erwähnt, immer schon einen subjektiven Anteil. Weil wir als Menschen agieren, gehören zum Maß dessen, was an Gutem realisiert werden kann, sowohl die willentliche Zuarbeit und Zusammenarbeit wie auch die eingebrachten Wertvorstellungen und Werteskalen, die in der Orientierung am genannten Leitbild des ärztlichen Handlungszieles zu entwickeln sind.

Eine der wichtigsten Voraussetzungen dafür wäre eine medizinische Anthropologie, die im Dialog mit human- und geisteswissenschaftlichen Disziplinen erarbeitet werden müsste[61], von uns aber hier nicht m.E. entwickelt werden kann. So werden Begriffe wie Menschenwürde, Freiheit, Toleranz usw. aus den anthropologischen Grunddaten[62] unserer weltanschauungspluralen Gesellschaft zu den anthropologischen Leitbegriffen. Diese können auch als jene Begriffe der Verständigung zwischen den verschiedenen Ansätzen verstanden werden, die zum Grundbestand einer patientenorientierten Medizin gehören.

Bereits die sprachliche Ausdrucksweise, dass Gesundheit nicht wiederhergestellt, sondern «wiedergewonnen» wird, weist auf die erlebens- und erfahrungsgebundene Prozesshaftigkeit von Krankheit hin, der die ärztliche Tätigkeit gerecht zu werden sucht. Wissen und Können als empirisch-praktisches Vermögen stellen zwar die Grundvorraussetzungen für ein gelingendes Handeln am kranken Menschen dar, würden aber als solche zu kurz greifen, wären sie nicht auf das Gesamtwohl dieses Menschen hin transparent. In dieser Hinsicht ist das medizinisch-ärztliche Handeln «praktisch».

So gesehen, gewinnt die Technikfrage in der Medizin und in einem ärztlichen Ethos eine andere Perspektive. Naturwissenschaftliche Methodik und Technik haben eine dienende Funktion und keine ideologisierend interpretative. Zwar liegt der wertvolle Sinn von Forschung und Technikentwicklung in der Erweiterung und Verbesserung der Handlungsoptionen, ihre Werthaftigkeit aber erhält sie nicht aus sich selbst, sondern in ihrer Transparenz auf die Sinn- und Werteinsichten des Daseins und Lebens hin. Die aristotelische Feststellung, dass wir nicht philosophieren, «um zu er-fahren, was ethische Werthaftigkeit sei, sondern um wertvolle Menschen zu werden», bleibt auch heute noch gültig. Nach Aristoteles wäre sonst dieses Philosophieren nutzlos[63]. Betrachten wir in diesem Horizont der antiken griechischen Ethik die Wurzeln des ärztlichen Ethos, rückt der Hippokratische Eid in ein besonderes Licht: Sinn- und Wertziel ärztlicher Tätigkeit ist es, ein guter und erfolgreicher Arzt in einem umfassenden Sinn zu werden. Wissen und Können als sachgemäßes Verstehen, redliches Bemühen um Einsicht und Erkenntnis von Natur und Leben sind den Grundhaltungen zwischenmenschlicher Begegnung und Beziehung zugeordnet. Das Gelingen wird

---

[61] Wir hatten bereits darauf hingewiesen, dass eine solche von namhaften Autoren gefordert wurde, aber immer Gründe auch heute nicht wirklich vorliegt. Die Gründe dafür sind unterschiedlicher Art, aber es gilt weiterhin diese Bemühung nicht brach liegen zu lassen, entspringen ihr doch jene Anhaltspunkte, an denen ärztliches Handeln sich orientiert.

[62] Diese sind allgemein verpflichtend. Es fällt aber auf, dass die schlüssige Beweisführung für ihren unantastbaren sittlichen Anspruch gemieden wird. Selbst der Hinweis auf I. Kant reicht im Grunde dafür nicht aus. Weil ihre unantastbare Gültigkeit aus dem «Sein» des Menschen letztendlich folgt, ist dies eine metaphysische oder ontologische Letztbegründung, die als solche von nicht wenigen abgelehnt wird.

[63] Vgl. ARISTOTELES, *Nikomachische Ethik,* 1103b.

nicht einem «theoretischen» Wissen zugeschrieben, sondern dem «praktischen». In der Reflexion auf die Berufsausübung laufen die Fäden in dieser Perspektive im Wesen des Menschen zusammen. In diesem Wesen liegt letztendlich das «Wie» der auszuführenden Handlungen begründet. Die normativen Festlegungen, formuliert in den Prinzipien, zielen aber nicht auf ein Gesetzesdenken, das vorschreibt, was zu tun ist, sondern vielmehr auf eine Voraussetzung oder Gegebenheit im Wesen des Menschen selbst, das den Grund für bewusstes und verantwortliches Handeln darstellt und dieses ermöglicht. Man kann es sittliches Bewusstsein, Gewissen oder auch anders bezeichnen, es drängt zur Realisierung eines gelungenen Lebens im Beruf. Die darin verfolgten Ziele und Perspektiven bestimmen sich aus dem vorgegebenen Bezugs- oder Handlungsrahmen, wobei dieser konkrete ärztliche Rahmen weiters mitbestimmt wird durch ein gesondertes Vertrauensverhältnis. Wie kann nun aber das gute und rechte Handeln in einer derart vielschichtigen medizinisch-ärztlichen Situation realisiert werden, in der Gewissheit und Ungewissheit, richtig und falsch, Erfolg und Scheitern, wunschgefüllte Hoffnung und Realität so eng aneinander gebunden scheinen?

Die antike Philosophie und ihre geistesgeschichtliche Weiterentwicklung kennt dafür die Lehre der Tugenden. Welche Bedeutung ihr zukommt und was sie meint, sucht das Folgende zu erklären.

3.2 Der Sinn der Tugendlehre

«Die Lehre von der Tugend zählt zu den Grundformen, in denen man das sittliche Tun und Sollen des Menschen systematisch zu erfassen sucht»[64]. Bei Platon wie Aristoteles[65], bei denen sie ihre erste tiefgreifend systematische Entfaltung erfährt, wird sie nicht aus dem grundsätzlich sittlichen Bewusstsein des Menschen entwickelt, sondern in Anlehnung an ihre je eigene Seelenlehre. Das Ziel des sittlichen Bemühens besteht bei beiden in der Erlangung der Harmonie, der Seinsvollendung oder Glückseligkeit (ευδαιμονια).

Aristoteles Entwurf versucht zu zeigen, dass die Tugend keine Eigenschaft der Handlungen ist, sondern das, was diesen zugrunde liegt. Sie ist Ursache und Grund des tugendhaften Handelns, die eine durch Übung erworbene und gefe-

---

[64] J. GRÜNDEL, Tugend, in: LThK, 10, 395.

[65] Als Begriff αρετη reicht sie zurück bis in die griechische Antike und tritt mit Aischylos in Form der Vierzahl (vier Kardinaltugenden) in eine erweiterte Bestimmung, die Sokrates von der aristokratischen Standestugend zur sittliche Bürgertugend umwertete und auf die sittliche Tüchtigkeit einschränkte. Platon ordnete hingegen den von ihm angenommenen drei Ebenen der menschlichen Seele drei Grundfunktionen der menschlichen Aktivität zu. Einsicht und Weisheit gehören für ihn der vernünftigen, Mannhaftigkeit oder Tapferkeit der mutartigen, Maßhaltung der triebhaft-begehrenden Ebene an. Wirken alle drei zusammen wird, die Harmonie im psychischen und politischen Bereich erreicht, die sich schlussendlich in der alles umfassenden Tugend der Gerechtigkeit äußert. — Vgl. ID.

stigte seelische Haltung darstellt. Durch sie können alle Regungen des sinnlichen Strebevermögens, die Leidenschaften, der Vernunft unterstellt und «maßvoll» nach dem Prinzip der rechten Mitte gehandhabt werden. Ausgangspunkt der Tugendlehre sind nach ihm die zu unterscheidenden Vermögen der Seele: das erkennende und begehrende Seelenvermögen. Dem Ersteren sind die Verstandestugenden (dianoetische) und dem Zweiten die ethischen Tugenden zugewiesen[66]. Unter ihnen gibt es keine Rangordnung außer der Tugend der Klugheit. Als dianoetische ist sie Voraussetzung und Verknüpfung der ethischen Tugenden, wobei sie aber von diesen wiederum abhängt. Wie Aristoteles zu dieser Annahme der Tugendlehre kommt, erklärt er, wie gesagt, aus der Unterscheidung der Seelenvermögen, die im Grunde drei an der Zahl sind. Als drittes Vermögen gilt die Sinneswahrnehmung, die aber «nicht Ursprung eines Handelns werden» kann[67]. Vielmehr ist das Handeln verursacht durch das Denken und Streben. Der Ursprung dafür, den er in der Entscheidung sieht, ist aber noch nicht festgestellt. «Der Ursprung der Entscheidung ist das Streben und eine Reflexion, die den Zweck aufzeigt. Daher gibt es keine Entscheidung ohne Verstand und Denken auf der einen Seite, ohne feste charakterliche Grundhaltung auf der anderen Seite»[68]. Die feste charakterliche Grundhaltung ist für ihn insofern von wichtiger Bedeutung, als er sie als eine «auf Entscheidung hingeordnete Haltung» ansieht[69]. Als Grunddisposition drängt sie zur Umsetzung und Realisierung eines bestimmten Zieles, das motivierend wirkt. Gutes, rechtes und wertvolles Handeln bedeutet seiner Ansicht nach bereits ein solches Ziel, worauf sich das Streben richtet. Ohne seine Argumentation weiter ausfalten zu müssen, bezieht er das durch den Menschen getätigte Handeln auf das praktische Können, das jene Charakteristik an sich trägt, die dieses menschliche Vermögen ausmacht. «Das praktische Können ist also, wie gesagt, ein auf das Hervorbringen abzielendes Verhalten, das von richtigem Planen geleitet wird, während Unbe-

---

[66] «... Nach dieser Unterscheidung wird nun auch die sittliche Trefflichkeit unterteilt. Wir sprechen nämlich teils von Vorzügen des Verstandes (dianoetische), teils von Vorzügen des Charakters (ethische). Die Weisheit (des Philosophen), Intelligenz und sittliche Einsicht sind Verstandesvorzüge, Großzügigkeit und Besonnenheit sind Charakterwerte. Wenn wir nämlich den Charakter eines Menschen bezeichnen, so sagen wir nicht, er ist weise oder intelligent, sondern, er ist von vornehm-ruhigem Wesen oder besonnen. Allerdings loben wir auch den Weisen wegen seiner (geistigen) Haltung. Haltungen aber, die uns zu Lob veranlassen, nennen wir Wesensvorzüge». — Vgl. ARISTOTELES, *Nikomachische Ethik* I, 1103a. — Zusammengefasst zählt Aristoteles zu den *dianoetischen Tugenden* die Vollkommenheiten des reinen Intellektes: die Weisheit, die Vernunft, das Wissen, das Können, die Einsicht und die Klugheit. Die *ethischen* oder *sittlichen Tugenden* sind die Tapferkeit, die Selbstbeherrschung, Freigebigkeit, Hochherzigkeit, Seelengröße, Ehrliebe, Sanftmut, Wahrhaftigkeit, Urbanität, Gerechtigkeit und Freundschaft.
[67] Vgl. ID. VI, 1139a.
[68] ID.
[69] ID.

holfenheit ein auf das Hervorbringen abzielendes Verhalten ist, das von unrichtigem Planen geleitet wird»[70]. Zu einem Schlüsselmoment für die Klärung des richtigen Planens wird die sittliche Einsicht, die den Menschen befähigt, die «Mittel und Wege zum guten und glücklichen Leben»[71] zu finden. Dieses darf aber nach Aristoteles nicht verwechselt werden mit der Fähigkeit des praktischen Könnens, sondern es geht um die Einsicht des Zieles, das erreicht werden soll. Für den Bereich des sittlichen Handelns folgert er, dass «die sittliche Einsicht eine mit richtigem Planen verbundene, zur Grundhaltung verfestigte Fähigkeit ist, die auf das Handeln im Bereich der Werte abzielt, die dem Menschen erreichbar sind»[72]. Weiters folgt für ihn daraus, dass die sittliche Einsicht ein Wesensvorzug und nicht ein praktisches Können ist[73].

Mit dieser einleitenden kurzen Charakterisierung des Gegenstandes der Tugenden werden der Sinn und das Ziel deutlich, dass es — vorerst einmal aristotelisch gedacht — um Wesenshaltungen des Menschen geht, auf deren Grundlage ein «sinnvolles Gelingen» des Lebens angestrebt werden soll. Der eigentliche Angelpunkt zum Verständnis der beiden Tugendgruppen, der des Intellektes und der Sittlichkeit, ist die sittliche Einsicht. Ihr ist zunächst die Klugheit als intellektuelle Tugend zugeordnet, durch die beide Tugendgruppen den richtigen Weg zum Ziel finden können. Dieses Ziel nicht aus den Augen zu verlieren, das gewähren die anderen Tugenden. Nach aristotelischer Auffassung besitzt sie der Mensch aber nicht von Natur aus, sondern er meint: Tugend sei lehrbar. Er schätzt den großen Einfluss einer guten Erziehung und verweist besonders auf die Übung und Gewöhnung (απο του ηθους). Wenn auch der Ausgangspunkt und das Ziel das *Gute* ist, bleibt die Definition dessen, was das *Gute* ist, letztendlich offen. Gerade das liegt aber auch am Gegenstand selbst, der immer ein Moment der Ungewissheit mitführt. Nicht zu Unrecht hat bereits Aristoteles darauf hingewiesen, dass «Aussagen des Ethikers, insofern sie allgemeine Handlungsweisen beurteilen, keinen hohen Grad an Genauigkeit aufweisen. Es handle sich um vergröbernde Verallgemeinerungen, die das Besondere der konkreten einzelnen Situation nicht berücksichtigen. Was im einzelnen Fall richtig sei, könne nur der Handelnde in der konkreten Situation beurteilen»[74].

Aristoteles schreibt im ersten Buch der Nikomachischen Ethik: «Jeder beurteilt das zutreffend, wovon er ein Wissen hat, und ist hierin ein guter Richter.

---

[70] ID. 1140a.
[71] ID.
[72] ID. 1140b.
[73] «Indes ist zu beachten, dass es beim praktischen Können eine vollendete Stufe gibt, bei der sittlichen Einsicht dagegen nicht. Und wenn einer im Rahmen eines praktischen Könnens Fehler macht, so mag das noch hingehen, falls es mit Absicht geschieht — bei der sittlichen Einsicht aber, wie bei den übrigen Formen sittlicher Trefflichkeit ist dies durchaus nicht der Fall». Vgl. ID.
[74] Vgl. ID.

Auf einem begrenzten Gebiet urteilt also der darin Geschulte richtig, umfassend aber der allseitig Ausgebildete... Wer ... sein Streben und Handeln nach klarem Plan einrichtet, dem bringt das Wissen von diesen Gegenständen hohen Nutzen»[75]. An anderer Stelle kommt Aristoteles auf diese Bemerkung des «richtigen Planes» wieder zurück, den er in einer ersten Andeutung beispielhaft mit der praktischen Urteilskraft in der Kunst des Arztes und des Steuermanns vergleicht. Er schreibt an dieser Stelle:

> Wir haben ja schon eingangs ausgesprochen, dass die Form der Untersuchung, die wir verlangen dürfen, dem Erkenntnisgegenstand entsprechen muss. Im Bereiche des Handelns aber und der Nützlichkeiten gibt es keine eigentliche Stabilität — übrigens auch nicht in Fragen der Gesundheit. Wenn dies aber schon bei übergreifenden Aussagen (in der Ethik) zutrifft, so kann Exaktheit noch viel weniger bei der Darstellung von Einzelfällen des Handelns vorhanden sein: diese fallen weder unter eine bestimmte »Technik« noch Fachtradition. Der Handelnde ist im Gegenteil jeweils auf sich selbst gestellt und muss sich nach den Erfordernissen des Augenblicks richten, man denke nur an die Kunst des Arztes und des Steuermanns[76].

Hier wird wiederum die Bedeutung von «Erfahrung» und «Einsicht» für das Handeln und Entscheiden deutlich. Die praktische Urteilskraft ist nicht nur abhängig vom jeweiligen theoretischen Wissensstand, sondern ebenso von den gewonnenen Erfahrungen und Einsichten, die ihren Ursprung in der grundsätzlichen Wesenshaltung des Offen-Seins den Dingen gegenüber, der αληθεια (Wahrheit), hat[77]. Es scheint keine allgemein gültige Technik für richtiges und gutes Handeln zu geben, vielmehr scheint alles von den Voraussetzungen im Wesen des Menschen selbst abzuhängen. In diesem Umstand findet die Tugendlehre ihren genuinen Sitz, wodurch mit ihrem bereits oben genannten Raster der Tugenden die Gestalt des handelnden Menschen, der um gutes und rechtes Handeln bemüht ist, einzufangen gesucht wird.

Der geistesgeschichtliche Rückgriff auf Aristoteles macht bereits eines deutlich, dass Wissen und Können im technisch-instrumentellen Sinn noch nicht ausreichen, um im vollen Sinn von einem Gerechtwerden des Menschen in sei-

---

[75] Vgl. ID., I, 1095a.

[76] ID., 1103b; näherhin führt er die Gedanken zur Bedeutung des «richtigen Planes» im Buch VI, wie vorhin erwähnt, aus.

[77] Bernhard von Clairvaux z.B. wird in einem entsprechend ähnlichen Sinn später sagen: «Ein Weiser ist, wem alle Dinge so schmecken, wie sie wirklich sind». Oder Goethe: «Im Tun und Handeln kommt alles darauf an, dass die Objekte rein aufgefaßt und ihrer Natur gemäß behandelt werden». — Zit. nach J. PIEPER, *Die Wirklichkeit und das Gute*, 7. Thomas v. Aquin wird sagen: «Die Dinge sind das Maß unseres Erkennens». — Quaestiones disputatae de potentia dei 7, 10, ad 5; oder: «Intellectus speculativus, quia accipit a rebus, est quodammodo motus ab ipsis rebus, et ita res mensurant ipsum». — Quaestiones disputatae de veritate I, 2.

nem Handlungs- und Werktätigkeitsbereich sprechen zu können[78]. Als Perspektive gilt immer der Bezug auf das Ganze und nicht auf einen Teil. Gemeint ist damit — verstehen wir Aristoteles richtig — nicht nur die Handlung in ihrer Werthaftigkeit, sondern der Mensch selbst, der sich durch seine Handlungen als wertvoll erweist. Geht man davon aus, dass Gesundheit wie Krankheit existentielle Grundbefindlichkeiten des Menschen sind, kann wissenschaftlich-technische Denklogik diese Begriffe als solche nicht erklären oder erschöpfend definieren. Die Problematik, im medizinisch-ärztlichen Alltag menschlich rechte Entscheidungen zu treffen, besteht eben gerade darin, dass man sie nicht nach einem technischen oder rational-kalkulatorischen Muster treffen kann. Vielmehr spielt die handelnde Person eine eminent wichtige Rolle, die durch ein solches Muster nicht ersetzt werden kann, wenn das Arzt-Patienten-Verhältnis kein bürokratisch-technokratisches, sondern ein Vertrauensverhältnis sein soll. Eine der grundlegenderen systematischen Fragen besteht daher darin, ob eine ethische Reflexion überhaupt ohne den Rekurs auf das Subjekt der Handlungen auskommen kann. Der Verweis auf die wertplurale Gesellschaft dispensiert nicht von diesem Aspekt ethischer Reflexion. Die Frage der Wertbegründung, die durchaus weltanschauungsgebunden ist, darf nicht verwechselt werden mit der Frage nach dem Wesen der Sittlichkeit des Menschen an sich. Tugendhaft kann ein jeder Mensch sein, unabhängig welcher Religion oder Weltanschauung jemand sich verpflichtet sieht. Die Tugendlehre stellt in diesem Sinn eine Brücke zwischen sittlich-moralischem We-sen und ethischer Normierung dar. Der Sinn einer Tugend besteht ja nicht darin, eine vorgegebene Norm, ein Prinzip oder eine Regel erfüllen zu können, sondern in ihrem Begriff wird vielmehr versucht die Art und Weise sittlich-moralischen Seinkönnens zu erfassen. Die Tugend übersteigt somit den Bereich der Norm[79]. Ihr Proprium ist die Verwirklichung des «Guten» nach dem Leitsatz: «Das Gute ist das, wonach alles strebt». Dieses Streben nach dem Guten ist verknüpft mit dem Drang des Menschen nach Selbstverwirklichung als Sinnerfüllung, deren Ziel und Maß das «Gut-Sein»

---

[78] Aristoteles schreibt: «Freilich hat die sittliche Einsicht als Gegenstand das, was für den Menschen gerecht, edel und wertvoll ist, aber es ist ja eben das Wesen des wertvollen Menschen, dies durch sein Handeln zu verwirklichen; gerade unsere Fähigkeit des Verwirklichens aber erfährt keine Steigerung, wenn wir ein Wissen von diesen Dingen haben, nachdem doch »Trefflichkeit« jeweils eine feste Grundhaltung des Charakters ist. Unser Handeln wird beispielsweise auch nicht gesteigert, wenn wir ein Wissen von »gesund« und »guter Körperkondition« haben — sofern jedenfalls mit solchen Aus-drücken nicht ein Hervorbringen, sondern das Ergebnis eines geformten Verhaltens ge-meint ist. Denn die Fähigkeit zu handeln wird keineswegs dadurch gesteigert, dass wir ein Wissen um Medizinisches oder um Körpertraining haben». — Vgl. ID. 1143b.

[79] «Tugend also ist, ganz allgemein, seinsmäßige Erhöhung der menschlichen Person». – Vgl. J. PIEPER, *Über das christliche Menschenbild*, 19.

ist[80]. «Gut» ist die Vollkommenheit und was zu ihr hinführt[81]. Die Schwierigkeit festzulegen, was das Gute ist, liegt in dessen subjektiver und objektiver Bestimmung. Weder die quantitative noch die qualitative Bestimmung für sich genommen lösen diese Frage. Jedes lässt einen Überhang an Defizit zurück, das das Spannungsfeld zwischen beiden Bestimmungen charakterisiert. Auch der Hippokratische Eid scheint auf diese Spannung anzuspielen, wenn er im abschliessenden Teil den materiellen und geistig-sittlichen Aspekt im Wunsch nach Erfolg integriert. Voraussetzung für den Erfolg ist die Orientierung an den angeführten Grundhaltungen.

Damit bietet sich ein Übergang zur inhaltlichen Erörterung der Tugenden im ärztlichen Beruf. Sie zielen nicht unmittelbar auf einen quantitativen oder materiellen, sondern auf einen qualitativen Erfolg, der in den Motivationen, Dispositionen und Haltungen einen seiner Angelpunkte sieht[82].

3.3 Grundhaltungen eines ärztlichen Ethos

In der Ethosfrage geht es also um Grundhaltungen, die auf das «Wesen» des Menschen zurückweisen und damit zum eigentlichen Reflexionsgegenstand werden. Disposition, Motivation und Haltung, die das Handeln im medizinisch-ärztlichem Bereich prägen, sind Ausdrücke dieses Wesens. Technikbeherrschung und -anwendung in der Medizin reduziert sich daher nicht auf die Frage des «Machbaren», sondern provoziert die Frage nach dem Umgang mit der Technik auf dem Hintergrund der durch das Ziel geweckten Erwartung. Somit kommt der Definition des Zieles eine entscheidende Bedeutung zu[83]. Für die Medizin gilt es traditionell ein Doppeltes zu verfolgen, sowohl die Erhaltung der

---

[80] «Der tugendhafte Mensch »ist« so, dass er, aus innerster Wesensneigung, durch sein Tun das Gute verwirklicht». — Vgl. ID., 20.
[81] Vgl. ID., *Die Wirklichkeit und das Gute*, 67.
[82] Nach E.D. Pelegrino wäre eine weiterführende Diskussion um das Verhältnis von Tugendethik und einer Theorie von Rechten und Pflichten wünschenswert, insofern sich damit eine neue Grundlage für das ärztliche Berufsethos erschließen ließe: «Begriffliche Klarheit bürgt nicht für tugendhaftes Verhalten....Doch begriffliche Klarheit macht Unterschiede zwischen Motiven deutlich und liefert Kriterien zur Beurteilung der moralischen Bindung, die man von dem Beruf und seinen einzelnen Mitgliedern erwarten kann. Sie kann auch jene beflügeln, deren Tugendneigungen im gegenwärtigen Klima der Kommerzialisierung der therapeutischen Beziehung einer Stärkung bedürfen. Für diesen Zweck ist das gegenwärtig neuerwachte Interesse an einer auf Tugend gegründeten Ethik durchaus heilsam. Verknüpft mit einer Theorie des Patientenwohls und einer Theorie der Rechte und Pflichten, könnte sie mit fortschreitender Arbeit die benötigte Grundlage für eine Rekonstruktion des medizinischen Berufsethos liefern». — Vgl. E. D. PELEGRINO, *Der tugendhafte Arzt*, 66.
[83] «In ordine autem agibilium primo quidem oportet sumere apprehensionem finis». — «Als das Erste im Bezirk des Handelns muss man das Gewahrwerden des Zieles ansehen». Vgl. TH.V. AQUIN, *Summa theologica*, I – II, 19, 3 ad 1.

Gesundheit wie auch die Behandlung von Krankheiten unter dem Aspekt des Wohles des Patienten.

Bereits an diesem Punkt zeigt sich die Wichtigkeit des Sich-Klarwerdens über die inhaltliche Bestimmung dieses Doppelzieles, das den weiteren reflektierenden Fortgang entscheidend beeinflusst. Was Krankheit und Gesundheit per definitionem heißen, kann im Grunde niemand mit dem Anspruch auf Vollständigkeit beantworten. Objektivität und Subjektivität stehen dabei in einem eigentümlichen Konkurrenzverhältnis. Man wird F. Nietzsche recht geben können, wenn er einmal festhält: «Eine Gesundheit an sich gibt es nicht, und alle Versuche, ein Ding derart zu definieren, sind kläglich missraten. Es kommt auf dein Ziel, deinen Horizont, ... deine Antriebe und namentlich auf die Ideale und Phantasmen deiner Seele an, um zu bestimmen, *was* selbst für deinen *Leib* Gesundheit zu bedeuten habe»[84].

Diese Schwierigkeit der Begriffsbestimmung von Gesundheit und Krankheit wirft daher von vorneherein ihre Schatten auf das Verständnis und die Klärung dessen, was man unter dem Wohl des Patienten zu verstehen hat. Dispositionen und Haltungen, wie man sie katalogartig aus der medizin-ärztlichen Geschichte anführen kann, die diesem Umstand gerecht zu werden suchten — erinnert sei an die Auseinandersetzung im zweiten Kapitel —, können zwar als richtig und sinnvoll erkannt und anerkannt sein, entfalten aber ihre Wirksamkeit nur dann, wenn der einzelne sich diese hinsichtlich des Gesamtzieles und motiviert durch dieses zu eigen macht. Daher spielt in der Ethosfrage das Gesamtziel eine eminent wichtige Rolle.

In einem weiteren Aufschlüsseln des vorhin genannten Doppelzieles wird eine Reihe weiterer Themen sichtbar, die dieses mitbestimmen und in einem weiteren Zusammenhang mit der Disposition und Haltung des Einzelnen wie auch der gesamten Berufsgruppe stehen[85]. Verbindet sich damit die Frage nach dem «Gerechtwerden» der Berufsausübung, hat neben dem Arzt-Patienten-Verhältnis der allgemeine Bezugsrahmen zur Gesellschaft eine nicht mindere Bedeutung. Hier erhält die Wertpluralität unserer Gesellschaft ihre einflussnehmende Gestalt, mit der jeder Arzt konfrontiert wird. In diesem Bezugsrahmen muss aber auch deutlich gemacht werden, dass das Gelingen ärztlichen Handelns ebenso in umgekehrter Weise vom Beitrag des Einzelnen und der Gesellschaft mit abhängig ist.

In welcher Weise kann nun die Lehre der Tugenden eine Hilfestellung in der Orientierung ärztlichen Handelns heute sein? Ihrem Gehalt nach nimmt sie die Formung der sittlichen Gestalt des Menschen in Anspruch, die das Ziel der Befähigung zu einem gelingenden Leben anstrebt. Die einzelnen Tugenden, Ver-

---

[84] F. NIETZSCHE, *Die fröhliche Wissenschaft*, Nr. 120.

[85] Wir denken hier an die von uns bereits behandelten Themen: das Verständnis der Natur, des Gesundheits- und Krankheitsbegriffes, des Verhältnisses Arzt-Patient.

nunfttugenden wie ethische Tugenden beziehen sich auf konkrete Verhaltensweisen, die sich auf das Verhältnis Mensch-Umwelt/ Mitwelt beziehen. In diesem Sinne versuchen wir diese auf das Handlungsfeld des Arztes im Folgenden umzulegen.

3.3.1 Die Tugend der *Klugheit* – der Mensch als Maß

Als Ausgangspunkt wählen wir bewusst die Tugend der *Klugheit*, nicht nur weil sie als Verstandestugend in der philosophiegeschichtlichen Systematik für eine der grundlegenden Tugenden gehalten wird. In der theologischen Reflexion gehen zwar dieser noch die so genannten göttlichen oder theologischen Tugenden Glaube, Hoffnung und Liebe voraus[86] — worauf wir noch zurückkommen —, die Tugend der Klugheit führt aber zunächst die oben begonnene Frage nach dem «Guten» weiter und verweist auf einen Aspekt, der der Verwirklichung des Guten zugrunde liegt. D.h., die Verwirklichung des Guten setzt das Wissen um die Wirklichkeit voraus. Ohne das Wahrnehmen und die Beobachtung der Wirklichkeit, so wie die Dinge wirklich sind, kann das Gute nicht getan werden. Das subjektive Moment wird hineingenommen in das objektive, das es zu erkennen und im Wissen begreifbar zu machen gilt. Das Wissen, das hier angestrebt wird, ist nicht ein Wissen im positivistischen Sinn moderner Erfahrungswissenschaften, sondern es meint den wirklichen Kontakt mit der objektiven Wirklichkeit[87] als ganzheitlich vorgegebenem Horizont des Daseins. Es bedeutet weiters nichts anderes als das Gewahrwerden jener Spannung, die sich im Erkenntnis- und Machbarkeitsstreben des Menschen im Umgang mit Welt und Natur zeigt, wie oben in der Auseinandersetzung mit der Natur festgestellt. Das Ziel ist nicht die Beherrschbarkeit, sondern das Leben mit der Welt und Natur, der der Mensch selbst angehört. Aus dem folgt, dass zum Gewinn des Wissens die Haltung der «Gelehrigkeit» gehört. Nichts anderes kann die wissenschaftliche Theoriebildung in kritischer Beobachtung halten als die Wahrnehmungsfähigkeit des Menschen selbst, die der Natur nicht nur durch methodische Fragestellung die Antworten abzuringen sucht, sondern die Natur in ihrer Komplexität beobachtend und wahrnehmend zu sich sprechen lässt. Erst die in dieser Weise gewonnene sachliche Erkenntnis der Wirklichkeit wird in der Tugend der Klugheit für das Tun maßgebend. Durch sie wird der Blick auf die Wirklichkeit der Dinge und der Blick auf das Wollen und Tun in jene Spannung gesetzt, die zum Urteil, zur Entscheidung und schließlich zur Handlung führt. «...kraft und auf Grund der Wirklichkeitserkenntnis bestimmt er [der Kluge], was zu tun ist und was nicht, und wie es getan werden soll und wie nicht»[88].

---

[86] Vgl. J. PIEPER, *Über das christliche Menschenbild*, 13*f*.
[87] Vgl. ID., 24.
[88] Vgl. ID.

In ihrer weiteren Bestimmung ist die Klugheit die rechte Haltung der praktischen Vernunft, insofern sie im Bereich der Mittel und Wege weiß, was konkret zu tun ist. Diese Konkretheit ist aber nicht naturhaft notwendig festgelegt, sondern «sie ist die Frucht fehlbarer Erkenntnis und freier Willensentscheidung»[89]. Damit ist etwas Wichtiges und Wesentliches ausgesagt, dass die Klugheit nicht den Anspruch des unfehlbaren Handelns erhebt, sondern auf Grund des möglichen Irrtums in der Erkenntnis und der freien Entscheidungsmöglichkeit wach hält für ein ständiges und redliches Bemühen um sachliche Einsicht und um Erkenntnis der einer Sache entsprechenden Entscheidung. Als Brücke zwischen Erkennen und zum Tun drängendem Wollen fördert auf diese Weise die Klugheit den Altruismus, indem sie die subjektiven Momente eines zu verfolgenden Zieles der Objektivität, der Sachlichkeit unterordnet. Der Anspruch der Wirklichkeit, des So-Seins übernimmt dadurch die leitende Funktion des Maßgebenden in der Entscheidungsfindung.

Der praktische Gewinn in der vorrangigen Bedeutung der Klugheit liegt in ihrem Bezugnehmen auf die Sachlichkeit als Blick auf die Gesamtwirklichkeit, die z.B. in einer Konsensfindung die gemeinsame Grundlage unterschiedlicher Standpunkte verkörpern kann. Weiters bringt sie in ihrem sachlichen Bezug all jene Aspekte ins Spiel, die, wie im ärztlichen Handeln am Menschen, von Bedeutung sein können.

Gilt in einer patientenorientierten Medizin der Mensch als das Maß des Handelns, so spielen technisches und wissenschaftliches Wissen und Können nicht die alleinige Führungsrolle in der Behandlung des erkrankten Menschen, sondern die Wahrnehmung der gesamtheitlichen Situation dieses Menschen. Die Frage nach Gewinn und Nutzen von Wissen und Können, die tendentiell einer Engführung im Sinne des Machbaren unterliegen, stellt im Blickwinkel der Klugheit die Sicht frei für ein am kranken Menschen adäquateres und verantwortliches Handeln.

Nimmt im Begriff der Klugheit der Aspekt der Erkenntnis und Einsicht die leitende Funktion wahr, so kann als Beispiele für diesen an jene Ansätze erinnert werden, die etwa im Begriff der «Verantwortung», der «Ehrfurcht vor dem Leben», der «Sorge», des «Respekts vor dem Subjekt», der «Sinnmitte» des Lebens aus dem Glauben usw. ihre Reflexion ansetzen[90]. Ihnen gemeinsam ist die

---

[89] ID., *Die Wirklichkeit und das Gute*, 73.
[90] Chronologisch zur Aufzählung der Ansätze gehören: H. Jonas, A. Schweitzer, W. T. Reich, C.F. v. Weizsäcker, P.T. de Chardin. Letzterer schreibt in seinem «Milieu Divin»: «Wir sollen gerade als Ärzte mit aller Kraft in Forschung und praktischem Einsatz die Grenzen der Krankheit und des Todes zurückzudrängen suchen, aber wo unser aktives Tun an seine Grenzen stößt, wissen, dass auch die unvermeidlichen «Passivitäten» im Gesamthaushalt des Lebens ihren positiven Sinn erhalten: für den Leidenden und Sterbenden einen Sinn der Läuterung, der Sühne, welcher Sinn aber über das individuelle Dasein hinauswirkt: denn es gibt auch ein stellvertretendes Leiden und Sühnen für die gesamte Menschheit. Der Satans-

Realisierung des Gerechtwerdens dem «Menschen als Menschen» in der ärztlichen Berufsausübung. Letztlich orientiert sich das Wort vom guten wie wertvollen Arzt daran, wie dieses Gesamtziel verfolgt wird.

Die Bedeutung der Tugend der Klugheit erschöpft sich aber nicht in der Frage der Erkenntnis und Einsicht, ausgedrückt in der Haltung der Sachlichkeit — auf die wir noch einmal gesondert zurückkommen werden —, sondern schließt als Wesensausdruck menschlicher Handlungskompetenz das Wollen und Tun, die zur Realisierung des Erkannten und damit zur eigenen Realsetzung oder Verwirklichung drängen, mit ein. Das Wollen und Tun kennt seinerseits wiederum Grundhaltungen, durch die das Handeln eine weitere Orientierung erhalten: die ethischen Tugenden. Ihre Bedeutung liegt in der «rechten» Umsetzung des Erkannten als Ziel im Widerstand zur Manipulation[91]. Was darunter zu verstehen ist, versucht das Nächste deutlich zu machen.

---

engel, der Paulus mit Fäusten schlägt, ist offenbar notwendig für seine Missionsaufgabe, für die Wohlfahrt seiner Gemeinden. Vom Gottesknecht steht geschrieben: «Ein Mann der Schmerzen und vertraut mit Krankheit ... Denn wahrlich: unsere Krankheiten hat er getragen und unsere Schmerzen auf sich geladen... Durch seine Wunden sind wir genesen... Er tat kein Unrecht, aber es gefiel dem Herrn, ihn mit Krankheit zu schlagen.» Was an dieser Stelle des Alten Testamentes rätselhaft bleibt, das klärt sich auf in der Passion Jesu Christi; denn von diesem Bild her wurde für die ersten Christen und alle Nachfolgenden der Sinn des Kreuzes verständlich. Der gräßlich ans Kreuz Geschlagene ist nicht im medizinischen Sinn krank, er vollbringt in der höchsten geistigen Gesundheit seinen Auftrag bis zuletzt und wird so für alle sonst hoffnungslos Verlorenen zum Arzt, zum Heiler oder Heiland»... Weiter meint er: «Wenn aber der Augenblick kommt, und unweigerlich kommt, da die Medizin als Wissenschaft kapitulieren muss, wäre es schade, wenn der Vertreter dieser Wissenschaft kein Wort weiter wüsste, kein Wort der *Weisheit*, die es schon im Heidentum immer verstanden hat, Krankheit und Tod würdig zu bestehen, die aber im Christentum mehr weiß: dass diese Unhellskräfte in der Nachfolge Christi zu positiven und aktiven Kräften umgemünzt werden können. Und dies auch dann, wenn der Mensch die Kraft oder die Gnade nicht erhält, einen heroischen oder auch nur künstlerisch vollkommenen und erbaulichen Tod zu sterben, sondern in Angst und Gottverlassenheit versinkt und, wie der Gekreuzigte, mit einem großen Schrei endet. Der Mensch zwischen Lebenskraft und Todesnot ist etwas unheimlich viel Größeres, als was eine spießige Gesundheitslehre sich ausgedacht hat, und zu diesem Größeren sind wir alle, auch wir Ärzte des Leibes und der Seele, aufgerufen, ja zu sagen, nicht in dumpfer Resignation, sondern in der Entschlossenheit, an einen letzten Sinn zu glauben.» — Zitiert nach H.U. V. BAL-THASAR, *Homo creatus est*, 90*f*.

[91] «Tugend (sprachl. verwandt mit Taugen, Tüchtigkeit) ist im weiteren Sinn jede vollkommen entwickelte geistig-seelische Fähigkeit des Menschen (also z.B. auf dem Gebiet der Erkenntnis: dianoetische T.), im engeren Sinn die Kraft (Fertigkeit), das *sittlich* Gute zu verwirklichen, besonders es freudig und beharrlich zu tun, auch unter Opfern und gegen innere und äußere Widerstände». — Vgl. K. RAHNER – H. VORGRIMM-LER, *Kleines theologisches Wörterbuch*, 423.

3.3.2 Die Tugend der *Gerechtigkeit* – Zweiklassen-Medizin?

Die ethischen Tugenden Gerechtigkeit, Tapferkeit, Zucht und Maß sowie Mut kann man in eine beliebige Reihenfolge stellen, ohne ihnen in ihrer Bedeutsamkeit Gewalt anzutun. Jede von ihnen gehört gleichgewichtet zu den Grundhaltungen im Handeln, wobei jede für sich einen bestimmten konkreten Aspekt im «rechten» Tun anzielt. Die beste Einsicht reicht nicht hin, um das Tun und Handeln bereits als gelungen bezeichnen zu können. Vielmehr haben die zugesprochenen «Adjektive» eine besondere Bedeutung gerecht, mutig, maß- und rücksichtsvoll, tapfer usw.

Jeweils abhängig von der Situation liegt auf dem einen oder anderen die Betonung, wie das etwa in der Frage der Gerechtigkeit zum Ausdruck kommt. Sachlichkeit wie Objektivität gehören zu ihrer Vorraussetzung, sie benötigt aber auch die Grundhaltung des «Gerecht-Seins»[92]. Wir denken hier zwar nicht an eine weitere systematische Darlegung dessen, was Gerecht-Sein heißt, aber die Hinweise auf die Bedeutsamkeit für das ärztliche Handeln sind ohne Zweifel einsichtig. Ärztliches Handeln bezieht sich ja nicht nur auf den Heilungsauftrag in einem engen Sinn, sondern hat dieses Handeln abzustimmen auf die persönlichen und gesellschaftlichen Belange[93]. «Der Maßstab für die Öffentlichkeit ist die Tugend der Gerechtigkeit. Einvernehmen ist nicht nur über Freiheit der Forschung, sondern auch über den grundsätzlichen Schutz des Lebens herzustellen»[94]. Die Rücksichtnahme auf diese Belange fordert beim Handelnden, der in Verantwortung steht, das Bewusstsein, dass er nicht um seiner Tätigkeit willen absehen kann von äußeren vorgegebenen Bedingungen. Sondern vielmehr ist, wie Ph. Schmitz erinnert, wichtig einzusehen: «Die Wiederermächtigung der Laien ist auch eine zwingende Folgerung aus der demokratischen Verfassung des Gemeinwesens»[95]. Das Recht der Mitsprache, der freien Entscheidung, das aus dieser gesellschaftlichen Verfassung folgt, ist seinem Wesen nach Inhalt des Gerechtigkeitsbegriffes. «Der Gerechte ist dadurch gerecht, dass er den Anderen in seinem Anderssein bestätigt und ihm zu dem verhilft, was ihm zusteht»[96]. Gerechtigkeit bezieht sich daher nicht nur auf materielle Dinge, sondern auch auf den Eigenstand der Person. Die Frage der Mitbestimmung des Patienten in der Behandlung sowie die Berücksichtigung der von gesellschaftlich-politischer Seite zur Verfügung gestellten Ressourcen folgen aus dieser Grundeinsicht.

---

[92] «Es bedarf keines Wortes, wie sehr etwa die Verwirklichung der Gerechtigkeit unter den Menschen, der höchsten und fundamentalen sittlichen Tugend überhaupt, unmittelbar gebunden ist an »Sachlichkeit« und »Objektivität«». — J. Pieper, *Die Wirklichkeit und das Gute*, 84.

[93] Vgl. Ph. Schmitz, 185.

[94] Vgl. Id.

[95] Vgl. Id., 186.

[96] J. Pieper, *Über die Gerechtigkeit*, 30.

Wiederum zeigt sich hier die Bedeutung der Bestimmung der Kriterien, die für das Gerechtsein ausschlaggebend sind. Denn Gerechtigkeit oder Gerechtsein ist nicht nur ein Ausdruck der Gesinnung oder Grundhaltung, wodurch Gerechtigkeit bereits realisiert wäre. M.E. wird man die Haltung des «Gerechtsein-Wollens» vielmehr als Disposition, die um Objektivität, und auch hier orientiert an der Sachlichkeit, bemüht ist. Die Gerechtigkeit besteht damit nicht nur darin, dass man den Anderen, den Nächsten, den Kranken als Menschen und Person ernst nimmt, sondern schließt das Bemühen ein, dem konkret Einzelnen das zukommen zu lassen, was diesem zusteht.

Die Problematik dessen, was jemandem zusteht, ist alltäglich und hinlänglich bekannt. Die gute Absicht, der größtmöglichen Zahl das Rechte zukommen zu lassen, wie z.B. im Utilitarismus formuliert, gibt zwar die reale Tatsache der Schwierigkeit, jedem Menschen gerecht zu werden, wieder, relativiert aber in sich den unhinterfragbaren Wert der Gerechtigkeit. Dieser wiegt in der ärztlichen Behandlung umso mehr, als Gerechtigkeit in diesem Sinn etwa aufgrund der Ressourcenfrage ausgehöhlt und somit manipulierbar wird. Missbrauch und gerechte Zuteilung liegen zwar nicht selten sehr eng beisammen, aber das Maß der Gerechtigkeit im ärztlichen Handeln ist auch wesentlich mitbestimmt vom Vertrauensverhältnis zwischen Arzt und Patienten. Die gesellschaftlich-politische Verantwortung besteht darin, dieses Vertrauensverhältnis nicht zu unterlaufen, sondern zu wahren und zu stärken. Da Gerechtigkeit ein Begriff ist, der ein Verhältnis, eine Beziehung beschreibt, kann das Gerecht-Sein nicht nur vom Einzelnen allein bewerkstelligt werden, sondern immer auch nur in Abhängigkeit von allen gemeinsam und zugleich von den strukturellen Rahmenbedingungen. Soweit wird man das noch einsehen können. Viel schwieriger gestaltet sich dagegen die Frage nach den objektiven Kriterien, die ein gerechtes Handeln ermöglichen.

In der Klärung dieser Fragen kommt man nicht umhin, wiederum die Frage nach dem Grund zu stellen, wodurch Gerechtigkeit zur Gerechtigkeit werden soll. Die umstrittene Wahrheitsfrage als Verhältnisbestimmung des erkennenden Geistes zur Realität behält dadurch ihre Aktualität. Gilt als eine der Bedingungen die Disposition zur Gerechtigkeit als vorausgehende Haltung, wäre zumindest zunächst eine Sensibilisierung für eine mögliche Manipulation im Sinne des Interessenkonfliktes einerseits, andererseits das Streben nach Sachlichkeit oder Objektivität gewährleistet. Zwar ist mit der Haltung der Gerechtigkeit und Sachlichkeit als solcher eine konkrete Problemstellung noch nicht gelöst, aber diese treibt die lösungssuchende Reflexion auf dem Boden dieser Dispositionen zur Benennung der zu berücksichtigenden Kriterien und Inhalte. Gemeint ist damit, dass einmal das subjektive Gerechtigkeitsempfinden nicht der objektiven Gerechtigkeit unbedingt entsprechen muss, andererseits das Gerechtsein-Wollen noch nicht objektive Gerechtigkeit ist. Das Maß der Gerechtigkeit richtet sich nach der Sachbezogenheit der Situation oder des Handlungsfeldes. Gerade in der

Diagnostik oder Therapieentscheidung kommt dieser eine besondere Bedeutung zu. Gilt als Maß das technisch Machbare oder die Gesamtsituation des Patienten? Insofern Gerechtigkeit aber ein Beziehungsgeschehen zwischen Menschen und nicht von Sachen meint, ist die Norm der Gerechtigkeit im ärztlichen Handeln der erkrankte Mensch mit seinem Krankheitsbild und seiner Krankheitsgeschichte.

Bilden Disposition und objektive Norm der Gerechtigkeit eine Symbiose, ist ihre umgreifende Klammer das Wohl des Patienten, an dem sich die nötigen Handlungsmaßnahmen, Verhaltens- wie Umgangsweisen auszurichten haben. Dies führt zu den anderen Tugenden, die eine weitere Entfaltung des dispositiven Bereiches darstellen. Die Frage nach dem Maß des Zuteilens verweist unmittelbar auf die Tugenden des «Maßes und der Zucht», die uns im Folgenden beschäftigen werden.

3.3.3 Die Tugend «der Zucht und des Maßes» — das Schadensverbot

Man mag mißtrauisch den Begriffen Zucht und Maß gegenüberstehen, verkörpern sie im heutigen Sprachgebrauch doch eher einen negativ abgrenzenden Sinn. Selbstbeherrschung und Zurückhaltung als quantitatives Maßnehmen, wie etwa Diäthalten oder Verzicht auf einen begehrten Gegenstand, prägen die Bedeutung dieser Tugenden. Dass sie aber noch nicht gänzlich in diesem materiellen Verständnis aufgegangen sind, zeigen z.B. die Diskussionen um die Verantwortlichkeit in Forschung und Therapie. Wird für die Forschung die Forderung des Schadensverbotes erhoben, ihre Arbeit in jenem Maß zu betreiben, dass die angezielte Problemlösung nicht noch größere Schäden hervorruft, soll der Fortschritt Bedacht nehmen auf die induzierte zeitliche Doppelgeschwindigkeit, die aus Technikentwick-lung und Reflexion auf verantwortlichen Umgang mit den neuen Technologien resultiert. Das verlangt in der Behandlung von Patienten «Zeit und Geduld», die als «Maß-Gabe» ein dem «Status» des kranken Menschen adäquates Handeln ermöglichen sollen[97]. Die Frage nach dem Sinn der

---

[97] Einen wichtigen Beitrag zu diesem Gedanken kann unserer Ansicht nach J. Ladrièrs Deutung des Krankheitsbegriffes darstellen. J. Ladrière geht in seinen Überlegungen vom Verständnis des medizinisch-ärztlichen Wissens aus. Dieses ist durch eine eigentümliche Verbindung zwischen biologisch-wissenschaftlichem und jenem genuin ärztlichen Wissen gekennzeichnet, das durch die Erfahrung therapeutischen Handelns erworben wird. Letzteres ist durch ein Wechselverhältnis von einer wissenden Vorstellung, die ihrerseits in einem generellen Wissen gründet, und einer Abwägung, basierend auf diesem Wissen und der konkreten Situation des Patienten charakterisiert. Da der klinisch-pathologische Zustand immer ein einmaliger ist und zahlreiche zusammenhängende Faktoren hier ins Spiel kommen, könnte man diesem Zustand einen geschichtlichen Charakter zusprechen. Die Einmaligkeit oder Einzigartigkeit des klinisch-pathologi-schen Status ist demnach seine Geschichtlichkeit selbst, die zum Wesen der «conditio humana» gehört. Diese «Geschichtlichkeit» verleiht nach Ladrière dem lebenden Organismus seine ihm eigentümliche Individualität, die aber auch zugleich ei-

Anwendung von Hochtechnologien als lebenserhaltende Maßnahmen provoziert sehr oft die Frage nach dem «Maß»-Gebenden. Nicht der «Verzicht» als solcher ist die eigentliche Antwort, sondern jene Sachlichkeit wie Objektivität, die sich der Totalität des menschlichen Lebenshorizontes und Lebenssinnes öffnet.

Die ursprüngliche Bedeutung der Tugend der Zucht und des Maßes legt dieses insofern nahe, als sich ihr Verständnis vom griechischen Wort «sophrosyne» und dem lateinischen «temperantia» ableitet. In ihrem ursprünglichen Wortsinn spielt der materielle Aspekt eine nur untergeordnete Rolle, vielmehr meint dieser eine «ordnende Verständigkeit» hinsichtlich des gesamten Lebens. Temperare meint das Zusammenfügen von verschiedenartigen Teilen zu einem einzigen geordneten Ganzen[98]. In dieser genuinen Bedeutung erscheint das Wortpaar von Zucht und Maß in einem anderen Licht. Nicht das negativ Abgrenzende gibt den Auschlag, sondern die Hinorientierung auf ein sinnvolles Ganzes, das die Wahl der Mittel bestimmt. Maßnehmen bedeutet hier, sich an einem bestimmten konkreten Ziel zu orientieren, das als «umgreifend» gelten kann, dessen Realisierung nun nicht nur in Hinwendung zum Anderen geschieht, sondern auf den Einzelnen bezogen ist. Aus der Hinorientierung auf das Ganze wendet sich diese Haltung zurück auf das Innerste des Einzelnen, das in der Tugend der Tempe-

---

nen wesensexistentiellen Ausdruck darstellt, da sie eine offene Subjektivität auf einen «Sinnhorizont» hin miteinschließt. Er schreibt: «Ogni organismo vivente ha una storia, che lo individualizza. Ciò che gli accade è senza dubbio in conformità con le regolarità che caratterizzano il fenomeno vivente. Ma ciò che esso è a un momento dato è la risultante di tutte le interazioni che ha subito con il suo ambiente e di tutte le perpezie interne che sono sopravvenute nel suo divenire. Nel caso dell'essere umano, questa storicità propria del vivente è assunta e trasformata nella storicità propriamente esistenziale che è quella di una soggettività aperta a un orizonte di senso». — J. LADRIÈRE, *Prefazione*, in: C. CASA-LONE, *Medicina, Macchine e uomini*, 9.

Mit diesem Ansatz in der «Geschichtlichkeit» eines pathologischen Prozesses, wobei aber nicht nur die Krankheitsgeschichte als solche gemeint ist, gelingt ein Ausgriff auf die ganzheitliche Sicht und Wahrnehmung des erkrankten Menschen. Der Begriff des «Wissens» durchbricht damit den theoretisch-rationalen Erkenntnischarakter naturwissenschaftlicher Methodik, die in der Vergegenständlichung des Krankheitsbegriffes den Menschen als solchen aus dem Blickfeld verliert. Der im klinischen Alltag eingeforderte Wissensbegriff ist aber tatsächlich ein anderer als der Naturwissenschaften. Dieses Ansatzbeispiel von Ladrière verdeutlicht damit die Vielschichtigkeit des Wissens, das letztlich theoretisches und praktisches Wissen ineins führt, das nicht Ausdruck eines technischen — sowohl theoretischem wie praktischem —, sondern eines Wissensbegriffes ist, der auf eine Gesamtperspektivität ausgerichtet ist. In diesem Sinne gibt es auch kein abgeschlossenes absolutes Wissen, nicht nur aufgrund der je einmaligen individuellen Situation des Patienten oder des jeweils erreichten wissenschaftlichen Erkennt-nisstandes, sondern doch immer nur die Bewegung auf ein immer besseres und vertiefteres Verstehenswissen hin. Da der leitende Gedanke das «richtige» Handeln ist, ist das Ziel ein praktisches und nicht ein theoretisches.

[98] Vgl. J. PIEPER, *Zucht und Maß*, 14.

rantia ein ausgewogenes Maß der persönlichen Grundhaltung sucht. Die Bedeutung von «Mitte» und «Maß» nimmt hier ihren genuinen Platz ein, was man auch mit dem Wort der «inneren Ruhe»[99] ausdrücken kann. Diese zu erlangen und dieser einen ausdrücklichen Inhalt zu geben liegt im Streben nach der so genannten inneren Ordnung. In dieser Hinsicht nimmt die Tugend der Temperantia den Einzelnen noch mehr in Anspruch als die anderen Tugenden, geht es doch darum, das eigene Innere zu formen, Gefühle, seelische Regungen und Vernunft in Einklang zu bringen. Im Bemühen um diesen Einklang zeigt sich einmal mehr die dem Menschen wesenseigene Wechselwirkung von Individualität, Sein in der Welt und Mitsein in der Welt. Das eigene Maß ist demzufolge nicht allein bestimmt durch das Ich als Ego, sondern ebenso in seiner Beziehung zur objektiven Wirklichkeit. Die Selbstfindung, die mit dem Finden des Maßes einhergeht, verweist somit wiederum auf die Bedeutung der Sachlichkeit, die sich hier aber nicht in der rein formal rationalen Weise erschließt, sondern die Erschließungsmöglichkeit des über einen Gegenstand hinausgehenden Erkennens. Das Maßgebende eines Gegenstandes oder einer Handlungssituation besteht ja nicht nur in dem, was durch ein rational-technisches Ausloten erschließbar ist, sondern durch diese hindurch auf ein sinngebendes und –stiftendes Ziel verweist. In diesem Sinne wirft die Tugend des Maßes die Problematik des Umganges mit Technik und Technologie auf. Sie appelliert an das vernunftgemäße Erkennen und Wahrnehmen der Ganzheitlichkeit und des personalen Wertes und der Würde des Daseins.

Vor allem das ärztliche Ethos ist auf diese Tugendhaltung angewiesen, will es der Sorge und der Mitverantwortung um das Wohl des Patienten Rechnung tragen. Das ausgewogene Maß zwischen notwendiger Technikanwendung und «wahrhaftigem» Ernstnehmen eines Krankheitszustandes ist unabdingbare Voraussetzung, die sich in der Haltung des Maßes äußert. Die Würde des kranken Menschen zu wahren kann darin zum objektiven Kriterium werden. Will man diesem Kriterium gerecht werden, dann stößt man auf die letzte noch zu nennende der vier Tugenden: die Tugend der Tapferkeit oder des Mutes.

3.3.4 Die Tugend der Tapferkeit — die Autonomie und das Wohl des Patienten

Die Tugend der Tapferkeit oder des Mutes «ist das Standhalten gegen die äußere und innere Bedrohung – und als solche die Bedingung für den inneren Ausgleich und die Heilung»[100]. Nahtlos reiht sich diese Grundhaltung an die Frage nach dem Maß an. Das rechte Maß finden fordert zuweilen jeden Einzelnen mehr heraus als die anderen Tugenden. Die Tapferkeit steht für die Grundhaltung der Realisierung der Gerechtigkeit, diese auch gegen Widerstand dort

---

[99] Vgl. TH. V. AQUIN, *Summa theologica*, II,II, 141, 2, obj 2.
[100] Vgl. PH. SCHMITZ, ID. 185.

einzufordern, wo sie gefährdet erscheint. Vor allem der erkrankte Mensch kann leicht der Willkür oder Manipulation z.b. durch falsche Versprechungen ausgesetzt sein. Seine Anfälligkeit im Ringen um die Überwindung einer schweren Krankheit macht ihn zugänglich für verschiedenartige Suggestionen, die den vernünftigen Umgang mit seiner Krankheit beeinträchtigen können. In dieser Hinsicht kann es nicht genügend Sensibilisierung für derartige Einflüsse geben, die in der Tugend der Tapferkeit ihren Widerstand, wenn nötig, finden.

Tapferkeit oder Mut beschränken sich aber nicht nur auf diesen Aspekt. Sie binden die Haltung der Aufrichtigkeit und Wahrhaftigkeit mit ein. Wahrhaftigkeit als Wahrnehmen aller bestimmenden Aspekte einer Situationsgegebenheit ist einer der wesentlichen Eckpunkte der Tapferkeit. Das erkennende Erschließen dessen, was vonnöten ist, gibt die Inhalte wieder, wofür eingestanden werden soll. Dabei geht es sowohl um die medizinische Leistung wie die menschliche Betreuung und Begleitung des Patienten. Gerade das immer stärker in den Vordergrund drängende Maß der Kosten-Nutzen-Rechnung im Gesundheitswesen läuft Gefahr, den kranken Menschen zu ökonomisieren und ihm auf der Grundlage einer Evidenced-Base-Medicine nach quantitativen Kriterien medizinisch-ärztliche Hilfe zukommen zu lassen oder nicht. Dieses Ansinnen wirft mit letzter Konsequenz die Frage nach dem Wert und dem Schutz des kranken menschlichen Lebens in jeder Phase seines Daseins auf.

Wie ein roter Faden fädelt sich auch hier die Frage und die Bedeutung der Sachlichkeit und Objektivität in diese Grundhaltung der Tapferkeit ein. Eine mutig kritisch-wachsame Haltung hat ihre Bedeutung im Vertrauensverhältnis zwischen Arzt/Ärztin und Patient. Der Patient weiß, dass er sich auf seinen Arzt «verlassen» kann. Weiters vermitteln diese aber nicht nur eine gewisse Sicherheit gebendes Vertrauen, sondern rückbezogen auf den Arzt können sie Ausdruck fachlicher und menschlicher Kompetenz sein. Nicht die gute Absicht garantiert die Autonomie und das Wohl des Patienten, sondern diese uneingeschränkte und unverfälschte Haltung, durch die auch die anderen Tugenden greifbar werden.

An diesen Grundhaltungen wird ebenso sichtbar, wie unentbehrlich in der Ausbildung das gelebte Beispiel oder Vorbild ist. Mut oder Tapferkeit können nicht vorgeschrieben werden. Aber ihr forderndes Wesen, das sich als persönliches Engagement äußert, resultiert aus der Begleitung eines kranken Menschen und verlangt, diesem Kranken und seiner Situation «gerecht» zu werden.

3.4 «Sachlichkeit»: Erkenntnishaltung und ethische Wesenshaltung? – Ein Prinzip ärztlicher Grundhaltung?

Insofern Gesundheit und Krankheit ein existentielles Erleben des Menschen ist, können wir in einem Wort zu den Tugenden als Grundhaltungen eines ärztlichen Ethos festhalten, dass ärztliche Tätigkeit gefordert ist, dieses Existential des Menschen wahrzunehmen und ihm Raum zu geben. Tugenden als Grundhaltungen weisen sich als eine der normierten Handlung vorausgehende nötige Disposition aus, da durch sie eine Sensibilisierung all jener Faktoren, die den Gesamtrahmen eines Handlungsfeldes charakterisieren, ermöglicht wird. Klugheit, Gerechtigkeit, Maß, Tapferkeit sind dafür aus der philosophischen Tradition kommende Bezeichnungen, die um andere Begriffe erweitert werden können. Sie erschließen sich aus der sachlichen Reflexion auf die Handlungssituation, die das Subjekt des Handelnden nicht außer Acht lässt oder als unbeteiligten neutralen Beobachter ansieht. Vielmehr ist mitzubedenken, dass ärztliches Handeln ein Handeln am Menschen ist, dem Würde und Rechte zukommen, wie dem Handelnden selbst. Ein an sich neutrales Verhalten kann es in dieser Hinsicht im Grunde nicht geben, ohne dabei diese Würde und Rechte zu verletzen. Der Begriff der Sachlichkeit als der rechten Grundhaltung beschränkt sich ja nicht auf den Sachverhalt des Krankseins, sondern schließt den Träger der Krankheit als Subjekt mit ein. Man kann zwar die Erforschung der Ursachen von Krankheiten und die Suche nach Behandlungsmöglichkeiten als eigenständigen Sachbereich ansehen, unabhängig vom konkreten Subjekt des Betroffenen, wird aber dabei mitbedenken müssen, dass das Verstehen eines Krankheitsverlaufes nicht nur ein organisches Geschehen ist. Die biologische Natur ist noch nicht das Leben an sich, sondern das Substrat oder die materiell-natürliche Grundlage, in der sich Leben vollzieht. Insofern ist auch hier bereits der Natur als solcher ein eigener Wert zugesprochen, der nicht der Beliebigkeit oder Willkür des Menschen überlassen ist. Vielmehr ist sie im ärztlichen Handeln eingebunden in den konkreten Menschen, der als Hilfesuchender den Arzt aufsucht und hier den eigentlichen Ansatz für die Grundhaltungen eines ärztlichen Ethos findet.

In der Tradition des ärztlichen Selbstverständnisses bilden — in heutiger Sprache ausgedrückt — medizinwissenschaftliches Wissen und menschlich-sittlicher Umgang mit dem Kranken eine Symbiose. Eine Teilung dieser Einheit in zwei voneinander unabhängige Aspekte würde aber dem Ziel ärztlichen Handelns widersprechen. Besteht in dem Ziel des Wohles des Patienten die Sachlichkeit des ärztlichen Handelns, kann sich der Begriff der Sachlichkeit nicht mehr allein auf den materiellen Aspekt, den pathologischen Status des Organismus beschränken, sondern muss ausgeweitet werden auf den sittlich-ethischen Rahmen. Der Begriff der Sachlichkeit wäre, formal gesehen, damit festgehalten als ein allgemeiner Begriff sowohl der Erkenntnis wie der Haltung im praktischen Tun. Diese Frage nach der Sachlichkeit, wie sie uns in den Kardinalstugenden als ein inneres Prinzip des Wesens der Tugenden begegnet ist, fordert die Frage nach Technik und Technologie ein, ohne die ärztliches Handeln heute nicht mehr zu denken ist. Die Auseinandersetzung mit dieser Thematik macht deutlich, dass allein Prinzipien, Normen oder Gesetze nicht ausreichen, ärztliches Handeln zu definieren. Man wird über zwei fundamentale Aspekte nachzudenken haben. Einmal gilt die Reflexion der lebensinterpretativen Kraft, die von Technik und Technologie ausgeht, andererseits gilt sie der ethisch-moralischen, lebensgestaltenden Perspektive der über Norm und Reglementierung hinausgehenden Grundhaltungen und Dispositionen, die für ärztliches Handeln grundlegend sind und somit den Rahmen für ein ärztliches Ethos abstecken.

In der Antwortsuche auf diese Fragen scheint uns der Begriff der «Sachlichkeit» nicht unbedeutsam, insofern er auch im Alltag als eine geforderte Voraussetzung angesehen wird, um eine Problemsituation zu bewältigen. In derselben Weise gilt der Begriff der Sachlichkeit der Rechtfertigung für eine gewonnene Lösung, von der man erhofft, dass sie allgemein akzeptiert wird. In diesem Sinn ist sie ein Ausdruck der geforderten Objektivität, die den Garant für die Richtigkeit oder Wahrheit einer Sache oder eines sittli-chen Tuns abgibt. Daraus kann man die Schlussfolgerung ziehen: «Sachlichkeit als Erkenntnishaltung besagt den Verzicht des Subjekts als Subjekts auf die Mit-Bestimmung des Erkenntnisinhalts»[101]. Wenn das Erkennen wesenhaft wirklichkeitsbestimmt ist, wie gefordert, stellt sich nun die Frage, in welchem Sinn Sachlichkeit als inneres Prinzip der Erkenntnis «seinsgerecht» ist. Die Kritik an der Transzendentalphilosophie oder Metaphysik entzündet sich zumeist an dieser erkenntnistheoretischen Frage: Was bedeutet «seinsgerecht»? Bezieht sich Seinsgerechtigkeit lediglich auf die Ding- und Sachwelt oder auch auf die geistigen und sittlich-ethischen Dinge? Wie soll das «Sein» begriffen werden? Kann überhaupt aus dem Sein ein «Sollen» abgeleitet werden? Die Frage nach dem Objekt als Erkenntnisgegenstand unter dem Aspekt der Objektivität ist zugleich die Frage nach der Bedeutung der Subjektivität im Erkenntnisvorgang. Dieses Spannungsverhältnis Subjekt-Objekt charakterisiert daher im Grunde jede ethische Diskussion, die sich weiter auf die Frage nach Freiheit und Autonomie hin verlängert. Damit geht gleichzeitig die Frage nach dem Wertgehalt des zu erkennenden Objektes einher. Besitzt das zu erkennende Objekt unabhängig vom subjektiven Interesse einen Wert an sich? Die oft geforderte Neutralität, Unergriffenheit, Unbeteiligtheit des Subjektes oder Beobachters intendiert nicht selten die Auffassung, dass das Objekt des Erkennens an sich wertfrei oder wertneutral ist. Dahinter verbirgt sich wiederum die Frage, ob das Objekt als Objekt in seinem Wesen erkenntnistheoretisch erreichbar ist. Die geforderte Wirklichkeitsbezogenheit der Erkenntnis verlangt aber, will sie den Anspruch der Sachlichkeit erheben, eine grund-

---

[101] J. PIEPER, *Die Wirklichkeit und das Gute*, 83.

sätzliche Öffnung und Offenheit des Subjektes, des Menschen, der Welt und dem Sein, dem er selbst angehört, gegenüber[102]. Der Begriff des «Seins», der in Kritik steht, verliert seine Bedeutung, wenn darunter nicht mehr das reale, konkrete Sein gemeint ist. Menschliche Erkenntnis, die sich als aktives wie passives Geschehen verhält, erreicht aber die Wirklichkeit nicht dadurch, indem dieser aufgezwungen wird, was sie zu sein hat, sondern dadurch dass sie wahrgenommen wird, wie sie unvoreingenommen auf einen zukommt. In diesem Sinne erlangt die «Sachlichkeit» erst ihre Sachgerechtheit. Deshalb bleibt das Subjekt-Objekt-Verhältnis die span-nende Frage in der Bestimmung von Sachlichkeit, die als Grundlage ethischer Entscheidungen und Handlungen dienen soll.

Diese allgemeinen Überlegungen können wir, um sie auf unsere Fragestellung hin praktisch werden zu lassen, auf die Frage nach der Bedeutung der Natur in der Medizin beziehen. In ihrer Ambivalenz ist die Natur als solche definitorisch nur schwer erfassbar, sodass sie dadurch ihrem Erlebnisgehalt nach immer wieder als das Neue und Unerwartete, als das überraschend «andere» auftritt. «Gerade deshalb kann sie als die unversiegbare Quelle in Erscheinung treten, aus der der Mensch in je neuen Formen und unendlich variationsreichen Gestalten die Technik entwirft. Im «anderen steckt das Reservoir aller Erfindung und Entwicklung»[103]. Der Versuch, den menschlichen Körper als biologische Maschine darzustellen und daraus Diagnose, Prognose und Therapie abzuleiten, bringt sich nicht selten selbst in Verlegenheit angesichts der vielschichtigen Individualität des Menschen und des Phänomens des «Unerwarteten», das die Natur je aufs Neue bereithält. Ihre Engführung auf das technisch Machbare, ausgegeben als das «real» Existente, bedeutet im Grunde eine Blindheit der Realität gegenüber.

Ein nicht uninteressanter Gedanke, der zum prägenden Begriff avancierte, wurde hinsichtlich dieser Problematik in der Ökologiediskussion als einzuforderndes Kriterium im Umgang mit der Natur geäußert[104]: Es ist der Begriff der «Nachhaltigkeit». Darunter versteht man den Wiedergewinn der Berücksichtigung der «Zeit». Technikentwicklung, will sie menschen- und naturgerecht sein, kann ohne den Sinn für Zeit nicht auskommen. «Der sittlich Handelnde wird durch das Sich-an-die-Zeit-Halten in einen wahrhaft lebensmäßigen Kontext zurückversetzt. Der Mensch, bemerkt Aristoteles, hat im Unterschied zu den Tieren, Sinn für Zeit»[105]. Nicht nur der Nutzen-Schadensabwägung wird

---

[102] Weiter oben haben wir bereits erwähnt, dass die griechische αληθεια diese Zielintention verfolgt, die Ausdrücklichkeit, das Sich-Öffnen der Dinge, die Unverborgenheit der Welt und dem Sein gegenüber.
[103] Vgl. PH. SCHMITZ, *Fortschritt ohne Grenzen*, 110.
[104] ID. 111.
[105] ID. 112; es sollte nicht eigens darauf hingewiesen werden müssen, dass auch nach praktischer Erfahrung Zeit ein relevanter Faktor in der Behandlung von Patienten ist. Heutige

dadurch zu ihrem Recht verholfen, vielmehr verbirgt sich in dieser Forderung eine altbekannte Beobachtung: «Die Bindung an die Zeit bereichert die Phantasie, schenkt Gelassenheit und Geduld, gibt einen Lebensrhythmus vor. Naturgerechte Technik ist ein Teil des Projektes, in dem die Zeit zurückgewonnen werden soll»[106]. In der «Zeit» steckt mehr Potential, als Schnelllebigkeit und Hektik im Sinne des Erlebens und Schaffenwollens vorzugeben scheinen. Die Berücksichtigung der Zeit schafft einen Spielraum, der zum Gewahrwerden der Vielfältigkeit einer konkreten Situation verhilft. Nicht ohne Grund gibt es den Ausspruch: wer keine Zeit zum Kranksein hat, der kann auch nicht wirklich gesund werden. Der Zeitfaktor spielt in der Frage der Gesundheit und Krankheit, wenn auch sehr oft aus den verschiedensten Gründen verdrängt, eine, was bereits wissenschaftlich nachgewiesen werden konnte[107], unverrückbare Rolle.

Der Begriff der Nachhaltigkeit erscheint für die Medizin deshalb interessant, da dieser über den Zeitfaktor hinaus einen auf Ganzheitlichkeit abzielenden Horizont einfordert. Als konvergierender Begriff zur Sachlichkeit kann dieser Begriff noch weiter ausgefaltet und zu anderen Grundhaltungen wie Tugenden in Beziehung gebracht werden. So findet hier die Grundhaltung der «Sorge» oder die Tugend der «Liebe» als «Caritas», der sorgenden Umsicht und Begleitung von Kranken, ihren Platz. Nachhaltigkeit als eine Form der Sachlichkeit konzentriert sich nicht nur auf das organisch-klinische Krankheitsbild, sondern fordert ebenso die Rücksichtnahme auf die psycho-soziale Situation wie geistige und gegebenenfalls religiöse Haltung des kranken Menschen ein. Der Wahrung der Menschenwürde und -rechte als unhinterfragbarer Leitkonstanten zwischenmenschlicher Begeg-nung wird dadurch ebenso Rechnung getragen, wie dem Bewusstsein, dass menschliches Leben nicht der Willkür oder freien Verfügbarkeit ausgesetzt werden darf[108]. Deshalb kann man den Wunsch formulieren, wie er z.B. von P.T. de Chardin geäußert wurde, dass Disposition und Haltung des Arztes nicht mit dem wissenschaftlich-technischen Können enden, sondern darüberhinaus ein Bemühen um *Weisheit* hinsichtlich der letzten Fragen menschlichen Daseins und Lebenszieles angestrebt wird.

Dieser Gedanke von P.T. de Chardin gibt Anlass über die ethischen Tugenden oder Kardinalstugenden hinaus den theologischen Tugenden kurz nachzu-

---

Diskussionen um das Gesundheitssystem kennen offensichtlich diesen nicht, und wenn, dann zumeist unter dem Aspekt des Kosten-Nutzen-Verhältnisses.
[106] ID.
[107] Gemeint ist damit nicht der Zeitfaktor im Rahmen der Vorsorgemedizin, sondern gemeint sind die Forschungsergebnisse hauptsächlich in der Immunologie, der Onkologie oder Kardiologie z.B.
[108] Das gilt in besonderer Weise für die Fragen rund um den Lebensbeginn und das Lebensende. Leid, das Mitleid einfordert, kann nicht die alleinige Bemessungsgrundlage für das medizinisch-ärztliche Handeln darstellen.

gehen, die den ethischen Tugenden eine in ihrem Sinn vertiefende Bedeutung zusprechen.

3.5 Die theologischen Tugenden – Glaube, Hoffnung und Liebe
– der «Heilungsauftrag» des Arztes/der Ärztin

Von den theologischen Tugenden Glaube, Hoffnung und Liebe zu sprechen würde im Grunde bedeuten, die christliche Botschaft in ihren wesentlichen Teilen, vor allem das christliche Menschenbild, den Menschen als Geschöpf Gottes, die Bedeutung Jesu Christi und das Ziel des menschlichen Lebens, zu entfalten. Dieser Aufgabe können wir hier m.E. nicht nachkommen. Die theologischen Tugenden wurden und werden verstanden als die Antwort des Christen auf die liebende Zuwendung Gottes zu den Menschen in Jesus Christus, dessen Botschaft von der Heilung und Erlösung des Menschen kündet. Die Tugenden an sich sind, wie die vorausgehende Auseinandersetzung zeigte, kein neues Element des christlichen Glaubens. Vielmehr wurde in den ersten christlichen Jahrhunderten die griechische Tugendlehre, wie sie Platon und Aristoteles verstanden, in das Gemeingut christlich-sittlichen Lebens aufgenommen. Die Kardinaltugenden, als Inbegriff eines harmonischen Zusammenspiels aller menschlichen Eigenschaften, verkörperten das Idealbild des Menschen in der griechischen Kultur. Daran knüpften Ambrosius, Augustinus und später Thomas v. Aquin an, die in diesen Tugenden das Bild eines Menschen umrissen sahen, der sich bemüht, dem Evangelium gemäß zu handeln. Anknüpfungspunkte dazu gab es aus der Bibel selbst, wie etwa im AT im Buch der Weisheit oder Aussagen Jesu selbst im NT, wie z.B. die Bergpredigt, die Frage zur Gerechtigkeit oder die Aufforderung zur Gottes- und Nächstenliebe[109].

Wie die Darstellung des Arztbildes im frühen Christentum zeigte, hat diese Auseinandersetzung mit den Grundhaltungen und deren Anleihen aus der griechisch-römischen Kultur sehr früh begonnen. Gregor v. Nyssa etwa schreibt: «Das Ziel eines tugendhaften Lebens besteht darin, Gott ähnlich zu werden»[110]. In diesem Satz lässt sich ahnen, welche Bedeutung das Bild des XPIΣTOΣ–IATPOΣ im lateinischen Raum des Christus-Medicus hatte. Aus dieser Perspektive gesehen, hatte das Bemühen der Kirchenväter, das Heilshandeln Gottes an den Menschen in der medizinalen Sprache — als einer für die Menschen verständlichen und greifbaren Sprache — verständlich zu machen, die Be-

---

[109] Festzuhalten ist, dass sich der Begriff der Tugend nicht in der hebräischen Bibel findet, sondern nur in den griechisch verfassten biblischen Büchern des AT, z.B. im Buch der Weisheit. Dort heißt es: «Wenn jemand Gerechtigkeit liebt, in ihren Mühen findet er die Tugenden. Denn sie lehrt das Maß und die Klugheit, Gerechtigkeit und Tapferkeit, die Tugenden, die im Leben der Menschen nützlicher sind als alles andere.» (Weish 8, 7). — Vgl. MARTINI C.M., *Tugenden*, 6.
[110] Zitiert nach MARTINI C.M., 8.

schäftigung mit den Grundhaltungen oder Tugenden zur Folge. Erinnert sei wiederum an ein Wort Gregors v. Nyssa, der an seinen Arztfreund Eusthatius schrieb: «Für euch alle, die Medizin betreiben, ist die Menschenliebe eine Lebensgewohnheit. Und es erscheint mir, dass derjenige, der eure Wissenschaft über alle im Leben betriebenen Dinge stellt, wohl ein rechtes Urteil fällt und das Angemessene nicht ver-fehlt»[111]. Leitendes Motiv für ihn und die anderen Kirchenväter, wie später auch in der benediktinischen Heilkunde, bei Hildegard v. Bingen usw., ist «die Liebe zu den Armen»[112]. In dieser Tradition obliegt es dem Arzt, mit derselben Menschenliebe den Heilungsauftrag nach Möglichkeit zu erfüllen, wie Christus selbst als menschgewordener Sohn Gottes die Liebe Gottes den Menschen als Heilung nahe bringen möchte. Die Konsequenz im täglich praktischen Leben, die im Glauben und in der Hoffnung auf das Heil und die Erlösung des Menschen gründet und gefordert wird, geschieht in der Hinwendung zu den Armen und der Sorge und Pflege der körperlich Kranken. Wobei das Heilmittel selbst die Liebe und Hingabe ist[113]. Glaube und Hoffnung verdichten sich hier hin auf die tätige Liebe, die in den Kardinalstugenden ihren inhaltlichen Ausdruck findet. Dazu regt auch das oben zitierte Wort von Gregor v. Nyssa an seinen Arztfreund an, das seinerseits an die aristotelische Definition von Ethik erinnert[114].

Welche Bedeutung kann diese christliche Tradition heute für ein ärztliches Ethos haben, das die Kardinaltugenden und die theologischen Tugenden in eins versteht, gerade in Hinblick auf unsere weitere Fragestellung von Technik- und Technologiebewältigung in der modernen Medizin? Ohne Zweifel hängt das Verständnis von Technik einerseits und Tugend andererseits von der Interpretation unseres Daseins und der Welt in ihrer Vielgestaltigkeit ab. Ausgangspunkt der Überlegungen kann in unserem Anliegen nur der Mensch selbst sein, der als Handelnder wie «Behandelter» im Zentrum steht. Nach christlichem Verständnis erschöpfen sich die sittlichen Grundhaltungen des Menschen nicht in den Kardinaltugenden, sondern erfahren in den theologischen Tugenden eine motivationale und sie verankernde Grundlage, die das menschliche Maß z.B. von Mitmenschlichkeit, die als Grundhaltung ärztlicher Berufsausübung angesehen wird, übersteigt. Dabei geht es aber nicht um die Aufhebung von irgendeiner Anlage des Menschen zugunsten der Glaubenshaltung. Sondern vielmehr besteht in der Glaubenshaltung das Wissen, dass durch die Gnade die Natur nicht zerstört, sondern vorausgesetzt und vollendet wird — wie es Thomas v. Aquin formulierte. Technik und Glaube müssen sich daher hinsichtlich des Heilungsauftrages des Arztes nicht widersprechen, noch der Glaube als negativ beschrän-

---

[111] GREGOR v.NYSSA, *Opera*, III, 1, 1.
[112] Vgl. GREGOR v.NYSSA, *De pauperibus amandis*, I/II.
[113] Vgl. ID.; Vgl. M. DÖRNEMANN, 273.
[114] Vgl. oben unter Punkt 1.1.1 die Ausführungen zu Aristoteles.

kendes Kriterium für Technik und Technologie interpretiert werden. Wie das zu verstehen ist, soll in einigen Aspekten, orientiert an den theologischen Tugenden, kurz angesprochen werden.

3.5.1 Glaube – «Sinnziel» menschlichen Lebens

Das Ziel ärztlicher Tätigkeit besteht in der Heilung eines kranken Menschen und in der Prävention von Erkrankungen. Die eigentliche Sinnfrage erhebt sich dort, wo Erkrankungen und Krankheitsbilder umfangreicher und pathologische Prozesse komplizierter werden. In diesen Situationen richtet sich der Blick nicht mehr nur auf die Krankheit als solche, sondern sie provoziert die Frage des Sinnes dessen, was zu tun ist und wonach sich die Urteilsbildung orientieren soll. Die Frage nach den Behandlungsmöglichkeiten wird zur Frage nach dem Kranken als Menschen und schließlich zur anthropologischen Frage: Wer oder was ist der Mensch?

Nicht selten gibt die letzte Frage den entscheidenden Anstoß zu den unterschiedlichen Positionen innerhalb der Medizin wie der medizin-ethischen Diskussion. So einfach und plakativ, wie zuweilen die verschiedenen Ansichten zugeordnet werden, wird diese Frage nicht angegangen werden können, gilt es doch den kranken Menschen nicht aus den Augen zu verlieren. Die wissenschaftliche Medizin erliegt jedoch nicht selten aufgrund der experimentellen Methodik der Annahme, dass Krankheitsursachen grundsätzlich eine Frage der biologischen Natur des Menschen sind. Ohne hier auf die Psychosomatik zu rekurieren, besteht die Problematik nicht unmittelbar in der Tatsache der — nennen wir es — Hinfälligkeit der biologischen Natur, sondern vielmehr, wie wir bereits gezeigt haben, in der ausschließenden Wahrnehmungshaltung des Menschen selbst, der als Person krank und sterblich ist. Nietzsches Bemerkung zur Gesundheit[115] ist insofern bemerkenswert, als Krankheit und Gesundheit keinen unhinterfragbaren, allgemeingültigen und absoluten Begriff zulassen, sondern immer auch den subjektiven Erfahrungsanteil des Einzelnen miteinschließen. Grenzsituationen bringen das am deutlichsten zu Tage. Wobei anzumerken ist, dass möglicherweise für nicht wenige die Bedeutung von Gesundheit und Krankheit erst eine tragende Rolle spielt, wenn der Krankheitszustand eingetreten ist. Die eigentliche Reflexion auf dieses Begriffspaar setzt aber bereits in der philosophisch-theologischen Frage nach dem «Sinnziel» des menschlichen Lebens und dem Verständnis des Menschen an. In dieser Reflexion ist es nicht unerheblich, ob der Mensch als «Geschöpf Gottes» oder in einer materialistischen Deutung als von einer ewigen Materie zufällig hervorgebrachter biologischer Organismus betrachtet wird. Das Für und Wider dieser Weltbilder ist nicht an einem quantifizierbaren Erfolg — z.B. Erklärbarkeit eines Naturphänomens,

---

[115] Vgl. oben Anm. 84.

einer Erkrankung und deren Behandlung — zu messen, sondern davon, wie diese Weltbilder dem Selbstverständnis des Menschen als sittlichem Wesen gerecht werden. Die Proklamierung des Todes Gottes, die den naturwissenschaftlichen und technologischen Fortschritt begleitet, meint den Menschen entgöttlichen zu müssen, weil dieser im christlichen Menschenbild zu einem Halbgott gemacht werde, der seine von der Natur gezogenen Grenzen übersehe. Demgegenüber müsste aber gefragt werden, ob nicht der heutige Mensch im Bewusstsein seiner Macht über die Natur, die ihm die Technik in die Hand gibt — z.B. Verschiebung der Grenzen der Lebenszeitspanne um jeden Preis —, willlens ist, sich zum absoluten Herrscher über die Natur zu machen und somit eine neue Form menschlicher Selbstvergöttlichung zu erreichen[116]. Der christliche Glaube will aber gerade in dieser Hinsicht den Menschen vor einer unzulässigen Vergöttlichung bewahren. M. Luther hat nicht zu Unrecht einmal festgestellt: «Gott wurde Mensch, damit wir den Wahn unserer Göttlichkeit fahren lassen und zu wirklichen Menschen werden»[117]. Das IV. Laterankonzil hat bereits zuvor, bezogen auf das Schriftwort: «Seid vollkommen, wie euer himmlischer Vater vollkommen ist» (Mt 5,48), definiert: «Denn von Schöpfer und Geschöpf kann keine Ähnlichkeit ausgesagt werden, ohne dass sie eine größere Unähnlichkeit zwischen beiden einschlösse»[118]. Die Vergöttlichung des Menschen entlarvt sich in jeder Hinsicht als eine menschliche Illusion. «Der Mensch, der Christ bleibt Geschöpf, Kreatur, endliches Wesen, selbst im Ewigen Leben»[119].

Das in der Hl. Schrift gezeichnete Bild vom Menschen impliziert ein Verständnis vom Menschen, das dem Menschen als freiem, handelndem und verantwortlichem Wesen gerecht werden kann. Die Umsetzung dieses Verständnisses im Alltag ist nicht ablesbar wie von einer Gebots- und Verbotstafel, sondern eine Lebensaufgabe. Das Wort von der «Unterscheidung der Geister», wie sie z.B. Ignatius von Loyola versteht, ist eine Orientierunghilfe für den gläubigen Christen. Freiheit und Verantwortung gewinnen erst dann ihre grundlegende Bedeutung, wenn sie nicht in die Selbstzerstörung des Menschen münden, sondern wenn er gewahr wird, dass er noch jemand anderem gegenüber Verantwortung zu tragen und Rechenschaft abzulegen hat, nämlich Gott.

In diesem Sinn kann die göttliche oder theologische Tugend des Glaubens, wie es Theilard de Chardin angedeutet hat, gerade in der Tugend der Klugheit einen Aspekt eröffnen, der dem Menschen als Menschen in seiner Hilfsbedürftigkeit als Patient in einem Sinnziel menschlichen Lebens eine Orientierung zuweist, die über die Möglichkeit des Machbaren hinausweist und sich nicht in der irdischen Gegebenheit erschöpft.

---

[116] Vgl. L. SCHEFFCZYK, *Christwerden*, 229.
[117] Vgl. Als Zitat bei G. SAUTER, *Mensch sein*, 89*f.*
[118] NR 280; J. PIEPER, *Über das christliche Menschenbild*, 12.
[119] Vgl. ID.

Nicht weniger bedeutsam versteht sich die Tugend der Hoffnung, die in einem jeden Krankheitsgeschehen einen Patienten wie auch den Arzt begleitet.

3.5.2 Hoffnung – Das Wohl und Heil des Patienten

Ohne Zweifel ist die «Hoffnung» eine der bedeutsamsten Haltungen des Menschen. Hoffen heißt leben, der Gegenwart Sinn geben. Hoffen heißt sich aufmachen, Gründe haben, weiterzugehen.
Zu den grundlegenden Fragen I. Kants zählte die Frage: Was darf ich hoffen? Die Hoffnung ist eine der grundlegendsten Haltungen des Menschen, die ihn sein Leben lang begleiten. Bei allem Ringen um Antwort auf die letzten Sinnfragen menschlichen Lebens spielt die Hoffnung eine Rolle. Die Hoffnung ist in ihren zahlreichen und fassettenreichen Interpretationen ein unausschöpfbarer Begriff. Im NT heißt es bei Paulus im Römerbrief: «Hoffnung..., die man schon erfüllt sieht ist keine Hoffnung. Wie kann man auf etwas hoffen, das man sieht?» (Röm 8, 24). Hoffnung umzukehren, aufzulösen in sicheres Wissen ist eine Leitkonstante wissenschaftlichen Forschens. Pläne, Statistiken, perfekte Organisation, präziseste Messungen sollen das bewerkstelligen. Gerade das medizinisch-ärztliche Han-deln hat hier ihre vulnerabelste Stelle. Die Suche nach Gewissheit ist zumeist gepaart mit der Hoffnung, eine Krankheit zu besiegen oder ihr vorzubeugen. Die Ernsthaftigkeit dieses Umstandes ist Ausdruck irdischer Hoffnung, die zu Recht besteht, aber auch fehlgeleitet sein kann, vor allem wenn eine Situation eintritt, dass es keine Hoffnung mehr gibt. Der Exeget H. Schlier versuchte einmal die Folgen mangelnder Hoffnung zu beschreiben:

> Wo das menschliche Leben nicht auf Gott gerichtet ist, wo es nicht seinem Anruf und seiner Einladung verpflichtet ist, müht man sich ab, die aufreibende Leere und Traurigkeit, die aus solcher Hoffnungslosigkeit erwachsen, zu überwinden. Symptome für das Fehlen der Hoffnung sieht er im Wortreichtum leerer Reden, im dauernden Bedürfnis zu diskutieren, in einer unersättlichen Neugier. Man verliert sich in der uferlosen Fülle unterschiedlicher Möglichkeiten, findet keine Orientierung, wird innerlich und äußerlich unruhig.

Schlier verweist ebenso auf die Nervosität, schwankende Entscheidungen und die Jagd nach immer neuen Eindrücken und Empfindungen[120].
Die Bedeutung der theologischen Tugend der Hoffnung liegt nun aber nicht in einer vermeintlichen Lückenbüßerfunktion, die jenen leeren Raum, jenen Nihilismus auffangen soll, den der Mensch nicht mehr zu ertragen glaubt. An dieser Stelle ist der vermittelnde Anknüpfungspunkt die Tugend der Tapferkeit. Diese nährt sich aus der Hoffnung des Sinnes des verfolgten Zieles. Hier erweist sich die Hoffnung als ein universales Phänomen. Tapferkeit mag angesichts einer hoffnungslosen Situation als heroisch angesehen werden, wird aber sinnlos, so-

---
[120] Zitiert nach C.M. MARTINI, 72*f.*

fern sie meint das «Nichts» aushalten zu müssen. Die Stoiker ließen sich darin von der Apathie, der Leidenschaftslosigkeit leiten. Ist das die adäquate Antwort des Menschen auf eine aussichtslose Situation? Kehrt das nicht die existentielle Hoffnung, von der menschliches Leben geprägt ist, in eine Haltung der Selbstvernichtung, dem Sich-Wenden gegen das Leben? Besteht nicht der eigentliche und wahre Heroismus der Tapferkeit darin, glauben zu können, dass das Leben unzerstörbar ist wider alle scheinbare Aussichtslosigkeit und Sinnlosigkeit?

«Die Tapferkeit des Christen nährt sich aus der Hoffnung auf das Wirklichkeitsübermaß des Lebens, auf das Ewige Leben, auf einen neue Himmel und eine neue Erde»[121]. Die Lebbarkeit dieser Hoffnung liegt darin, dass die christliche Hoffnung keinen innerweltlichen Ursprung hat, sondern einen in Gott. Damit ist diese Tugend keine bloße Zutat zur irdischen Hoffnung.

In dieser Sichtweise rückt das Wohl und das Heil des Patienten in ein anderes Licht und eröffnet wird für das Verständnis von Gesundheit und Krankheit ein der Gesamtwirklichkeit entsprechenderes Verständnis eröffnet. Ein Verständnis, das die Endlichkeit, das Sterben und den Tod nicht auszublenden, sondern positiv zu bewältigen sucht. Das wird aber auch nicht dadurch erreicht, indem man die Grenzen ärztlichen Handelns einsieht und akzeptiert und um dann — von diesem abgekoppelt — die philosophische oder theologische Zuständigkeit bemüht. Vielmehr sollten das eine und das andere inhaltlich ineinander vernetzt und als ein «Ganzes» im Horizont der Deutung der Existenz des Menschen gesehen werden. Die Menschliche Existenz erschöpft sich nicht in sich selbst, sondern weist in ihrer Vielgestaltigkeit auf etwas hin, das es weit übersteigt: letzte Geborgenheit in Gott.

3.5.3 Liebe – das «Sinnhafte» ärztlichen Handelns

Die Hoffnung bleibt inhaltlich leer, wenn sie keine erfahrbare Erfüllung findet. Glaube und Hoffnung erfüllen sich nach christlichem Veständnis in der Liebe. Die Liebe, um die es hier geht, ist eine andere, als sie diese Welt geben kann. Zu diesem Verständnis, das im christlichen Glauben in der Menschwerdung Gottes in Jesus Christus verankert ist, führt die Einsicht, dass die Erfüllung menschlichen Lebens, die Letztbegründung und Unhinterfragbarkeit der Würde und des Wertes des Menschen nicht aus dem «Selbstzweck für sich» allein abgeleitet werden können. «Alle Versuche, den Selbstzweckcharakter des Menschen nur so zu verstehen, dass der Mensch für den Menschen das höchste irdische Wesen ist, dass er für sich selbst höchster Zweck ist, kommen an den spezifischen Begriff der Menschenwürde nicht heran»[122]. Das «für sich» benötigt auch das «an sich» des Selbstzweckes, soll die Würde als unantastbar gelten. Einen

---

[121] J. PIEPER, *Über das christliche Menschenbild*, 66.
[122] R. SPAEMANN, *Über den Beriff der Menschenwürde*, 25.

festen Grund für seine Würde kann der Mensch letzten Endes nur im Vertrauen auf die Sinnhaftigkeit der Welt, die Schöpfung Gottes ist, finden[123]. Gilt dieses als eine der Grundlagen des Handelns muss man dieser Welt nicht mehr abverlangen, als sie geben kann. Diese Einsicht bewahrt vor Ideologisierung, Vergötzung oder Dämonisierung menschlicher Errungenschaften. Weder wird man vom technischen Fortschritt das absolute Heil erwarten, noch ihn verdammen. Glaube und Hoffnung bewahren den irdischen Dingen gegenüber eine eigentümliche Distanz und Indifferenz, die zu einem gelassenen Urteil befähigen. Nach Paulus soll sich, wer diese Welt sich zunutze macht, so verhalten, «als nutze er sie nicht; denn die Gestalt dieser Welt vergeht» (1 Kor 7, 31). Hier wird auch kein moralischer oder technischer Rechtfertigungszwang ausgeübt. Leistung ist demnach nicht das alleinige Kriterium der Lebensbewältigung. Fehlt der Glaube daran, dass der Mensch von Gott bereits geliebt und angenommen ist, muss sich der Mensch innerweltliche Anerkennung verschaffen. Die neuzeitliche technische Erroberungssucht legt dafür ein beredtes Zeugnis ab. Der Verabsolutierung menschlichen Könnens kann nur in einer Glaubenshaltung gewehrt werden: «Während der rein irdisch gesonnene Mensch alles auf die Karte dieser Erde setzt, erwartet der von christlicher Hoffnung Lebende nicht, dass die Güter dieser Erde ... ihm volle Befriedigung oder gar das Glück bescheren können»[124]. Nach C.F. v. Weizsäcker nimmt die Liebe zur Welt für denjenigen, der sich ganz an diese Welt verliert und das göttliche Geheimnis der Welt nicht mehr anerkennt, mehr und mehr dämonischen Charakter an. «Sehnsucht schlägt um in Gier, Erfüllung in Sattheit»[125]. Die Zeit spielt deshalb eine unvergleichbare Bedeutung. Wer als gläubiger Mensch warten kann, muss nicht der Zeit nachjagen, weil ihm die Ewigkeit bereits geschenkt ist.

Bedeuten Leiden und Tod nicht das letzte Wort über den Menschen, so «ist auch nicht lähmende Sinnlosigkeit innerhalb der Geschichte und ihrer Entscheidungssituationen herrschend, sondern unzerstörbarer Sinn, dessen Bewusstsein eine verantwortliche Entscheidung erst freisetzt»[126]. Das Tun und Handeln in dieser Welt muss auch nicht den Tod scheinbar dadurch zu überwinden suchen, dass der Mensch dieser Erde gewaltsam seinen Stempel aufdrückt oder dass er sein Fortleben in die Utopie vom Fortschritt projiziert[127].

Der Wert des menschlichen Lebens, das im Zentrum ärztlichen Handelns im Heilungsauftrag steht und dem der einzelne Arzt gerecht zu werden sucht, benötigt eine Sinnorientierung, wie es die vorausgegangenen Gedanken verdeutlichen sollen. Die Grundhaltung der Liebe zu den Kranken als Motivation für dieses Handeln gewinnt ihre vernünftige und sinnhafte Perspektive, wenn ein ganz-

---

[123] Vgl. W. KORFF, *Wie kann der Mensch glücken?*, 113.
[124] M. ROCK, *Theologie der Natur*, 101.
[125] C.F. v.WEIZSÄCKER, *Zum Weltbild der Physik*, 135.
[126] K. DEMMER, *Moralische Norm*, 279.
[127] Vgl. ID. 278*f.*

heitliches Ziel mitangestrebt wird. Aus diesem Blickwinkel kann moderne Technik oder Technologie nicht als einzige Möglichkeit sinnhaften ärztlichen Handelns überhandnehmen. Vielmehr erweist sich der Umgang mit der Natur des Menschen als anthropologische Aufgegebenheit der Natur, als ein treuhänderischer Umgang mit dieser, was aus dem Schöpfungsglauben sich als Folge ergibt. Der theologische Beitrag, der hier geleistet werden kann, liegt darin, dass Anliegen einer theologischen Anthropologie an die Natur herangetragen werden, «und indem dies geschieht, vollendet der Mensch seinen treuhänderischen Umgang mit der Natur, welch letzterer Züge eines treuhänderischen Umgangs mit sich selbst annimmt. Achtung vor der Natur mündet in Selbstachtung»[128].

In dieser Hinsicht der Selbstachtung findet das ärztliche Handeln die Sinnerfüllung seines Zieles, das aus den skizzierten Inhalten der Kardinaltugenden und theologischen Tugenden folgt. Selbstachtung schließt daher auf dieser Grundlage auch mit ein, dass das endgültige Heil und Wohl nicht ausschließlich in der körperlichen Gesundheit liegt, sondern in jenem göttlichen Anspruch an den Menschen, der Verheißung des ewigen Heiles als Zusage.

---

[128] DEMMER K., *Leben in Menschenhand*, 47.

KAPITEL VI

Rückblick und Ergebnis

Die Auseinandersetzung mit dem Thema «Ärztliches Ethos – Technikbewältigung in der modernen Medizin?» vergegenwärtigt einen umfangreichen und komplexen Gegenstandsbereich.

Grundlage und Ausgangspunkt der Reflexion auf diese Thematik sind die vielfältig gewordenen Handlungsoptionen, die Ärztinnen und Ärzten in Diagnose, Prognose und Therapie zur Verfügung stehen. Der positive Zugewinn von Wissen über Krankheitsursachen und deren Behandlung wie Prävention kann nicht über die Tatsache hinwegtäuschen, dass Technik und Technologie im Rahmen des ärztlich-medizinischen Handelns Fragen nach dem Menschen in der Medizin, nach dem Umgang mit dieser Technologie und nach den Zielen, die damit verfolgt werden, provoziert. Eine der wesentlichen Grundproblematiken dieser Fragen schien uns treffend zusammengefasst von T.v. Uexküll und W. Wesiack in ihrem Buch zur Theoriebildung in der Medizin mit dem Titel «Theorie einer Humanmedizin», in dem sie Folgendes festhalten: «Die traditionelle Auffassung, nach der die Entwicklung von Theorien in der Medizin Aufgabe von Grundlagenwissenschaften sei, die sich nur vor einer ethisch neutralen wissenschaftlichen Wahrheit verantworten müssten, ist bereits das Produkt einer Theorie, die den Menschen aus der Realität eliminiert hat; sie mutet dem Arzt die unmögliche Aufgabe zu, aufgrund »unmenschlicher« Theorien menschlich zu verantwortende Entscheidungen zu treffen».

Das Anliegen unserer Arbeit nimmt Orientierung an dieser Feststellung und fragt nach Voraussetzungen und Kriterien, die in Hinblick auf sittlich-ethische Entscheidungen im medizinisch-ärztlichen Handeln heutiger High Tech-Medizin von Bedeutung sind. Die vorliegende Dissertation versteht sich als Beitrag seitens der Moraltheologie zu diesen Fragen und sieht sich eingebettet in den Bereich der so genannten «Medizinischen Ethik» oder, wie im englischen Sprachraum genannt, «Bioethics», die als junge wissenschaftliche Disziplin sich spezifisch der Themen ethischer Relevanz in der Medizin annimmt. Das Ringen um Orientierung und Kriterien angebende Beiträge ist geprägt von unterschiedlichen Ethiktheorien, die in kontroversiellen Diskussionen miteinander nach möglichen Antworten ringen. Das Spektrum reicht von utilitaristischer Ethik über normative Ethik bis hin zur Tugendethik, um nur einige wenige zu nennen, die in unterschiedlichen Ansätzen diese Themen angehen. Vorwiegend konzentriert sich die Diskussion auf begründbare, einsichtige Kriterien, die im Entscheidungsprozess einer ärztlichen Handlung von konstitutiver Bedeutung sind.

Auf diesem Hintergrund gehen wir in dieser Dissertation in gesonderter Weise auf die Frage nach der Bedeutung des traditionellen «Arztethos» ein. Das Interesse gilt dem Stellenwert und der Begründbarkeit eines ärztlichen Ethos, das zwar nicht als handlungsnormierend, aber als handlungsorientierend in der modernen Medizin gelten kann.

Unsere Aufgabenstellung verfolgt aber nicht den Entwurf eines allgemeinen Berufsethos, sondern fragt nach der Rolle des ärztlichen Ethos hinsichtlich der Technik- und Technologieanwendung im ärztlichen Handeln. Spezifiziert wird diese Frage auf der Grundlage der traditionellen Tugend-lehre, die die handelnde Person als Subjekt des Handelns in das Zentrum rückt und damit Bereiche des sittlich-moralischen Verhaltens ausdrücklicher anspricht als jene Ethiktheorien, die ihr Augenmerk mehr auf die Handlungen selbst legen. Einer der prominentesten Vertreter, der den Versuch unternommen hat, ärztliches Handeln auf der Grundlage der Tugendethik zu entfalten, ist E. Pellegrino, dem wir unterschiedliche Gedanken in diese Richtung verdanken.

Einer der Hauptgedanken, der sich wie ein roter Faden durch die Arbeit zu ziehen sucht, ist der Begriff der «Sachlichkeit». Als Erkenntnishaltung und ethisch-sittliche Grundhaltung, wie sie z.B. W. Kluxen aufzeigt, gilt diese als Garant und Grundlage für den Bestand und die Entfaltung der traditionellen Kardinaltugenden: Klugheit, Gerechtigkeit, Maß und Tapferkeit. Sachlichkeit meint die Erkenntnishaltung, mit der der Mensch nach objektiver Erkenntnis und Einsicht streben soll, die nicht nur Teilaspekte von Leben, Natur und Welt betrachtet, sondern zu einer objektiven Wahrnehmung der Ganzheitlichkeit des Daseins drängt. Sachlichkeit versteht sich hier nicht als eine Vergegenständlichung der dem Menschen umgebenden Welt im Sinne des naturwissenschaftlich-positivistischen oder rein empirischen Ansatzes, sondern im Sinne einer philosophischen wie theologischen Reflexion. Aus diesem Grund haben in unsere Überlegungen Gedanken metaphysischer oder ontologischer Reflexion Eingang gefunden, die unserer Ansicht nach in der Begründung von Würde und Wert des menschlichen Lebens unerlässlich sind, sollen die Würde des Menschen und die Menschenrechte als unhinterfragbares und unaufkündbares Gut jedes Menschen gelten. Ärztliches Handeln hat sich an diesem Gut des Menschen zu orientieren und seit der Antike im Heilungsauftrag zu versuchen dem Wohl des kranken Menschen gerecht zu werden. Sachlichkeit bezieht sich deshalb nicht nur auf die fachliche Kompetenz des Arztes/der Ärztin, sondern schließt in ihrem vorhin genannten Verständnis die ethisch-sittliche Kompetenz des menschlichen Umganges mit dem Kranken mit ein. Auf diese Weise gewinnen Menschenfreundlichkeit, Redlichkeit, Wahrhaftigkeit, Sorge, Uneigennützigkeit, Achtung vor dem menschlichen Leben in jeder Phase seines Daseins eine grundlegende Bedeutung.

In einer theologischen Auseinandersetzung erschöpft sich die Reflexion nicht auf die Kardinaltugenden, die als natürliche Tugenden gelten, sondern eine solche Reflexion sieht diese vielmehr in den so genannten göttlichen oder theologischen Tugenden Glaube, Liebe und Hoffnung verankert. Durch sie erhalten die Kardinaltugenden ihre unverrückbare und unwiderrufliche Bedeutung im Leben. Sie geben auch Orientierung in der Bewältigung von Konfliktsituationen hinsichtlich einer gelungenen Lebensgestaltung.

Diese Überlegungen, orientiert an der Sachlichkeit wollen verdeutlichen, in welcher Weise Technik und Technologie, die nicht selten an der Wurzel zahlreicher Problemstellungen in der Medizin stehen, bisweilen eine eigenständige lebens- und weltinterpretierende Kraft entwickelt haben. Die Lehre der Tugenden vermag in dieser Hinsicht auf diese grundlegenden Problemfragen aufmerksam zu machen und für die Suche und die Bemühungen um Antworten und Lösungen zu sensibilisieren. Als solche können die Tugenden in Verbindung mit Normen, Prinzipien und Regeln ein ärztliches Ethos grundlegen, das orientierungsgebend die tägliche ärztliche Praxis in ihren oft schwierigen Herausforderungen entlastet.

Den Ausgangspunkt der Arbeit stellte zunächst die Frage nach der Dialogmöglichkeit zwischen Medizin, Philosophie und Theologie dar. Darin versuchten wir einerseits auf den bestehenden wissenschaftlichen Dialog zwischen den genannten Disziplinen einzugehen, andererseits im Sinne einer Einleitung die Problemsituationen ärztlichen Selbstverständnisses und ärztlichen Handelns zu beschreiben, um von da aus auf geschichtliche wie aktuelle Hintergründe zu verweisen, die mit unserer Thematik unmittelbar in Verbindung stehen. Eine erste Klärung, was im Begriff «Ethos» gemeint und ausgedrückt wird, sollte dazu dienen, einen gedanklichen Faden anzulegen, der die ganze Arbeit als Orientierung durchzieht. Der Begriff des Ethos ist vieldeutig; er konkretisiert sich erst in konkreten Inhalten und bildet sich dadurch zu unterschiedlichen spezifischen Ethosformen aus, immer in Bezug z.B. auf einen bestimmten Gesellschafts-, Arbeits- oder persönlichen Lebensbereich. Die Bedeutung eines spezifischen Ethos hängt weiters auch von der Existenz eines übergeordneten, einer konkreten Kulturgemeinschaft entspringenden und sie selbst definierenden Ethos ab. Versteht man daher unter Ethos einen orientierungsgebenden Rahmen hinsichtlich eines zu gelingenden menschlichen, persönlichen wie gesellschaftlichen Lebens, so ist die ethische Reflexion auf Ethos zu unterscheiden von der ethischen Reflexion auf sittliches Handeln und Urteilen. Dennoch bestehen zwischen beiden, die sich wechselseitig beeinflussen, innere Zusammenhänge. Besonders sichtbar wird diese gegenseitige Beeinflussung in den Versuchen, Normen zu begründen, die einen Anspruch auf allgemeine Gültigkeit oder Universalität erheben. In Ethoswie Normbegründung schwingt immer eine weltanschauliche Komponente mit, die wir, bezogen auf das Menschsein, als erkennend verstehende, zugleich bewertende und sinngebende Gesamtauffassung der Welt und des eigenen Lebens im Ganzen der Wirklichkeit definieren.

Unter dieser Annahme steht auch das ärztliche Ethos oder Selbstverständnis des Arztes, das im «Heilungsauftrag» ein alles umgreifendes Leitmotiv hat. Wichtig erscheint uns in der Begründungsfrage von Ethos, welcher Ausgangspunkt auch immer gewählt wird, sei es das Arzt-Patient-Verhältnis, der Heilungsauftrag, die Begriffe Gesundheit und Krankheit, usw., den Blick auf die Ganzheit menschlichen Lebens zu wahren zu suchen. Eine gemeinsame, kaum widersprochene Ansicht besteht darin, dass ärztliches Handeln sich nicht in Technikanwendung erschöpft. Damit eröffnen sich eine Reihe von grundlegenden Fragen, die mit dem Ineinandergreifen von medizinisch-technischem Wissen/Können und sittlich gutem Handeln und Urteilen zusammenhängen. Anthropologie, Natur- und Technikverständnis liegen diesen beiden Seiten ärztlich-medizinischen Handelns zugrunde. Darüber hinaus kommt der Medizin, eingebettet in das öffentliche Gesundheitssystem, eine sozialgesellschaftliche Aufgabe zu, die rückwirkend vor allem in Finanzierungs- und Ressourcenfragen wie auch im gesellschaftlichen Ethos von Freiheit und Autonomie, Toleranz und Gerechtigkeit als den gesellschaftlichen Rahmenbedingungen ärztliches Handeln wesentlich mitbestimmen.

Auf diesem Hintergrund haben wir die Frage gestellt: Kann aufgrund der naturwissenschaftlich-technischen Entwicklungen in der Medizin noch von einem ärztlichen Ethos im traditionellen Sinn gesprochen werden? Längst hat die Bioethik oder medizinische Ethik als spezielle Ethik die Aufgabe der Antwortsuche auf die Problemfragen ethisch relevanter Bereiche in der Medizin übernommen. Unterschiedliche Ethikansätze und -theorien, persönliche Meinungen und Gruppeninteressen beherrschen das Feld. Dazwi-schen stehen der Arzt, das Pflegepersonal und der konkrete Patient. Die Frage: Wer hat Recht?, ist nicht unzulässig. Sie spiegelt nur einen bestehenden Dissens in grundlegenden Fragen wider. Konsenssuchende praktische Theorien, denen es um Vermittlung geht, stehen daher im Mittelpunkt des Interesses.

Welchen Beitrag kann hier die (Moral-)Theologie leisten? Als Schnittfläche haben wir die philosophische Anthropologie ausgemacht, die sowohl Anliegen der Theologie wie der empirischen Wissenschaften ist. Letztendlich steht der Mensch im Zentrum des empirisch-wissenschaftlichen, medizinischen, philosophischen und theologischen Interesses und Denkens. Für den hier angezielten Dialog, für dessen Darstellung wir einige namhafte Theologen herangezogen haben, gilt, wie K. Demmer ausführt, «dass wahrgenommene Verantwortung für das leibliche Leben ein herausgehobenes Bewährungsfeld des interdisziplinären Dialogs ist». In einem solchen Dialog wird man immer wieder darauf hinweisen müssen, dass alle Wissenschaften vom Menschen sich von der Selbstzwecklichkeit freihalten müssen und der sinngetragenen Menschwerdung des Menschen dienen. Denn sobald der Mensch zu reiner Gegenständlichkeit abfällt, ist er zur

Verzweckung freigegeben. Aus diesem Grund wird das Sich-frei-Halten vom Zwang der Tatsachen und ihrer Unbeständigkeit zu einem Denkprogramm, das zu einer Sinneinsicht führt, die mit den Tatsachen nicht vergeht, sondern auch jenseits der letzten Grenze des Todes Bestand verheißt. Wird das Reich der Tatsachen dieser Form unterstellt, kommt ein Deutungsgeschehen in Gang, unter dessen Voraussetzung eine tragfähige sittliche Einsicht zustande kommt. «Die Offenheit für die Seinsfrage als Sinnfrage schützt jene Autonomie, derer es bedarf, um Herr im Hause des Denkens wie Handelns zu bleiben».

Vor diesem Hintergrund galt unser Interesse zunächst dem Hippokratischen Eid, der nicht nur in geschichtlicher Perspektive im Fortgang der Zeitepochen zum allgemeinen Leitbild ärztlichen Handelns geworden ist. Als solches, aus der griechischen Antike hervorgehend, gewinnt er in der römischen Zeit, etwa bei Galen von Pergamon und durch die Aufnahme in das junge Christentum, zunehmend an Bedeutung. Gerade die griechischen Kirchenväter wie Origenes, Basilius, Gregor v. Nyssa — Letztere waren selbst ausgebildete Ärzte — prägten in Auseinandersetzung mit der antiken ärztlichen Heilkunde das Bild des XPIΣTOΣ–IATPOΣ , das rückwirkend für das Bild und Verständnis des Arztes prägend wurde. Nebenbei konnten wir feststellten, wie diese Kirchenväter in beeindruckender Weise die Einbindung medizinisch-ärztlicher Begriffe als Metapher in ihrer Glaubensverkündigung zu nutzen wussten. Ähnliches gilt für die lateinischen Kirchenväter wie Ambrosius und Augustinus, die letztlich Mittler des XPIΣTOΣ–IATPOΣ-Begriffes für das nachfolgende Mittelalter und Hochmittelalter wurden. Stellvertretend für diese ausgehende antike Epoche können wir zusammenfassend das von Clemens v. Alexandrien und Origenes entworfene Bild des Arztes heranziehen. Der vorbildhafte und gute Arzt zeichnet sich durch sein beständiges Erweitern seines heilkundlichen Wissens und seiner Erfahrungen, durch seine Haltungen der Geduld, Hingabe, Menschenfreundlichkeit, des Ertragens, des Mitgefühls und Mitfühlens, der Einsicht, des klugen Verhaltens in richtiger Einschätzung der Situation, des selbstlosen Sich-Aussetzens den für ihn möglichen Gefahren, der Fürsorge, durch die Vermeidung von Unterschieden oder Bevorzugungen in der Behandlung von Kranken, durch das Bemühen, in gleicher Weise da zu sein für die Reichen wie die Armen aus. Damit ist ein Rahmen entworfen, der im Raum des Christentums weitergetragen wurde. Die nachfolgenden Epochen übernehmen weitestgehend dieses Arztbild und werden in medizinisch-ärztlicher Hinsicht geprägt von der Benediktinischen Heilkunde und der großen Hl. Hildegard von Bingen, die mit ihrer tiefen Schau menschlichen Lebens die ärztliche Heilkunde wesentlich beeinflusst hat, wie auch von Petrus Hispanus, dem späteren Papst Johannes XXI., der eine umfangreiche medizinische Literatur schuf. Am Ende des ausgehenden Spätmittelalters im Übergang zur Neuzeit steht Paracelsus mit seiner unvergleichlichen Hingabe im Dienst an den Kranken und der ärztlichen Berufsausübung, dokumentiert in seinen zahlreichen Schriften.

Eine gesonderte Stellung in der Entfaltung unserer Thematik war die Auseinandersetzung mit der modernen, auf naturwissenschaftlich-empirischer Methodik gegründeten Medizin. Der geschichtliche Aufriss des Krankheits- und Gesundheitsverständnisses, das medizinisches Handeln begründen und den Forschergeist des Menschen wachruft, zeigte, wie der jeweils erreichte Wissensstand zu neuem Verstehen und neuen Handlungsmöglichkeiten führt. Der naturwissenschaftlichen Methode ist es einerseits zu verdanken, dass wir diese Erfolge in der Heilkunst erleben können, andererseits hat sie wesentlich zur Veränderung des traditionellen Selbstverständnisses der Medizin und der Gesellschaft beigetragen. Die dadurch erfolgte Verengung musste zu Reaktionen und kritischer Auseinandersetzung führen, da menschliches Leben offenbar mehr ist als biologische Natur. Der kranke Mensch kann nicht auf ein pathologisches Organ als objektiven Gegenstand der Medizin reduziert werden.

Weiters zeigte sich, dass das Eingebettetsein in ein kulturelles und soziales Gefüge als eine wesentliche Komponente in diesem Gefüge mitbestimmt, geht es doch um den Wert der Gesundheit, der erst dem Einzelnen die Möglichkeit gibt, sein Leben in die Hand zu nehmen und verantwortungsvoll zu gestalten. In dieser Auseinandersetzung zeigt sich, dass eine pluralistische Gesellschaft, geprägt von unterschiedlichen Auffassungen und Meinungen, die für die Medizin wichtigen Werte um das menschliche Leben nicht unwesentlich beeinflusst. Die darüber geführten Diskussionen geben davon ein beredtes Zeugnis, sind oftmals aber auch von mehr Dissens als Konsens geprägt.

In diesem Rahmen gilt die Auseinandersetzung der Frage, welche Art von Wissenschaft die Medizin ist, da durch ihr Eigenverständnis das Verständnis des Arztes wesentlich mitgeprägt wird. Ob sie eine theoretische oder praktische Wissenschaft, Naturwissenschaft, angewandte Naturwissenschaft oder Humanwissenschaft ist, wird zur Diskussion gestellt. Tendenziell zeigt sich, dass die Medizin als praktische Wissenschaft anzusehen ist, da ihr Hauptaugenmerk dem praktischen Handeln gilt und nicht einer rein theoretischen Erkenntnis. Insofern sie eine praktische Wissenschaft ist, geht es in ihrem Streben nach Erkenntnis und rechtfertigbaren Handlungsentscheidungen nicht nur um das technisch Machbare, sondern auch um jene sittlich-moralischen Bedingungen, die das Handeln am Menschen einfordern.

Diese Auseinandersetzung mit dem Selbstverständnis der Medizin wurde bedeutsam für die Darstellung einiger wichtiger und inhaltlich unterschiedlicher Ethiktheorien, die sich den ethischen Problemfragestellungen im Blick auf ärztliches Handeln widmen. Die Auseinandersetzung mit diesen Richtungen der Ethik — aufgegriffen wurde die Verantwortungsethik bei H. Jonas, die Prinzipienethik von T.L. Beauchamp und J.F. Childress, die Tugendethik bei E. Pellegrino, die Ethik gegründet auf der Würde des Menschen, die utilitaristische Ethik, wie sie z.B. vertreten wird von N. Hoerster, H.-M. Sass und H. Viefhues, die Ethik basierend auf den Begriffen der Erfahrung und der Sorge bei W.T.

Reich —, die in der wissenschaftlichen und allgemeinen Medizin Bedeutung gewonnen haben, machte deutlich, wie sehr um Lösungen in den verschiedenen ethischen Problemfeldern gerungen wird. Nicht nur die Frage, wie die verschiedenen und mit anderen Ansätzen operierenden Ethiktheorien auf einen gemeinsamen Nenner gebracht werden können oder ein Konsens in der Diskussion gefunden werden kann, ist wesentlich, sondern es steht auch die Frage an: Wie kann man dem menschlichen Leben in seiner ganzen Sinnfülle, wenn es leidet, wenn es krank ist, in verantwortungsvoller Weise gerecht werden? An Einsatz von Technologie, von Finanzkraft und menschlicher Zuwendung fehlt es zumeist nicht, auch wenn gerade heute die Ökonomie, die Finanzierbarkeit des Gesundheitswesens, ein Problemkind in unseren Gesellschaften darstellt.

Beginnend mit der Thematik um die Stellung und Kompetenz der medizinischen Ethik innerhalb der Medizin über einige unterschiedliche Ansätze, die ein gemeinsam verbindendes Moment im Versuch eines ganzheitlichen Aspektes für das medizinisch-ärztliche Handeln zu gewinnen und darin zu begründen suchen, bis hin zu den verschiedenen Arten des Utilitarismus, der auf der Grundlage der Güterabwägung ohne Rekurs auf Begründung von Prinzipien und Normen seine Theorie — wohl gemeint als praktische Theorie — entwirft, haben wir skizzenartig das Ringen um vertretbare Antworten zu zeigen versucht. Die Entscheidung darüber, wer mehr Recht hat, steht zwar immer unausgesprochen im Raum der Diskussion, entscheiden wird sie sich aber unter dem Aspekt, inwieweit die Reflexion auf die Sinnfülle menschlichen Lebens und des Lebens im Ganzen mitberücksichtigt wird. In der ethischen Diskussion wird oft darauf aufmerksam gemacht, dass das zugrunde gelegte Menschenbild, die vertretene philosophische oder theologische Anthropologie, einen nicht unerheblichen Grund für die kontroversen Argumente und Positionen darstellt. Wir können dem zwar nicht vollständig widersprechen, wollen aber darauf verweisen, dass das zugrunde gelegte Menschenbild selbst kein statisches Konstrukt ist, sondern ein Verständnis vom Menschen, das selbst immer offen bleibt auf das, was ihm aus der Fülle und dem Geheimnis des Lebens entgegentritt. Das Ziel der Bemühungen sollte dem Gerechtwerden der Integrität der menschlichen Person gelten. In diesem Zusammenhang stellte sich weiters die Frage, ob es überhaupt einen «wertneutralen» Ausgangspunkt für eine ethische Diskussion und Reflexion geben kann. Die geistesgeschichtliche Entwicklung der Philosophie zeigt deutlich, dass dieser einer ständigen Diskussion und einem Ringen um diesen ausgesetzt war und ist. Insofern bleibt die Frage um das Verständnis des Menschen eine kontinuierliche Aufgabe. Aus dieser geschichtlichen Erkenntnis darf man aber auch schließen, dass der Mensch nie zu einem Ende kommt mit seiner Frage nach sich selbst. Dies weist auf etwas hin, das Größer ist als er selbst, d.h. dass er Grenzen erkennt und diese auch zu überschreiten vermag, was nicht zuletzt sein sittliches Verhalten mitbestimmt. Bereits die zentrale rein philosophische Frage nach Anerkenntnis von «Kontingenz» und «Transzendenz» des Menschen entscheidet über den ethischen Diskurs.

Auf diesem Hintergrund der vorausgehenden Abschnitte wurde im letzten Kapitel die eingangs gestellte Frage, ob die klassische Tugendlehre einen Beitrag zur Begründung eines ärztlichen Ethos hinsichtlich der Technikbewältigung in der Medizin leisten kann, erörtert. Wichtig für die Beantwortung dieser Frage halten wir die Feststellung, die bereits M. Heidegger geäußert hatte, dass das Grundproblem nicht in einer «Ethik der technischen Welt», sondern in ihrer rein instrumentellen Betrachtungsweise liegt. Das Problem der Technik ist daher nicht unmittelbar ihr instrumenteller Charakter oder ihre Mittel-Zweck-Relation, vielmehr scheint die Problemstellung an die Wurzeln des ureigensten Selbstverständnisses des Menschen in dieser Welt zu reichen. Ärztliches Ethos kann im Grunde nur dann aufgeschlüsselt werden, wenn die Medizin selbst auf der Grundlage eines Selbstverständnisses des Menschen agiert, das dem Wesen des Menschen als Menschen versucht gerecht zu werden. Danach hat sich auch die Technikfrage zu orientieren, die tendenziell durch ihr «Machbarkeitsprinzip» das Selbstverständnis des Menschen wesentlich mitbestimmt. In den Belangen von Gesundheit und Krankheit drückt sich das in der Hoffnungshaltung aus, als ob Gesundheit oder Genesen von einer Krankheit rein technisch machbar wären, unter der Vorstellung eines mechanisch-kausalen Eingreifens. Diese lebens- und weltinterpretierende Kraft, die von der Technik ausgeht, scheint uns die Schnittfläche der Begegnung und Auseinandersetzung mit der Lehre der Tugenden. Als eine Normen, Regeln und Prinzipien übersteigende Weise der Reflexion auf das sittliche Wesen des Menschen, wobei es hier nicht um Handlungsanleitung, sondern um einen dieser Handlungsanleitung vorausgehenden Bezugsrahmen, der im Menschen selbst als Disposition, Grundhaltung und Motivation angelegt ist, geht, kommt in den Tugenden jene Reflexion zum Tragen, die die Frage nach dem Verständnis von Wirklichkeit, Realität, Objektivität sowie Subjektivität zum Ausgang nimmt. Grundlage und Voraussetzung aller Tugenden, worin sie untereinander verknüpft sind, ist der Begriff der «Sachlichkeit». Gerade in der alle Problemstellungen und -fragen einschließenden erkenntnistheoretischen Frage nach dem Begriff von Objekt und Subjekt, Objektivität und Subjektivität wird der Begriff der Sachlichkeit zur Grundlage für die als erkennend verstehende, zugleich bewertende und sinngebende Gesamtauffassung der Welt und des eigenen Lebens im Ganzen der Wirklichkeit. Sachlichkeit wird hier daher nicht als ein instrumentell-operativer Begriff verstanden, sondern als — wie oben schon erwähnt — eine Erkenntnishaltung, die den Menschen und die ihn umgebende Welt nicht vergegenständlicht, sondern in den Bezugsrahmen des ganzheitlichen Horizontes des Daseins stellt. Die Tugenden beziehen ihre Bedeutung, Berechtigung und Glaubwürdigkeit daraus, dass sie in dieser Hinsicht dem Menschen und seinem Verhältnis zur Um- und Mitwelt gerecht zu werden suchen. Eingebettet in ein ärztliches Ethos sprengen sie Technophobie wie

Technokratie auf zu einer dem leidenden und kranken Menschen adäquaten Haltung, Disposition und Motivation. Gemeint ist damit, in der Tugend der Klugheit den Menschen in seinem Menschsein zum Maß zu nehmen, in der Tugend der Gerechtigkeit das dem Patienten Notwendige und Entsprechende an Ressourcen zukommen zu lassen, in der Tugend der Zucht und des Maßes dem Wahrnehmen der Ganzheitlichkeit und des personalen Wertes und der Würde des Daseins Raum zu geben, worin das Schadensverbot fest verankert ist, in der Tugend der Tapferkeit die Autonomie des Patienten zu respektieren und sein Wohl als leitendes Prinzip wahrzunehmen. In der Grundhaltung der Sachlichkeit orientiert sich das Verständnis von Natur und Technik an deren Ambivalenz, die in ihrer Bewältigung die Nachhaltigkeit einfordert. Nachhaltigkeit ist gemeint im Sinne des Wiedergewinnes der Zeit, die Raum schafft nicht für die instrumentell-technische Beherrschung der Natur, sondern für das «naturgemäße» Handeln, das darauf abzielt die Spannung des Lebens *mit* der Natur auszuhalten. Die Technik sollte den Sinn haben, «mit» der Natur und nicht gegen die Natur zu leben.

Durch diese Sinngehalte stellen die Kardinaltugenden einen Kontrapunkt, aber auch vermittelnden Standpunkt zu einem rein technisch verstandenen ärztlichen Handeln dar. Durch ihre auf einen ganzheitlichen Horizont abzielende Perspektive können sie ebenso einen Brückenschlag zu den so genannten theologischen Tugenden, Glaube, Hoffnung und Liebe, darstellen. In ihren Inhalten geben sie für einen Christen den Rahmen der Sinnorientierung und des Verständnisses des Menschen als eines Geschöpfes Gottes ab. Die gesonderte Verantwortung dem kranken und leidenden Menschen gegenüber, die im ärztlichen Heilungsauftrag impliziert ist, erhält in dieser Sichtweise eine erweiternde Perspektive, die sich nicht nur auf das medizinisch-ärztlich Machbare beschränkt, sondern, wie es Theillard de Chardin ausdrückte, den Handlungshorizont ausweitet auf jenen geistig-spirituellen Bereich, der in einer ausweglosen Situation ein Wort der «Weisheit», genährt aus dem Glauben, zulässt.

Ärztliches Ethos, das die Tugenden in seinen Gesamtrahmen von Normen, Prinzipien und Regeln aufnimmt, gibt sich selbst eine inhaltlich beschreibbare Form von Haltungen, Dispositionen und Motivationen, die dem Auftrag des Heilungsdienstes am kranken Menschen entsprechen. Als solches wahrt das ärztliche Ethos seine unverzichtbare Bedeutung. Die Bedachtnahme der theologischen Tugenden kann in einer auf dem Glauben an Jesus Christus basierenden Anthropologie, die den Menschen als frei handelnde Person deutet und seiner Würde eine absolute Grundlage gibt, im ärztlichen Selbstverständnis des Arztseins und Handelns dem Leben und dem Sterben einen Sinn verleihen, der über die Grenzen des möglichen Handelns hinausweist.

ABKÜRZUNGSVERZEICHNIS

AAWLM	Abhandlungen der Akademie der Wissenschaften und der Literatur in Mainz
al.	*alii (andere)*
ArztChr	*Arzt und Christ*
BKV	Bibliothek der Kirchenväter
CCL	Corpus Christianorum seu nova Patrum collectis series Latina
CGMG	Christlicher Glaube in moderner Gesellschaft
ed.	*Editor (Herausgeber)*
f.	*folgende (Seite)*
fasz.	Faszikel
FC	Fontes Christiani
ff.	*folgende (Seiten)*
GCS	Griechische christliche Schriftsteller
HCE	Handbuch der christlichen Ethik
HDG	Handbuch der Dogmengeschichte
HPhG	Handbuch philosophischer Grundbegriffe
HWDP	Historisches Wörterbuch der Philosophie
KuD	*Kerygma und Dogma*
LThK	Lexikon für Theologie und Kirche
PG	Patrologia Graeca
PL	Patrologia Latina
QD	Quaestiones Disputatae
RAC	Reallexikon für Antike und Christentum
SthE	Studien der theologischen Ethik
StZ	*Stimmen der Zeit*
TRE	Theologische Realenzyklopädie
dt. Übers. v.	*deutsche Übersetzung von*
Vgl.	*vergleiche*
ZME	*Zeitschrift für medizinische Ethik*
bes.	*besonders*

LITERATURVERZEICHNIS

ACH, J.S. – RUNTENBERG, C., *Bioethik: Disziplin und Diskurs, Zur Selbstaufklärung angewandter Ethik*, 2002.

ALTNER, G., «Mensch – Natur – Zeit. Die Vieldimensionalität der Zeit und ihre Konsequenzen», *Scheidewege* 15 (1985/86) 37-46.

———, *Die Überlebenskrise in der Gegenwart*, Darmstadt 1987.

ANDERS, G., *Die Antiquiertheit des Menschen*, München 1984³.

ARISTOTELES, *Metaphysik*, Stuttgart 1978².

———, *Nikomachische Ethik*, Stuttgart 2003².

———, *Physik*, I-II, Hamburg 1987, 1988.

———, *Politik*, Zürich – Stuttgart 1971².

———, *Topik*, Stuttgart 2004.

AUER, A., *Christsein im Beruf. Grundsätzliches und Geschichtliches zum christlichen Berufsethos*, Düsseldorf 1966.

AUGUSTINUS HIPPONENSIS, *Sermones*, PL 38-39.

AUTIERO, A., «La natura umana tra biologia e teologia», in Rivista di Teologia Morale 62 (1984) 253-258.

AVALOS, H., «Illness and Health Care in the acient near east. The Role of the Temple in Greece, Mesopotamia, and Israel», Harvard 1995.

BACON, F., *Neues Organ der Wissenschaften*, Darmstadt 1962.

BALTHASAR, H.U.v., *Homo creatus est*, Einsiedeln 1986.

BAMMÉ, A., *Maschinen-Menschen, Mensch-Maschinen. Grundrisse einer sozialen Beziehung*, Reinbek bei Hamburg 1983.

BARUZZI, A., *Mensch und Maschine*, München 1973.

BASILIUS CAESARIENSIS CAPPADOCIAE, *Epistulae*, I - III, dt. Übers., tr. W. D. Hauschild, Stuttgart 1973, 1990, 1993.

————, *Homiliae*, PL 31, dt. Übers., tr. A. Stegmann, Kempten – München 1925.

BEAUCHAMP, T.L. – CHILDRESS, J.F., *Principles of Biomedical Ethics*, New York 1989³.

BENJAMIN, M., «Between Subway and Spaceship: Practical Ethics at the Outset of the Twenty-first Century», *Hastings Center Report* 31 (2001) 24-31.

BENTHAM, J., *The Principles of Morales and Legislation*, London 1823².

BERGDOLT, K., «Medizinische Ethik», in », in Lexikon der Bioethik, 2, Gütersloh 1998, 647-652.

BIRNBACHER, D., *Tun und Unterlassen*, Stuttgart 1995.

BÖCKLE, F., «Natur als Norm in der Moraltheologie», in F. HENRICH, ed., *Naturgesetz und christliche Ethik. Zur wissenschaftlichen Diskussion nach Humanae vitae*, München 1970, 75-90.

————, *Fundamentalmoral*, München 1977.

BORMANN, F.-J., «Ein natürlicher Tod – was ist das? Ethische Überlegungen zur aktiven Sterbehilfe», in *ZME* 48 (2002) 29–38.

BRÜGGEN, M., «Wissen», HPhG, 6, München 1974, 1723-1739.

CAFFARRA, C., «Teologia morale e scienze positive», in Studia Moralia 14 (1976) 121-133.

CANGUILHELM, G., *Das Normale und das Pathologische*, Frankfurt a.M. 1977.

CAPRA, F., *Wendezeit. Bausteine für ein neues Weltbild*, Berlin 1983.

CARRICK, P., *Medical Ethics in Antiquity Philosophical Perspectives on Abortion and Euthanasia*, Dordrecht 1985.

CASALONE, C., *Medicina, macchine e uomini. La malattia al crocevia delle interpretazioni*, Aloisiana 29, Roma – Brescia 1999.

CASSELL, E.J., «The Principles of the Belmont Report Revisited. How Have Respect for Persons, Beneficence, and Justice Been Applied to Clinical Medicine?», *Hastings Center Report* 30 (2000) 12-21.

CHARGAFF, E., *Warnungstafeln. Die Vergangenheit spricht zur Gegenwart*, Darmstadt 1976.

CHENU, M.D., *Die Arbeit und der göttliche Kosmos. Versuch einer Theologie der Arbeit*, Mainz 1955.

CHITTILAPPILLY, P.C., *Zwischen Kosmos und Zeit. Medizinische Anthropologie bei Heinrich Schipperges. Zum Gespräch zwischen Medizin und Ethik*, Frankfurter Beiträge 14, Hildesheim 2000.

CHRISTES, J., *Bildung und Gesellschaft*, Darmstadt 1975.

CHRYSOSTOMUS JOANNES, *Commentarius in Epistolam ad Romanus*, PL 60, 391-682.

———, *Homiliae in Matthaeum*, PL 57-58.

CICERO, *De Legibus*, Düsseldorf 2002^2.

———, *De Republica*, Düsseldorf 1999.

———, *De Officiis*, Stuttgart 1992.

———, *Epistulae ad Atticum*, Stuttgart 1992.

CLEMENS ALEXANDRINUS, *Stromata* I – VI, O. STÄHLIN, ed., GCS II, Leipzig ^{4}1985, 3-518, dt. Übers. O. Stählin, BKV^2 2. Reihe XVII/XIX, München 1936-37.

———, *Stromata* VII, O. STÄHLIN, ed., GCS III, Leipzig ^{4}1985, 3-102, dt. Übers. v. O. Stählin, BKV^2 2. Reihe XX, München 1938.

COHEN, C.B. – *al.*, «Walking a fine line: Physician Inquiries into Patients' Religious and Spiritual Beliefs», *Hastings Center Report* 31 (2001) 29–39.

CORETH, E., «Die Welt des Menschen als Phänomen und Problem», in J.B. LOTZ, ed., *Neue Erkenntnisprobleme in Philosophie und Theologie*, Freiburg i.Br. 1968, 39-63.

———, *Metaphysik*, Innsbruck 1980^3.

———, *Vom Sinn der Freiheit*, Innsbruck-Wien 1985.

———, *Was ist der Mensch? Grundzüge philosophischer Anthropologie*, Innsbruck – Wien 1986^4.

CROON, J.H., «Heilgötter», in RAC, 13, Stuttgart 1986, 1190-1232.

MCCULLOCH, W.S., *Verkörperung des Geistes*, Wien 2000.

CYPRIAN, *De mortalitate*, CCL IIIA, Turnhout 1994, 17-32; dt. Übers., tr. J. Baer, BKV[2] 34, Kempten – München 1918, 234-254.

DAVIES, P., *Gott und die moderne Physik*, München 1986.

DAWKINS, R., *Und es entsprang ein Fluß in Eden. Das Uhrwerk der Evolution*, München 1996.

DEICHGRÄBER, K., *Der hippokratische Eid.*, Stuttgart 1983[4].

DEMMER, D., *Entscheidung und Verhängnis. Die moraltheologische Lehre von der Sünde im Licht christologischer Anthropologie*, Paderborn 1976.

———, «Moralische Norm und theologische Anthropologie», in *Gregorianum* 54 (1973) 263-305.

———, «Sittlicher Anspruch und Geschichtlichkeit des Verstehens», in H. ROTTER, *Heilsgeschichte und ethische Normen*, QD 99, Freiburg i.Br. 1984, 64-98.

———, *Deuten und Handeln. Grundlagen und Grundfragen der Fundamentalmoral*, Freiburg i.Br. 1985.

———, *Fundamentale Theologie des Ethischen*, SthE 82, Freiburg Schweiz 1999.

———, *Leben in Menschenhand. Grundlagen des bioethischen Gesprächs*, Freiburg i.Ue. 1987.

———, *Sein und Gebot. Die Bedeutsamkeit des transzendentalphilosophischen Denkansatzes in der Scholastik der Gegenwart für den formalen Aufriß der Fundamentalmoral*, München 1971.

———, *Sittlich handeln aus Verstehen. Strukturen hermeneutisch orientierter Fundamentalmoral*, Düsseldorf 1980.

DESCARTES, R., *Discours de la Méthode*, deutsche Übers., Hamburg 1960.

DIETL, J.C., *Einige Worte über die Zuverlässigkeit der Heilwissenschaft*, Wien 1829.
DILTHEY, W., *Der Aufbau der geschichtlichen Welt in den Geisteswissenschaften*, Gesammelte Schriften, 7, Stuttgart 1979[7].

DONNELLEY, S., «Natural responsabilities: Philosophy, Biology, and Ethics in Ernst Mayr and Hans Jonas», *Hastings Center Report* 32 (2002) 36-43.

DÖRNEMANN, M., *Krankheit und Heilung in der Theologie der frühen Kirchenväter*, Tübingen 2003.

DÖRNER, K., *Der gute Arzt*, Stuttgart 2001.

D.J. DOUKAS – D.W. GORENFLO – B. SUPANICH, «Primary care physician attitudes and values toward end-of-life care and physician-assisted death», *Ethics Behaviour* 9 (1999) 219-230.

DRIESCHNER, M., *Einführung in die Naturphilosophie*, Darmstadt 1981.

EBERHARD, A., *Ethisches Denken in der Medizin*, Berlin 1992.

ECCLES, J., *Gehirn und Seele. Erkenntnisse der Neurophysiologie*, München 1987.

EDELSTEIN, L., *Ancient Medicine. Selected Papers of Ludwig Edelstein*, Baltimore 1967.

––––––, *The Hippocratic Oath. Text, Translation and Interpretation*, Supplements to the Bulletin of the History of Medicine 1, Baltimore 1953; deutsche Übers., *Der hippokratische Eid*, Zürich – Stuttgart 1969.

ENGELHARDT D.v., - SPINSANTI, S., «History of medical ethics: Europe, (D) Contemporary period», in W.T. REICH, ed., *Encyclopedia of Bi-ethics*, 3. New York 1995, 1554 –1556.

ENGELHARDT, D.v. – SCHIPPERGES, H., *Die inneren Verbindungen zwischen Philosophie und Medizin im 20. Jahrhundert*, Darmstadt 1980.

ENGELHARDT, D.v., «Gesundheit», in Lexikon der Bioethik, 2, Gütersloh 1998, 109-114.

––––––, «Zur historischen Entwicklung der Ethik in der Medizin – Prinzipien, Theorien, Methoden», in R. WINAU – A. FREWER, ed., *Grundkurs Ethik in der Medizin*, Erlangen 1997.

––––––, *Der Wandel der Vorstellungen von Gesundheit und Krankheit in der Geschichte der Medizin – Erfahrungen der Vergangenheit – Anregungen für die Zukunft*, Passau 1995.

––––––, *Ethik im Alltag der Medizin. Spektrum der Disziplinen zwischen Forschung und Therapie*, Basel – Boston – Berlin 1997.

––––––, *Wissenschaftlicher Fortschritt im sozialkulturellen Kontext*, 155.

ENGELHARDT, H.T., *Bioethics and Secular Humanism: The Search for a Common Morality*, London – Philadelphia 1991.

———, *The Foundations of Bioethics*, New York 1985.

———, «Die Prinzipien der Bioethik», », in H.-M. SASS, ed., *Medizin und Ethik*, Stuttgart 1999², 96-117.

ERNST, S., «Habermas und die Biomedizin. Perspektiven für die theologische Ethik?», *StZ* 220 (2002) 611 – 623.

EUSEBIUS VON CAESAREA, *Kirchengeschichte*, dt. Übers. v. Ph. Haeuser, München 1981².

EVANS, J.H., «A Sociological Account of the Growth of Principlism», *Hastings Center Report* 30 (2000) 31–38.

FEYERABEND, P., «Votum (Diskussion: Ist Theologie eine Wissenschaft?)», in ID. – CH. THOMAS, ed., *Wissenschaft und Tradition*, Zürich 1983, 133-138.

FISCHER, M.W., «Wissenschaftskritik und Naturrecht. Wider die Anmaßungen eines zur absoluten Wahrheit erhobenen Szientismus», in D. MAYER-MALY–P.M. SIMONS, ed., *Das Naturrechtsdenken heute und morgen. Gedächtnisschrift für René Marcic*, Berlin 1983, 557-584.

FRIES, J.F., *Regulative für die Therapeutik nach heuristischen Grundsätzen der Naturphilosophie*, Leipzig 1803.

FURGER, F., *Begründung des Sittlichen – ethische Strömungen der Gegenwart*, Freiburg Schweiz 1975.

GADAMER, H.G. – VOGLER, P., «Theorie, Technik, Praxis – die Aufgabe einer neuen Anthropologie», in H.G. GADAMER – P. VOGLER, ed., *Neue Anthropo-logie*, I, München 1972, IX – XXXVII.

GADAMER, H.-G., «Apologie der Heilkunst», in *Kleine Schriften*, I, Tübingen 1976, 211-219.

GÖRGEMANNS, H. – KARPP, H., *Origenes. Vier Bücher von den Prinzipien*, Darmstadt 1976.

GOUREVITCH, D., «Wege der Erkenntnis: Die Medizin in der römischen Welt», in M. D. GRMEK, ed., *Die Geschichte des medizinischen Denkens. Antike und Mittelalter*, München 1996, 114-150.

GRAF, F., *Asklepius*, in LThK, I, Basel – Rom – Wien – Freiburg i.Br. 1993, 1083*f.*

GREGOR NAZIANZENUS, *Orationes,* XIV-XIX, dt. Übers. v. Ph. Haeuser, Kempten – München 1928.

——, *Orationes,* XLII-XLIII, dt. Übers. v. J. RÖHM, BKV, Kempten 1877.

GREGOR NYSSENUS, *De pauperibus amandis,* I-II, dt. Übers. v. J. FISCH, BKV, Kempten 1880.

GRMEK, M., «A Survey of the Mechanical Interpretations of Life from Greek Atomists to the Followers of Descartes», in A.D. BRECK – W. YOUR-GRAU, ed., *Biology, History and Natural Philosophy,* New York 1972, 181–195.

GRÜNDEL, J., «Tugend», in LThK, 10, Freiburg i.Br. 1965, 395-399.

——, *Normen im Wandel. Eine Orientierungshilfe für christliches Leben heute,* München 1982.

——, *Wandelbares und Unwandelbares in der Moraltheologie,* Düsseldorf 1966.

GUARDINI, R., *Das Ende der Neuzeit. Ein Versuch zur Orientierung,* Würzburg 1951³.

NELL-BREUNING, O.v., *Zur christlichen Gesellschaftslehre,* Freiburg 1947.

——, *Welt und Person. Versuche zur christlichen Lehre vom Menschen,* Würzburg 1955⁴.

HABERMAS, J., «Erkenntnis und Interesse», *Merkur* 19 (1965) 1139-1153.

——, *Die Zukunft der menschlichen Natur. Auf dem Weg zu einer liberalen Eugenik?,* Frankfurt 2001.

——, *Erläuterungen zur Diskursethik,* Frankfurt a.M. 1992².

HÄRING, B., *Der heilende Dienst. Ethische Probleme der modernen Medizin,* Mainz 1972.

HEESSEL, N., «Heilgötter/Heilkult II», in DNP 5, Suttgart – Weimar 1998, 243.

HEIDEGGER, M., «Die Frage nach der Technik», in M. HEIDEGGER, *Vorträge und Aufsätze,* Pfullingen 1985⁵, 9-40.

——, *Beiträge zur Philosophie,* Frankfurt a.M. 1989.

——, *Gelassenheit,* Pfullingen 1982⁷.

——, *Sein und Zeit,* Tübingen 1993¹⁷.

HELCK, W., «Ägypten», in Götter und Mythen im vorderen Orient, *WbMyth*, Stuttgart 1965, 313-406.

HEMMINGER, H., *Das Wirklichkeitsverständnis der Naturwissenschaft*, Stuttgart 1986.

HERAKLIT, *Fragmente*, in J. MANSFELD, ed., *Die Vorsokratiker*, I, Stuttgart 1983.

HERRANZ, G., «Der Eingang der 10 Nürnberger Postulate in berufsständische Ethik-Kodizes. Ein internationaler Vergleich», in U. TRÖHLER – S. REITER-THEIL, ed., *Ethik und Medizin 1947 – 1997. Was leistet die Kodifizierung von Ethik?*, Göttingen 1997, 171–187.

HESIOD, *Theogonie, Werke und Tage*, Griech., dt. Übers. v. A. v. SCHIRNDING, Darmstadt 1991.

HILDEBRAND, D.v., *Sittliche Grundhaltungen*, Mainz 1954.

HINTERSBERGER, B., *Theologische Ethik und Verhaltensforschung. Probleme – Methoden – Ergebnisse*, München 1978.

HIPPOKRATES, *Opera omnia*, I-II, C.G. KÜHN, ed., Leipzig 1825-1827; dt. Übers., *Die Werke des Hippokrates*, 1-25, übers. v. R. KAPFERER–G. STICKER, Stuttgart 1934-1940.

HIRSCHBERGER, J., *Geschichte der Philosophie I*, Freiburg – Basel – Wien 1984[13].

HOERSTER, N., «Ethik und Moral», in D. BIRNBACHER – N. HOERSTER, *Texte zur Ethik*, München 1997[10], 9-23.

———, «Forum: Ein Lebensrecht für die menschliche Leibesfrucht?», in *Juristische Schulung* (1989) 172–178.

———, «Tötungsverbot und Sterbehilfe», in H.-M. SASS, ed., *Medizin und Ethik*, Stuttgart 1999[2], 287-295.

———, *Abtreibung im säkularen Staat. Argumente gegen den §218*, Frankfurt a.M. 1995[2].

———, *Sterbehilfe im säkularen Staat*, Frankfurt a.M. 1998.

HOMER, *Ilias*, H. RUPÉ, ed., München [6]1977.

HONECKER, M., «Christus medicus», *KuD* 31 (1985) 307 - 323.

HONNEFELDER, H. – RAGER, G., *Ärztliches Urteilen und Handeln. Zur Grundlegung einer medizinischen Ethik*, Frankfurt a.M. – Leipzig 1994.

HONNEFELDER, L., «Humangenetik und Menschenwürde», in L. HONNEFELDER – G. RAGER, *Ärztliches Urteilen und Handeln, Zur Grundlegung einer medizinischen Ethik*, Frankfurt a.M. – Leipzig 1994, 214-236.

———, «Medizin und Ethik. Herausforderungen und Neuansätze der biomedizinischen Ethik der Gegenwart», *ArztChr* 36 (1990) 67–77.

HÜBNER, J., «Christus medicus. Ein Symbol des Erlösungsgeschehens und ein Modell ärztlichen Handelns», *KuD* 31 (1985) 324-335.

———, «Wissenschaft, Glaube und Ethik. Über die Voraussetzungen christlich-ethischer Urteilsbildung im Blick auf die moderne Medizin», in *Evangelische Theologie* 41 (1981) 507-524.

———, *Die neue Verantwortung für das Leben. Ethik im Zeitalter von Gentechnologie und Umweltkrise*, München 1986.

HUCKLENBROICH, P., «Theorie und Praxis in der Medizin. Ein medizintheoretischer Klärungsversuch», in P. KRÖNER – al., ed., *Ars medica. Verlorene Einheit der Medizin?*, Stuttgart 1995, 133–155.

HUFELAND, C.W., «Die Verhältnisse des Arztes», in *Hufelands Journal*, 23 (1806) 5 – 36.

ILLHARDT, F.J., «Helsinki-Deklaration», in W. KORFF, ed., *Lexikon der Bioethik*, 2, Gütersloh 1998, 214-216.

MACINTYRE, A., *After Virtue. Study in Moral Theory*, Notre Dame 1981.

IRRGANG, B., «Künstliche Intelligenz und Expertensysteme», *StZ* 210 (1992) 377 – 388.

———, *Grundriß der medizinischen Ethik*, München – Basel 1995.

JASPERS, K., «Ein Beispiel: ärztliche Therapie», in K. JASPERS, *Philosophie*, I, Berlin 1973[4], 121–129.

JERUSALEMER BIBEL, Freiburg i.Br. 1983[17].

JONAS, H., «Mitleid allein begründet keine Ethik», *Die Zeit* 25. 8. 1989, 9–12.

———, «Prinzip Verantwortung – Zur Grundlegung einer Zukunftsethik», in T. MEYER – S. MILLER, ed., *Zukunftsethik und Industriegesellschaft*, München 1986.

———, «Wissenschaft as Personal Experience», *Hastings Center Report* 32 (2002) 27-35.

———, *Das Prinzip Verantwortung. Versuch einer Ethik für die technologische Zivilisation*, Frankfurt a.M. 1981.

———, *Organismus und Freiheit. Ansätze zu einer philosophischen Biologie*, Göttingen 1973.

———, *Technik, Medizin und Ethik*, Frankfurt a.M. 1985.

JOUANNA, J., «Die Entstehung der Heilkunst im Westen», in M.D. GRMEK, ed., *Die Geschichte des medizinischen Denkens. Antike und Mittelalter*, München 1996, 28-80.

KANITSCHEIDER, B., *Wissenschaftstheorie der Naturwissenschaften*, Berlin 1981.

KANT, I., «Der Streit der Fakultäten», in Werke, 9, Darmstadt 1983.

———, *Kritik der reinen Vernunft*, Hamburg 1956.

———, *Metaphysische Anfangsgründe der Naturwissenschaft*, in W. WEISCHEDEL, ed., *Werke*, 1-10, Darmstadt 1983.

KERBER, W., ed., «Geschichtlichkeit konkreter sittlicher Normen aus der Sicht der Philosophie und der Humanwissenschaften», in ID., *Sittliche Normen. Zum Problem ihrer allgemeinen und unwandelbaren Geltung*, Düsseldorf 1982, 92-106.

KLUXEN, W., *Ethik des Ethos*, Freiburg – München 1974.

———, *Ethik und Ethos*, in HCE, II, Freiburg i.Br. 1978, 518-532.

———, *Moral–Vernunft–Natur*, Paderborn – Wien 1997.

KNAPP, A., *Soziobiologie und Moraltheologie. Kritik der ethischen Folgerungen moderner Biologie*, Weinheim 1989.

KOCH, K., *Geschichte der ägyptischen Religion*, Stuttgart 1993.

KORFF, W., «Die ethische und theologische Relevanz der Humanwissenschaften», in D. MIETH – F. COMPAGNONI, *Ethik im Kontext des Glaubens. Probleme – Grundsätze - Methoden*, Freiburg i.Ue. 1982².

———, «Materiale Grundlegungsfragen heutiger Ethik», in HCE 1, Freiburg i.Br. – Wien 1993², 108-113.

KÖSTER, H., «Urstand, Fall und Erbsünde. Von der Reformation bis zur Gegenwart», HDG, II, Fasz. 3c, Freiburg i.Br. 1982.

KRAUSE, T.L. – WINSLADE, W.J., «Fünfzig Jahre Nürnberger Kodex», in U. TRÖHLER – S. REITER-THEIL, ed., *Ethik und Medizin 1947 – 1997. Was leistet die Kodifizierung von Ethik?*, Göttingen 1997, 189–219.

KRINGS, H., «Pluralität des Wahrheitsbegriffs», in Zur Debatte 12 (Nov.-Dez. 1982) 7-8.

KRUG, A., *Heilkunst und Heilkult. Medizin in der Antike*, München 1993².

KRÜGER, L. – THÖLE, B., «Empirismus», TRE, 9, Berlin – New York 1982, 561-576.

KUDLIEN, F., *Der griechische Arzt im Zeitalter des Hellenismus: seine Stellung in Staat und Gesellschaft*, in AAWLM.G 1979, Nr. 6.

———, *Die Stellung des Arztes in der römischen Gesellschaft: freigeborene Römer, Eingebürgerte, Peregrine, Sklaven, Freigelassene als Ärzte*, FASk 18, Stuttgart – Wiesbaden 1986.

KUHN, T.S., *Die Struktur wissenschaftlicher Revolutionen*, Frankfurt a.M. 1976.

KUHSE, H., *Muß dieses Kind am Leben bleiben?*, Erlangen 1993.

LABISCH, A. – PAUL, N., «Ärztliche Gelöbnisse», in Lexikon der Bioethik, 1, Gütersloh 1998, 249-255.

———, «Medizin», in Lexikon der Bioethik, 2, Gütersloh 1998, 630-642.

LACHMUND, J. – STOLLBERG, G., *The social construction of illness*, Stuttgart 1992.

LADRIÈRE, J., «Prefazione», in C. CASALONE, *Medicina, macchine e uomini. La malattia al crocevia delle interpretazioni*, Aloisiana 29, Roma – Brescia 1999, 7-18.

LALLI, N., *Manuale di psichiatria e psicoterapia*, Napoli – Liguori 1999.

LAY, R., «Evolution als Schöpfung», in R. RIEDL – F. KREUTZER, ed., *Evolution und Menschenbild*, Hamburg 1983, 280-295.

LENK, H. – MARING, M., *Technik I*, in TRE, 33, Berlin – New York 2002, 1-9.

LEUTHOLD, CH., «Plädoyer für ein lebendiges Denken in der Naturwissenschaft», in P. FEYERABEND – CH. THOMAS, *Wissenschaft und Tradition*, Zürich 1983.

LEVEN, K.-H., «Die Erfindung des Hippokrates – Eid, Roman und *Corpus Hippokraticum*», in U. TRÖHLER – S. REITER-THEIL, ed., *Ethik und Medizinethik 1947-1997. Was leistet die Kodifizierung von Ethik?*, Göttingen 1997, 19-40.

LORENZ, K., *Der Abbau des Menschlichen*, München 1983^2.

———, *Vergleichende Verhaltensforschung. Grundlagen der Ethologie*, München 1984^2.

LÖW, R., «Die Aktualität von Nietzsches Wissenschaftskritik», *Merkur* 38 (1984) 399-409.

———, «Naturwissenschaften: Theorie und Geschichte», in *Chemie in unserer Zeit* 13 (1979) 82-86.

———, «Zur Auflösung der Qualitätenlehre in der Philosophie der Neuzeit», *Zeitschrift für Didaktik der Philosophie* 7 (1985) 206-216.

———, «Zur Interpretation evolutionärer Entwicklungen bei Augustinus und Thomas von Aquin», in R. SPAEMANN, *Evolutionismus und Christentum*, Weinheim 1986, 7-27.

———, *Leben aus dem Labor. Gentechnologie und Verantwortung – Biologie und Moral*, München 1985.

———, *Nietzsche – Sophist und Erzieher*, Weinheim 1984.

———, *Philosophie des Lebendigen. Der Begriff des Organischen bei Kant, sein Grund und seine Aktualität*, Frankfurt a.M. 1980.

LUBAC, H. de, *Über Gott hinaus. Die Tragödie des atheistischen Humanismus*, Einsiedeln 1984.

MAIO, G., «Das Prinzip Verantwortung in der Medizin – Eine kritische Würdigung der Verantwortungsethik von Hans Jonas», in A. FREWER – R. WINAU, *Geschichte und Theorie der Ethik in der Medizin*, Erlan-gen – Jena 1997, 87-104.

MANSFELD, J., *Die Vorsokratiker I*, Stuttgart 1983.

MARTINI, C.M., *Die Tugenden. Grundhaltungen christlicher Existenz*, München – Zürich – Wien 1997.

MELSEN, A.G.M. van, *Evolution und Philosophie*, Köln 1966.

MEURERS, J., *Metaphysik und Naturwissenschaft. Eine philosophische Studie über naturwissenschaftliche Problemkreise der Gegenwart*, Darmstadt 1976.

MICHA, H.W., «Die Eingrenzung des Leistungsspektrums des solidarfinanzierten Gesundheitssystems als Herausforderung liberaler Konzeptionen politischer Ethik», in *ZME* 48 (2002) 125–138.

MIEHT, D., *Moral und Erfahrung. Beiträge zur theologisch-ethischen Hermeneutik*, Freiburg i.Ue. 1982³.

———, *Was wollen wir können? Ethik im Zeitalter der Bioethik*, Freiburg – Basel – Wien 2002.

———, «Eine Situationsanalyse aus theologischer Sicht», in A. HERTZ, *Moral*, Mainz 1972.

MONOD, J., *Zufall und Notwendigkeit. Philosophische Fragen der modernen Biologie*, München 1985⁷.

MORENZ, S., «Religion und Geschichte des alten Ägypten. Gesammelte Aufsätze», BLUMENTHAL, E. – HERRMANN, S., ed., Köln – Wien 1975.

MRAS, G., *Untersuchung zum Maß ärztlichen Handelns. Das ärztliche Handeln im Zielkonflikt zwischen personellem Wohl und medizinischer Vernunft*, Wien 1993.

MUCK, O., *Philosophische Gotteslehre*, Düsseldorf 1983.

MÜLLER, G.L., «Theologie der Personwürde des Menschen», *ZME* 48 (2002) 259–270.

MÜLLER, M. – HALDER, A., *Kleines philosophisches Wörterbuch*, Freiburg i.Br. – Basel – Wien 1981⁹.

MÜLLER, M., *Philosophische Anthropologie*, Freiburg i.Br. 1974.

NAUNYN, B., «Ärzte und Laien», in *Gesammelte Abhandlungen*, 2, Würzburg 1909.

NEIDHARD, W. – OTT, H., *Krone der Schöpfung?. Humanwissenschaften und Theologie*, Stuttgart 1977.

NIETZSCHE, F., *Werke*, 1-3, Darmstadt 1966.

NEUNER, J. – ROOS, H., *Der Glaube der Kirche in den Urkunden der Lehrverkündigung*, neu bearb. v. K. RAHNER – K.-H. WEGER, Regensburg 1986[12].

NOICHL, F., «Verändert die Gentechnik das ethische Selbstverständnis des Menschen? Moraltheologische Überlegungen zu einer These von Jürgen Habermas», *ZME* 48 (2002) 283-293.

O'NEILL, O., «Practical Principles & Practical Judgment», *Hastings Center Report* 31 (2001) 15-23.

ODUNCU, F.S., «Molekulare Medizin», *StZ* 220 (2002) 245–253.

OEING-HANHOFF, L., «Der Mensch: Natur oder Geschichte? Die Grundlagen und Kriterien sittlicher Normen im Licht der philosophischen Tradition», in F. HENRICH, ed., *Naturgesetz und christliche Ethik. Zur wissenschaftlichen Diskussion nach Humanae vitae*, München 1970, 11-47.

——, «Zur Geschichte und Herkunft des Begriffs „Fortschritt"», in R. LÖW – al., ed., *Fortschritt ohne Maß? Eine Ortsbestimmung der wissenschaftlich-technischen Zivilisation*, München 1981, 48-67.

——, «Der Mensch in der Philosophie Descartes'», in H. ROMBACH, *Die Frage nach dem Menschen*, Fs. M. Müller, Freiburg i.Br. 1966, 375-409.

ORIGENES, *Der Kommentar zum Evangelium nach Matthäus*, III, *BGL* 38, Stuttgart 1993.

——, *Commentarii in epistulam ad Romanos*, PG 14, dt. Übers. v. TH. HEITHER, FC, 2/1-6, Freiburg i.Br. 1990-1999.

——, *Contra Celsum*, dt. Übers. v. P. KOETSCHAU, BKV, 52-53, Kempten – München 1926, 1927.

——, *Homilia in Lucam et Fragmenta in Lucam*, dt. Übers., *Origenes. In Lucam homiliae*, FC, 4/1-2, übers. v. H.J. SIEBEN, Freiburg i.Br. 1991, 1992.

——, *Homiliae in Jeremiam*, GCS III, VIII, Leipzig 1901, 1925; dt. Übers., *Origenes. Die griechisch erhaltenen Jeremiahomilien*, dt. übers. v. E. SCHADEL, BGL, 10, Stuttgart 1980.

PALAZZANI, L., «Paradigmi bioetici: principi, virtù esperienza, personalismo», in G. RUSSO – al., *Bioetica fondamentale e generale*, Torino 1995, 157-164.

PAUL, N., «Der Hiatus theoreticus der naturwissenschaftlichen Medizin. Vom schwierigen Umgang mit Wissen in der Humanmedizin der Moderne», in C. BORCK, ed., *Anatomien medizinischen Wissens*, Frankfurt a.M. 1996, 171-200.

——, *Medizinische Wissensbasen – vom Wissensmodell zur Repräsentation*, Frankfurt a. M. 1995.

PELLEGRINO, E.D. – THOMASA, D.C., *For the Patient's Good: The Restoration of Beneficence in Health Care*, New York 1988.

——, «Der tugendhafte Arzt und die Ethik der Medizin», in H.-M. SASS, ed., *Medizin und Ethik*, Stuttgart 1999[2], 40-68.

PETERS, D.St., *Biologische Einsicht und ethische Entscheidung*, München 1978.

PFLUG, G., «Julien de la Mettrie und die biologischen Theorien des 18. Jahrhunderts», *Deutsche Vierteljahresschrift für Literaturwissenschaft und Geistesgeschichte* 27 (1953) 509-527.

PIEPER, J., «Der Philosophierende und die Sprache», *Philosophisches Jahrbuch* 93 (1986) 226-235.

——, *Die Wirklichkeit und das Gute*, München 1963[7].

——, *Über das christliche Menschenbild*, München 1964[7].

——, *Über die Gerechtigkeit*, München 1953.

——, *Zucht und Maß*, München 1964[9].

PLATON, *Charmides*, Stuttgart 1977.

——, *Gorgias oder über die Beredsamkeit*, Stuttgart 1989[9].

——, *Menon*, Stuttgart [2]2003.

——, *Nomoi*, Berlin 1992.

——, *Phaidon*, Stuttgart 1987.
——, *Phaidros*, Stuttgart 1979[2].

——, *Politeia*, Düsseldorf 2000.

——, *Protagoras*, Stuttgart 2002.

―――, *Theätet*, Stuttgart 1981.

PLOTINUS, *Opera*, I-VI, dt. Übers. v. R. HARDER, Hamburg 1956-1971.

PÖLTNER, G., *Grundkurs Medizin-Ethik*, Wien 2002.

POPPER, K., «Die erkenntnistheoretische Position der Evolutionären Erkenntnistheorie», in R. RIEDL – F.M. WUKETITS, ed., *Die evolutionäre Erkenntnistheorie. Bedingungen – Lösungen – Kontroversen*, Berlin 1987, 29-37.

―――, *Objektive Erkenntnis. Ein evolutionärer Entwurf*, Hamburg 1984^4.

RADNITZKY, G., «Wertfreiheitsthese: Wissenschaft, Ethik und Politik», in G. RADNITZKY – G. ANDERSSON, ed., *Voraussetzung und Grenzen der Wissenschaft*, Tübingen 1981, 47-126.

RAFFELT, A. – RAHNER, K., «Anthropologie und Theologie», in CGMG, 24, Freiburg i.Br. 1981, 5-55.

RAGER, G., «Medizin als Wissenschaft und ärztliches Handeln», in L. HONNEFELDER – G. RAGER, *Ärztliches Urteilen und Handeln, Zur Grundlegung einer medizinischen Ethik*, Frankfurt a.M. – Leipzig 1994, 15-52.

RAHNER, K. – VORGRIMMLER, H., *Kleines Konzilskompendium. Sämtliche Texte des zweiten Vatikanums*, Freiburg – Basel – Wien 1981^{15}.

―――, *Kleines theologisches Wörterbuch*, Freiburg – Basel – Wien 1983^{14}.

RAHNER, K., «Bemerkungen über das Naturgesetz und seine Erkennbarkeit», Orientierung 19 (1955) 239-243.

―――, «Naturwissenschaft und Theologie», StZ 199 (1981) 507-514.

―――, «Philosophie und Theologie», in Theologie und Philosophie 47 (1972) 1-15.

―――, «Theologische Perspektiven zum Dialog mit den Naturwissenschaften», in CGMG, 3, Freiburg i.Br. , 34-76.

―――, «Zum theologischen Begriff der Konkubiszenz», in K. RAHNER, *Schriften zur Theologie*, I, Einsiedeln – Zürich – Köln 1967^8, 377-414.

RATH, M., *Albert Camus. Absurdität und Revolte*, Frankfurt a.M. 1984.

RATHER, J., «Zur Philosophie des Begriffs "Krankheit"», in K.E., ed., Was ist Krankheit? Erscheinung, Erklärung, Sinngebung, Darmstadt 1975, 285-305.

RAUH, F., «Die Funktion der vergleichenden Verhaltensforschung für das Humanum», in J. GRÜNDEL, ed., *Humanum. Moraltheologie im Dienst des Menschen*, Düsseldorf 1972, 142-157.

——, *Das sittliche Leben des Menschen im Lichte der vergleichenden Verhaltensforschung*, Kevealer 1969.

RAUSCHER, A. – HOLLERBACH, A., «Subsidiarität», in Staatslexikon V, Freiburg – Basel – Wien 1989[7].

RAWLS, J., *Eine Theorie der Gerechtigkeit*, Frankfurt a.M. 1975.

REICH, W.T., «Il paradigma bioetico basato sull'esperienza», in G. RUSSO – *al.*, *Bioetica fondamentale e generale*, Torino 1995, 165-168.

——, «La Bioetica negli Stati Uniti», in C.VIAFORA, ed., *Vent' anni di bioetica. Idee Protagonisti Istituzioni*, Padova 1990, 143-175.

——, ed., *Encyclopedia of Bioethics*, New York 1995[2].

REINER, H., «Ethos», in HWDP, II, Basel 1972, 812-815.

REITER, J., «Bioethik und Menschenwürde», *StZ* 214 (1996) 579-589.

RHONHEIMER, M., *Natur als Grundlage der Moral. Eine Auseinandersetzung mit autonomer und teleologischer Ethik*, Innsbruck 1987.

RICKEN, F., *Allgemeine Ethik*, Stuttgart – Berlin – Köln 1989[2].

——, «Naturrecht», in TRE, 24, Berlin – New York 1994, 132-153.

ROCK, M., «Theologie der Natur und ihre anthropologisch-ethischen Konsequenzen», in D. BIRNBACHER, ed., *Ökologie und Ethik*, Stuttgart 1980, 72-102

ROSER, W. – WUNDERLICH. C.A., «Über die Mängel der heutigen deutschen Medizin und über die Nothwendigkeit einer entschiedenen wissenschaftlichen Richtung in derselben», *Archiv für physiologische Heilkunde* 1 (1842) I – XXX.

ROTH, G., «Christus medicus», *ArztChr* 31 (1985) 7-12.

——, «Der Hippokratische Eid – Mythos und Wirklichkeit», *ArztChr* 32 (1986) 73-81.

ROTHSCHUH, K.E., *Konzepte der Medizin in Vergangenheit und Gegenwart*, Stuttgart 1978.

ROTTER, H., «Zwölf Thesen zur heilsgeschichtlichen Begründung der Moral», in H. ROTTER, ed., *Heilsgeschichte und ethische Normen*, QD 99, Freiburg i.Br. 1984, 99-127.

———, *Grundgebot Liebe. Mitmenschliche Begegnung als Grundansatz der Moral*, Innsbruck 1985.

———, *Spannungsfeld Ehe und Familie*, Innsbruck 1980.

RUDOLPH, H., *Paracelsus*, in LThK, VII, Basel – Rom – Wien – Freiburg i.Br. 1998, 1358f.

RUSSO, G., ed., *Bilancio di 25 anni di bioetica. Un rapporto dai pionieri*, Torino 1997.

———, *Le nuove frontiere della bioetica clinica*, Torino 1996.

RÜTTEN, TH., *Hippokrates im Gespräch*, Schriften der Universitäts- und Landesbibliothek Münster 9, Münster 1993.

SACHSSE, H., «Der Begriff der Evolution in der Sicht der Naturwissenschaft und der Philosophie», in W. BÖHME, ed., *Das Ende der Evolution*, Karlsruhe 1983.

———, «Der Mensch als Partner der Natur. Überlegungen zu einer nachcartesianischen Naturphilosophie und ökologischen Ethik», in G.-K. KALTENBRUNNER, ed., *Überleben und Ethik. Die Notwendigkeit, bescheiden zu werden*, Freiburg i.Br. 1976, 27-54.

———, *Über den zweifachen Zugang zum Verständnis des Lebendigen*, in M. LOHMANN, ed., *Wohin führt die Biologie? Ein interdisziplinäres Kolloquium*, München 1970, 213-240.

SASS, H.-M., *Die Würde des Gewissens und die Diskussion um Schwangerschaftsabbruch und Hirntodkriterien*, Medizinische Materialien 89, Bochum 1994.

———, ed., *Medizin und Ethik*, Stuttgart 1999².

———, *Hippokratisches Ethos und nachhippokratische Ethik*, Medizinische Materialien 92, Bochum 1994.

———, *Zur ethischen Bewertung von Expertensystemen in der Medizin*, Bochum 1989.

SAUTER, G., «Mensch sein — Mensch bleiben. Anthropologie als theologische Aufgabe», in H. FISCHER, ed., *Anthropologie als Thema der Theologie*, Göttingen 1978, 71-118.

———, *Informierte Zustimmung als Vorstufe zur Autonomie des Patienten*, Bochum 1992.

SCHAEFER, H., «Kann die Wissenschaft eine neue Ethik entwickeln?», in *Internationale Dialogzeitschrift* 3 (1970) 300-316.

SCHEFFCZYK, L., «Die Theologie und das Ethos der Wissenschaften», *Münchener Theologische Zeitschrift* 25 (1974) 336-358.

SCHIPPERGES, H. – DOERR, W., ed., *Neue Beiträge zur theoretischen Pathologie*, Berlin 1981.

SCHIPPERGES, H., «Anthropologien in der Geschichte der Medizin. Humanmedizinische Aspekte», in H.-G. GADAMER, ed., *Neue Anthropologie*, Bd. 2: *Biologische Anthropologie*, Stuttgart 1972, 179-214.

———, «Gesundheit – Krankheit – Heilung», in F. BÖCKLE – al., ed., *Christlicher Glaube in moderner Gesellschaft*, 10, Leiden – Freiburg i. Br. 1980, 52-84.

———, «Natur», in E. SEIDLER, ed., *Wörterbuch medizinischer Grundbegriffe*, Freiburg i.Br. 1979, 216-219.

———, «Strömungen des Irrationalismus im Paradigmawandel der Wissenschaftsgeschichte», in L. SCHEFFCZYK, ed., *Rationalität. Ihre Entwicklung und Grenzen*, Freiburg I.Br. München 1989, 411-441.

———, «Zur Tradition des "Christus Medicus" im frühen Christentum und in der älteren Heilkunde», *Arzt und Christ* 11 (1965) 12-20.

———, *Hildegard von Bingen. Ein Zeichen für unsere Zeit*, Frankfurt a.M. 1981.

———, *Homo patiens. Zur Geschichte des kranken Menschen*, München 1985.

———, *Krankheit und Kranksein im Spiegel der Geschichte*, Berlin 1999.

———, *Lebendige Heilkunde. Von großen Ärzten und Philosophen aus drei Jahrtausenden*, Olten 1926.

———, *Medizin an der Jahrtausendwende. Fakten, Trends, Optionen*, Frankfurt a.M. 1991.

———, *Moderne Medizin im Spiegel der Geschichte*, Stuttgart 1970.

———, *Weltbild und Wissenschaft. Eröffnungsreden zu den Naturforscherversammlungen 1822-1972*, Hildesheim 1976, 27-69.

———, *Die Entienlehre des Paracelsus. Aufbau und Umriß seiner Theoretischen Pathologie*, Berlin 1988.

———, «Heilkunde im Geiste benediktinischer Lebensregel. Sr. Adelgundis Führkötter OSB zum 80. Geburtstag in Verehrung und Dankbarkeit», *ArztChr* 31 (1985) 113-123.

SCHMITZ, PH., *Fortschritt ohne Grenzen? Christliche Ethik und technische Allmacht*, QD 164, Freiburg – Basel – Wien 1997.

SCHOCKENHOFF, E., «Der vergessene Körper. Über die Einheit von Person und menschlicher Natur», *ZME* 48 (2002) 271-281.

———, *Naturrecht und Menschenwürde. Universale Ethik in einer geschichtlichen Welt*, Mainz 1996.

SCHÜLLER, B., «Wie weit kann die Moraltheologie das Naturrecht entbehren?», in *Lebendiges Zeugnis* 1965, 41-65.

———, *Die Begründung sittlicher Urteile. Typen ethischer Argumentation in der Moraltheologie*, Düsseldorf 1980^2.

SINGER, P., *Praktische Ethik*, Stuttgart 1984.

SITTE, P., «Das Weltbild der Naturwissenschaften als Aufgabe der Forschung», *Universitas* 37 (1982) 375-384.

SPAEMANN, R., «Die christliche Religion und das Ende des modernen Bewußtseins», *Internationale Katholische Zeitschrift* 8 (1979) 251-270.

———, «Unter welchen Umständen kann man noch von Fortschritt sprechen?», in R LÖW – al., ed., *Fortschritt ohne Maß? Eine Ortsbestimmung der wissenschaftlich-technischen Zivilisation*, München 1981, 96-112.

———, «Was ist das Neue? Vom Ende des modernen Bewußtseins», *Die politische Meinung* 27 (1982) 11-27.

STEINBÜCHEL, TH., *Die philosophische Grundlegung der katholischen Sittenlehre*, I, Düsseldorf 1939^2.

STÖGER, A., «Der Arzt nach Jesus Sirach (38, 1-15)», *ArztChr* 11 (1965) 3-11.

STRAUSS, L., *Naturrecht und Geschichte*, Stuttgart 1956.

STRÖKER, E., *Einführung in die Wissenschaftstheorie*, Darmstadt 1977.

TEMKIN, O., *Hippocrates in a World of Pagans and Christians*, Baltimore – London 1991.

TENBRUCK, F.H., *Die unbewältigten Sozialwissenschaften oder die Abschaffung des Menschen*, Graz 1983.

THÉVENOT, X., *La bioetica. Quando la vita comincia e finisce*, Brescia 1990; franz. Übers., *La bioèthique. Dèbut et fin de vie*, Paris 1989.

THOMAS V.AQUIN, *Summa theologica*, I-II, dt. Thomasausgabe, vollst., ungekürzte dt.- lat. Ausg., H.M. CHRISTMANN, ed., Salzburg 1933 ff.

——, *Von der Wahrheit – De veritate (Quaestio I)*, lat.-dt., dt. Übers. v. A. ZIMMERMANN, ed., Hamburg 1986.

TITUS FLAVIUS KLEMENS VON ALEXANDRIA, *Die Teppiche (Stromateis)*, dt. Übers. v. F. Overbeck, Basel 1936.

TOELLNER, R., «Heilkunde/Medizin II», in TRE, 14, Berlin – New York 1985, 743- 752.

TOPITSCH, E., «Das Problem des Naturrechts», in W. MAIHOFER, ed., *Narurrecht oder Rechtspositivismus?*, Darmstadt 1961, 159-177.

TRÖHLER, U. – REITER-THEIL, S., ed., *Ethik und Medizin 1947 – 1997. Was leistet die Kodifizierung von Ethik?*, Göttingen 1997.

TRÖHLER, U., *Das ärztliche Ethos und die Kodifizierung von Ethik in der Medizin*, 39- 61.

UEXKÜLL, T. – W. WESIACK, W., *Theorie einer Humanmedizin. Grundlagen ärztlichen Denkens und Handelns*, München – Wien – Baltimore 1998[3].

VEATCH, R.M., *A Theory of Medical Ethics*, New York 1981.

——, *The Patient-Physician Relation: The Patient as Partner*, Bloomington 1991.

VIAFORA, C., ed., *Vent' anni di bioetica. Idee Protagonisti Istituzioni*, Padova 1990.

VIEFHUES, H., «Medizinische Ethik in einer offenen Gesellschaft», in H.-M. SASS, ed., *Medizin und Ethik*, Stuttgart 1999[2], 17-39.

VIRCHOW, R., «Über die heutige Stellung der Pathologie», in Tageblatt der 43. Versammlung Deutscher Naturforscher und Ärzte in Innsbruck 25. Sept. 1869, Nr. 8, 185-195.

WEHOWSKI, W., *Gespräche über die Ethik*, München 1995.

WEIZSÄCKER, C.F.v., *Deutlichkeit. Beiträge zu politischen und religiösen Gegenwartsfragen*, München 1986⁴.

———, *Zum Weltbild der Physik*, Stuttgart 1976.

WEIZSÄCKER, V.v., *Der kranke Mensch. Einführung in die medizinische Anthropologie*, Stuttgart 1951.

WIELAND, W., *Diagnose. Überlegungen zur Medizintheorie*, Berlin – New York 1975.

———, *Strukturwandel der Medizin und ärztliche Ethik. Philosophische Überlegungen zu Grundfragen einer praktischen Wissenschaft*, Heidelberg 1986.

WIESING, U., «Medizin zwischen Wissenschaft, Technologie und Kunst», *ZME* 39 (1993) 121-130.

———, ed., *Ethik in der Medizin*, Stuttgart 2000.

———, *Kunst oder Wissenschaft? Konzeptionen der Medizin in der deutschen Romantik*, Stuttgart-Bad Cannstatt 1995.

WILSON, E.O., *Biologie als Schicksal. Die soziobiologischen Grundlagen menschlichen Verhaltens*, Frankfurt a.M. 1980.

WITTGENSTEIN, L., «Tractatus logico-philosophicus», *Schriften*, 1, Frankfurt a.M. 1960.

WOLF, J-C., «Sterben, Tod und Tötung», in U. WIESING, ed., *Ethik in der Medizin*, Stuttgart 2000, 220-225.

WOLFF, H.P., «Arzt und Patient», in H.-M. SASS, ed., *Medizin und Ethik*, Stuttgart 1999², 184-212.

WUKETITS, F.M., *Evolution, Erkenntnis, Ethik. Folgerungen aus der modernen Biologie*, Darmstadt 1984.

———, *Zustand und Bewußtsein. Leben als biophilosophische Synthese*, Hamburg 1985.

AUTORENVERZEICHNIS

Ach: 230
Altner: 192
Ambrosius: 140, 141
Anders: 308
Aristoteles: 10, 39, 58, 88, 102, 104, 120, 123, 233, 296, 297, 301, 303, 313, 315-318
Auer: 288, 290, 291
Augustinus: 140, 141
Autiero: 55
Avalos: 79, 81
Bacon: 180, 186, 187
Balthasar: 323
Bammé: 191
Baruzzi: 191
Basilius: 134, 137
Beauchamp: 238
Beinert: 33, 35
Benjamin: 235, 245
Bentham: 252
Bergdolt: 80, 121
Birnbacher: 274
Böckle: 39
Bormann: 209
Caffarra: 56
Canguilhelm: 167
Capra: 170, 191
Carrick: 92
Casalone: 37, 177, 327
Cassell: 239
Chargaff: 183
Chenu: 290
Childress: 238
Chittilappily: 90, 108-110, 114, 149 - 151, 168, 171
Christes: 125
Chrysostomus Joannes: 138
Cicero: 41-43, 129
Cohen: 212
Coreth: 11, 35, 49, 50, 60, 111, 179

Croon: 78
McCulloch: 65
Cyprian: 137
Davies: 184
Dawkins: 218
Deichgräber: 97, 112
Demmer: 39, 44, 48, 54, 55, 61-63, 68, 69, 74, 83, 84, 189, 233, 283, 342
Descartes: 190, 191
Dietl: 223
Dilthey: 217
Donnelley: 235, 236
Dörnemann: 34, 78, 79, 81, 89, 94, 96, 118, 120, 125-129, 131-139, 143, 144, 146, 152, 282, 336
Dörner: 30, 33, 241, 242
Doukas: 37
Drieschner: 189
Eberhard: 252-254
Eccles: 184
Edelstein : 85, 92
Engelhardt D.v.: 15, 20, 79, 122, 157, 168-172, 177, 204, 205, 209, 216
Engelhardt, H.T: 26, 244
Ephraim der Syrer: 140
Ernst: 209
Eusebius von Caesarea: 134, 136
Evans: 240
Feyerabend: 61
Fries: 202, 203
Fischer: 187
Furger: 284
Gadamer: 49, 227
Görgemanns: 127, 128
Gourevitch: 89
Graf: 97
Gregor v. Nazians: 94, 135, 137
Gregor v. Nyssa: 136, 139, 336
Grmek: 191
Gründel: 48, 69, 314

Guardini: 289
Habermas: 72, 209, 245
Halder: 305, 308
Häring: 199
Heessel: 78
Heidegger: 236, 301, 308
Helck: 79
Hemminger: 181
Heraklit: 8
Herranz: 153, 160
Hieronymus: 94
Hildebrand: 289
Hintersberger: 64, 68
Hippokrates: 107, 108, 130, 142, 277
Hirschberger: 99, 103, 104-106
Hoerster: 268-273
Hollerbach: 14
Honecker: 140
Honnefelder: 15, 29, 238-240, 246, 247, 249, 250, 287
Hübner: 56, 138-141, 143, 184
Hucklenbroich: 175
Hufeland: 216
Illhardt : 159
Irrgang: 30-32, 229, 230, 247
Jaspers: 167, 176, 177
Jonas: 26, 187, 188, 190, 218, 219, 235-237
Jouanna: 89
Kanitscheider: 57
Kant: 180, 182, 202, 211
Karpp: 127, 128
Kerber: 69
Klemens von Alexandria: 126, 127, 131
Kluxen: 8, 12, 13, 29, 39, 40, 46, 280
Knapp: 39-41, 48, 53, 57, 181
Koch: 79
Korff: 41, 46, 47, 49, 70, 71, 341
Köster: 201
Krause: 153
Krings: 54
Krug: 84, 89
Krüger: 252
Kudlien: 119, 120
Kuhn: 39, 40, 180, 181

Kuhse: 272
Labisch: 80, 91, 92, 94, 174, 175, 177
Lachmund: 176
Ladrière: 37, 177, 282, 327
Lalli: 36
Lay: 54, 67
Leuthold: 185
Leven: 85, 86, 93, 94, 146, 147, 152
Lorenz: 152
Löw: 180, 183, 186, 187, 189, 190
Lubac: 277, 278
MacIntyre: 242
Maio: 235-237
Mansfeld: 103
Martini: 335, 340
Mason: 93
Melsen: 189
Meurers: 183
Micha: 209
Mieth: 51, 53, 62, 72, 232, 233, 238
Monod: 218
Morenz: 79, 80
Mras: 265, 266
Muck: 16, 59
Müller: 59, 182, 209, 305, 308
Naunyn: 5, 165, 223
Neidhard: 68, 69
Neuner: 338
Nietzsche: 179, 188, 306, 320
Noichl: 209
O'Neill: 240
Oduncu: 37
Oeing-Hanhoff: 47, 170, 186, 191
Origenes: 127-133
Ott: 68, 69
Palazzani: 244
Paul: 80, 91, 92, 94, 174, 175, 177,
Pellegrino: 243, 244, 299, 319
Peters: 182
Pflug: 191
Pieper: 183, 279, 317, 319, 321, 322, 324, 325, 328, 332, 338, 340,
Platon: 9, 10, 34, 87, 88, 103-105, 120, 121, 123, 303
Plotin: 9, 124

Pöltner: 18, 29, 229-233, 240, 241, 246, 248, 249, 253-255, 295
Popper: 59, 185, 190
Radnitzky: 188
Raffelt: 52
Rager: 230, 231, 287, 293
Rahner: 52, 55, 59, 289, 324
Rath: 218
Rather: 173
Rauh: 60
Rauscher: 14
Rawls: 245
Reich: 19, 157, 230, 231, 241, 242, 293
Reiner: 8, 9, 12
Reiter: 160, 161
Reiter-Theil: 153, 155
Rhonheimer: 46
Ricken: 16, 17, 41, 43, 45, 46, 63, 295, 296
Rock: 342
Roos: 338
Roser: 173
Roth: 152
Rothschuh: 167
Rotter: 42, 48
Runtenberg: 230
Russo: 19, 230, 232, 235, 241-243, 245, 293
Rütten: 94, 146
Sachsse: 186
Sass: 30, 92, 214, 227, 229, 230, 256-262, 276
Sauter: 338
Schaefer: 57
Scheffczyk: 186, 338
Schipperges: 18, 35, 52, 90, 107, 108, 110, 118, 124, 143-150, 166-168, 171, 175, 192-197, 201-209, 222, 223
Schmitz: 32, 33, 39, 65-67, 324, 325, 329, 332, 334
Schockenhoff: 39, 44, 47, 209, 225

Schüller: 39, 42, 47, 48
Singer: 272, 273
Sitte: 181
Spaemann: 62, 182, 183, 187, 341
Spinsanti: 157
Steinbüchel: 289
Stöger: 83
Stollberg: 176
Strauss: 188
Ströker: 58, 59
Sudhoff: 168
Temkin: 93
Tenbruck: 179, 188
Thévenot: 230
Thomas v.Aquin: 44-47, 58, 59, 317, 320, 328
Thomasa: 243
Thöle: 252
Toellner: 81, 83
Topitsch: 44
Tröhler: 153, 155, 160-162
Uexküll: 5, 19, 50, 175, 214, 282, 292
Veatch: 93, 245
Viafora: 230
Viefhues: 51, 266, 267
Virchow: 173
Vorgrimmler: 324
Wehowski: 54
Weizsäcker, C.F.v.: 185, 186, 308, 309, 342
Weizsäcker, V.v.: 50, 176, 215
Wesiack: 5, 19, 50, 175, 214, 282, 292
Wieland: 174, 220, 224-227, 230, 231
Wiesing: 20, 171, 172, 174, 196, 202, 203, 227, 230,
Wilson: 52, 189
Winslade: 153
Wittgenstein: 183, 186
Wolf: 274
Wolff: 92
Wuketits: 51, 184, 190
Wunderlich: 173

Gottfried Schüz (Hrsg.)

Leben nach Maß –
zwischen Machbarkeit
und Unantastbarkeit

Biotechnologie im Licht des Denkens von
Albert Schweitzer
Unter Mitarbeit von Manfred Ecker

Frankfurt am Main, Berlin, Bern, Bruxelles, New York, Oxford, Wien, 2005.
319 S., 12 Abb.
Beiträge zur Albert-Schweitzer-Forschung. Herausgegeben von der
Wissenschaftlichen Albert-Schweitzer-Gesellschaft e.V. in Mainz. Bd. 10
ISBN 3-631-52306-8 · br. € 48.–*

Ethische Fragen nach einer Verantwortbarkeit des Machbaren werden angesichts
heutiger gentechnischer Eingriffsmöglichkeiten in Bereichen der Medizin, der
Ernährung und Agrarbiologie immer drängender. Dazu liefert dieser Sammelband
im Jubiläumsjahr Albert Schweitzers (1875–1965) einen bündigen wie allgemein
verständlichen Überblick über die wichtigsten Entwicklungen im Bereich der
roten und grünen Gentechnik sowie eine ausgewogene Situationsanalyse von
Experten aus Naturwissenschaft, Medizin, Philosophie, Theologie und Ökonomie.
Darüber hinaus bietet er eine kritische Auseinandersetzung mit dem Schweitzer-
schen Denken und daraus zu gewinnende Entscheidungshilfen in bioethischen
Konfliktbereichen sowie eine Anregung des ethischen Diskurses auf allen gesellschaftlichen Ebenen.

Aus dem Inhalt: H. *Bengs*: Das Machbare und das Notwendige · U. *Brendel*:
Welthunger · K. *Ott*: Ehrfurcht vor dem Leben und grüne Gentechnik ·
M. *Schüz*: Unternehmerische Risiken der Gentechnologie im Spiegel der Ethik
Albert Schweitzers · U. *Grawunder*: Humanmedizinische Möglichkeiten der
modernen Gentechnik · B. *Maier*: Unsere Empfindsamkeit für und unsere Sorge um
das Leben von Menschen auf dem Hintergrund moderner Biotechnologien · uvm.

Frankfurt am Main · Berlin · Bern · Bruxelles · New York · Oxford · Wien
Auslieferung: Verlag Peter Lang AG
Moosstr. 1, CH-2542 Pieterlen
Telefax 00 41 (0) 32 / 376 17 27

*inklusive der in Deutschland gültigen Mehrwertsteuer
Preisänderungen vorbehalten
Homepage http://www.peterlang.de